機能でみる

船橋整形外科方式
肩と肘のリハビリテーション

編集
菅谷啓之　高村　隆

編集協力
高橋憲正　鈴木　智　澤野靖之

文光堂

■執筆者一覧(執筆順)

竹内康剛	船橋整形外科病院スポーツ医学・関節センター
高橋憲正	船橋整形外科病院スポーツ医学・関節センター
大西和友	回生病院関節外科センター
星加昭太	船橋整形外科病院スポーツ医学・関節センター
濱田博成	船橋整形外科病院スポーツ医学・関節センター
草木雄二	船橋整形外科病院理学診療統括部
岡田 亨	船橋整形外科病院地域医療推進室
石垣直輝	船橋整形外科病院TQM部
佐藤謙次	佐藤整形外科リハビリテーション科
萬谷尚大	船橋整形外科病院理学診療部
黒川 純	船橋整形外科西船クリニック理学診療部
鈴木 智	船橋整形外科病院理学診療統括部
菅谷啓之	船橋整形外科病院スポーツ医学・関節センター
佐久間孝志	船橋整形外科西船クリニック理学診療部
澤野靖之	船橋整形外科クリニック理学診療部
熊谷直樹	船橋整形外科クリニック理学診療部
木村圭佑	船橋整形外科クリニック理学診療部
早坂 仰	船橋整形外科クリニック理学診療部
渡海守人	船橋整形外科病院スポーツ医学・関節センター
小野寺 萌	船橋整形外科クリニック理学診療部
宮坂祐樹	船橋整形外科西船クリニック理学診療部
高村 隆	船橋整形外科病院スポーツ医学・関節センター
中山貴文	九州中央リハビリテーション学院理学療法学科
大石敦史	船橋整形外科クリニック理学診療部
桐内修平	株式会社リハサク
関口貴博	船橋整形外科クリニック理学診療部
藤原由起	船橋整形外科クリニック理学診療部
東 圭佑	船橋整形外科クリニック理学診療部
岡野大樹	船橋整形外科クリニック理学診療部
上田祐輔	船橋整形外科病院スポーツ医学・関節センター
仲島佑紀	船橋整形外科市川クリニック理学診療部
室井聖史	船橋整形外科クリニック理学診療部
藤井 周	船橋整形外科クリニック理学診療部
佐藤晋也	船橋整形外科市川クリニックアスレティックトレーニング部
平田大地	訪問看護ステーションはな
那須久代	東京医科歯科大学臨床解剖学分野
二村昭元	東京医科歯科大学運動器機能形態学講座
秋田恵一	東京医科歯科大学臨床解剖学分野

企画にあたって

　肩関節と肘関節は極めて機能的な関節であるため，局所の構造的な異常を認めても必ずしも手術が必要とは限らず，理学療法が奏功することが多い．私は，20年前から，低侵襲かつ正確な肩および肘関節鏡視下手術の技術を磨くと同時に，理学療法士との連携をことさら重視してきた．多くの優秀な理学療法士との出会いを通じて，彼らの存在なくしては真の肩・肘診療は不可能であるとの持論は，この20年間変わっていない．昨今，「船橋はリハビリが良いから保存でいけるが...」などという言葉をちらほら耳にするようになったが，船橋整形外科のリハビリテーションのレベルが勝手に上がったわけではなく，私や他のスタッフが育てたのだという自負がある．優秀な理学療法士は一朝一夕には出来上がらない．コツコツと地道に育成していく必要があるのは，外科医や他の職種の人間の育成と同じである．熱意と愛情を持って接すれば，一生懸命にそれに応えようとしてくれる優秀な理学療法士やトレーナーが育つのである．効果的な肩・肘診療を行うためには医師と理学療法士の双方が，常に治療技術を高めていくことが不可欠である．私は当院に赴任した2002年来，優秀な理学療法士との交流と若手理学療法士の育成に心血を注いできた．医師と理学療法士が役割の異なる対等の立場で，何度も何度も勉強会（や飲み会）を重ねて意見交換をし，臨床経験と学術的臨床研究から得られた知見や技術を共有しあってきたのである．もちろん，個々の理学療法士には経験年数と技術力に差があるものの，その結果が，現在のような相対的に"リハビリが良い"という評判と良好な治療成績を残せることにつながってきたものと考えている．

　本書では，当院の中堅以上の理学療法士が，分担執筆という形で具体的な理学療法の治療コンセプトとアプローチについて解説している．ちまたに出版されている多施設の先生方によって書かれたテキストは，治療コンセプトが施設によってまちまちであり，医師サイドでの手術適応も異なるのが普通である．しかしながら本書は，敢えて診療コンセプトが統一された我々医師グループ，すなわち，船橋整形外科病院の肩・肘グループと，そのコンセプトを踏まえた当院理学療法士たちの手によるテキストであり，治療理念とアプローチは一貫しているはずである．これから肩・肘を手掛けようとする，あるいは肩・肘の理学療法に悩みを感じている若手理学療法士，作業療法士，およびアスレティックトレーナーには，是非とも本書を手に取って読んでいただきたい．

2019年10月

船橋整形外科病院スポーツ医学・関節センター
菅谷啓之

序　文

　船橋整形外科病院に入職し，今日まで22年間，整形外科領域で理学療法を担当してきました．当時の理学診療部部長であった，故 脇元幸一先生から運動器疾患は，患部のみならず，患部外も含めて機能評価し，全身性に理学療法，トレーニングを行う必要性を学びました．そのおかげで，とっつき難いとされていた肩関節領域への入り口は，比較的入りやすかったことを覚えています．しかし未だに若手の先生方から肩関節はよくわからない，難しそうだとよく耳にします．特に投球障害などスポーツ傷害では，とたんに局所のみの評価，治療アプローチとなってしまうことも見受けられます．いつも若手の先生には，「歩くと膝が痛い，起き上がると腰が痛いなどと訴える患者さんの歩行や起き上がり動作などは確認，動作分析するだろう．それと何ら変わりないよ」と言い続けてきました．今では，競技未経験者であっても投球フォームや競技動作をチェックし機能的な問題点が動作として，どのように現れているかを確認する姿が普通に見られるようになりました．これは，簡単そうで難しいことです．言い続けてだいぶ期間はかかりましたが，船橋整形外科らしい取組みの一つだと思っています．

　我々，船橋整形外科病院の肩関節・肘関節グループおよびリハビリスタッフのチームとしての強みは，「The practice of medicine is an art, based on science.」を念頭に患者さん，選手たちにとことん寄り添うサポーター力と少しでも機能改善させるための継続と忍耐力であると思っています．そして一番の強みは菅谷啓之先生を中心とする医師と理学療法士，作業療法士のコミュニケーションの深さと意思疎通であると思っています．また，チーム医療として，看護師，放射線技師，トレーナーとの連携も図り，地道に学術，そして臨床を積み上げていく努力が船橋整形外科方式なのかも知れません．当初より，菅谷啓之先生と「すべては患者のために！ 患者さんを良くしよう」との合い言葉のもと理学療法に取り組んできました．

　このたび，保存療法を中心に肩関節・肘関節治療の集大成として，医師の肩関節・肘関節グループとリハビリスタッフが協力して船橋整形外科病院の肩関節・肘関節における診断と治療，そして理学療法に対する考え方や取組みについてまとめました．

　各章との繋がりや十分に表現しきれていなかったところがあり，十分満足するような内容には届いていないかも知れませんが，整形外科領域の理学療法に携わる先生方に，少しでも臨床で結果を出すための一つのきっかけとしてご利用いただけるものと思っております．

　終わりにあたり，本書の制作に尽力してくれた鈴木智先生，澤野靖之先生や分担執筆に加わってくれたスタッフ一同に感謝すると同時に，理学療法の基礎である解

剖学をわかりやすく解説いただいた，東京医科歯科大学の那須久代先生，二村昭元准教授，秋田恵一教授に感謝いたします．また，編集に携わっていただいた文光堂の皆様に，この場を借りて厚くお礼申し上げます．

2019年10月

船橋整形外科病院スポーツ医学・関節センター
高村　隆

CONTENTS

1章 総説-船橋整形外科での肩と肘の診かた-

1. リハビリテーションを進めるための情報収集

1) 肩・肘の画像診断のポイント
- ① X線 ……………………………………… 竹内康剛・高橋憲正 ………… 2
- ② MRI ……………………………………… 大西和友・高橋憲正 ………… 11
- ③ 超音波 …………………………………………… 星加昭太 ………… 18
- ④ CT ………………………………………… 濱田博成・高橋憲正 ………… 25

2) 病歴聴取・問診のポイント ……………………………… 草木雄二 ………… 33

2. リハビリテーションプログラム立案のポイント ……… 岡田 亨 ………… 40

3. 肩関節の病態別アプローチ
- 1) 肩関節痛の診断と治療 ……………………………… 高橋憲正 ………… 47
- 2) 肩の痛みに対するアプローチ ……………………… 石垣直輝 ………… 55
- 3) 筋力低下に対するアプローチ ……………………… 佐藤謙次 ………… 62
- 4) 肩関節可動域制限に対するアプローチ …………… 萬谷尚大 ………… 71
- 5) 不安定症に対するアプローチ ……………………… 黒川 純 ………… 82
- 6) 肩こりに対するアプローチ ………………………… 鈴木 智 ………… 90

2章 疾患別リハビリテーション-船橋整形外科での臨床実践-

1. 肩の機能障害

1) 肩関節周囲炎
- ① 診断と治療のポイント ……………………… 星加昭太・高橋憲正 …… 106
- ② リハビリテーションのポイント ………………………… 萬谷尚大 …… 113

2) 腱板断裂
- ① 診断と手術のポイント ……………………… 大西和友・菅谷啓之 …… 125
- ② 保存療法 ………………………………………………… 佐久間孝志 …… 130
- ③ 術後リハビリテーション ………… 澤野靖之・熊谷直樹・木村圭佑 …… 140

3) 人工肩関節置換術

- ① TSA のポイント ……………………………………… 濱田博成・菅谷啓之 …… 151
- ② TSA 術後リハビリテーション …………………………………… 早坂 仰 …… 156
- ③ RSA のポイント ……………………………………… 濱田博成・菅谷啓之 …… 167
- ④ RSA 術後リハビリテーション …………………………………… 早坂 仰 …… 174

4) 肩関節不安定症

- ① 診断と手術のポイント ………………………………… 渡海守人・菅谷啓之 …… 186
- ② 外傷性肩関節不安定症－総論－ ………………………………… 黒川 純 …… 191
- ③ 非外傷性肩関節不安定症－総論－ ……………………………… 黒川 純 …… 199

5) 肩鎖関節炎・肩鎖関節脱臼

- ① 診断と手術のポイント ………………………………… 竹内康剛・高橋憲正 …… 208
- ② リハビリテーションのポイント ………………………………… 小野寺 萌 …… 213

2. 肩・肘のスポーツ外傷・障害

1) スポーツ外傷（不安定症）

- ① 診断と手術のポイント ……………………………………………… 高橋憲正 …… 225
- ② ラグビー選手における
  メディカルリハビリテーション ……………………… 宮坂祐樹・高村 隆 …… 229
- ③ ラグビー選手における
  アスレティックリハビリテーション ………………… 中山貴文・高村 隆 …… 242
- ④ 柔道：受け身・釣り手・投げ技動作の獲得 ……………………… 大石敦史 …… 252
- ⑤ 野球：投球側スローイング動作の獲得 ……………………………… 鈴木 智 …… 262
- ⑥ バレーボール：スパイク動作の獲得 ………………… 桐内修平・高村 隆 …… 272
- ⑦ 体操：SLAP 損傷後の肩関節機能の獲得 ………………………… 関口貴博 …… 284

2) 投球障害肩

- ① 診断と手術のポイント ……………………………………………… 菅谷啓之 …… 291
- ② 少年：野球肩 ………………………………………………………… 鈴木 智 …… 296
- ③ 成人：腱板断裂 ………………………… 澤野靖之・藤原由起・東 圭佑 …… 306
- ④ 上方関節唇損傷 ……………………………………… 高村 隆・岡野大樹 …… 317

3) 投球障害肘

- ① 診断と治療のポイント ………………………………… 上田祐輔・菅谷啓之 …… 327
- ② 野球選手の離断性骨軟骨炎 ………………………………………… 仲島佑紀 …… 331

③ 体操選手の離断性骨軟骨炎 ──────────── 室井聖史・大西和友 ‥‥ 341
　④ 内側障害：成人 肘内側側副靱帯損傷
　　　 ―診断と治療コンセプト― ──────────────── 菅谷啓之 ‥‥ 349
　⑤ 内側障害：成人 肘内側側副靱帯損傷
　　　 ―リハビリテーションのポイント― ──────────── 鈴木　智 ‥‥ 356
　⑥ 後方障害 ────────────────────────── 鈴木　智 ‥‥ 366
　⑦ 変形性肘関節症 ──────────────────────── 仲島佑紀 ‥‥ 375
 4）投球相・投球フォーム ──────────────── 藤井　周・高村　隆 ‥‥ 384
 5）投球障害予防のトレーニング ───────────────── 佐藤晋也 ‥‥ 397

付録

 1．肩・肘疾患ホームエクササイズ ─────────── 平田大地・高村　隆 ‥‥ 406
 2．機能解剖ミニレクチャー ─────────── 那須久代・二村昭元・秋田恵一 ‥‥ 421

　索引 ────────────────────────────────── 439

1章

総説

― 船橋整形外科での肩と肘の診かた ―

1) 肩・肘の画像診断のポイント

① X線

竹内康剛・高橋憲正

1　X線から得られる情報とは

　X線は肩・肘に限らず，整形外科外来において最も基本的な画像検査で，必要があれば患者が外来受診した当日に行われる．どのような疾患を疑い，何を見たいのかによって撮影方法は異なり，得られる情報もさまざまである．

2　肩のX線

　肩関節は上腕骨頭と肩甲骨関節窩がつくる球関節で，運動範囲が非常に大きな多軸性関節である．そのため多くの撮影法があり，当院では外来に受診した患者の主訴，症状を生じた原因，年齢，既往歴などを考慮し，X線撮影を行っている．健側と比較することで診断可能となる病態もあるため，片側肩痛で受診した患者に対して原則として両肩のX線撮影をしている．
　以下に疑われる疾患における撮影方法を示す．

- 肩関節周囲炎（adhesive capsulitis/frozen shoulder），石灰性腱板炎（calcific tendinitis），腱板断裂（rotator cuff tear）や変形性肩関節症（degenerative shoulder arthritis）などを疑う場合

　　正面撮影（上腕骨内旋・外旋位（図1，2））と肩甲骨Y撮影（図3）

- 肩関節不安定症（shoulder instability）（Hill-Sachs病変，肩甲骨形態，骨性Bankart病変）を疑う場合

　　正面撮影（上腕骨内旋・外旋位）と新法（図4）

- 上腕骨の骨折，脱臼や肩甲骨骨折など急性期の外傷を疑う場合

　　疼痛が強く，撮影肢位が取りにくいため正面撮影（上腕骨内旋）と肩甲骨Y撮影の2方向

- 肩鎖関節に症状があり肩鎖関節炎（acromioclavicular arthritis）や肩鎖関節脱臼（acromioclavicular dislocation）を疑う場合

　　肩鎖関節2方向撮影（正面（図5））．X線を尾側から10〜15°頭側に振った

1）肩・肘の画像診断のポイント ①X線

図1 正面像（内旋位）

①肩峰, ②肩鎖関節, ③鎖骨, ④肩甲棘, ⑤烏口突起, ⑥関節窩, ⑦小結節, ⑧上腕骨頭

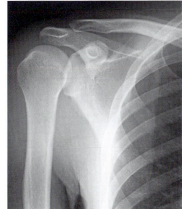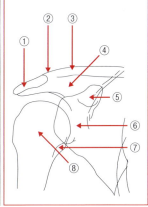

図2 正面像（外旋位）

①肩峰, ②肩鎖関節, ③鎖骨, ④肩甲棘, ⑤烏口突起, ⑥関節窩, ⑦小結節, ⑧上腕骨頭, ⑨結節間溝, ⑩大結節

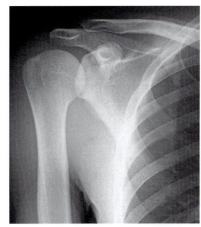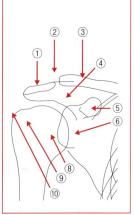

図3 肩甲骨Y撮影

①肩峰, ②肩鎖関節, ③鎖骨, ④肩甲棘, ⑤烏口突起, ⑦小結節, ⑧上腕骨頭

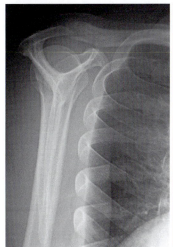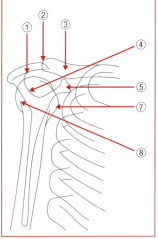

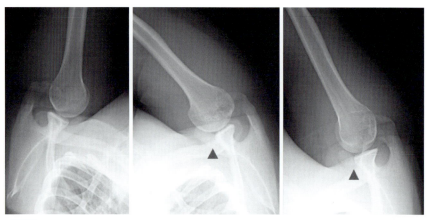

図4 新法
　　左：正常，中：肩甲骨の摩耗，右：骨性Bankart病変

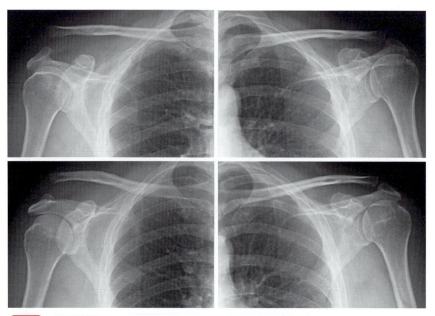

図5 肩鎖関節
　　上：Zanca view，下：正面
　　右肩鎖関節脱臼を認める．

　　　Zanca view[1]
・投球障害などのスポーツ障害（Bennett病変）を疑う場合
　　　正面撮影（上腕骨内旋・外旋位・挙上（バンザイ）位（図6））

　本項目では基本となる正面撮影と肩甲骨Y撮影，新法について正常画像読影のポイントを挙げていく．

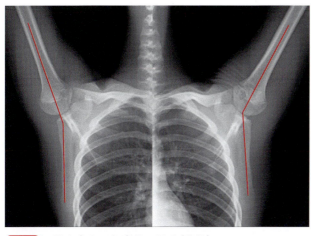
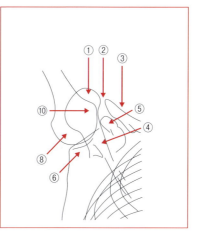

図6　挙上（バンザイ）位，投手（左投）

左：健側，右：投球側
肩甲骨と上腕骨をなす角が健側より狭い．① 肩峰，② 肩鎖関節，③ 鎖骨，④ 肩甲棘，
⑤ 烏口突起，⑥ 関節窩，⑧ 上腕骨頭，⑩ 大結節

図7　肩関節不安定症

矢印：Hill-Sachs 病変

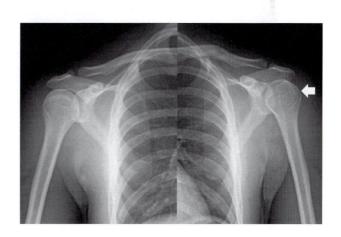

❶ 正面撮影（上腕骨内旋）

　図1のように肩甲下筋腱の付着部である小結節や結節間溝が骨頭内側に観察できる．また大結節の上面，中面，下面も確認できる．反復性肩関節脱臼（recurrent dislocation of shoulder joint）では骨頭外側にHill-Sachs病変（図7）が読影できる．

❷ 正面撮影（上腕骨外旋）

　棘上筋の付着部である上腕骨大結節が接線方向に描出されるので，図2のように大結節が骨頭外側に観察でき，関節窩と骨頭の適合性も確認できる．変形性肩関節症では肩甲上腕関節の裂隙狭小化（図8），腱板断裂時には大結節の不整や骨嚢胞，肩峰下の骨棘（図9），小児では骨端線が読影でき，リトルリーグ肩の病変部が明瞭に読影できる（図10）．

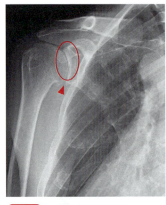
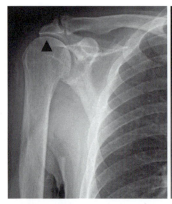

図8　変形性肩関節症
丸印：肩甲上腕関節裂隙の狭小化，矢頭：骨棘

図9　腱板断裂
矢頭：AHI（肩峰骨頭間距離）狭小化，矢印：骨棘

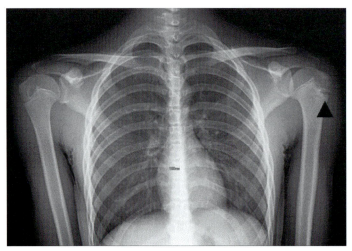

図10　リトルリーグ肩
矢頭：骨端線開存

3　肩甲骨Y撮影

図3のように主に骨頭と関節窩の位置関係より前方・後方脱臼，骨折の転位などが読影できる．また肩峰下の骨棘や骨頭と重なって正面撮影では確認しにくい石灰なども読影できる（図11）．

4　肩関節不安定症に対する撮影法，「新法」

図4のように関節窩の骨形態の描出が可能である．Bernageauらは1976年に立位でX線透視を用いた撮影法を報告し[2]，近年その有用性が再認識されている．患者を撮影台上で撮影側を下にした側臥位とし，撮影側を外転外旋させて頭を掌で支えるような姿勢とする．肩甲骨がカセッテに対して95°となるように体位を取り，X線を尾側方向に15〜20°で入射する．この撮影法ではX線は関節窩の接線方向に，

図11 石灰性腱板炎

矢頭：石灰

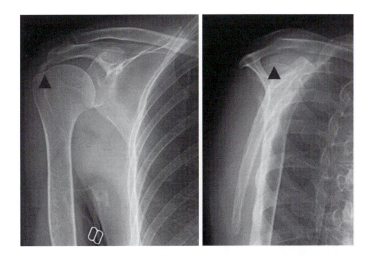

図12 投球障害

矢頭：Bennett 病変

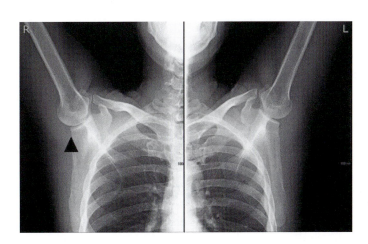

かつ右肩で関節窩の12時半～6時の方向に入射されることになる．新法では関節窩の摩耗や骨性 Bankart 病変を読影できる．

⑤ 正面撮影（バンザイ位）

当院では機能診断としてバンザイ位で撮影している．図5のように左右を比較することで肩甲上腕リズムや肩甲骨・鎖骨・胸郭の動きを評価できる．また骨頭の slipping，肩鎖関節，烏口突起や投球障害で生じる Bennett 病変も読影できる（図12）．

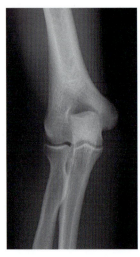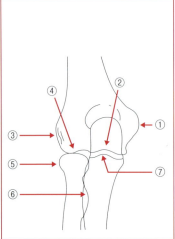

図13 肘関節正面

①内側上顆,②滑車,③外側上顆,④上腕骨小頭,⑤橈骨頭,⑥橈骨粗面,⑦尺骨鉤状突起

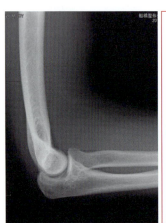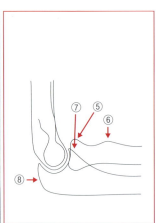

図14 肘関節側面

⑤橈骨頭,⑥橈骨粗面,⑦尺骨鉤状突起,⑧肘頭

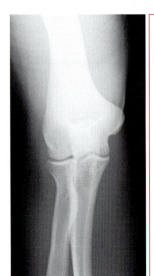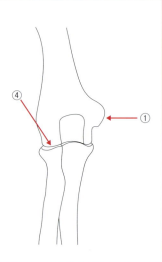

図15 45°屈曲位正面像

①内側上顆,④上腕骨小頭

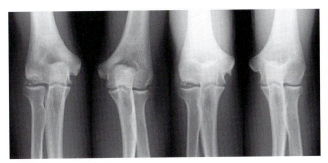

図16　離断性骨軟骨炎

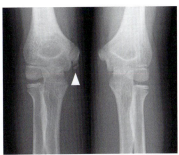

図17　内側障害

矢頭：内側側副靱帯付着部剥離骨片

3 肘のX線

　肘関節は，上腕骨，橈骨，尺骨で構成され，腕尺関節，腕橈関節，近位橈尺関節の3つの関節からなる複合関節である．肘関節の撮影法は肩と比較すると少なく基本的には正面（図13），側面（図14）を撮影する．また投球障害などのスポーツ障害を疑う場合は45°屈曲位正面像（図15）も含めた撮影を行う．肘に関しても肩と同様に健側と比較することで診断可能となる病態や小児では骨端線の評価もあるため，片側肘痛で受診した患者にも原則として両側のX線撮影をしている．

❶ 正面像

　図13のように上腕骨では内側上顆，外側上顆，滑車，上腕骨小頭，肘頭窩，橈骨では橈骨頭，橈骨粗面，尺骨では鉤状突起が確認できる．関節裂隙狭小化や関節面の不整，各部位に生じる石灰化や形態異常なども確認できることがある．

❷ 側面像

　図14のように鉤状突起と肘頭，橈骨頭も確認できる．可動域制限がある患者では鉤状突起や鉤状窩，肘頭窩に骨棘や関節内遊離体などの有無が確認できる．

❸ 45°屈曲位正面像

　上腕骨離断性骨軟骨炎（osteo chondritis dissecans：OCD）（図16）の好発部位である上腕骨小頭は上腕骨長軸に対して約45°前傾しており，通常の正面像では病変部にX線が適切に入らず見逃されることや病期の診断も困難なことが多い．また内側障害においても上腕骨内側上顆の前下方に病変を生じることが多く，45°屈曲位正面像は診断に有用であることが多い（図17）．図15のように上腕骨小頭，内側上顆が確認できる．

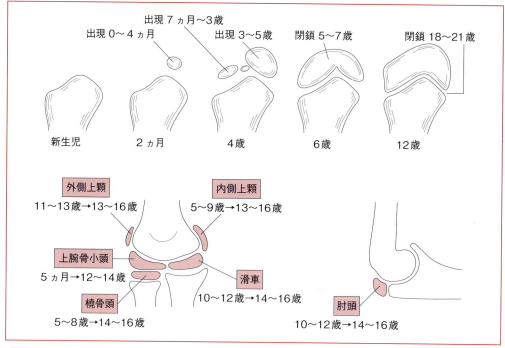

図18 肩肘骨化過程
上：上腕骨近位骨化核の出現から閉鎖まで[3]
下：肘関節の骨化核の出現から閉鎖まで（出現→閉鎖）[4,5]

4 小児の肩肘X線

　小児のスポーツ障害に対するX線については成人の場合以上に健側との比較が重要である．なぜなら小児のX線ではそれぞれの骨に間隙（骨端線）があり，その部分は骨端軟骨でしきつめられている．骨化核，骨端線の変化と見え方は個人差が大きいため，健側との比較で画像所見を特定できることが多い．肩，肘それぞれの骨化過程を示す（図18）[3〜5]．X線にて描出されない軟骨部分をイメージし，健側との比較で病変部を検討することが重要である．

◆文献

1) Zanca P : Shoulder pain : involvement of the acromioclavicular joint. (Analysis of 1,000 cases). Am J Roentgenol Radium Ther Nucl Med 112 : 493-506, 1971
2) Bernageau J, et al : [Value of the glenoid profil in recurrent luxations of the shoulder]. Rev Chir Orthop Reparatrice Appar Mot 62(2 suppl) : 142-147, 1976
3) 井上　博：小児四肢骨折治療の実際, 金原出版, 東京, 32, 1992
4) 菅谷啓之：肩と肘のスポーツ障害 診断と治療のテクニック, 中外医学社, 東京, 60, 2012
5) 南　正夫：肘関節形成各骨骨端核の発現期並びに化骨期に就てのX線学的検索. 日整会誌 3 : 74, 1926

1) 肩・肘の画像診断のポイント
② MRI

大西和友・高橋憲正

1 MRI から得られる情報とは

　MRI とは magnetic resonance imaging（磁気共鳴画像）の略語であり，磁気の力を利用して水素原子核（プロトン）を多く含む水や脂肪組織の分布を任意の断層で撮像できる検査である．したがって，MRI は単純 X 線や CT では描出が困難である軟部組織の評価に優れており，整形外科領域では筋肉や腱，靱帯，軟骨，骨軟部腫瘍の評価に用いられる．また，微細な水分量も鋭敏に描出できることから，水腫や血腫の有無のみならず，単純 X 線や CT では捉えることのできない肉離れや骨挫傷，不全骨折の診断にも有用である．超音波検査も MRI と同様に軟部組織の評価に有用であるが，プローブ幅の範囲の評価にとどまるのに対し，MRI では任意の撮像範囲全体の評価が可能である．

　MRI には数多くの情報があり，運動器を扱う医療者である限り，医師でなくとも MRI を読影することは治療を行ううえで有用である．詳細は専門書に譲るが，本項では MRI を読影するうえで必要最低限のポイントと筆者らが用いている撮影法に関して述べる．

2 MRI 読影のポイント

❶ 撮像断面

　MRI は解剖学的構造や病変部位を三次元的に評価するために，通常冠状断，矢状断，水平断（軸位断）の三つの断面で撮像される．これらの断面は任意の軸となる面を中心に，原則それぞれが直交するように撮像される．

(1) 冠状断

　身体を側面から縦に切った断面を正面から見た像である．肩関節では，関節窩および肩甲骨の傾斜を考慮して，関節窩に垂直な軸と肩甲骨体部の長軸に合わせた斜位冠状断を用いる．冠状断は全体像の評価に有用であるとともに，肩関節では断裂した腱の引き込み具合や上方関節唇（superior labrum anterior and posterior：SLAP）

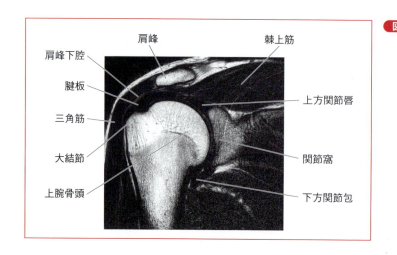

図1 肩関節MRI 斜位冠状断 正常像（T2強調画像）

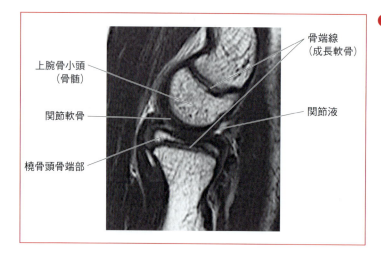

図2 肘関節MRI 矢状断 小児正常像（T2強調画像）

損傷，肘関節では内・外側の側副靱帯損傷（collateral ligament injury）の評価に必須である（図1）．

(2) 矢状断

身体を正面から縦に切った断面を横から見た像である．冠状断と同様に，肩関節では関節窩や肩甲骨体部に合わせた斜位矢状断を用いる．矢状断は，肩関節では断裂腱の同定や筋萎縮・脂肪浸潤の評価に用い，肘関節では離断性骨軟骨炎（osteochondritis dissecans：OCD）や肘頭疲労骨折などの評価に重要である（図2）．

(3) 水平断（軸位断）

冠状断，矢状断と垂直な断面を下から見た像である．肩関節ではBankart損傷などの関節唇損傷や肩甲下筋腱損傷・上腕二頭筋長頭腱障害の評価に重宝されるが，側副靱帯や軟骨病変の評価に用いられることが多い肘関節では有用な情報は少ない．

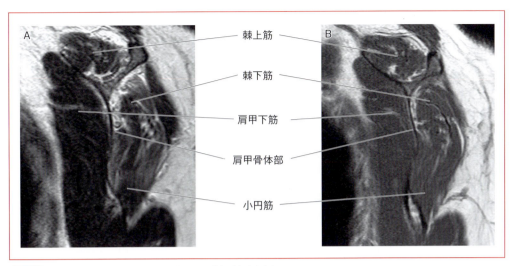

図3 肩関節MRI 斜位矢状断 後上方腱板断裂症例
A：T2強調画像．棘上筋および棘下筋は比較的高輝度に描出されており，中等度の萎縮や脂肪変性を伴っているようにみえる．
B：T1強調画像．棘上筋も棘下筋も萎縮や脂肪変性は軽微であることがわかる．T1強調画像では脂肪と水腫は分離されるため，T2強調画像よりも正確に脂肪変性の評価が可能である．

② 撮像条件（シーケンス）

　MRIとは，濃淡を持つ白黒画像に処理・出力されたものである．シーケンスにはさまざまな種類があり，各々でコントラストされるものが異なる．したがって，これらの特徴を理解することはMRI読影に必須である．

(1) T1強調画像

　脂肪組織は白く，水などの液体成分は黒く描出されるため，解剖学的構造を認識しやすい．しかし，関節内や病変部とのコントラストが乏しいため，整形外科領域では特殊な骨折や腫瘍以外での有用性は少ない．筆者らは，断裂した腱板の脂肪変性の程度を水腫に騙されずに正確に把握するために，肩関節MRIの矢状断撮影ではT2強調画像に加えてT1強調画像を用いている（図3）．

(2) T2強調画像

　T1強調画像と同様に脂肪組織は比較的白く描出されるが，水などの液体成分も白く描出される．したがって，水腫や血腫を伴う病変部の描出に優れており，筋・腱損傷の診断に有用である．筆者らは，全体像を評価する目的で通常の肩・肘関節のMRI検査時に導入している（図4）．

(3) プロトン密度強調画像（proton density weighted image：PD）

　T1・T2強調画像とは異なる手法で撮像される．脂肪組織が白く描出される点は

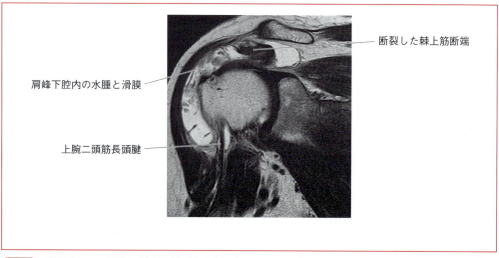

図4 肩関節MRI 斜位冠状断 腱板断裂症例（T2強調画像）
断裂した腱板は翻転しており肩峰下腔内に水腫と滑膜の増生を認める．

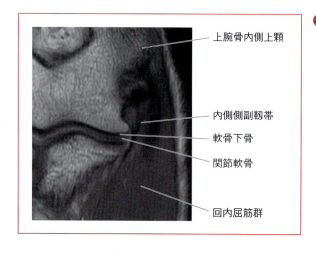

図5 肘関節MRI 冠状断 正常例（PD強調画像）

T1強調画像と似ているが，水は白く描出される．分解能が高く，組織間のコントラストが良好であるため，関節液・軟骨・軟骨下骨・骨髄の分離が可能となる．したがって，関節内病変の評価に有用であり，筆者らは肩関節では不安定症に，肘関節ではすべての断層撮影で導入している（図5）．

（4）脂肪抑制画像（fat suppression：FS）

骨髄や皮下脂肪が抑制され黒く描出されるため，水腫や血腫が白く描出されるT2強調画像やプロトン密度強調画像と組み合わせることで，骨髄内や皮下組織での損傷や炎症の抽出に優れる．筆者らは，肩関節不安定症での冠状断と肘関節MRIのすべての断層撮影で導入している（図6）．

図6 脂肪抑制MRI

A：肩関節MRI斜位冠状断 大結節不全骨折例（T2強調画像）．大結節に不全骨折（矢頭）を認め，周囲の骨内外に血腫と思われる高輝度領域を認める．
B：肘関節MRI冠状断 肘関節脱臼後の症例（PD強調画像）．内側側副靱帯断裂に加え周囲に著明な血腫を伴う屈筋群の断裂を認める（矢印）．

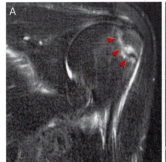
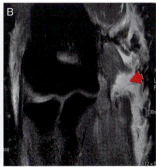

表1 船橋整形外科でのMRIシーケンス

	主な対象	冠状断	矢状断	水平断
肩単純MRI	外傷	T2	T1	T2
	腱板断裂		T2	
肩造影MRI	不安定症	PD + PDFS	PD	PD
	投球障害肩			（下垂内旋＋外転外旋位）
肘単純MRI	外傷	T2	T2	
	離断性骨軟骨炎	PD+PDFS	PD+PDFS	
肘マイクロMRI	投球障害肘	PD+PDFS（マイクロ） T1+T2（全体）	T2FS（全体）	

3 MRIの多様性

　MRI検査を必要とする肩・肘関節の主な病態には，①腱板断裂（rotator cuff tear）などの筋腱損傷，②肩関節不安定症（recurrent shoulder instability）や投球障害肩などの関節唇損傷，③肘関節離断性骨軟骨炎などの軟骨損傷，④野球選手の内側部障害などの靱帯損傷があげられる．これらはいずれも重点的に評価したい組織や範囲が異なるため，筆者らはこれらの病態ごとに4つの撮影法を使い分けている（表1）．特に，肩関節唇損傷や投球障害肘における内側側副靱帯損傷は，微細な損傷部位を評価する必要があるため，以下の特殊な撮影法を用いている．

❶ 関節造影MRI

　肩関節唇損傷の診断には，単純MRIよりも関節造影MRIのほうが有用であるとされており[1,2]，筆者らは肩関節不安定症や投球障害肩には関節造影MRIを行って

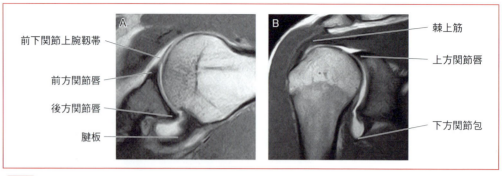

図7 肩関節造影 MRI 正常例（PD 強調画像）

A：外転外旋位水平断
B：斜位冠状断

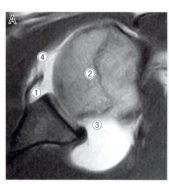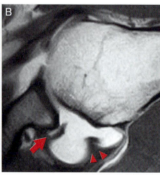

図8 肩関節造影 MRI 外転外旋位水平断（PD 強調画像）

A：肩関節前方不安定症．① 関節窩骨欠損を伴う Bankart（前方関節唇）損傷，② 上腕骨頭の前方偏位（図7A と比較するとわかりやすい），③ Hill-Sachs 病変，④ 前下関節上腕靱帯の緩み
B：成人投球障害肩．矢印：後方関節唇損傷，矢頭：腱板関節面断裂

いる．さらに，これらの病態に対する外転外旋位撮影は，肩関節前方不安定症における前下関節上腕靱帯の評価に有用であるだけでなく，これらの病態に合併しうる腱板関節面断裂の診断率も向上させると報告されている[3,4]．したがって，これらの病態では外転外旋位での水平断を追加している．なお，関節造影には以前は造影剤（Gd-DTPA）を用いていたが，MRI 機器性能の向上により，現在は生理食塩水のみを関節内に注入している（図7, 8）．

❷ マイクロコイル MRI

投球障害肘における内側側副靱帯損傷の多くは慢性発症の形態を取る．したがって，明らかな外傷機転を伴う急性の靱帯損傷と異なり，血腫や水腫を伴ったり，完全断裂に至ることは少ない．筆者らは，これらの投球障害肘に対しマイクロスコピーコイルを用いた MRI 検査を行っている．マイクロコイル MRI は，通常の撮像では

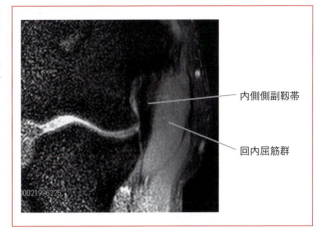

図9 肘関節マイクロコイル MRI 冠状断 成人野球選手正常例（脂肪抑制 PD 強調画像）

他の画像（図5）と比較して内側側副靱帯が周囲の組織と分離され明瞭に描出されている．

内側側副靱帯
回内屈筋群

困難な 1 mm 程度の薄いスライスを高分解能に描出することが可能となるため，局所の微細な損傷の抽出に有用である（図9）．

◆文献

1) Reuss BL, et al：Magnetic resonance imaging accuracy for the diagnosis of superior labrum anterior-posterior lesions in the community setting：eighty-three arthroscopically confirmed cases. J Shoulder Elbow Surg 15：580-585, 2006
2) Jee WH, et al：Superior labral anterior posterior (SLAP) lesions of the glenoid labrum：reliability and accuracy of MR arthrography for diagnosis. Radiology 218：127-132, 2001
3) Tirman PF, et al：MR arthrographic depiction of tears of the rotator cuff：benefit of abduction and external rotation of the arm. Radiology 192：851-856, 1994
4) 鈴木一秀ほか：スポーツ障害肩の外転外旋位 MR アルスログラム斜位横断像の有用性．肩関節 26：561-565, 2002

1) 肩・肘の画像診断のポイント
③超音波

星加昭太

はじめに

　近年超音波画像診断技術は著しい進歩を遂げており，運動器の領域でも非常に有用なツールとして認識されている．超音波はその簡便性，高い自由度から従来の画像診断にはない長所を持ち合わせている．また，ポータブル超音波の普及に伴い，病院以外に学校やスポーツ現場へ簡単に持ち運びでき，予防医学への道を切り開く原動力となっている．本項では日常診療で遭遇する機会が多い腱板断裂と肘内側部障害について，超音波診断のポイントとコツを解説していく．

1 腱板断裂

　従来，腱板断裂に対する画像診断は MRI がスタンダードであったが，近年の検査機器の発達により超音波診断が急速に普及している．腱板断裂に対する超音波診断は侵襲なく MRI と遜色のない精度で腱板断裂の診断が可能であり，リアルタイムに動的に観察が可能であること，任意の肢位で任意の方向からの観察ができること，さらには整形外科医が外来診療中に検査可能なことなどさまざまな利点がある．腱板断裂の超音波診断を行う際の主な操作方法には肩関節前方走査と外上方操作の二つがあり，前方走査では肩甲下筋腱と腱板断裂に合併する上腕二頭筋腱長頭腱（LHB）を観察し，上方操作では棘上筋腱，棘下筋腱と肩峰下滑液包を観察する．

❶ 上腕二頭筋腱長頭（LHB）病変，肩甲下筋断裂

　肩前方走査で観察を行う（図1）．患者を座位とし，検査側の手を大腿にのせるよう指示する．こうすることで肩関節は軽度内旋位となり，結節間溝が正面に位置するため LHB が観察しやすくなる．プローブは上腕の軸と垂直になるよう肩の前面から当てる．LHB は結節間溝内の卵円形高超音波像として描出される（図1）．次に LHB の短軸像を描出したまま，患者の肩を軽度外旋位とすると，小結節に付着した肩甲下筋腱が描出される（図1）．その後肩を軽度内旋位に戻して LHB の短軸像を描出し，LHB の高超音波像を画面の中央にとらえつつプローブを 90°回転さ

図1　肩関節前方走査
A：プローブの当て方
B：LHBの短軸像
C：肩甲下筋の長軸像

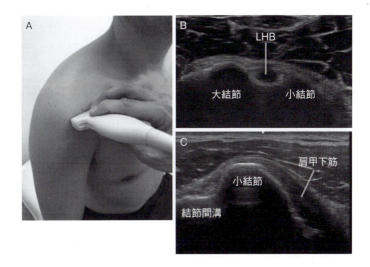

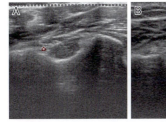 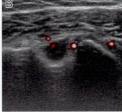 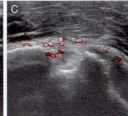 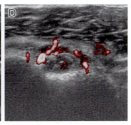

図2　LBHの炎症分類
A：Grade 0：血流のないもの
B：Grade 1：単発の血流増加
C：Grade 2：血流の融合を認めその領域が半分以下のもの
D：Grade 3：半分以上の領域に血流の癒合を認めるもの
（文献3より引用）

せるとLHBの長軸像が観察される．最後にLHBの長軸像を描出したまま再度肩を軽度外旋位とし，プローブを内側に移動させると，小結節の内側で肩甲下筋腱の短軸像が観察される．超音波検査で検出できるLHB病変は結節間溝部でのLHBの肥大，脱臼や亜脱臼，LHB周囲の血流の評価による炎症の有無などが挙げられる．特にLHBは腱板断裂のサイズが大きくなるにつれその断面積も大きくなることや，術前後における結節間溝部のLHB周囲の血流の程度は腱板修復術後成績に影響を与えることなどから超音波による十分な評価が必要である（図2）[1〜3]．肩甲下筋は上腕骨の小結節に停止するとされているが，実際に小結節そのものよりも上下に広く停止している（図3）[4]．肩甲下筋腱断裂は最頭側から発生することが多く，停止部つまり小結節表面の不整像を伴うことが多い．特に肩甲下筋腱の最頭側腱性部は舌部と呼ばれる構造を形成し，上関節上腕靭帯（SGHL）と共にLHBを樋状に下から

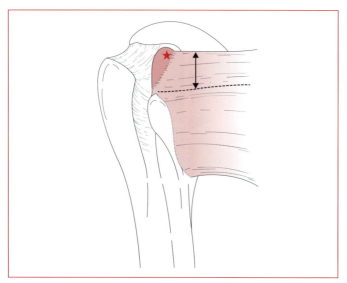

図3　肩前面の解剖

肩甲下筋腱の最頭側腱性部は舌部と呼ばれる構造を形成し，LHB を樋状に下から支える．肩甲下筋腱断裂は舌部から発生することが多い（★）．
（文献 4 より引用）

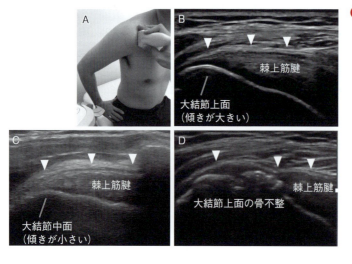

図4　肩前上方走査

A：プローブの当て方
B：棘上筋腱の長軸像
C：より後方にプローブを移動すると大結節の傾きが小さくなる．
D：棘上筋腱断裂．大結節上面の骨不整および peribursal fat の陥凹を認める．
矢頭：peribursal fat

支えている[4]．したがって肩甲下腱断裂では肩甲下筋舌部，上関節上腕靱帯，棘上筋腱前方部分から形成される結節間溝入口部いわゆる pulley の障害に関係する場合が多く，それらの支持機構が破綻するため LHB 脱臼などの病変を伴うことが多い．

❷ 棘上筋腱・棘下筋腱断裂

　肩上方走査で観察を行う．患者を座位とし，胸を張らせ検査側の手を大腿近位外側にのせるよう指示する（図4）．こうすることで肩関節は軽度屈曲位をとり，大結節の腱板停止部が肩峰の前に移動して観察しやすくなる．棘上筋腱・棘下筋腱の長軸像を描出する際にはプローブは腱板の走行と平行に肩の外上方から当てる．さらに大結節を冠状面でみると上面は腱板停止部の傾きが大きい（上方への突出が大きい）

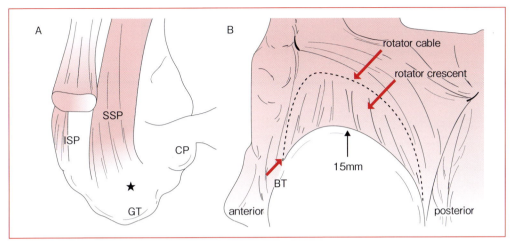

図5　肩上方解剖および腱板断裂発生部位

A：上方より．棘上筋腱は大結節上面の前内側部にのみ停止し，棘下筋腱が大結節中面および上面の前外側部に停止している．
（文献5より引用）
B：関節内より．腱板断裂は大結節上面前のLHBより15mm後方より発生することが多い．
（文献6より引用）
SSP：棘上筋，ISP：棘下筋，CP：烏口突起，BT：結節間溝

が，中面は傾きが小さい（突出が小さい）のが特徴である（図4）．近年の解剖学的研究から棘上筋腱は大結節上面の前内側部にのみ停止し，棘下筋腱が棘上筋腱を外から取り囲むように走行し，大結節上面の前外側部にまで到達していることが明らかとなった[5]（図5）．更にKimら[6]は腱板断裂症例360肩に対する超音波検査を用いた研究により，腱板変性断裂はLHBの後縁より約15mm部位に最も多く存在していると述べており，前述した大結節の傾きに注意し同部位を慎重に観察する（図5）．棘上筋腱・棘下筋腱の長軸像は前述の長軸像と同じ肢位で，腱板の走行と垂直になるようプローブを90°回転させる．プローブを内外側方向に動かし，大結節の上面と中面が観察できる位置を探す．腱板完全断裂は小さな断裂の場合にはperibursal fat（肩峰下滑液包の天井にある脂肪層）の陥凹や平坦化として観察され，大きな断裂の場合には腱板実質の欠損として観察される．また腱板停止部である大結節表面の不整像を伴うことが多い（図4）．特に大きな断裂の場合には腱板断端は肩峰下に完全に引き込まれるため観察できず，大結節も平坦化している場合がある（femoralization）．腱板不全断裂は，滑液包側断裂の場合にはperibursal fatのわずかな平坦化として観察されるが，小さな完全断裂との鑑別はむずかしいことが多い．

2　肘内側部障害

野球などのオーバーヘッドスポーツにおける肘内側側副靱帯（UCL）損傷は投球

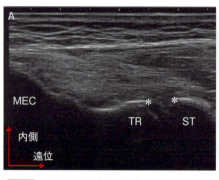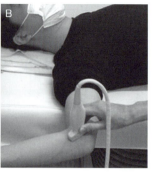

図6 肘内側走査および gravity stress

A：UCL，内側上顆，鉤状突起結節の形状および骨棘の有無を観察する．
B：gravity stress（肩外転90°，肘90°屈曲位，前腕中間位による前腕自重での外反負荷）による内側関節裂隙幅（＊）の評価．
MEC：上腕骨内側上顆，TR：上腕骨滑車内側，ST：鉤状突起結節，＊：内側関節裂隙幅（mm）

に伴う繰り返しの外反ストレスによって，肘内側部の痛みと外反動揺性を生じるとされる．これまではMRIが一般的であったが，近年外反動揺性や回内屈筋群の筋収縮時の動揺性の変化などの動的評価も可能である超音波検査が広く用いられている．肘内側部障害の超音波診断を行う際の主な操作方法には肘内側走査での静的，動的評価があり，静的評価では靱帯性変化，骨性変化を，動的評価では外反ストレス下，および回内屈筋群の筋収縮時における内側関節裂隙幅の変化を観察する．

❶ 静的評価

プローブを内側に走査して上腕骨内側上顆（ME），鉤状突起結節（ST）を描出する（図6）．UCLの断裂の有無，線維束配列の不整などの靱帯性変化，内側上顆の骨片，鉤状突起結節の骨棘などの骨性変化を観察する．当院における肘内側部障害患者の鉤状突起結節の骨形態を調査したところ29％に鉤状突起結節に骨棘，3.6％に同部位の剥離骨片を認めていた．したがって，内側関節裂隙幅を評価する際には鉤状突起結節部の骨棘，剥離骨片の存在を十分考慮する必要がある．

❷ 動的評価

肘外反動揺性の測定方法は，従来外反ストレス負荷時の肘X線正面像を撮影し，内側関節裂隙幅の変化を評価するのが一般的であったが，最近では前腕自重の gravity stress 下での超音波による計測が広く用いられている（図6）[7]．一般的には患健側2mm以上の外反動揺性をUCL機能不全とする場合が多い[8]が，当院プロ野球投手58名のメディカルチェックでの調査では12名（20％）に患健差2mm以上の外反動揺性を認めており，これらの外反動揺性は繰り返しの投球動作による外

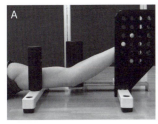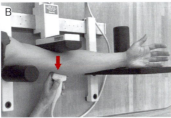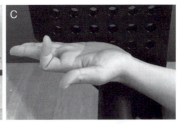

図7 Telos® による外反ストレスおよび FDS の収縮による内側関節裂隙幅の変化
A：肘関節は 30°屈曲位，前腕最大回外位として行う．
B：外反ストレスは肘外側より 50N 加圧し加える．
C：示指 PIP 関節屈曲，DIP 関節伸展で FDS を等尺性収縮させる．
赤矢印：外反ストレス（50N）

反ストレスに対する適応であると考えられる．近年，回内屈筋群などの筋の収縮が外反動揺性に影響を与えるとの報告から，より定量的かつ動的な検査に対するニーズが増加している[9]．そこで当院では Telos Stress Device を用いて定量的に外反ストレスを加え，回内屈筋群，特に各指の浅指屈筋（FDS）の収縮による内側関節裂隙幅への影響について評価を行っている．検査肢位は，肘関節 30°屈曲位，前腕最大回外位として行い[10]（図7A），外反ストレス圧の設定 Telos Stress Device の荷重スポットを肘外側より関節面に当て 50N 加圧し外反ストレスを加える[11]（図7B）．初めに非ストレス時，ストレス時における関節裂隙幅を計測する．次に各指で PIP 関節を屈曲し FDS を等尺性収縮させ，その後ストレスを加えて関節裂隙幅を計測する（図7C）．今回我々は各指の FDS の安定性への寄与について評価を行ったところ，示指，中指の収縮が環指に比べ優位に関節裂隙幅を減少させることが明らかとなった．肘内側障害に対する保存療法において，今まで "Thrower's Ten"[12] と呼ばれる，アスリートのための上肢疾患予防プログラムがあり，肩，肘，手関節の運動強化のみで，指の機能については言及されていなかったが，今後は示指，中指を中心とした指屈筋を加えたリハビリテーションプログラムによって，不要な手術を減少させられる可能性を秘めている．

おわりに

本項では，超音波診断について解剖学的知識とともに基本的な手技の解説を行った．画像を見ながら特に正常所見と異常所見を2画面表示で説明していく過程やその動的評価は，わかりやすい病態説明の手段であり，患者との強力なコミュニケーションツールになりえる．特に筋収縮を加えた動的評価による変化などから病態の把握や治療効果の判断の指標になりえると考えらえる．しかしプローブ幅の範囲内の画像しか見えない結果，常に局所を見ていることになるので理学所見や MRI，

CTといった診断精度の高い画像検査，注射後の所見なども参考に総合的に診断することにより，確実な診断，治療が可能になると考える．

◆文献

1) 今泉　光ほか：腱板断裂に伴う上腕二頭筋長頭肥大化の実態．日整超研究会誌 24：98-102, 2012
2) 山口桃子ほか：超音波パワードップラ法を用いた上腕二頭筋長頭腱周囲の炎症評価．日整超研究会誌 24：50-55, 2012
3) Takahashi N, et al：Progression of degenerative changes of the biceps tendon after successful rotator cuff repair. J Shoulder Elbow Surg 26：424-429, 2017
4) Arai R, et al：Subscapularis tendon tear；an anatomic and clinical investigation. Arthroscopy 24：997-1004, 2008
5) Mochizuki T, et al：Humeral insertion of the supraspinatus and infraspinatus：new anatomial fidings regarding the footprint of the rotator cuff. J Bone Joint Surg 90-A：962-969, 2008
6) Kim HM, et al：Location and initiation of degeneration rotator cuff tears：an analysis of three hundred and sixty shoulders. J Bone Joint Surg Am 92：1088-1096, 2010
7) Sasaki J, et al：Ultrasonographic assessment of the ulnar collateral ligament and medial elbow laxity in college baseball players. J Bone Joint Surg Am 84-A：525-531, 2002
8) 伊藤恵康ほか：スポーツ障害としての肘関節尺側側副靱帯損傷―10年間163例の治療経験．整スポ会誌 22：210-216, 2002
9) Pexa BS, et al：Medial elbow joint space increases with valgus stress and decreases when cued to perform a maximal grip contraction. Am J Sports Med 46：1114-1119, 2018
10) Ciccotti MG, et al：Stress sonography of the ulnar collateral ligament of the elbow in professional baseball pitchers：a 10-year study. Am J Sports Med 42：544-551, 2014
11) Harada M, et al：Assessment of medial elbow laxity by gravity stress radiography：comparison of valgus stress radiography with gravity and a Telos stress device. J Shoulder Elbow Surg 23：561-566, 2014
12) Wilk KE, et al：Current concepts in the rehabilitation of the overhead throwing athlete. Am J Sports Med 30：136-151, 2002

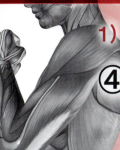

1 リハビリテーションを進めるための情報収集

1) 肩・肘の画像診断のポイント

④ CT

濱田博成・高橋憲正

1 CT 画像から得られる情報とは

コンピュータ断層撮影（computed tomography：CT）は，X 線を用いて身体の横断像を撮影する方法である．さらに，横断画像から再構築して任意の断面や三次元画像を作ることができ，単純 X 線写真では評価しにくい解剖学的に複雑な部位や軽度の病変を詳細に評価したり，視覚化して理解したりするのに大変有用である．MRI に比べ軟部組織の濃度分解能に劣るため，整形外科領域では主に骨病変の評価に用いられる．単純 X 線に比べて被曝線量が 10 倍以上であるため，適応を十分に考慮して活用する必要がある．

2 肩関節

❶ 正常解剖と撮像法

肩関節前方の主なランドマークとしては，上腕骨では大・小結節および結節間溝，肩甲骨では烏口突起があげられる（図 1A）．後外側では，上腕骨大結節，肩峰，肩甲棘がランドマークである（図 1B）．外側から観察した大結節では，腱板の付着部を上面（superior facet），中面（middle facet），下面（inferior facet）に区別することができる[1]（図 1C）．断層画像では，これらのランドマークを念頭に置き，病変の位置や範囲を読影していくと病態を把握しやすい．

肩関節では一般的に，肩甲骨体部に平行な斜位冠状断と，それに垂直な斜位矢状断を再構築する．三次元画像は，上腕骨や肩甲骨の骨折における骨折形態の把握や，外傷性肩関節前方脱臼（traumatic anterior dislocation of shoulder joint）における関節窩骨病変や Hill-Sachs 病変の評価に有用である．

❷ 読影のポイント

（1）軸位断

肩鎖関節レベル（図 2A，B）では，肩鎖関節や肩峰・鎖骨遠位の骨形態が観察可

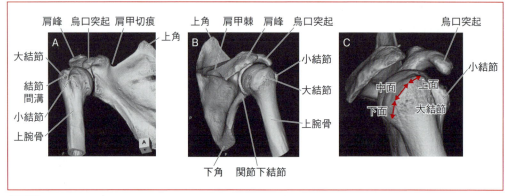

図1 肩関節の正常解剖
A：正面像，B：後外側像，C：外側像

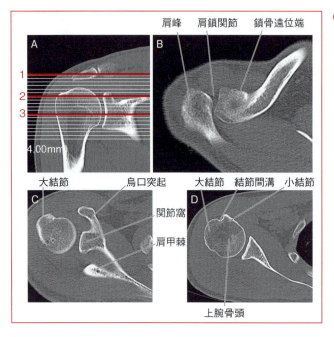

図2 肩関節軸位断
A：軸位断のスライスレベル
B：肩鎖関節レベルの正常像
C：烏口突起レベルの正常像
D：関節窩中央レベルの正常像

能である．肩鎖関節の変形性関節症（degenerative arthritis）は，このレベルでよく認められる所見である（図3）．烏口突起レベル（図2A，C）では，上腕骨頭上部，烏口突起や肩甲棘などが評価できる．これらの部位での骨折の形態や，前方脱臼症例でのHill-Sachs病変（図4）の評価が可能である．関節窩中央レベル（図2A，D）では，骨頭中央部，大・小結節，関節窩が観察される．大・小結節骨折の転位，関節窩の骨形態，肩甲上腕関節の脱臼などが評価できる．例えば，関節リウマチ（rheumatoid arthritis）症例では，肩甲上腕関節の狭小化や骨棘，上腕骨頭や関節窩の変形・骨欠損などが認められる（図5A）．肩甲上腕関節の後方脱臼は，単純X線では見逃されやすいが，CTでは容易に診断できる（図5B）．

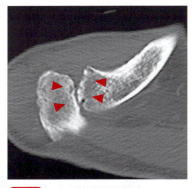

図3 変形性肩鎖関節症

肩鎖関節裂隙の狭小化（矢頭），関節面の不整を認める

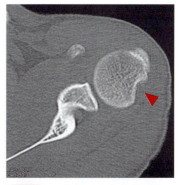

図4 Hill-Sachs 病変（矢頭）

図5 代表疾患の軸位断像

A：関節リウマチ．肩甲骨関節窩の骨びらん，上腕骨および関節窩の嚢胞性変化を認める．B：肩関節後方脱臼

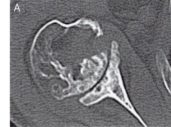

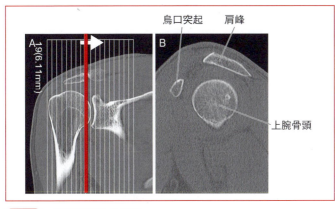

図6 肩関節斜位矢状断

A：斜位矢状断のスライスレベル，B：肩峰レベルでの正常像

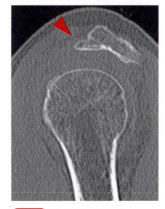

図7 腱板断裂症例

肩峰下骨棘（矢頭）を認める．

（2）斜位矢状断

　矢状断（図6）で得られる情報はあまり多くないが，上腕骨・肩甲骨の骨折では骨折形態・転位の把握などに有用である．また，腱板断裂（cuff tear）症例では，肩峰下骨棘を生じている症例が多いが，矢状断でよく評価できる（図7）．この評価は，

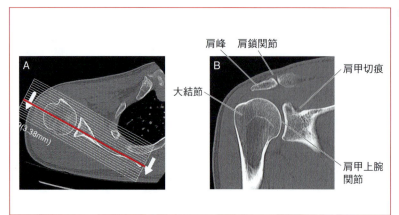

図8 肩関節斜位冠状断

A：斜位冠状断のスライスレベル，B：関節窩中央レベルの正常像

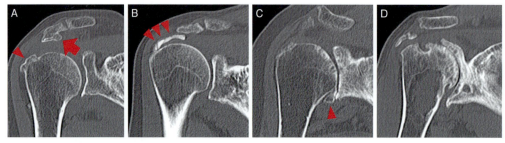

図9 代表疾患の斜位冠状断像

A：腱板断裂．大結節の不整（矢頭），肩峰下骨棘（矢印）を認める．B：石灰沈着性腱炎．石灰（矢頭）が明瞭に描出される．C：一次性変形性関節症．肩甲上腕関節の狭小化，骨頭下方の骨棘（矢頭）を認める．D：関節リウマチ．肩甲骨関節窩中央の高度びらんを認める．

鏡視下腱板修復術（arthroscopic rotator cuff repair：ARCR）の際の肩峰下除圧の範囲を決めるのに有用である．

(3) 斜位冠状断

　冠状断（図8）では，肩甲上腕関節，大結節，肩峰，肩鎖関節など多くの情報が得られる．腱板断裂症例では，肩峰下や大結節の骨棘の部位や大きさが評価できる（図9A）．また，肩鎖関節や肩甲上腕関節の関節症性変化も評価することができる．石灰沈着性腱板炎（calcific tendinitis）では，石灰の位置や範囲を術前に評価し，摘出手術時の参考としている（図9B）．変形性関節症症例や関節リウマチ症例では，上腕骨頭や関節窩の骨形態，骨棘の部位，大きさなど，術前評価に重要な情報が得られる（図9C，D）．

(4) 三次元画像

　三次元画像では，任意の方向から立体的に観察でき，視覚的に病変を把握することができる．石灰沈着性腱板炎では，大結節の上面（superior facet）と中面（middle

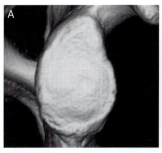
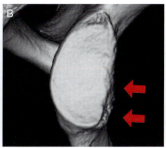
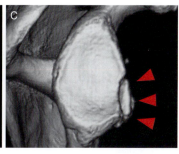

図10 反復性肩関節前方脱臼の関節窩三次元画像
A：正常型．B：摩耗型．関節窩前下縁が摩耗し直線的になっている（矢印）．C：骨片型．骨性Bankart病変を認める（矢頭）．

facet）の境界部周囲に石灰が存在すると症状が残りやすいため[3]，同部位の石灰沈着は手術適応である．石灰の位置の正確な把握には，三次元画像が非常に有用である．反復性肩関節脱臼症例では，関節窩の骨形態が術式決定に大きく影響する．このため正確な骨形態の把握が必要であり，上腕骨を消去した関節窩の三次元像を正面，斜位，下方から見た像として作成している（図10）．関節窩の骨形態は，正常型，摩耗型，骨片型の3タイプに分けられるが，正常型，摩耗型では生来の関節弛緩性が高いと考えられるため，Bankart修復に加えて補強処置が必要である[1]．また，上腕骨単独の像も作成し，Hill-Sachs病変の範囲と深さを評価し，病変が大きい場合にはHill-Sachsレンプリサージなどの補強処置を行っている．

3 肘関節

❶ 正常解剖

肘関節は，腕尺関節，腕橈関節，近位橈尺関節の三つの関節からなる．読影のランドマークとなるのは，上腕骨では小頭，滑車，鉤突窩，肘頭窩，内・外側上顆，尺骨では鉤状突起や肘頭，橈骨では橈骨頭などである（図11）．

通常は，内・外側上顆を結ぶ線に垂直な矢状断，それに垂直で骨軸に平行な冠状断を再構築する．また，三次元画像を必要に応じて追加し，病態の詳細な把握に努める．

❷ 読影のポイント

（1）軸位断

近位では，鉤突窩，肘頭窩や肘頭の評価が可能である（図12A, B）．遠位では，近位橈尺関節や橈骨頭が観察できる（図12A, C）．変形性肘関節症では，骨棘や関節の狭小化が確認できる．

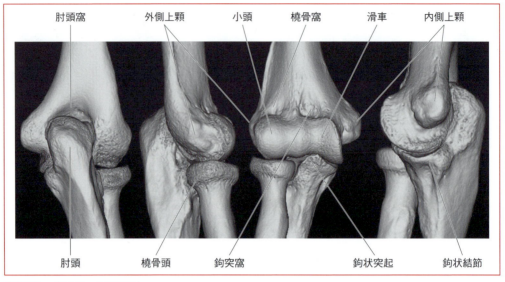

図11 肘関節の正常解剖

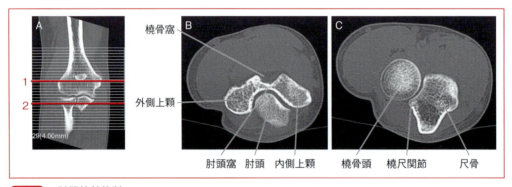

図12 肘関節軸位断

A：軸位断のスライスレベル，B：肘頭窩レベルの正常像，C：近位橈尺関節レベルの正常像

(2) 矢状断

外側のスライスでは，腕橈関節や小頭，橈骨頭が観察できる（**図13A，B**）．内側では，腕尺関節，鉤突窩，肘頭窩，肘頭が評価できる（**図13A，C**）上腕骨小頭の離断性骨軟骨炎（osteochondritis dissecans：OCD）症例では，病変の状態だけでなく母床の骨硬化や橈骨頭の肥大，腕橈関節のアライメントの評価が可能である（**図14A**）．また，遊離体の部位や大きさについて詳細な評価も行える．矢状断は肘頭の病変をよく描出するため，後内側インピンジメント症候群（**図14B**），肘頭骨端線閉鎖不全（**図14C**），肘頭疲労骨折（**図14D**）の評価などに用いられる．

(3) 冠状断

冠状断では，腕橈関節，腕尺関節，近位橈尺関節，内・外側上顆，肘頭などに注

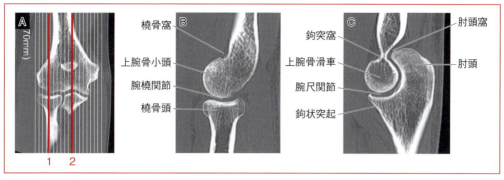

図13 肘関節矢状断
A：矢状断のスライスレベル，B：腕橈関節レベルでの正常像，C：腕尺関節レベルでの正常像

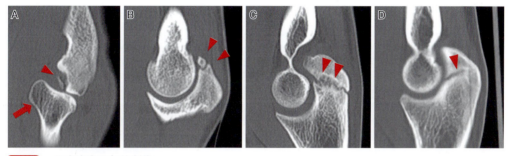

図14 代表疾患の矢状断像
A：上腕骨小頭離断性骨軟骨炎．病巣部（矢頭）が分離し，母床の硬化像を認める．また，橈骨頭の肥大・前方偏位を認める（矢印）．
B：後内側インピンジメント症候群．肘頭先端に病巣部（矢頭）を認める．
C：肘頭骨端線閉鎖不全．骨端線部に透亮像を認める（矢頭）．
D：肘頭疲労骨折．関節面に通じる骨折線を認める（矢頭）．

目する（図15）．上腕骨小頭の離断性骨軟骨炎症例では，病巣の範囲や状態，橈骨頭の肥大や腕橈関節の適合性が評価できる（図16A）．後内側インピンジメント症候群では，単純X線で見逃されやすい肘頭先端の病巣部がはっきりと描出できる（図16B）．投球肘での内側上顆障害では，病変の詳細な評価が可能である．肘頭の疲労骨折や骨端線閉鎖不全では，骨折線の方向が明瞭に観察される（図16C，D）．

(4) 三次元画像

肘関節の単純X線では，骨同士の重なりが多いために病態を正確に把握できないことが少なくない．三次元画像を用いることで，単純X線だけでは評価しにくい部位を立体的に視覚化することができる．離断性骨軟骨炎症例では，病変の局在や面積，深さを正確に評価できる（図17A）．変形性肘関節症症例では，骨棘や遊離体の局在や大きさを評価するのに有用である（図17B）．

図15 肘関節冠状断

A：冠状断のスライスレベル，B：肘関節中央レベルの正常像

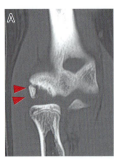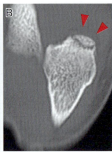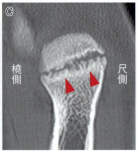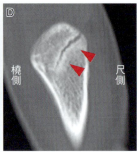

図16 代表疾患の冠状断像

A：上腕骨小頭離断性骨軟骨炎．外側広範型であり，病巣部（矢頭）は分離している．
B：後内側インピンジメント症候群．肘頭先端の病巣部（矢頭）が明瞭に描出されている．
C：肘頭骨端線閉鎖不全．骨端線部に透亮像を認める（矢頭）．
D：肘頭疲労骨折．肘頭を斜めに走る骨折線を認める（矢頭）．

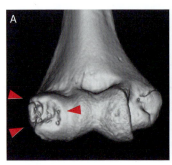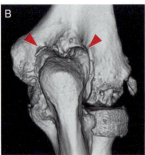

図17 三次元CT画像

A：離断性骨軟骨炎．矢頭が病変部である．単純X線では評価しにくい病変の局在や面積，深さなどが詳細に評価できる．
B：変形性肘関節症．後方の骨棘（矢頭）や遊離体の局在や大きさが詳細に観察できる．

◆文献

1) Mochizuki T, et al：Humeral insertion of the supraspinatus and infraspinatus. New anatomical findings regarding the footprint of the rotator cuff. J Bone Joint Surg Am 90：962-969, 2008
2) Sugaya H, et al：Glenoid rim morphology in recurrent anterior glenohumeral instability. J Bone Joint Surg Am 85-A：878-884, 2003
3) 高橋憲正ほか：肩石灰性腱板炎手術症例の臨床的特徴．肩関節 34：499-502, 2010

2) 病歴聴取・問診のポイント

草木雄二

病歴を聴取することは理学診療において最初に実施される重要な評価手段である．症例によっては，問診だけで症状の全体像を把握し，評価からプログラムまでを推測可能なこともある（図1）．

患者の訴えは「この辺り」，「この間から」，「動いたとき」など，しばしばあいまいな表現があるため，症状を誘発する動作や経過はできるだけ詳細に聴取することが望ましい．精度の高い問診は，傷害の全体像を把握するだけでなく傷害の程度，予後の予測，評価項目の選択，治療・訓練の選択などに関する価値ある情報となりうる．また，過去の傷害による構造的変化が疲労やストレスによって症状として出現することもあるため，現病歴だけでなく既往歴および治療歴とその結果も詳細に聴取する．

1 病歴聴取・問診のポイント

病歴聴取・問診のポイントは，療法士と患者は対等な関係であることをしっかりと念頭に置くことである．問診はただ単に症状について聴取する場とせずに，その後に行われる評価や治療へと続くリハビリテーションの第一歩と定義し，患者との信頼関係を築くコミュニケーションの場であることも忘れてはならない．コミュニケーションを良好に築くためには，第一印象が重要である．第一印象は数秒で決められてしまうため，清潔であることを第一に身だしなみを整え，丁寧な言葉使いで対応することが基本となる．症状の聴取に意識が行き過ぎて難しい顔になったり，相手の立場や心情を考えずに，質問攻めになったりしないように注意する．患者は身体的または精神的に何らかの不都合を抱え来院しているのであって，質問の内容や言葉使いには細心の注意が必要である．尋問や事情聴取にならないように終始，患者との雰囲気作りに気を配るように接することが望ましい（表1）．

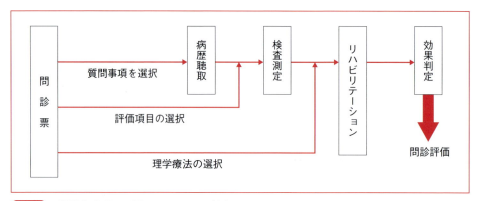

図1 問診からリハビリテーションの流れ

問診はリハビリテーションの開始時から行われ，最終的な効果判定にも使用される．

表1 問診時の留意事項

1	患者が自分の訴えを自由に話せるような信頼関係を築くこと
2	患者の訴える言葉を言い換えずにじかに聴取すること
3	回答を誘導するような質問をしないこと
4	患者にストレスを感じない程度の最小限の質問数にすること
5	患者の社会的背景やプライベートを尊重した内容にすること
6	記録を整理し記載しておくこと

> **トピックス** 第三者（保護者・付添人）との距離
>
> 療法士の質問に対し第三者である保護者や付添人が答える，または伝言ゲームのように第三者を介して答える場面に遭遇する．患者自身の率直な回答を求める場合には，必要に応じて保護者や付添人にも席を外してもらうなどの協力を依頼する．

2 問診票の活用

　症状に関連するすべての事象を聴取するには，多くの質問項目と多くの回答時間が必要になり，多岐にわたる質問は療法士だけでなく患者にもストレスとなる．そのため，あらかじめ聴取することを目的別にまとめ，基本項目を事前に回答してもらう基礎問診票などを準備しておくと時間の効率化を図ることができる（図2，3）．

　基礎問診票には診断・診療を方向付ける最小の質問項目を設定し，詳細事項は実際の対面式問診時に確認するとよい．情報を取り入れ過ぎると，評価・治療方針が固まってしまい，患者の意見や性格を見落としがちになり，ラポール形成が困難となる．

2）病歴聴取・問診のポイント

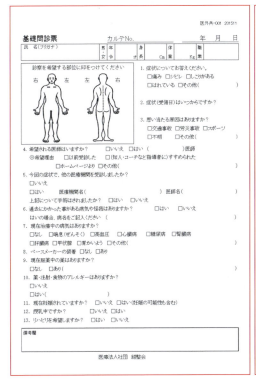

図2　船橋整形外科グループ基礎問診票

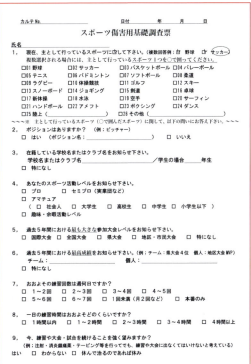

図3　スポーツ傷害用基礎調査票

❶ 基本情報

　問診票には，患者の基本情報として氏名・性別・年齢・身長・体重・職業やスポーツなどを記載する．基本情報のなかからでも，傷害に結び付く多くの情報を入手することが可能である．例えば，肩関節周囲炎（shoulder periarthritis/frozen shoulder）は50歳代以降の女性が多く，肩関節不安定症（shoulder joint instability，いわゆる動揺性肩）は10～20歳代前半のやせ型女性に多い．投球障害肩は野球を代表するようなオーバーヘッドスポーツを継続して実施している10歳代の男性に多いなどがあり，傷害像を想像することはそう難しくはない．

❷ 傷害部位と症状の性質

　症状の詳細な部位は「肩のちょっと下」，「肩甲骨の上のほう」などの言葉や文章より，図や絵を用いて回答を得られると，療法士も部位を理解しやすい．基本情報と傷害部位，症状の性質を併せるとさらにリハビリテーションの方向性を決定しやすくなる．基礎問診票の情報を基に，対面の際には疼痛誘発動作やその性質を詳細に聴取する．疼痛の性質は患者の主観的要素が多くを占めるため，初回の問診だけでは判断しにくい場合もある．「グッとくるような痛み」や「ズーンとした感じ」「言

表2 疼痛から推察できる肩・肘疾患

石灰沈着性腱板炎	急性発症し，局所に強い自発痛と熱感を伴う
肩腱板損傷	上肢挙上位から下降運動に脱力を伴う疼痛が出現する
インピンジメント症候群	ある一定の運動で局所に引っかかるような疼痛が出現する
反復性肩関節脱臼	ある一定の肢位で不安定感を伴う疼痛がある
拘縮肩	40～60歳代の女性に多く，疼痛と運動制限がある
上腕二頭筋長頭炎	女性に多く，肩関節前面の圧痛と夜間痛が強く出現する
上腕骨外側上顆炎	タオルしぼり動作などで，肘外側に限局した疼痛が出現する
上腕骨内側上顆炎	投球動作などで肘内側に限局した疼痛が出現する

表3 肩・肘疾患との鑑別が必要な疾患

1	変形性頚椎症
2	頚椎椎間板ヘルニア
3	後縦靱帯骨化症
4	胸郭出口症候群
5	頚肩腕症候群
6	腫瘍
7	顔面肩甲上腕型筋ジストロフィー症
8	頚椎症性筋萎縮症（Keegan型麻痺）

（文献1より引用）

いようのない痛み」などは訴えとしてしばしば聞く．愁訴に対して，その症状が①いつ，②どのようなタイミングで，③どの動きを実施する際に，④どのような性質で，⑤継続時間はどの程度なのか，⑥自己改善できるものかどうか，など掘り下げて問診を進めていく．いくつかの肩・肘疾患は基本情報と痛みの性質や誘発する姿勢・運動から推察することができる（**表2**）．

上肢疾患では，まれに頚部由来の症状も混在するため，症状の性質を確認し，理学療法評価による鑑別の必要な場合もある（**表3**）[1]．

3 発症時期と受傷機転

発症からどの程度の期間を経過しているか確認することは，評価項目を選定するうえで非常に大切な情報である．肘内側側副靱帯損傷（medial collateral ligament；MCL）などの外傷によって引き起こされる傷害では，急性期では疼痛コントロールと固定が選択されるが，慢性期では動揺性の確認と機能評価を実施するなど，同一の傷害であっても時期により全く異なる評価と治療を選択することがある．

また，受傷機転から疼痛誘発動作や再発危険動作を検討し評価・治療選択の一助とする．反復性肩関節脱臼症（recurrent dislocation of shoulder joint）などは受傷時の運動方向（危険動作）を理解していないと，リハビリテーション中の再脱臼など思わぬ危険を伴うことがある．

❹ 既往歴と治療歴

　他の医療機関を利用し，すでに治療行為の施術を受けている場合には，治療行為と効果，経過も併せ確認する．また治療歴は過去に完治したと判断された同一部位の傷害に関しても確認すべきである．特に自然治癒したケースでは，症状が消失していても過去の構造的変化が遺残し疲労や軽微な外力で症状を再発させるケースがある．リハビリテーションにより症状が消失するが，すぐに再発するケースではMRI検査，超音波エコー検査などの精査を検討すべきである．

❺ リスク管理

　心疾患や服薬状況，アレルギーの有無など，リハビリテーションを進めるうえで，禁忌事項は必ず確認しておく．患者の状況によっては，運動療法や物理療法が禁忌事項にあたり，リハビリテーションの中止を選択する場合もある．また循環器疾患や内科疾患は，症状に日差が生じるため，毎回のリハビリテーション施行時に体調確認を怠ってはならない．

❻ 女性特有の身体的特徴

　女性は月経により体調不良に陥ることもあり，その関係性は否定できない．月経周期には関節動揺が大きくなるともいわれ，症状を誘発する一因子となりうる．月経だけでなく妊娠中や授乳時期には，ホルモンバランスの影響により，原因を特定できない症状が出現するケースも多い．また，医療行為のなかには胎児や母乳に影響を与える可能性があることを忘れてはならない．異性に話しづらそうに感じるようであれば，積極的に同性に対応を代わることも精度の高い問診を行うためには必要なことである．

　以上，すべての内容を確認したのちに総合的に判断し，検査・測定項目の選択や治療プログラムの立案に役立てる．

3 スポーツ疾患

　スポーツを起因とする傷害では，競技特有の傷害特性があり，傷害の原因となる動作がそれぞれ異なる．そのためスポーツ傷害では，競技に精通した知識を持っているか，その競技の経験者がリハビリテーションの指導に当たることが望ましい．

　当院ではスポーツ傷害の発生予防に努めるために，基礎問診票のほかにスポーツ傷害用の調査票を用いている（図3）．

表4 競技別にみた肩肘疾患の発生割合（船橋整形外科グループ調べ 2016 年度）

競技名	総傷害件数	肩肘傷害割合	診断名	総件数に対する発生割合
野球	4,847	48.7%	投球障害肩	20.1%
			投球障害肘（内側型野球肘）	15.6%
			肩関節脱臼（反復性脱臼含む）	1.5%
柔道	1,144	31.6%	肩関節脱臼（反復性脱臼含む）	8.5%
			肘関節内側側副靱帯損傷	3.2%
アメフト	441	28.3%	肩関節脱臼（反復性脱臼含む）	10.2%
			関節唇損傷	3.6%
サーフィン	395	28.1%	肩関節周囲炎	8.1%
			肩関節脱臼（反復性脱臼含む）	4.1%
ボクシング	242	26.0%	肩関節脱臼（反復性脱臼含む）	11.2%
			変形性肘関節症	3.7%
ソフトボール	707	24.9%	投球障害肩	5.1%
			肩関節不安定症（動揺肩）	2.0%
スノーボード	457	24.7%	肩関節脱臼（反復性脱臼含む）	12.3%
			上腕骨骨折	2.6%
ゴルフ	3,201	22.6%	肩関節周囲炎	7.4%
			上腕骨外側上顆炎（テニス肘）	1.3%
ラグビー	1,059	21.6%	肩関節脱臼（反復性脱臼含む）	9.3%
			肩関節腱板損傷	1.8%
テニス	3,374	21.3%	肩関節周囲炎	6.5%
			上腕骨外側上顆炎（テニス肘）	3.5%
卓球	531	20.3%	肩関節周囲炎	8.7%
			上腕二頭筋腱炎	1.1%
体操	2,086	20.0%	肩関節周囲炎	7.0%
			離断性骨軟骨炎（関節内遊離体含む）	3.2%
空手	537	19.4%	肩関節脱臼（反復性脱臼含む）	4.1%
			肩関節腱板損傷	2.0%
ハンドボール	623	17.3%	肩関節脱臼（反復性脱臼含む）	2.9%
			肘関節内側側副靱帯損傷	1.1%
水泳	1,212	17.2%	肩関節周囲炎	8.8%
			肩関節腱板損傷	4.0%
バドミントン	1,013	16.4%	肩関節周囲炎	6.0%
			上腕骨外側上顆炎	2.1%
スキー	588	16.0%	肩腱板断裂	4.8%
			肩関節脱臼（反復性脱臼含む）	1.4%
バレーボール	2,714	13.3%	肩関節周囲炎	6.6%
			肩関節脱臼（反復性脱臼含む）	0.6%
剣道	713	13.0%	肩関節周囲炎	4.1%
			肘関節周囲打撲・挫傷	0.7%
サッカー	6,180	6.0%	肩関節脱臼（反復性脱臼含む）	1.5%
			肘関節内側側副靱帯損傷	0.6%
バスケットボール	5,107	5.4%	肩関節脱臼（反復性脱臼含む）	1.5%
			肩関節周囲炎	0.8%
新体操	258	2.3%	肩関節周囲炎	2.3%

同一競技であっても，ポジション・練習頻度・練習時間・競技レベルによって傷害の発生率は大きく異なる（**表4**）．スポーツ問診票により傾向を検討することも，リハビリテーションには必要不可欠である．

　多数の症例から情報を収集・分析し，傷害あるいは傷害を誘発する動作を推察することは，傷害予防の観点からとても重要である．

4 情報を活用

　問診は，質問に答えてもらう場ではなく，患者と療法士の関係をよりよい方向へ進めていく場である．患者に言いたいことを言わせることもテクニックの一つであり，多くの訴えからヒントを見つけ幅広く傷害を想像することが大切である．経験や知識を豊富に兼ね備えることは療法士として重要であるが，傾向に患者を当てはめることは絶対にしてはならない．優秀なリハビリテーションスタッフであるならば，傷害一つ一つの根本的な問題点を見出し，患者個人のパーソナリティーに富んだリハビリテーションを展開すべきである．

◆**文献**

1) 三原研一ほか：診断の進め方．これだけは知っておこう肩の診かた 治しかた，昭和大学藤が丘リハビリテーション病院編，メジカルビュー社，東京，2-9，2004

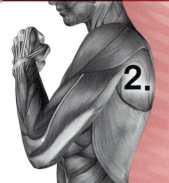

2. リハビリテーションプログラム立案のポイント

岡田 亨

　本項ではリハビリテーションプログラム立案のポイント整理にチャレンジする．そのために「リハビリテーションプログラムの立案とは何か」というところから若手・中堅の理学療法士の皆さんと考えて行くスタイルを取らせていただきたい．
　本書が療法士に限らず多くの方々にお読みいただくことは理解をしているが，共に活動する皆さんにリハビリテーションへの理解が深まること，かつ本書をより役立てていただくための端緒としていただけるように願いを込めて進めさせていただくのでご容赦を願いたい．

1 問1：リハビリテーションと理学療法の違いを考えていますか？

　この問いには，理学療法士でも「学生のころはともかく，現場では意識していない」「回復のための現実的な対応をしている」とか，療法士以外の方からは「リハビリテーション室も理学療法室もあり，スポーツ界ではアスレティックリハビリテーションは聞くが，アスレティック理学療法は聞いたことがない．こだわらなくていいのではないか？」と言われるかもしれない．
　理学療法士はもちろん，対象のサポートを実践する方々に一緒に考えていただきたい．
　大変初歩的なことではあるが，プログラムの立案にちゃんと通ずると考えている．「あの人のプログラムは一味違う」と言われるものを立案するためのスタート地点はここにあると実感している．考え始めることが，まず第一のポイントである．

2 問2：リハビリテーションと理学療法の違いを整理できますか？

　リハビリテーションと理学療法を一般的に公開されている情報で整理してみよう．情報源は厚生労働省の用語解説文と日本理学療法士協会の説明文を引用した．図1をご覧いただけば，両者の明らかな違いは確認できる．
　リハビリテーションはその語源とされる「再び適合する」という意味合いを社会

> **A　厚生労働省用語解説**
>
> 『リハビリテーションとは，1982年の国連・障害者に関する世界行動計画の定義により，身体的，精神的，社会的に最も適した生活水準の達成を可能とすることによって，各人自らの人生を変革していくための手段を提供してゆくことを目指し，且つ時間を限定したプロセスである．』
>
> (http://www.mhlw.go.jp/topics/2002/04/tp0419-3c.html より引用)
>
> **B　日本理学療法士協会解説**
>
> 『理学療法とは病気，けが，高齢，障害などによって運動機能が低下した状態にある人に対し，運動機能の維持・改善を目的に運動，温熱，電気，水，光線などの物理的手段を用いて行われる治療法である．』
>
> (http://www.japanpt.or.jp/general/pt/physicaltherapy/ より引用)

図1　リハビリテーションと理学療法の違い

的かつ世界的な課題探求に進めながら進化している．その背景には感じるところもあるが，これらの情報は，世界を一瞬で駆け抜け永遠に固定されるようになった現在，国内外を問わずこうした認識を持った方々がわれわれの対象なのである．われわれはやはり考えて整理しておくべきである．

　リハビリテーションは，時間が限定され，主体も本人自らと明記されている．全人権的な土台から立ち上がったその取り組みは，社会的で広範囲な本人の行動の変容を時間限定的に支援することである．

　一方理学療法は治療と明記され，時間的要素の表現はない．その主体を考えるとおそらく，医療関係者やその実施者側となる．ただ，わが国において理学療法士は名称独占であり「理学療法士が実施することが理学療法である」と言い切れないことは加えておく．

　理学療法は目的への必要条件としての目標値的存在として，時間的要素は治療に内包されていると考えてよいのではないか．

　両者の違いの整理を，以上のように試みた．しかしここで両者の優劣を論じているのではない．言葉を咀嚼し整理することは，対象一人一人にわれわれが向き合うべきその範囲の広大さを認識し，担うべき役割をしっかり見据えるその構えを作ることになるのである．

　ここでポイントを一つ整理しておきたい．

　対象のリハビリテーションプログラムを立案することにおいて，医療や教育関係など，自らの専門分野にこだわらず，リハビリテーションにおける社会的要素や個別的な精神的要素，身体の治療的要素など全体的で分野横断的な検討を行い，その

なかで自分がかかわる分野と周りとの関係性を整理し，理解しておくことが大切なのである．

3　問3：ルーチンワークになっていませんか？

　リハビリテーションプログラムの立案を任された際に「前回も同じような症例を担当した」「その疾患のプログラムは知っている」とルーチンワークになっていないだろうか．プログラムは対象一人一人で違うものであり，本当はあらかじめプログラムがあるということはない．対象ごとに毎回，丁寧に全体像と時間性を検討し，個別のプログラムを立案しなければならない．諸般の事情で効率性を求められていることは理解するが，決して流されずに一人一人違うというスタート地点に立つことがポイントなのである．

4　問4：プログラムとは何ですか？

　次にプログラムについて，やはり一般的なネット検索の言語解説を確認する．【プログラム】とは，物事を行う手順・もくろみまたは催し物などの実行計画など．英語表記【proglam】では，proは『前に・公に』，glamは『書く』であり，「事前に書き示されたもの，公表されるもの」と示されている．

　われわれの立場では対象のリハビリテーションの手順書であり，各目標達成の時間をあらかじめ対象に理解してもらうためのものである．

　当たり前ではあるが，その当たり前は，パソコンや引き出しに入っているガイドラインやプロトコルではない．

　目の前の対象とこれから初めて立案を行うものであって，すでにあなたの手の中にあるものではないはずである．

　しかし，その気持ちも十分に理解できる．なぜなら現在は，その立案がわざわざ必要なのかと思うほど「○○プログラム」という情報が氾濫している．リテラシーが重要であり，ここが本当に考えなければならないところである．その多くには，手技やエクササイズが詳細に写真や動画付きで示されている．とてもわかりやすく，目標期間も示してある．そのまま「これがあなたのプログラムです」と言いたくなるのは本当に理解できる．

　しかし，筆者にはしっくりこない．

　もちろんパス，ガイドラインの重要性も，公開されている「○○プログラム」の有益性も筆者は理解している．頻繁に活用させてもらい感謝をしている．決して否定はしていない．

ただ，偏屈と言われる覚悟で述べれば，まずプログラムと紹介されているエクササイズは手段であってプログラムではない．さらに自分の対象が行っている写真や動画でもなく，対象の個別的時間は計画に加味されていない．その固定された情報のなかには筆者（私）の目の前で動いている対象はいないのである．

5 問5：同じと違うとの落とし穴？

おそらくそれは同じと違うということから来ている．同じ疾患名に対する有効性を示した他者の報告は，あくまで他者の経験値で，「私」の経験ではない．

違うのに，同じとするのか，違うという前提で考えるか，その違いではないだろうか．評価も疾患特有の兆候を判別し，問題点を見つけ，対象の個別性を明らかにするために評価が実施される．入口はそうであるが，陽性の判定をし，可動性を数値化し，診断名は○○○だとなると，違うではなく同じ群の中の一つに落ちて行く．入口は違うから始まったのに出口で同じに落ち着いて評価が終了する．これも当然ではあるが，厄介なのである．もちろん同じ診断名群には，これまでの研究から導かれたパスやガイドラインやプログラムがある．良好な結果が出ており，同じ診断名群は当然それを目指すべきである．2～3週が関節可動域（range of motion：ROM），4～6週で筋力増強と明確で，わざわざ「プログラムとは何か」と回りくどいことを言う必要はないと言われるかもしれない．同じだから同じでよいのだが，時間性は平均値で個別的ではない．任意のポジティブな結果からの外れ値はバリアンスに吸い込まれて行く．やはりしっくりこないのである．リハビリテーションプログラムの主体は本人であると確認した．主体がプログラムになってしまわないかと考えてしまうのである．

しかし，先ほど理学療法の主体は実施者にあると言ったではないかと言われるかもしれないが，この点は対象である本人でさえ気づけないものを専門家として見極め対象と共有するためであると言わせていただく．

ここで整理をしておきたい．プログラム立案は，同じ腱板断裂も，同じ外側上顆炎（lateral epicondylitis）もいないという前提で，これまでに示されている治療の根拠のなかに，自分の対象の個別性・固有性を探す作業であるといえる．エビデンスは重要である．エビデンスは先達が大切に積み重ねた実績の歴史であり，そのうえで，安心して違うという意識が持てるわれわれは感謝すべきである．自分の対象と同じ診断群のエビデンスのデータから，目の前の対象のプログラムのどこが同じでよいか，どこを工夫すべきかをよく考えることである．計画は必ずしも上手く進むとは限らない．ネガティブな状況の訪れは表裏で想定するものと理解しておくべきである．同じに安心せず，同じに注意を払うことがポイントなのである．

6　問6：時間とは何だろう？

　時間も絶対的な同じという軸のなかから個別に切り分けられ，最終的にまた統合される．その優位性は対象それぞれの価値観である．こちらが支配的に管理できることなどほとんどないと実感しているが，生命や症状自体の悪化に関しては毅然とした姿勢をお願いしたい．

　プログラムの時間性を考える際には，対象と丁寧に検討をしなければならない．われわれが，ああすればこうなると先走って時間を決定してしまうと，対象との溝が突貫工事で完成する．

　時間の要素は多岐にわたる．本人が望むものと社会から望まれる時間．期限が限定できるものとそうでないもの．個人の解釈でも時間は大きく異なる．

　リハビリテーションの時間限定性は，発展的終了時期の設定を示唆しているといえる．だからこそ本人の行動変容が必要なのである．

　理学療法の治療としての時間性も，解明されている生理学的な時間と個々人の要素による時間がある．理学療法プログラムの時間性はそこにあるともいえるが，場合によっては生涯にわたりその管理を行わなければならないこともある．完治ではなく自己管理や自律への移行という時期が来る．

　ここでのポイントとして，プログラムの時間性は，対象自らの理解が最重要であるということである．当初から発展的終了時期へ向けた行動変容へのプロセスを対象としっかり意思疎通することである．

　ああすればこうなるということには，ああしてもこうならないことがつきものである．われわれも，対象も然り．でも時間はお構いなしに進んでしまうので要注意である．

7　問7：チームについてどう考えるのか？

　リハビリテーションプログラムの立案を対象側の視線で考えると，われわれの守備範囲が非常に広いものであることが改めてみえてくるだろう．当然一人でカバーすることは無理である．だからこそチームの重要性が実感できるのである．チーム体制は理想ではなく現実的に不可欠なのである．本人，家族，関係者，社会的にかかわる存在，その全てがチームとしての存在になる．われわれ自身もプログラムの進行において誰のサポートを受けるのか，またどの時期に誰に引き継ぐのかをあらかじめ計画し，そこへ向かう手順を対象と共通認識しておかなければならない．

　ポイントは，プログラム立案にあたっては，自分がどうかかわりたいかではなく，チームの一員としてどうかかわらなければならないかを考えることといえる．

8　問8：プログラムのチェックは？

　あなたは自分が立案したプログラムに不安を持っていないだろうか．先輩と同じプログラムなのに，なぜか思うように進んでいないと悩んではいないだろうか．

　リハビリテーションプログラムは時間限定的である．タイムリミットに向けた進行管理も大変重要なのである．目的地に向かう車が用意できたと喜ぶだけでは目的地には行けない．車を操縦して進んでいかなければならない．乗り心地のよさは同乗者に聞くのが一番である．つまり問うべきは，まず目の前の対象なのである．対象をよく観察してほしい．計画を理解しているか，時間について納得しているか，自らの回復像がイメージできているか．誤解はないか．対象のノンバーバルな情報を読み取るべきである．もちろん取り組み姿勢に現れていれば何よりである．

　同乗者が助手席に移り，自分の目的地への道のりを運転手の隣で地図を開いて確認してくれる．居眠りはない．そんなドライブは楽しいものである．定めた目的地で車から降り立ち，そこからは自ら歩んでいく．われわれは，次の同乗者を迎え入れている．

　プログラムはその進行管理が重要であり，そのためにあらかじめ対象者と十分な共通認識を持って立案されなければならない．「ここに連れて行きます」は当たり前でどこを通って，何日間で到着します．給水地点はここで休憩がここ，と説明しておく．あてのない旅や，ましてや誘拐まがいのドライブはご法度，自動運転はまだ実験中なのである．

　加えるなら，たどり着いたよい結果も数値となって同じになるが，すべてがそれぞれに違うよい結果なのである．正解不正解ではなく，対象に向かって油断や慢心がないか，同じだと侮ってはいないか，真摯であるか，潔く引き継げているか，しっかり共通認識ができているか．これが全体を通したポイントなのである．

9　結果は目の前ではありません

　リハビリテーションプログラムはあらかじめ公表し，こちらの手順の承諾を取るためのものではない．対象がわれわれを協力者として受け入れてもらうための契約的作業である．時々に治療し，教育し，指導し，そして見守る．対象を取り巻く環境や人間関係も含めてチーム作りの協力を支援する．リハビリテーションプログラムの立案とはこういうことだと考えている（図2）．

　結果の出せるプログラムとは何か．

　結果は，われわれの目の前で「気持ちよかった．治りました」と言ってもらうことではない．対象がわれわれの元から離れ，本人の活動圏でどう行動し何を実感す

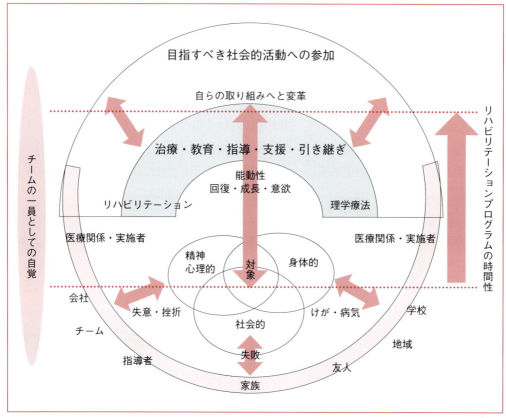

図2 リハビリテーションプログラム立案のイメージ図

るかである．

　ただ，ここまで一緒に考えていただいたあなたは，この先に紹介されるプログラムを基に，自分の対象の結果をしっかり見通し「私の立案するプログラムは一味違いますよ」と対象の横に立っているはずである．

　あなたは考えることを始めたからである．

　患者に，「能動的にリハビリテーションにかかわっていただく環境を作る」．これは筆者の上司の言葉であり，今も変わらぬ船整のPTポリシーといえる．だからこそ理学療法を最大限に駆使し，対象のリハビリテーションに本気で取り組むのである．筆者の出発点はここにある．

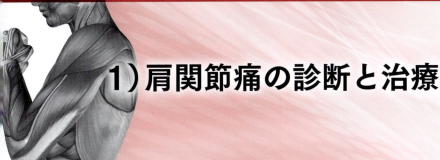

1）肩関節痛の診断と治療

高橋憲正

はじめに

　肩の痛みを主訴に来院する症例は多く，日本人の慢性疼痛のなかでは腰痛，頚部痛に次いで三番目に多いと報告されている[1]．肩の痛みの特徴としては，夜間痛や安静時痛として表現されることが多く，しばしば不眠を訴える．一方でスポーツ選手においては，特定の動作に伴う痛みを愁訴に受診する選手がほとんどで，これらは動作時痛として認識される．本項では肩の痛みの特徴と，医師が対処すべき痛みとその対処法について述べる．

1 肩の痛みの評価

❶ 病歴の聴取

　肩の痛みを評価するうえで，その性状を知ることが重要である．われわれは夜間痛や安静時痛を炎症性疼痛として，診察時に必ずその有無を聴いている．夜間痛においては，1〜2時間ごとに頻回に目が覚める，寝返りで起きてしまうなどその程度も治療の参考にしている．また特定の肢位での痛み，例えば「駐車券を取る動作」，「車の後部座席の荷物を取る動作」，「ズボンを上げる動作」，「エプロンのひもを後ろで縛る動作」なども聴き，特定動作で，一定の痛みが生ずる場合は器質的な障害を疑う．また発症のきっかけとなる外傷の有無も必ず聴取する．凍結肩（frozen shoulder）では非荷重時の捻転する動作で軽い痛みを自覚し，その後徐々に痛みと可動域制限が生じる場合や，自覚的には明らかな誘因なく症状が進行していくことも少なくない．交通事故や不慮の転倒などにより他部位の有意な外傷を生じ，それが軽快するとともに肩の痛みが顕在化することもしばしばみられる．転倒後に橈骨遠位端骨折を生じ，骨折が軽快し患肢を使えるようになった後で腱板断裂（rotator cuff tear）が明らかになることもしばしば認める．

　一方でスポーツ選手の多くは特定の動作での痛みがほとんどで，「野球などの投球動作での痛み」や「ラグビー選手のタックルでの痛み」などが多い．スポーツ選手の動作時痛においても，先行する外傷の有無の聴取が重要で，外傷後の遷延する動

図1 成人の肩関節痛の評価チャート

```
ROM AE : <R>120    :<L>165
ER1 : <R>40        :<L>60
ER2 : <R>80        :<L>80
IR2 : <R>0         :<L>0
ADD : <R>L3        :<L>T9
cuff : <R>＋－＊    :<L>－
O'B : <R>－        :<L>－
whipple : <R>－    :<L>－
CAT : <R>＋＊      :<L>－
HFT : <R>＋－      :<L>－
ISP : <R>＋        :<L>－
ER : <R>5          :<L>／
SSC : <R>5         :<L>5
lift off : <R>＋   :<L>－
belly press : <R>－ :<L>－

コメント：臥位AE：140 ER1：60
　　　　　スピード＋
```

作時痛では関節内の損傷を認める場合が多く，MRIなどの画像診断が必要となる．

まとめると，痛みの主体が炎症性疼痛なのか動作時痛なのかを聴取し，その要因の有無を探ることが問診の重要ポイントである．

② 理学診断

当院では肩関節に愁訴を持つ症例に対して，いくつかの診察チャートを用いてその機能を評価している．スポーツ障害を除いた成人の肩関節痛に対しては，可動域，腱板筋力，インピンジメント徴候，肩甲帯の柔軟性評価[2]などを含めたチャートを用いている（図1）．可動域制限の特徴としては，凍結肩では挙上，下垂位外旋，結帯など全域にわたって制限が生じて，病状の軽快とともに個人差はあるものの全域にわたり可動域が拡大してくる．一方で腱板断裂では，広範囲断裂では自力挙上が困難となり偽性麻痺と呼ばれる状態となる．その際は頚椎症性筋萎縮症との鑑別が必要なため，二頭筋の屈曲筋力も確かめる必要がある．小断裂では，断裂断端が肩峰に当たり自力挙上が困難な症例もしばしば認める．しかしこのような症例の多くは，下垂位の外旋可動域が維持されていることが多く理学所見で凍結肩との鑑別が可能である．また立位では挙上と外旋が著明に制限されている症例でも，臥位で評価すると可動域が出る症例も多く，われわれは立位で制限が強い症例では，臥位でも評価し真の拘縮による制限か，痛みやアライメント異常による制限かを判断している．

まとめると，挙上できない原因が痛みによるものか，筋力低下によるものかを評価する．また可動域制限が多方向性か，または単一方向性か評価する．筋力低下についても，肩のみに限局されているか，上腕より遠位にも及んでいるかを評価する．

表1 代表症例の疼痛，可動域，筋力の比較

	症例1	症例2	症例3	症例4	症例5
年齢性別	51M	46M	48F	78M	72F
炎症性疼痛	+	-	+	-	-
前方挙上	90*	a40 p140	80*	a20 p120	95
下垂位外旋	35	60	-5	a0 p35	0
結帯	L1	L2	臀部	T11	L5
外旋筋力（下垂位）	5	5-	5-*	1	5

*：疼痛あり，a：自動，p：他動

（文献3より引用）

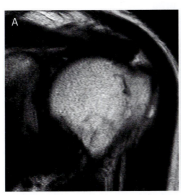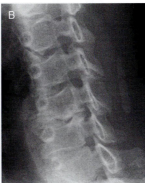

図2 症例1

A：MRI T2強調像斜位冠状断．腱板の小断裂を認める．初診時炎症性疼痛を認めた．前方挙上は疼痛を伴い制限されているが，外旋可動域は比較的保たれている．
B：頚椎斜位像．C5/6の椎間孔の狭小化を認める．初診時自動挙上は著しく制限されているが，他動では保たれている．炎症性疼痛，動作時痛ともなく，外旋筋力は軽度低下していた．

（文献3より引用）

そうすることで，問診と理学診断にてある程度の疾患の予想がつく．以下に具体的な症例を提示する．初診時の主訴と可動域，筋力を示す（表1，図2〜4）[3]．

> **ワンポイントアドバイス**
>
> 可動域や筋力は，痛みやアライメント異常により大きく影響される．臥位で外旋可動域を診たり，注射後に再評価することにより真の可動域制限や筋力低下が評価できる．

2 肩の痛みを生じる代表的な疾患と痛みへのアプローチ

1 インピンジメント症候群

　肩峰下インピンジメント症候群（subacromial impingement syndrome）は，肩の痛みの原因として日常診療で多く目にする．機能的な問題に起因する肩峰下の滑液胞炎，腱板付着部症，腱板断裂，石灰性腱板炎（calcific tendinitis of the shoulder），大結節骨折の変形治癒など機能的な障害から器質的な障害までさまざまな病態が存

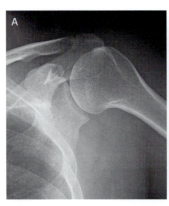
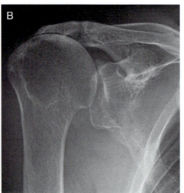

図3 症例3

A：最大外転位のX線．初診時，炎症例疼痛が強く，可動域は全方向で著しい制限を認めた．外旋筋力は疼痛のため軽度低下していた．
B：X線．肩峰骨頭間距離が消失し，変形性変化を認める．軽度の動作時痛を認め，自動可動域は挙上，外旋ともに著しい低下を認めるが，他動では保たれている．
（文献3より引用）

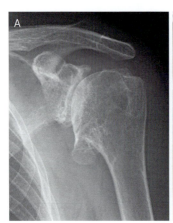
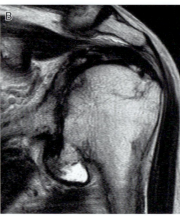

図4 症例4

A：X線．高度の関節症性変化を認める．
B：MRI T2強調像斜位冠状断．関節裂隙の消失と水腫を認めるが，腱板は残存している．理学所見は，全域での可動域低下を認めるが，炎症性疼痛はなく外旋筋力は保たれている．
（文献3より引用）

在する[4]．このうち解剖学的な異常が明らかな症例を除き，保存療法が有効である．特徴的な理学所見は，軽度な可動域制限とインピンジメント徴候で，多くの症例で肩甲帯の柔軟性の低下を認める（図5）[3]．炎症性疼痛はあっても軽度の場合が多く，多くは動作時痛である．われわれは，夜間痛を認める症例では肩峰下滑液包へステロイドの注射をし（図6），ほぼ全例理学療法を行っている．文献的には，6週間の保存療法に反応しない症例においてさらなる画像診断を推奨している[5]．器質的な障害がある症例においても理学療法は有用であるが，インピンジメント徴候が難治性な症例も存在ししばしば手術を要する．

❷ 石灰性腱板炎

　肩石灰性腱板炎は，中年期に発症し女性が1.5倍多いと報告されている[6]．石灰化の機序は不明な点が多いが，加齢に伴う変性や反応性の変化による石灰化の機序が仮説として述べられている[7]．34〜45％が有症状であったとの報告もあり，無症候性で偶然見つかる症例も少なくない[6]．形成された石灰は吸収されるときに

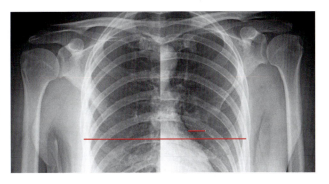

図5 インピンジメント徴候のみられるX線

48歳女性．バレーボール愛好家．3ヵ月前から右肩痛を自覚し，疼痛が増強し来院した．可動域の軽度低下とインピンジメント徴候，肩甲帯の柔軟性の低下を認め，初診時X線で右肩甲骨の下制を認めた．理学療法を中心とした保存療法により，3ヵ月でバレーボールに復帰した．
（文献3より引用）

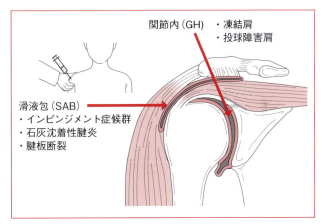

図6 注射の使い分け

病態によって関節内（GH）と肩峰下滑液包（SAB）への注射を使い分ける．

激痛を生じると考えられており，夜間痛，安静時痛を主訴に患肢を全く動かせない状態で来院することが多い．石灰の存在部位に明らかな圧痛を認めることが多く，軽度の腫脹を認めることもある．自然経過での予後が良好な疾患であるため多くは対症療法で軽快する．急激な炎症を生じている症例では，肩峰下滑液包へステロイドと局所麻酔薬の注射を行っている．炎症が軽減した後も，石灰によるインピンジメント症状が残る症例では理学療法を行っている．多くの症例はこれらの保存療法により軽快するが，インンピンジメント症状が遷延する症例ではより積極的な治療が選択される．超音波ガイド下のニードリングや体外衝撃波療法が報告されており，ステロイドの注射のみに比べニードリングが有意に効果的[8]でニードリングに比べ体外衝撃波のほうがよりよいとの報告もある[9]．われわれは遷延する慢性の肩石灰性腱板炎症例に対し，鏡視下手術を行っている[10]．

3 凍結肩

凍結肩はわが国では「四十肩」や「五十肩」ともいわれ日常目にすることが多い疾患であり，文献的には明らかな既往歴や外傷のない一次性と糖尿病や甲状腺疾患な

どの合併，外傷や肩周囲の手術歴などのある二次性に分類される[11]．自然経過による予後は良好であると報告されており，実際にわれわれの経験では497例の凍結肩で手術に至った症例は5.6％で，予後不良因子として初診時60歳以上，糖尿病の合併，初診時下垂位外旋が0°未満であった[12]．凍結肩の炎症性疼痛はNSAIDSでは無効なことが多く，われわれは夜間痛・安静時痛を伴う症例ではステロイドの関節内注射を行っている（図6）．われわれの調査では平均5回の注射で炎症性疼痛の改善とともに，可動域の有意な拡大が得られた[13]．また手術に至った症例においても，関節内注射を導入した2006年以降の手術症例ではそれ以前の症例に比べ，手術前と術後最終経過観察時の疼痛スコアが有意に低かった．したがって，炎症性疼痛が軽減しても高度な可動域制限が残存する症例が真の手術適応であり，その状態での手術のほうがより良好な術後経過が期待できる[14]．一方で，凍結肩は糖尿病の合併が多く（12％），ステロイドの注射は血糖の管理上禁忌となる場合がある．このような症例に対しては，近年オピオイドの経口薬を用い炎症性疼痛をコントロールしている．

❹ 腱板断裂

　腱板断裂は，手術を要する肩疾患において最も高頻度である．一方で，無症候性の腱板断裂は珍しくなく，片側の肩関節痛で受診した588例のうち両肩とも腱板断裂がなかった症例は212例で平均49歳，痛い肩のみ腱板断裂を認めた199例の平均は59歳，両肩とも腱板断裂を認めた症例は177例で平均68歳であったと報告されている[15]．つまり無症候性の腱板断裂は，年齢とともに増加しており加齢に伴った現象とも考えられる．治療においても断裂＝手術ではなく，疼痛・機能障害を的確に評価し手術の是非を判断すべきである．

　前述したように，炎症性疼痛は正確な機能診断の妨げとなるため，積極的にその軽減を図る必要がある．われわれは，腱板断裂と診断され炎症性疼痛を有する症例には，肩峰下滑液包へのステロイドの注射を行っており，夜間痛が消失するまで続けている．痛みがコントロールされた状態で機能診断を行い，手術の必要性を判断している．具体的には，小断裂で引っかかり症状が取れない症例，中～大断裂で筋力低下がある症例，肩甲下筋断裂で求心位が取れず筋力低下がある症例，また腱板完全断裂に拘縮を合併している症例が手術適応と考えている．2003～2008年に当院で鏡視下腱板修復術を施行し2年以上経過観察しえた268肩のうち151肩で術前の炎症性疼痛を認め，肩峰下滑液包注射により81肩で術直前の炎症性疼痛が軽快した．一方で，70肩は炎症性疼痛が残存したまま手術に至っていた．各群の術後成績を比較したところ，疼痛残存群では疼痛なし群に比べ術後も炎症性疼痛の出現が有意に高く（27％），術後2年でのJOA疼痛および可動域スコアが有意に低い

図7 腱板断裂症例の関節内鏡視像（右肩）

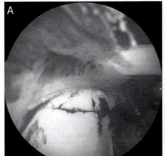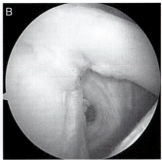

A：53歳男性の腱板不全断裂例．上方関節包から腱板疎部にかけて著明な滑膜炎を認める．術前に炎症性疼痛を認め，術後も夜間痛が遷延し経口オピオイドの内服を2ヵ月間要した．
B：73歳男性の中断裂＋肩甲下筋腱断裂例．断裂は大きいが関節内の炎症所見は認めず，術後の疼痛は軽度で可動域の回復も順調であった．

結果であった[16]．また，われわれは術後3ヵ月の可動域が最終可動域へ影響を及ぼすことを報告しており，挙上120°，下垂位外旋10°を3ヵ月のターゲット可動域としている[17]．術後早期の理学療法に最も障害となるのは疼痛であり，術前の炎症性疼痛が術後にも影響を及ぼすことから周術期の積極的な疼痛管理がきわめて重要であると考えている．現在，当院では鏡視下腱板修復の術後疼痛管理として，腕神経叢ブロックとフェンタニールクエン酸塩を主とした持続皮下注射を併用している[18]．また術後に遷延する夜間痛に対しては，ステロイドの関節内注射を用いてきたが近年ではオピオイドの経口薬を併用している（図7）．これまで述べたように，腱板断裂において炎症性疼痛の存在は，手術適応の適切な判断の妨げとなるばかりでなく術後の成績にもマイナスの影響をもたらすため積極的な管理が必要である．

> **ワンポイントアドバイス**
>
> 術後の遷延する炎症性疼痛は，リハビリテーションの妨げとなるため積極的な除痛が重要である．経口オピオイドやステロイドの注射も用いる．

⑤ スポーツ肩（投球障害肩など）

アスリートの肩痛は，そのほとんどが特定の動作での痛みで夜間痛や安静時痛を伴うことはめったにない．医師の役割は正確な機能診断と画像診断であり，治療は理学療法を主とした保存療法が主体となる．一方で，外傷による不安定性から動作時痛を生じている症例もあるため前述した詳細は病歴聴取が重要である[19]．投薬や注射を要する症例は少ないが，慢性的な痛みに対して試合直前に肩関節内や肩峰下滑液胞へステロイドの注射を施行することはしばしばある．

まとめ

肩関節疾患の治療において，痛みは最も大きなターゲットでありその適切な管理により十分な機能回復が得られる．安静時痛・夜間痛をコントロールしたうえで機

能診断し手術の是非を判断すべきと考えている．また手術の成績をより向上させるためには，術後の疼痛管理を十分行い，理学療法の効果を発揮できる環境を整えることが医師の重要な役割である．

◆文献

1) Nakamura M, et al：Prevalence and characteristics of chronic musculoskeletal pain in Japan. J Orthop Sci 16：424-432, 2011
2) Pappas AM, et al：Rehabilitation of the pitching shoulder. Am J Sports Med 13：223-235, 1985
3) 高橋憲正：運動器慢性疼痛管理ストラテジー 肩関節痛の診断と治療．Orthopaedics 28：19-25, 2015
4) Harrison AK：Subacromial impingement syndrome. J Am Acad Orthop Surg 19：701-708, 2011
5) Diercks R, et al：Guideline for diagnosis and treatment of subacromial pain syndrome. A multidisciplinary review by the Dutch Orthopaedic Association. Acta Orthop 85：314-322, 2014
6) Louwerens JK, et al：Evidence for minimally invasive therapies in the management of chronic calcific tendinopathy of the rotator cuff：a systematic review and meta-analysis. J Shoulder Elbow Surg 23：1240-1249, 2014
7) Uhthoff HK, et al：Calcific tendinopathy of the rotator cuff：pathogenesis, diagnosis, and management. J Am Acad Orthop Surg 5：183-191, 1997
8) de Witte PB, et al：Calcific tendinitis of the rotator cuff：A randomized controlled trial of ultrasound-guided needling and lavage versus subacromial corticosteroids. Am J Sports Med 41：1665-1673, 2013
9) Louwerens JK, et al：Evidence for minimally invasive therapies in the management of chronic calcific tendinopathy of the rotator cuff：a systematic review and meta-analysis. J Shoulder Elbow Surg 23：1240-1249, 2014
10) 高橋憲正ほか：肩石灰性腱板炎手術症例の臨床的特徴．肩関節 34：499-502, 2010
11) Zuckerman JD, et al：Frozen shoulder：a consensus definition. J Shoulder Elbow Surg 20：322-325, 2011
12) Ando A, et al：Identification of prognostic factors for the nonoperative treatment of stiff shoulder. Int Orthop 37：859-864, 2013
13) 河合伸昭ほか：夜間痛を伴う一次性肩関節拘縮に対する注射療法の効果．肩関節 35：903-906, 2011
14) Hagiwara Y, et al：Effects of intra-articular steroid injection before pan-capsular release in patients with refractory frozen shoulder. Knee Surg Sports Traumatol Arthrosc Mar 19, 2014 [Epub ahead of print]
15) Yamaguchi K, et al：The demographic and morphological features of rotator cuff disease, A comparison of asymptomatic and symptomatic shoulders. J Bone Joint Surg Am 8：1699-1704, 2006
16) Tonotsuka H, et al：Preoperative pain control in arthroscopic rotator cuff repair: Does it matter? Clin Orthop Surg 11：192-199, 2019
17) Tonotsuka H, et al：Target range of motion at 3 months after arthroscopic rotator cuff repair and its effect on the final outcome. J Orthop Surg 25(3)：1-8, 2017
18) 笹森正子ほか：鏡視下腱板修復術における術後疼痛管理について 持続皮下注射法と腕神経叢ブロックの比較．東日本整災誌 25：25-28, 2013
19) 星加昭太ほか：明らかな脱臼・亜脱臼の自覚のない Unstable Painful Shoulder (UPS) の病態と診断．JOSKAS 41：42-43, 2016

2) 肩の痛みに対するアプローチ

石垣直輝

はじめに

　有痛性の肩関節疾患は，構造上の解剖学的破綻に局所ストレスが加わり，炎症が惹起されることで疼痛が誘発されることが多く，その症状は多彩である．

　肩関節の痛みに対するアプローチは保存療法と手術療法に大別される．

　治療方法は患者の社会的背景やニーズと医学的適応によって選択され，保存療法では薬物療法，注射療法，リハビリテーションを施行することで組織損傷の拡大を最小限にし，早期の機能回復を目指す．一方手術療法では，解剖学的修復を受けて受傷前レベルの機能を再獲得することが目標となる．

　急性期における消炎鎮痛を目的とした患部の安静やアイシングなどに加えて，全身アライメントを考慮した姿勢へのアプローチは，疼痛軽減を図りながら機能回復を促し，患者が社会復帰あるいはスポーツ復帰を目指していくうえできわめて重要である．

　本項では，有痛性肩関節疾患の痛みに対するアプローチを保存療法と術後後療法を中心に姿勢と装具装着を含めたポジショニングについて解説する．

1　急性期肩関節痛の病態

❶ 疼痛発生機序

　受傷直後あるいは手術直後では組織損傷や侵襲により熱感，腫脹，充血や疼痛などの炎症症状を呈する．

　前三者の徴候は組織傷害によって産生される炎症メディエーターのいわゆる血管反応である．発熱や発赤は血管拡張のため温度が高まり，酸素飽和度が高い血流が増加した結果である．また腫脹は血管透過性が増したために血漿成分が組織に漏出して生じたものである．ポリモーダル受容器の興奮は，直接の侵害性刺激以外に二次的に生じた腫脹による組織圧上昇刺激によって起こる[1]．

❷ 肩関節痛と筋緊張

　肩関節痛（shoulder pain）を理解していくうえで，直接的な原因で生じた疼痛以外にも二次的あるいは三次的障害の影響を考慮しなければならない．

　肩関節周辺の筋，関節，靱帯や関節包などの軟部組織の損傷により疼痛が発生すると，ポリモーダル受容器が興奮してγ系活動を促進する．γ系の興奮に伴い末梢の錘内筋活動が誘発され，筋緊張亢進を引き起こす．

　いわゆる筋性防御反応であり，この亢進は筋の圧迫や伸張などの機械的刺激に伴い，さらなる疼痛を招く．また関節はメカニカルストレスの増加をもたらし，関節由来の求心性インパルスがさらにγ系の亢進を賦活化させ，筋緊張性疼痛を増幅する．一方循環動態からみると，持続的筋収縮により，筋内の毛細血管は虚血状態となり，痛覚増強物資などの炎症メディエーターを誘導し，侵害受容器の興奮を惹起する．痛みの持続は交感神経活動を上昇させ，末梢血管収縮による局所の循環不全を招来する．循環不全による酸素欠乏状態はATP（アデノシン三リン酸）産生を抑制するなどの筋の弛緩不全を引き起こすことで筋緊張が亢進するという悪循環を形成する[2]．

　これら患者が感じる疼痛は，今後の不安や苦痛を伴うものであり，その苦悩という認知から精神的緊張をもたらし，全身性の筋緊張亢進を生じる場合も少なくない．また筋緊張亢進や精神的緊張が知覚や運動感覚の混乱を招き，患者は筋性防御反応と疼痛回避行動に支配されてしまう．この状態により姿勢保持や運動の手がかりとなる知覚情報が阻害され，フィードバックとして利用すべき感覚の識別を困難にさせる[3]．

2 急性期疼痛に対するアプローチ

　急性期のリハビリテーションでは疼痛管理が最優先課題であり，この対処や管理の適否が予後を決定するといっても過言ではない．急性期の疼痛管理で重要なことは，疼痛軽減を目的とした局所のアイシング指導と，疼痛を助長させないための姿勢指導である．橋本は肩関節の内圧上昇は痛みの原因の一つであり，肩甲骨面挙上40°付近で関節内圧は最低値であったと報告している[4]ことからもこの点を念頭に置いた解剖運動学的な良肢位保持を理解することは，リハビリテーションを円滑に展開するために必要となる．これら手段を基に筋のリラクゼーションを図って負のインパルスを抑制できれば痛みの悪循環を断ち切ることが可能となり，重要な治療戦略となる．

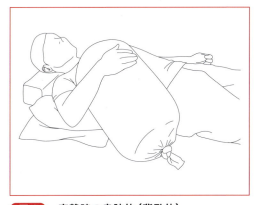
図1　安静時の良肢位（背臥位）

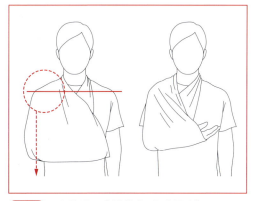
図2　安静時の良肢位（三角巾固定）

3　保存療法

　腱板断裂（cuff tear），石灰性腱板炎（calcific tendinitis）や凍結肩（frozen shoulder）の急性期では安静時痛や夜間痛，いわゆる炎症性疼痛を主体としていることが多く，体動困難な症例に遭遇することが少なくない．この時期は関節包内あるいは肩峰下滑液包の炎症が重度で，易刺激性の状態にあることから疼痛を惹起しやすい．したがってこの時期は損傷部位の刺激を極力減らし，早期に炎症状態を終息させることが重要である．

　まず医師による疼痛コントロールとして，関節内や肩峰下滑液包へのステロイドと局麻剤の注射を施行し，安静時痛や夜間痛の軽減を図る．加えて十分にリラクゼーション可能な良肢位を保持しながら患部の安静に努める．クッションやバスタオル等を肘下や腹部に置いて肩関節挙上と回旋角度を調整する（図1）．

　患部の安静を保つために三角巾を用いるが，このときに肩関節が軽度屈曲外転位を保持できていない場合，上部軟部組織が引き伸ばされる伸張痛と，関節内圧が上昇することによる疼痛を助長する可能性がある．患者の状態に応じて腋下部へバスタオルを挟み，肩関節の屈曲外転角度を調整することがポイントとなる（図2）．

4　仰臥位

　仰臥位では，疼痛を伴う筋性防御反応を助長するようなポジショニングに伴う肩甲帯や骨盤帯のマルアライメントを評価する．タオルやクッションなどのスペーサーを用いて各分節に対する安定した支持基底面を確保し，支えられていることを認知させることがポイントである[5]．

　解剖学的観点から鏡視下腱板修復術（arthroscopic rotator cuff repair：ARCR）で

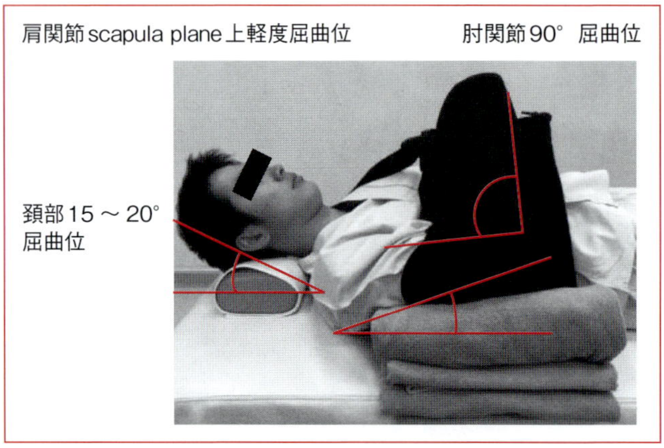

図3 就寝時の良肢位 背臥位

肩関節scapula plane上軽度屈曲位　　肘関節90°屈曲位

頚部15〜20°屈曲位

は，修復部に負担をかけないように外転装具にて固定する必要がある．断裂した腱板は断端が内側に退縮していることが多く，肩を外転して縫合することが多い．またBankart手術では，腱板疎部の縫合や前方関節包を縫縮していることが多い．つまり装具を用いて肩関節の伸展・内転を防ぎ，修復部への負担を減らすことで安全で効果的な組織修復を促すことが期待できる．

5 就寝時の良肢位

頚部は15〜20°軽度屈曲位で保ち，肩関節はscapula plane上20〜40°軽度屈曲位，肘関節は90°屈曲位とする．肘が下がらないように上腕部から肘の下までクッションやタオルを用いる（図3）．

> **ワンポイントアドバイス**
> ① 肩甲骨が過度に外旋しないように肩甲帯の下にまるめたバスタオルを設置する．
> ② パーキングファンクションを考慮した支持面を全体的に確保する．
> ③ 就寝時に良眠が得られない場合は，ギャッジアップ30〜45°行い，下肢部分も軽度屈曲位にすると支持面が増え，睡眠が改善されやすい（図4）．

6 端座位の良肢位

① 端座位のポジショニング

術後は肩関節外転装具を装着するが，この時期における装具装着時のポジショニング指導はきわめて重要である．端座位でのポジショニングは，筋性防御反応に伴う肩甲帯や脊柱のマルアライメントを評価する．矢状面では装具による支持基底面を確保し，物理的に支えられていることを知覚し，認知させることがポイントであ

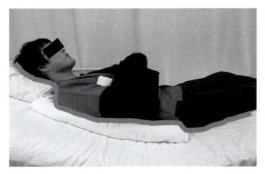
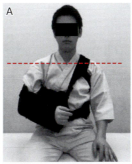
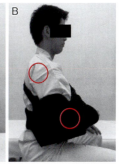

図4 パーキングファンクション（ベッド上）
支持面を知覚しやすいように接触面積を増やす．

図5 装具装着姿勢（端座位）
A：両肩を同じ高さにする．
B：肘の位置は肩よりも少し前にする．

る．さらにその際，大・小胸筋，僧帽筋上部線維，胸鎖乳突筋などの過緊張を触知させ，リラクゼーションの程度を患者が自覚することで支持面を知覚しやすくなる．またそれでも力が抜けない場合は，患者にタオルやクッション，あるいは装具に上腕部を軽く押し当てさせることで知覚が促され，身体の不安や筋の過緊張から解放させることができる．肩関節は臥位と同様 scapula plane 上で軽度屈曲位，肘関節は90°屈曲位とするが肘に関しては患者のリラクゼーションの程度に応じて調整する．両肩の高さが水平になっているか，軽度屈曲位を取っているか，外転保持は十分か，十分に脱力できているかがチェックポイントとなる（図5）．

> **ワンポイントアドバイス**
> 患者の装具がどうしても合わない場合は患側前腕下部や腋下部にタオルを置くことによって上肢と装具の隙間をなくし，支持面を十分確保することでリラクゼーションがより一層得られやすい（図6）．

7 装具装着の工夫

術後3～4週の装具除去移行期では，装具除去を想定した環境設定が円滑に移行していくために必要である．装具除去基準は，①著しい夜間痛，安静時痛がないこと，②装具除去を妨げるような筋の過緊張がないこと，③著しい肩甲骨のマルアライメントがないこと，④肩関節の内転制限がないこととしている．特に肩関節内転制限が残存すると予後に強く影響するため，アライメントが整った肩関節下垂位のポジショニングが取れるように早期から段階的に取り組む．装具固定期から装具除去移行期まで装具の位置は段階的に下垂位に近づける．

1週目，2～3週目，3～4週目の各時期で肩関節内外旋角度は変えずに肘関節の

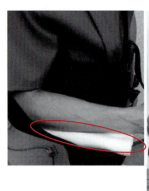
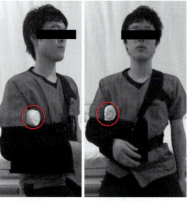

図6　装具装着のポイント（端座位）

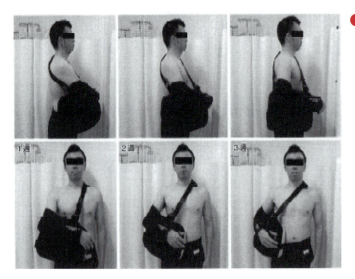

図7　装具装着位置（端座位）
段階的に装具位置を下垂位へ移行する．

位置を徐々に後方へ移動させ，肩関節が下垂位にくるように調整する（図7）．

8　装具の選択

　装具固定期に疼痛をコントロールし，除去期に向け，術式や疾患の程度を考慮しながら進める．当院で行っている人工肩関節全置換術（total shoulder arthroplasty：TSA）やリバース型人工肩関節全置換術（reverse total shoulder arthroplasty：RSA）症例では，僧帽筋上部や三角筋への負担軽減とリラクゼーション獲得を目的とした肩ストラップのない easy sling を用いている（図8）．肩関節軽度外転位を保持しつつ，肩ベルトによるストレスを軽減しながら，積極的な上肢使用を促すことが可能である．一方で鏡視下腱板修復術や Bankart 症例では，①修復部位の保護，②関節内圧のコントロール，③僧帽筋上部，三角筋の負担軽減を目的とした肩ス

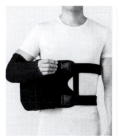 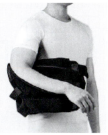 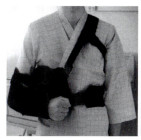 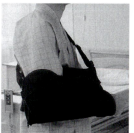

図8 肩外転装具（肩ベルトなし）　　**図9** 肩外転装具（腋窩ストラップ付き）

トラップに腋窩ストラップを加えた肩外転装具を用いている（図9）．

おわりに

損傷部あるいは修復部の回復を妨げずに疼痛による患者の不安や精神的緊張をコントロールするためには，まず痛みの原因である炎症症状と二次的筋緊張亢進のメカニズムを理解する必要がある．疼痛の主たる原因となる炎症所見に対してはアイシングなどによる消炎処置，筋緊張が亢進した肩関節周囲筋に対する知覚・認知への配慮，解剖運動学的知識に基づいた良肢位保持による環境設定，さらに段階的なポジショニング指導がポイントとなる．これらが適切に行われることで装具除去後のリハビリテーションが円滑化され，可及的な回復に貢献するものと考える．

◆文献

1) 熊澤孝朗：痛みのメカニズム．理学療法MOOK3 疼痛の理学療法，鈴木重行ほか編，三輪書店，東京，2-14，1999
2) 大道裕介ほか：痛みの病態生理学．理学療法 23：13-22，2006
3) 石井慎一郎：運動器疾患の理学療法における運動制御・学習理論応用の考え方．理学療法 26：803-814，2009
4) 橋本　卓：関節内圧について．プラクティカルマニュアル肩疾患保存療法，信原克哉編，金原出版，東京，39-44，1997
5) 佐久間孝志ほか：運動器疾患におけるポジショニング．理学療法 29：286-294，2012

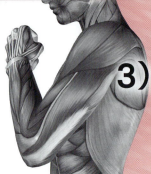

3）筋力低下に対するアプローチ

佐藤謙次

1 腱板機能低下

❶ 概要

　腱板断裂（cuff tear）を生じると損傷の程度により当該筋の筋力低下が生じ，肩甲上腕関節の適合不良により肩峰下インピンジメントや関節症性変化などを発症する．とりわけ広範囲全層断裂では単なる筋力低下だけでなく筋萎縮や脂肪変性を生じることもあり結果として上肢挙上困難となる．また，オーバーヘッドアスリートにおいては，肩甲上神経エントラップメントにより棘下筋の選択的な萎縮を生じることもある．高度の萎縮や脂肪浸潤をきたした場合の多くは不可逆的で筋回復は容易ではないが，長期間にわたるリハビリテーションにより回復を認めることも経験している．

❷ 評価

　腱板機能を個別の筋で分けて評価することは困難であるが，下記の評価結果を参考にして機能低下部位を推察する．代表的な棘上筋機能評価としては，肩関節外旋位で施行する full can テストと，肩関節内旋位の empty can テストの二つがある．これらのテストはいずれも検者が徒手抵抗を加えるのに抗して肩甲骨面にて肩関節外転 90°を保持し，抵抗に耐えられなければ陽性とする[1]（図1）．

　棘下筋テストは，上肢下垂位・肘関節屈曲 90°とし，検者は内旋方向に抵抗を加え患者はそれに抗して外旋する．抵抗に耐えられず肩甲骨による代償動作の出現や保持不能であれば棘下筋の筋力低下を疑う[1]（図2）．

　小円筋の機能低下は特に腱板大断裂に対する人工関節の術後機能に関連し重要とされている．Hornblower's sign は，肩甲骨面挙上 90°にて肘関節屈曲 90°とし，患者に肩関節外旋するよう指示し検者は内旋方向へ抵抗を加える．患者が抵抗に抗することができなければ小円筋の機能低下を疑う[2]．

　肩甲下筋評価には lift-off テスト，belly-press テスト，bear-hug テストが代表的である．lift-off テストは手背部を腰部に当てた状態を開始肢位とし，自動で手背部を身体から引き離し検者は軽く抵抗を加える．belly-press テストは，手掌部

3) 筋力低下に対するアプローチ

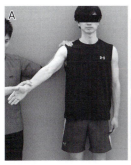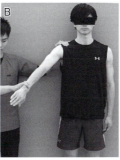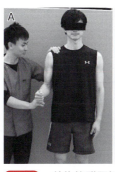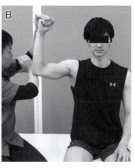

図1　棘上筋評価
A：full can テスト．肩関節外旋位で抵抗を加える．
B：empty can テスト．肩関節内旋位で抵抗を加える．

図2　外旋筋群評価
A：棘下筋テスト．肩関節下垂位で外旋運動に対し抵抗を加える．
B：Hornblower's sign．肩甲骨面挙上90°で外旋運動に対し抵抗を加える．

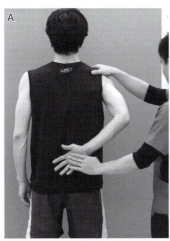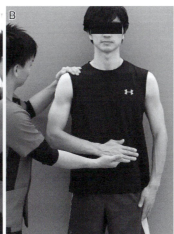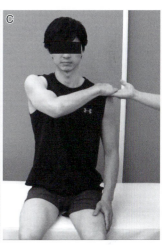

図3　肩甲下筋評価
A：lift-off テスト．背中から手を引き離し検者はそれに抵抗を加える．
B：belly-press テスト．手掌を自身の腹部に押し当て検者は引き離す方向へ抵抗を加える．
C：bear-hug テスト．反対側の肩に手掌を押し当て，検者は引き離す方向へ抵抗を加える．

を腹部に押し当て検者が引き離す方向に抵抗を加えるテストである．手関節屈曲などの代償動作が出現し十分に力が入らない場合を陽性とする．bear-hugテストは，手掌で反対側の肩を押すように指示し，検者はそれを引き離そうと抵抗を加え，開始肢位を保持できなければ陽性とする（図3）．

また，腱板筋群と肩甲帯機能不全鑑別の一助として，肩甲骨の有無により筋機能を評価する方法もある．肩甲骨面肩関節外転45°にて徒手抵抗を加え，それに抗して保持するよう指示する．肩甲骨固定なしで筋力低下が確認されても，肩甲骨を固定することにより筋力発揮が可能であれば腱板だけでなく肩甲帯機能低下も疑われる（図4）．

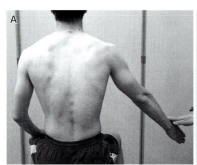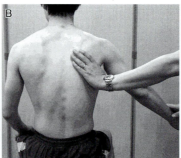

図4 腱板・肩甲帯の機能評価

肩関節外転位で徒手抵抗を加える．肩甲帯固定なし（A）で筋力低下が認められても，肩甲帯固定あり（B）で筋出力が発揮された場合，腱板だけでなく肩甲帯の機能低下も疑われる．

> **トピックス**
>
> 　棘上筋評価において full can テストと empty can テストのどちらが有用かについては古くから議論されてきた．近年では，Mochizuki ら[3]の新しい解剖学的知見により棘上筋がこれまでよりも大結節の内側に停止していることが報告され，肩関節内旋位では効率的に収縮しないことが示唆されてきた．また，Reinold ら[4]によると，empty can 肢位では三角筋中部線維の筋活動が高くなるが，full can 肢位では棘上筋の筋活動が有意に高値を示したとしている．このように近年では full can テストのほうがより棘上筋機能を反映するとの報告が多い．

❸ 治療アプローチ

　腱板筋群に対する筋力トレーニングでは，三角筋などの outer muscle との筋バランスが重要視されるため，低負荷高頻度のエクササイズから処方することが一般的である．

（1）OKC エクササイズ（図5）

　棘上筋エクササイズは肩関節外旋位のいわゆる full can ポジションにて肩関節外転運動を実施する．その際に肩甲骨挙上などの代償動作に注意し，肩甲骨の安定性を保持した状態で実施することが重要と思われる．チューブを用いた方法が汎用性高く一般的である．また，近位に抵抗を加えることにより上腕骨頭の上昇を抑制することができると考えられるため，上腕にチューブを巻いたエクササイズも有効と考える．

　棘下筋に対しては，上肢下垂位にてチューブを使用したエクササイズも一般的と思われる．肩関節外旋域では疼痛が出現しやすいため配慮が必要である．また，外旋時に過度な肩甲骨のリトラクションや体幹回旋などの代償動作が出現しないよう注意する．また Reinold ら[5]は複数の外旋筋エクササイズを筋電図により検討したところ，側臥位での外旋において棘下筋の収縮は最も高値を示した．当院において

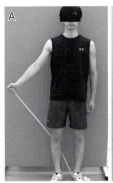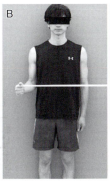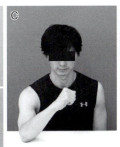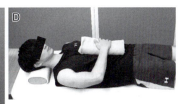

図5 腱板エクササイズ（OKC）

A：棘上筋．full can ポジションにて肩関節外転運動を実施する．
B：棘下筋．体幹回旋などの代償動作に注意し肩関節外旋運動を実施する．
C：小円筋．肩関節屈曲 90°前後の肢位にて肩関節外旋運動を実施する．
D：肩甲下筋．タオルなどを使用して等尺性肩関節内旋運動を実施する．

も術後などで機能低下が著しい場合チューブは用いずに，自重のみで側臥位・肩関節外旋エクササイズを実施することも多い．

　小円筋は棘下筋と類似した機能を示すが，棘下筋よりもより挙上位にて効率的に収縮すると考えられる．したがって肩関節屈曲位での外旋運動ができるよう環境設定しエクササイズを指導する．

　一般的には肩関節内旋運動が肩甲下筋のトレーニングとされているが，大胸筋などの他の内旋筋群による代償が生じやすく選択的な収縮を引き出すには工夫が必要と思われる．肩甲下筋は肩関節内旋最終域でより効率的に収縮すると考えられるため，筆者らは belly-press テストや bear-hug テストを筋力エクササイズとしても応用し，肩関節内旋最終域にてタオルや枕を押すように指導する．

> **ワンポイントアドバイス**
>
> 腱板断裂術後など機能低下が著しい場合には，チューブなどによる負荷を加えずに自重のみで実施することも多い．その際に徒手にて正確な運動を誘導し正しい筋収縮を引き出すよう注意している．

（2）CKC エクササイズ（図6）

　腱板筋群は実際の肩関節機能において単独で作用することはなく，統合的なユニットとしてリハビリテーションが実施されるべきと指摘されている[6]．そのため，個別筋群の収縮が得られてきたら徐々に CKC エクササイズに移行することも効果的と思われる．

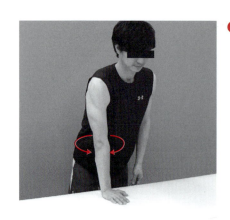

図6 腱板エクササイズ（CKC）
荷重した状態で肩関節の内外旋運動を実施する．

　Uhlら[7]によると，CKCエクササイズは，固有受容器，関節安定性，同時収縮の機能向上が期待でき，筋電図を用いた検討では棘下筋は他の筋群に比較して有意に筋活動が高値を示した．このようにCKCエクササイズでは棘下筋の筋活動を引き出すことも可能と考えられる．その一例として手掌をテーブルに付き軽く荷重を加えた状態で上腕を内外旋させるエクササイズがあげられる．やや負荷が高くなるため疼痛コントロールがされたうえで施行すべきと思われる．

2 肩甲帯機能低下

❶ 肩甲帯機能不全とは

　正常な肩甲骨の安定化は僧帽筋上部〜下部・菱形筋・前鋸筋の協調運動によってもたらされ，僧帽筋下部の機能が上肢挙上時の肩甲骨運動にとってとりわけ重要である．肩甲帯機能不全とは，胸郭に関連した肩甲骨の位置や動きの異常として定義されている[8]．胸椎後弯が強いと肩甲骨の前方突出やスポーツ動作時の肩峰の下降によりインピンジメントが発症しやすくなる．僧帽筋下部線維の筋活動が抑制されると肩峰の挙上や肩甲骨後方傾斜が阻害されるのでインピンジメントを生じやすい[9]．

　肩甲帯機能不全の原因はさまざまであるが，インピンジメントや肩関節痛により前鋸筋の筋力低下や活動は減少するとされている．これにより後方傾斜や上方回旋の不足が生じ，肩甲帯機能不全に陥る[10]．肩関節不安定症（shoulder instability），関節唇損傷，関節症（arthropathy）などの病態により僧帽筋下部や前鋸筋の筋活動は抑制されやすい．

❷ 評価方法

　scapular assistance testは，上肢挙上する際に検者が肩甲骨の上方回旋を補助し

図7 肩甲骨機能評価

A：scapula assistance test. 上肢挙上させる際に肩甲骨の上方回旋を補助して症状の変化を評価する.
B：scapula retraction test. 上肢挙上させる際に肩甲骨のリトラクションを保持して症状の変化を評価する.

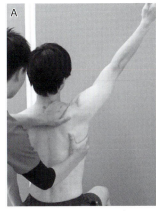
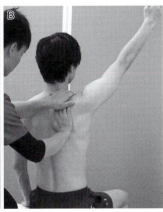

症状の変化をみる評価である．検者は一方の手を僧帽筋上部に，もう一方の手を肩甲骨内側縁下方に置く．上肢挙上させながら検者は肩甲骨運動を補助し，インピンジメント症状が軽減すれば陽性である[6]．scapular retraction test は，上肢挙上する際に検者は肩甲骨内側縁を固定しリトラクションさせて，インピンジメント症状が軽減すれば陽性である[6]（図7）．

前鋸筋の評価は肩関節屈曲90°とし，検者は後方に力を加える．前鋸筋の筋力低下があれば肩甲骨内側縁が浮き上がる[1]．

僧帽筋中部線維の評価は，患者は腹臥位で肩関節外転90°とし，検者は水平内転方向に抵抗を加える．肩甲骨リトラクションが生じ抵抗に耐えられれば正常であるが，プロトラクションが生じ抵抗に耐えられなければ筋力低下と判断する[1]．

僧帽筋下部線維の評価は，患者は腹臥位にて肩関節外転120°とする．検者は前腕に抵抗を加えて肩甲骨リトラクションが生じるかチェックする．代償動作が生じ抵抗に耐えられなければ僧帽筋下部の筋力低下が疑われる[1]（図8）．

③ 治療アプローチ

肩甲骨運動を代償動作なく正確に実施するためにセラピストが正しい運動方向を誘導し繰り返し学習する必要がある．その後荷重位でのトレーニングなどへレベルアップしていく．

(1) OKC エクササイズ（図9）

前鋸筋の収縮は，背臥位にて肩関節屈曲90°とし，軸圧方向に徒手抵抗を加え収縮を引き出す．肩甲骨挙上などの代償動作に注意しつつ winging を生じないよう配慮をしながら抵抗を加える．僧帽筋下部線維の収縮を引き出すためにリトラクションの動きを学習させる．体幹回旋などの代償動作が出現しないよう注意を払いながら，筋線維の走行に沿って徒手抵抗を加え正しい収縮を引き出す．また評価肢位と同様に腹臥位にて上肢挙上させその姿勢を保持することで，自重での僧帽筋下部線

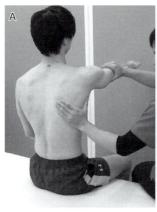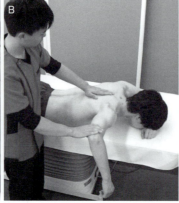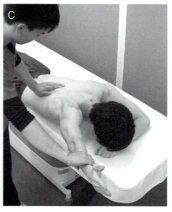

図8 肩甲帯筋力評価
A：前鋸筋評価．肩甲骨を前方突出させ winging の有無を確認する．
B：僧帽筋中部線維評価．肩甲骨内転を保持した状態で抵抗を加える．
C：僧帽筋下部線維評価．肩甲骨内転・下制を保持した状態で抵抗を加える．

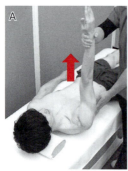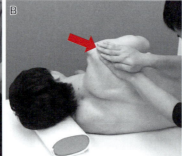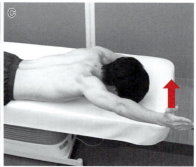

図9 肩甲帯 OKC エクササイズ
A：前鋸筋（徒手抵抗）．肩甲骨を前方突出させ前鋸筋の収縮を促す．
B：僧帽筋下部（徒手抵抗）．肩甲骨を内転・下制させ僧帽筋下部線維の収縮を引き出す．
C：僧帽筋下部（自重）．肩甲骨をリトラクションした状態で上肢挙上する．

維エクササイズとすることも可能である．その際にも代償動作に注意しリトラクションの動きを引き出してから上肢挙上するよう誘導する．

> **ワンポイントアドバイス**
> 肩甲骨エクササイズは患者が運動を理解しにくい場合が多く，セラピストの意図した動きを引き出せないこともある．筆者は固有受容性神経筋促通法（proprioceptive neuromuscular facilitation：PNF）のテクニックを活用し，まずは肩甲骨を他動的に誘導し運動方向を学習させてから徐々に自動介助運動および抵抗運動へと移行するようにしている．

(2) CKC エクササイズ（図10）

　前鋸筋および僧帽筋の選択的収縮が可能となってきたら，荷重位でより機能的な

図10 肩甲帯CKCエクササイズ

A：肩甲骨下制エクササイズ．肩甲骨を下制させ前鋸筋・僧帽筋下部線維を収縮させる．
B：wall push up．肩甲骨内転を意識して僧帽筋中部・下部線維の収縮を高める．
C：scapula push up．前鋸筋を目的に肩甲骨の突き出し動作を実施する．
D：キャットエクササイズ．胸椎の伸展に伴う肩甲骨内転により僧帽筋中部・下部線維のエクササイズ．

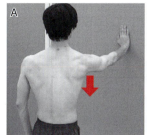
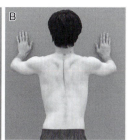
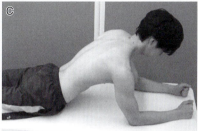
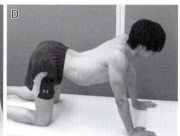

エクササイズへと進める．肩甲骨下制エクササイズは，壁などに手掌を当てて半荷重位とし，肩甲骨を下制させるエクササイズであり，前鋸筋・僧帽筋下部線維の筋活動が認められることが報告されている[11]．肩関節内転トルクは肩峰下腔を開大させるとされているため，インピンジメントを生じにくく早期のリハビリテーションにおいて安全に実施可能なエクササイズと考えられる[11]．

scapula push upは前鋸筋を目的としたエクササイズであり，肘立ち位から床を押しながら胸郭を持ち上げしっかりと肩甲骨を外転させる．wall push upは，僧帽筋中部・下部線維を目的として壁に両上肢を付いて腕立て伏せの姿勢を取る．両肩甲骨を脊柱方向に内転させながら肘関節の屈曲運動を実施する．肩甲骨安定性強化が目的であることを患者に伝え肩甲骨保持を意識させる．キャットエクササイズは，僧帽筋中部・下部を目的としたエクササイズであり，四つ這いとなり胸椎を伸展させながら肩甲骨を脊柱に寄せてその肢位を保持する．

(3) アスレティックトレーニング（図11）

これまでのトレーニングで基礎的な筋力が身に付き，正しい運動が可能となってきたらアスリート向けの筋力強化を実施する．サイドブリッジは，側臥位で肘を床面に着いた状態から体幹を挙上する．肩甲骨のwingingをしないよう注意しながら実施する．体幹全体の安定性強化に加えて肩甲帯の強化を目的としている[12]．フロントブリッジは腹筋群全体の強化を図るとともに肩甲帯筋力向上にも有用と思われる．wind millはフロントブリッジの肢位から体幹を回旋させサイドブリッジの

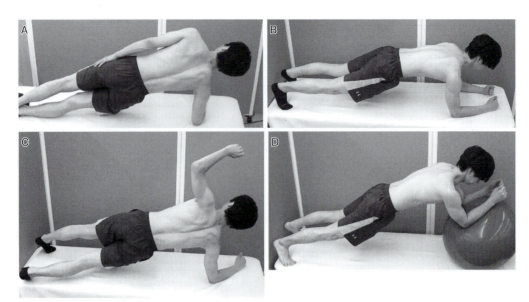

図11 アスレティックトレーニング例
A：サイドブリッジ，B：フロントブリッジ，C：wind-mill，D：バルーンフロントブリッジ

ポジションへ移行する．肩甲骨の固定を意識しながら実施する．またバランス機能向上を目的としたバルーンを用いてのエクササイズも有用と思われる．

◆文献

1) Magee DJ：Shoulder. Orthopedic Physical Assessment, 4th ed, Magee DJ ed, Saunders Elsevier, Philadelphia, 207-319, 2006
2) Walch G, et al：The 'dropping' and 'hornblower's' signs in evaluation of rotator-cuff tears. J Bone Joint Surg Br 80：624-628, 1998
3) Mochizuki T, et al：Humeral insertion of the supraspinatus and infraspinatus. New anatomical findings regarding the footprint of the rotator cuff. J Bone Joint Surg Am 90：962-969, 2008
4) Reinold MM, et al：Electromyograhic analysis of the supraspinatus and deltoid muscles during 3 common rehabilitation exercise. J Athl Train 42：464-469, 2007
5) Reinold MM, et al：Electromyographic analysis of the rotator cuff and deltoid musculature during common shoulder external rotation exercises. J Orthop Sports Phys Ther 34：385-394, 2004
6) Kibler WB, et al：Shoulder pain. Clinical Sports Medicine, 4th ed, Brukner P, et al eds, McGraw-Hill Education, Australia, 342-389, 2012
7) Uhl TL, et al：Shoulder musculature activation during upper extremity weight-bearing exercise. J Orthop Sports Phys Ther 33：109-117, 2003
8) Kibler WB：Clinical implications of scapular dyskinesis in shoulder injury：the 2013 consensus statement from 'the scapular summit'. Br J Sports Med 47：877-885, 2013
9) Roche SJ, et al：Scapular dyskinesis the surgeon's perspective. Shoulder Elbow 7：289-297, 2015
10) Cools AM, et al：Rehabilitation of scapular muscle balance：Which exercises to prescribe? Am J Sports Med 35：1744-1751, 2007
11) Kibler WB, et al：Electromyographic analysis of specific exercises for scapular control in early phases of shoulder rehabilitation. Am J Sports Med 36：1789-1798, 2008
12) Krogsgaard MR, et al：Preventing shoulder injuries. Sports Injury Prevention, Roald B, et al eds, Wiley-Blackwell, UK, 134-152, 2009

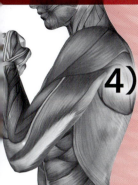

4) 肩関節可動域制限に対するアプローチ

萬谷尚大

はじめに

　肩はわが国において"肩で風を切る"や"肩身が狭い"などの慣用句が日常的に用いられており，生活に身近な関節といえる．肩関節は自由度の高い球関節であり，その大きな可動性から上肢全体を目的の位置まで移動させて保持し，押す，引っ張る，投げるといった他の関節にはない多様な動きを担っている．その一方で肩関節の可動域（ROM）が何らかの理由で障害された場合は，日常生活に大きな影響を及ぼしてしまう．本項では肩関節の可動域制限の病態から評価を解剖的な見地から把握し，治療のポイントを述べる．

1 肩関節可動性の特徴

　肩関節は上腕骨と肩甲骨，鎖骨の三つの骨より形成され，臼蓋関節窩と上腕骨頭間の肩甲上腕関節をはじめとして，第2肩関節，肩鎖関節，肩甲胸郭関節などの関節または関節様機構の肩関節複合体である．肩甲上腕関節は ball & socket 構造を呈し自由度の高い運動を可能にしている．関節窩の面積は上腕骨頭の1/2〜1/3程度で構造的に不安定な関節であり，これを補う関節唇，関節包，靱帯を主体とした静的安定化機構と腱板を主体とした動的安定化機構からなる[1]（図1）．

2 肩関節可動域の評価

　肩関節の可動域を評価する際に解剖学的肢位を確認しておく．水平面上からは肩甲骨は約30°内旋している．前額面からは肩甲棘と上腕骨のなす角（scapula-humeral angle；SHA）は約90°である．矢状面上では肩甲骨は約20°前傾している．肩関節90°屈曲位では肩甲骨面に対して上腕骨が30°水平内転した位置にあり，90°外転位では肩甲骨面上に対して30°水平外転位に位置する．屈曲90°位と外転90°位では空間上で90°の開きがあるが，肩甲上腕関節上では60°の開きでしかない．肩関節の可動域制限にアプローチする際は肩甲骨面上を基準に水平内転側では

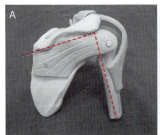
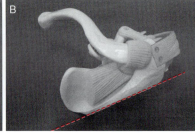
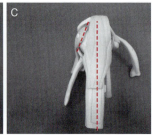

図1　解剖図

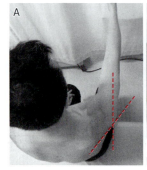
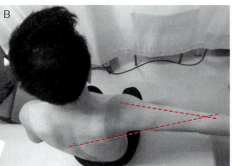

図2　解剖学的立位肢位
A：棘三角と肩峰上角を結ぶ線と上腕骨は約90°（SHA）
B：肩甲骨は水平面上から約30°内旋
C：肩甲骨面は矢状面から約20°前傾

図3　肩関節の運動図
A：屈曲90°では，肩甲棘と上腕骨のなす角は水平内転30°の位置にある．
B：外転90°では，肩甲棘と上腕骨のなす角は水平外転30°の位置にある．

　肩後方組織が制限となり，水平外転側では肩前方組織が制限因子となりうる[2]．また肩甲上腕関節20～30°において関節包の張力は均一になると報告されており，上肢下垂位では上方関節包が，上肢挙上位では下方関節包が緊張する（図2, 3）．

3　アライメント評価

　静止立位では前後・側方から観察を行い，前額面・矢状面・水平面における身体

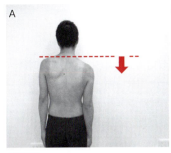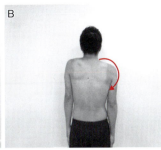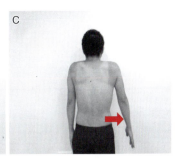

図4 内転制限の評価
A：健側の肩峰と比較し，患側の肩峰が低位となる．
B：両肩峰の高さは揃うものの，肩甲骨を下方回旋させる代償動作がみられる．
C：両肩峰の高さは揃うものの，肩関節を外転させる代償動作がみられる．

の相対的位置関係を確認する．また視診・触診で筋萎縮の確認なども行い，肩関節障害においてよく観察される頸部や肩甲骨位置の変位には特に注意が必要である．よく観察される姿勢として矢状面上で頭部前方変位，過度な胸椎の後弯や腰椎の前弯があげられる．これらの姿勢は肩関節運動時の胸郭前面の拡張不足を生み出す原因となる．前額面上においては肩甲骨位置，下位肋骨の高さや骨盤の高さの左右差が観察される．肩甲骨や下位肋骨が罹患側で低位を示すことが多く，これは肩関節運動時の胸郭側面の拡張不足を生み出す．水平面では肩甲骨や骨盤を触知しながら前後方向の左右差を確認する．矢状面・前額面の観察で得られた情報と組み合わせることで，筋の短縮や筋機能低下などを推し量る．

4 各可動域制限

❶ 内転制限

　内転制限は肩関節上方構成体が制限になる場合が多い．評価は上肢を下垂した肢位が可能であるかを確認する．上肢内転位を保持したまま肩甲帯を挙上させることでの健側との肩の高さの違い，肩甲骨を下方回旋させた見かけの内転制限や，上肢を外転させる代償を確認する．制限要因となる肩上方構成体としては三角筋中部線維，棘上筋，肩峰下滑液包などがあげられる．棘上筋は肩甲骨棘上窩と肩甲棘上面から起始し上腕骨大結節上面前縁に停止しており，その作用は屈曲・外転・内旋である．同筋の伸縮性が低下すると内転制限を呈してしまう．肩峰下滑液包は棘上筋の上部と肩峰下に位置しており，棘上筋との癒着が原因での活動制限は肩関節の内転制限を引き起こす．同要因に対するアプローチは棘上筋と同様の作用で対応する．水平内転制限は棘下筋斜走線維の伸張性が低下すると引き起こされる（図4）．

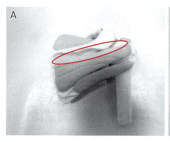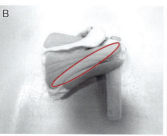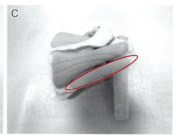

図5 内旋制限
A：棘下筋横走線維は上肢下垂位での内旋を制限する．
B：棘下筋斜走線維は上肢外転90°位での内転を制限する．
C：小円筋は肩関節90°屈曲位での内旋を制限する．

❷ 内旋制限

内旋制限の第一因子としてはまず肩後方構成体があげられる．

評価は下垂位での1stポジションで内旋させる．肩甲骨外転や前傾，手関節掌屈による代償動作に注意する．内旋制限因子としては棘下筋・小円筋があげられる．棘下筋は肩甲棘付近から起始する横走線維と棘下窩に起始する斜走線維がある．肩下垂位での外旋では棘下筋の横走線維が主動作筋であり，その伸張性低下は内旋を制限する．90°屈曲位での外旋主動作筋は小円筋であり，その伸張性低下は同肢位での内旋を制限する．また肩甲頸付近の棘下筋下には脂肪組織が存在しており，拘縮肩（stiff shoulder）では同部の動態が制限され棘下筋腱の滑走が制限され，内旋可動域制限が引き起こされる[3]（図5）．

❸ 外旋制限

外旋制限の第一因子としては肩甲下筋があげられる．

評価は1st，2nd，3rdポジションで外旋させる．肩甲下筋の上部線維は小結節の上方に，中部線維は小結節に，下部線維は下方関節包に停止する．肩甲下筋の上部線維は下垂位での屈曲・内旋・外転に作用し，その伸張性低下は1stポジションでの外旋制限を引き起こす．肩甲下筋の中部線維は外転60°位での内旋に作用し，同筋の伸張性低下は外旋制限を引き起こし，挙上に至る過程の制限ともなる．肩甲下筋下部線維の作用は外転120°位からの内転・内旋である[4]．同筋の伸張性低下は外旋制限を引き起こし，屈曲120°以上の挙上も制限する．烏口上腕靱帯（coracohumeral ligament：CHL）は烏口突起に起始し腱板疎部を覆うように存在し，同靱帯の伸張性低下は肩関節の外旋制限の要因の一つとなる．同靱帯は靱帯構造を持たず柔軟性を持つ組織である[5]．小胸筋の走行は烏口突起を介しCHLに沿って走行するため，同筋の伸張性低下が外旋可動域の制限をも引き起こす（図6）．

大胸筋の伸張性が低下している場合は，上肢下垂位で内旋させると肩甲帯が前方

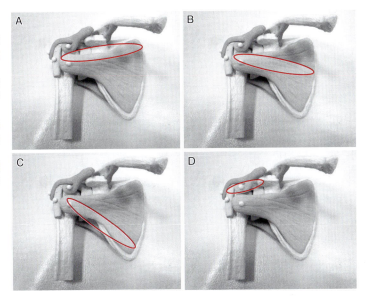

図6　外旋制限
A：棘下筋横走線維は上肢下垂位での内旋を制限する．
B：棘下筋斜走線維は上肢外転90°位での内転を制限する．
C：小円筋は肩関節90°屈曲位での内旋を制限する．
D：CHLは烏口突起に起始し小結節に停止する．

へ移動してくる．大胸筋の過収縮が肩甲下筋との協調性を低下させることが原因と考えられる．

4 屈曲制限

屈曲制限については第一に肩甲下筋があげられる．肩甲下筋の主たる作用が内旋であるため，同筋の拘縮は上腕骨の外旋運動を制限し，挙上制限を呈する．肩関節の角度別に対象となる筋線維が変わっていく．上行の外旋制限と同様に挙上0～45°位までは肩甲下筋上部線維，挙上45～90°位までは肩甲下筋中部線維，90～120°位までは肩甲下筋下部線維，挙上120°以上では小円筋や肩甲胸郭関節の可動性が制限の対象となる[4]（図7）．

また大円筋と広背筋も肩関節挙上を制限する因子である．大円筋は肩甲骨の下角より起始し，広背筋が腱へと移行する際に協同腱となり上腕骨の小結節稜にて停止する．また肩甲上腕関節以外の要因として，肩甲胸郭関節に着目する．肩甲骨の動態では肩関節挙上初期において下方回旋し，その後外転しながら上方回旋していき，屈曲後期では上方回旋しながら内転・後傾していく．胸郭においては屈曲初期で胸郭後面が拡張することで肩甲骨が外転しやすくなり，屈曲後期では胸郭前面・側面が拡張し，鎖骨は挙上・後退していく．肩甲胸郭関節の動態が何らかの理由で制限されても，肩甲上腕関節の制限因子となりうる[6]（図8）．

5 外転制限

肩甲上腕関節の要因としては屈曲制限と類似しており，肩甲下筋の伸張性低下が

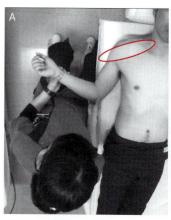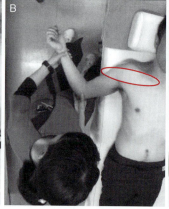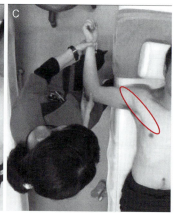

図7 屈曲制限

A：肩甲下筋上部線維は屈曲 0〜45°を制限する．
B：肩甲下筋中部線維は屈曲 45〜90°を制限する．
C：肩甲下筋下部線維は屈曲 90〜120°を制限する．

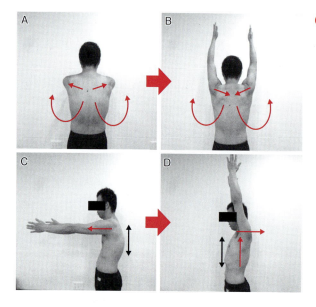

図8 屈曲動作における胸郭と肩甲骨運動

A：屈曲初期．肩甲骨は外転しながら上方回旋する．
B：屈曲後期．肩甲骨は上方回旋しながら内転・後傾する．
C：屈曲初期．胸郭後面が拡張することで肩甲骨は外転が容易となる．
D：屈曲後期．胸郭前面，側面が拡張することで鎖骨は挙上・後退し，肩甲骨は上方回旋・後傾・内転する．

主体となる．外転制限の角度に対する肩甲下筋の筋線維に揉捏治療やストレッチを施していく．肩甲上腕関節以外の要因として肩甲胸郭関節があげられる．肩甲骨の動態では肩関節外転初期には内転位の状態から上方回旋していき，外転後期では内転のまま上方回旋する．胸郭や鎖骨の動態において外転初期で胸郭前面が拡張し鎖骨が後退することで肩甲骨が内転しやすくなる．外転後期では胸郭前面・側面が拡張し，鎖骨の挙上と肩甲骨の挙上と上方回旋が生じる．前項と同様に肩甲胸郭関節の動態が何らかの理由で制限されても，肩甲上腕関節の制限因子となりうる[6]（図9）．

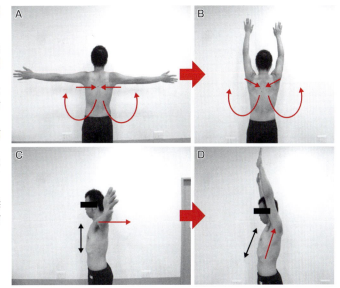

図9 外転動作における胸郭と肩甲骨運動

A：外転初期．肩甲骨は内転位の位置から上方回旋する．
B：外転後期．肩甲骨は内転を保持したまま上方回旋する．
C：外転初期．胸郭の前面が拡張し，鎖骨は後退，肩甲骨は内転が容易となる．
D：外転後期．胸郭前面，側面が拡張し，鎖骨は挙上，肩甲骨の挙上と上方回旋が生じる．

6 伸展制限

伸展制限については，筋性の因子は三角筋前部線維や肩甲下筋，大胸筋や小胸筋が考えられる．肩甲上腕関節に付着する筋に対する評価では，上肢下垂位で肩関節最大外旋位での伸展動作は肩甲下筋上部線維やCHLが緊張するため，可動域制限を呈した場合は同筋や同靱帯が因子となる．

7 結帯動作制限

結帯動作は上着やズボンの脱ぎ着やエプロンの装着，洗体動作，後ポケットへの財布入れなど日常生活動作で多々行われる．結帯動作は肩甲上腕関節と肩甲胸郭関節の複合動作であり，肩甲帯や脊柱胸郭アライメントに影響を受ける．タイプ別には肩関節伸展・内旋・外転タイプと伸展内旋・内転タイプに分けられる．同動作は上肢下垂位～L5とL5～Th12，Th12～7の三相に相分けされる．肩甲上腕関節の運動は伸展・内旋・外転タイプの場合，伸展26.7°，内旋41.7～47°が必要とされており[7]，L5～Th12までは肩甲上腕関節運動である．Th12以降の肩甲骨運動は前額面上で下垂位～L5までは挙上・内転，L5～Th12までは挙上・上方回旋，Th12～7までは下方回旋を呈する．矢状面上では下垂位～L5とL5～Th12までは前傾，Th12～7までは前傾の角度変化はなしである[8]．肩甲上腕関節の制限因子は上肢下垂位からL5までは1st肢位での内旋制限が主となり棘下筋横走線維や三角筋後部，後方関節包である．L5～Th12までは肩関節伸展制限が主であり三角筋前部線維や烏口腕筋，胸筋群やCHLが因子となる．Th12以上では肩甲帯の運動による制限が主となり，上記の運動制限が要因となる．評価の際に患者がどの

表1　相における肩甲骨の動き

前額面	下垂位〜L5	挙上・内転	矢状面	下垂位〜L5	前傾
	L5〜Th12	挙上・上方回旋		L5〜Th12	前傾
	Th12〜Th7	下方回旋		Th12〜Th7	前傾角度の変化なし

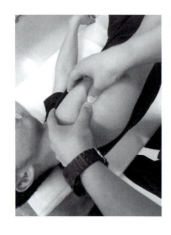

図10　三角筋に対するアプローチ

三角筋中部線維の起始腱間の柔らかい部分を揉捏していく．

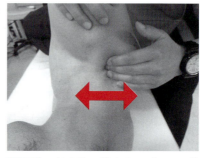

図11　棘上筋に対するアプローチ①

棘上筋は肩関節を外転位に保持し，肩甲棘前方に位置する同筋の前縁，後縁から指尖を滑り込ませるように横方向に動かしていく．

タイプであるかの判断が必要である（表1）．

5 可動域制限に対する理学療法

　内転制限に対するアプローチで三角筋には起始腱が4本あり，三角筋中部線維の攣縮が制限要因の場合のアプローチは，起始腱間の柔らかい部分を揉捏していく（図10）．棘上筋に対しては起始部を固定し，上肢を伸展・内転・外旋方向にストレッチする．また上肢を外転位に保持し，肩甲棘前方に位置する同筋の前縁，後縁から指尖を滑り込ませるように横方向に動かしていく（図11）．ストレッチ以外では肩甲骨の下方回旋と上腕骨の外転，上方回旋と上腕骨の内転を交互に繰り返しながら反復収縮を促し伸縮性を改善していく．肩峰下滑液包は棘上筋と同様の作用で対応する（図12）．水平内転制限には棘下筋斜走線維に対しては側臥位にて屈曲90°位からの揉捏治療や水平内転位から水平外転方向へ反復収縮，水平内転方向へのストレッチを行う（図13）．

　内旋可動域制限のアプローチで棘下筋に対しては肩関節伸展位での内転・内旋作用で他動的なストレッチが行える（図14）．棘下筋は横走線維と斜走線維の交差部

4）肩関節可動域制限に対するアプローチ

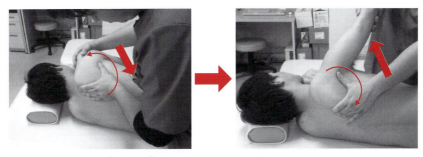

図12 棘上筋に対するアプローチ②

棘上筋に対して肩甲骨の上方回旋と肩関節内転と，肩甲骨の下方回旋と肩関節の外転運動を交互に繰り返しながら反復収縮を促し伸縮性を改善していく．

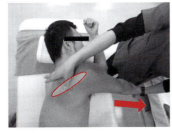 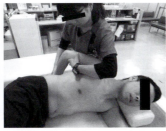 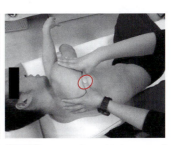

図13 棘下筋に対するアプローチ①

棘下筋斜走線維は肩関節屈曲90°位からの揉捏治療や水平内転位から水平外転方向へ反復収縮，水平内転方向へのストレッチを行う．

図14 棘下筋に対するアプローチ②

棘下筋横走線維は肩関節伸展位での内転・内旋作用で他動的なストレッチを行う．

図15 小円筋に対するアプローチ

小円筋に対しては棘下筋の下部に位置し，側臥位での屈曲90°位からの水平内転位で触れやすい．

位が硬結しやすいため，同部位への揉捏治療やストレッチにてアプローチしていく．
　棘下筋下の脂肪組織に関しては同部位の揉捏治療や同部位を圧迫したままの肩伸展・内旋ストレッチを行う．小円筋に対しては棘下筋の下部に位置し，側臥位での屈曲90°からの水平内転位で触れやすい（図15）．また同肢位での他動内旋ストレッチを施す際は，同筋を圧迫したまま伸張刺激を加え，筋の伸縮性を出していく．
　外旋可動域制限のアプローチで肩甲下筋に対しては，その作用に反する肢位で揉捏やストレッチを施す．ストレッチは制限となる角度で同筋の起始と停止を意識しながら行う．ストレッチ肢位での中心部を圧迫しながら行うと効果的である．また可動域最終域での反対方向への等尺性収縮や求心性収縮などを入れながら，対象筋に対してあらゆる刺激を入れていく（図16）．またCHLに対しては肩関節の伸展や内転，外旋が緊張するため背臥位にて大結節を外側へと誘導しながら伸展・内転・外旋すると伸張してくる．

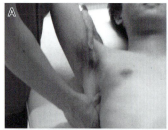
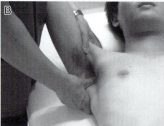
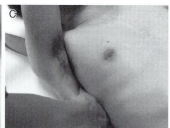
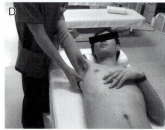
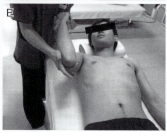

図16　肩甲下筋に対するアプローチ

A：小結節（起始部）と下角（停止部）を引き離すように．
B：筋線維の中間部を圧迫して，さらに伸張刺激を加える．
C：拘縮が強い場合は肩甲骨を引き出すように．
＊圧迫による疼痛やインピンジメント症状による肩関節上部痛に注意する．
D→E：伸張位から等張性・求心性の刺激を入れて筋伸縮性を加えていく．

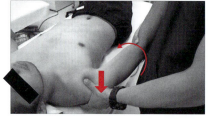

図17　後方関節包

相/上肢下垂位～L5 → 肩甲骨面上で外転30°程度で保持し，上腕骨頭を後方偏位させつつ内旋・内転運動．

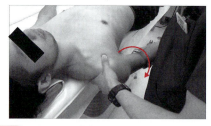

図18　烏口上腕靱帯

相/L5～Th12 → CHLを触知し，肩関節を外旋・伸展・内転．

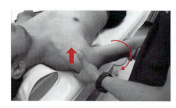
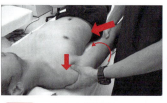
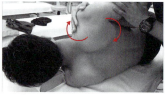

図19　前上方関節包

相/L5～Th12 → 肩関節外転20～30°位から，上腕骨頭を前方偏位させつつ外旋・伸展．

図20　後上方関節包

相/L5～Th12 → 肩関節屈曲20～30°位から，上腕骨頭を後方偏位させつつ内旋・伸展・内転．

図21　肩甲骨誘導

相/Th12以上→肩甲骨を下方回旋・前傾へ誘導．

屈曲や外転可動域制限のアプローチは肩甲下筋に対しては，角度別の線維走行に反するようにストレッチしていく．大円筋と広背筋はその間隙に注意し揉捏やストレッチを行っていく．

結帯制限のアプローチは制限となる相の因子を把握し対処していく（図17～21）．

また筋過緊張を軽減するために物理療法を併用して治療を進める．温熱療法は筋過緊張を軽減するため運動療法実施前に施行する．超音波療法は深部温熱作用とマイクロマッサージ効果による筋伸張性の回復が期待できる．電気刺激療法は疼痛の寛解や筋活動回復，リラクゼーションのために運動前後に適用される．関節可動域制限に対する運動療法は十分な疼痛管理を行ってから施行していくことが肝心である．

ワンポイントアドバイス　可動域制限に対する治療の考え方

理学療法の実際は疼痛管理を行いながら運動や動作のなかで可動域の拡大のみならず，筋機能の改善をも図っていくことが望ましい．可動域制限の要因となる対象の筋は他動的なストレッチによって柔軟性が改善されただけでは，患部の筋力低下による鈍痛が残る場合が多く感じられる．自動運動を取り入れた運動療法を施すことによって筋肉が本来持っている伸縮性を獲得していくことが，日常生活動作に役立つ機能の再獲得につながると考えられる．また肩関節運動は胸郭や脊柱，骨盤運動などの他部位によって動きを引き出している．肩関節可動域制限の治療のために他部位の動きを引き出していくことも，治療にとっては重要であると考える．

おわりに

肩関節の可動域制限は長い年月を掛けて形成された病態あり，その治療は短期間の効果を求めすぎず時間をかけて継続してみていくことが大切である．セラピストによる他動的な治療のみならず，自動運動を中心とした運動療法を，根気よく丁寧に施す理学療法が求められると考える．

◆文献

1) 林　典雄ほか：肩関節の機能解剖．MB Med Rehabil 73：1-8, 2006
2) 八木茂典ほか：運動学・1　肩関節の機能解剖と臨床応用．PTジャーナル 46：367-375, 2012
3) 林　典雄：棘下筋下の脂肪組織の超音波観察と拘縮との関連．運動療法のための運動器超音波機能解剖 拘縮治療との接点，文光堂，東京，27-30, 2015
4) 八木茂典ほか：腱板機能からみた肩関節インピンジメント症候群に対する運動療法 その評価と治療のコツ．臨スポーツ医 30：449-454, 2013
5) 山口久美子ほか：烏口上腕靱帯の形態について，肩関節 34：587-589, 2010
6) 千葉慎一：野球による肩障害 胸郭・肩甲帯機能に対するアプローチ，臨スポーツ医 31（臨増）：95-96, 2014
7) 本田俊介ほか：結帯動作について Motion Capture を用いた3次元的解析．第39回日本理学療法学術大会抄録集，A1025-A1025, 2003
8) 高見武志ほか：結帯動作における肩甲帯周囲筋群の筋活動について．関西理学療法 11：65-70, 2011

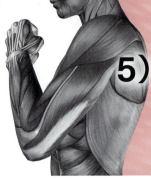

5）不安定症に対するアプローチ

黒川　純

1　肩関節における不安定性とは

　肩関節における不安定性とは一般的に肩甲上腕関節の不安定性のことをいい，外傷性と非外傷性に分けられる．外傷性では後方不安定症は少なく前方不安定症が圧倒的に多い．一方非外傷性では後方不安定症と多方向性不安定症が多い．治療は，外傷性は初回肩関節外傷性脱臼（traumatic dislocation of shoulder joint）を除き関節鏡視下に骨形態を含めた破綻部位の修復を原則としているが，非外傷性は理学療法を中心とする保存療法が第一選択となる．本項では肩甲上腕関節不安定性（glenohumeral joint instability）の捉え方と症状，アプローチについて述べる．

2　肩甲上腕関節不安定性の捉え方

　外傷性肩関節不安定症（traumatic glenohumeral instability）の病態は，外傷に伴う骨あるいは関節包靱帯の損傷による関節安定化機構の破綻である．一方非外傷性肩関節不安定症（non-traumatic glenohumeral instability）の病態は多岐にわたるが，基本は関節包の弛緩による肩甲上腕関節内容量が大きいことに起因する．随意性（亜）脱臼（voluntary dislocation），習慣性（亜）脱臼（habitual dislocation），多方向性不安定症（multidirectional instability：MDI）に病態が分類される．動揺性肩関節症（loose shoulder）は多方向性不安定症に包括し分類されることが多い[1]．脱臼原因による分類を表1に示す．

　不安定性へのアプローチにおいて，不安定性を呈する方向と，その方向の安定性に寄与する安定化機構を理解することが重要となる．肢位別の肩関節の安定化に寄与する各要素を表2に示す．これらを静的安定化機構と動的安定化機構に大別し，評価・アプローチを検討していく．90°外転外旋位での外傷性前方脱臼を生じた場合，表2から，損傷される静的安定化機構としては前下関節上腕靱帯と関節唇・関節窩が，肩甲上腕関節での動的安定化機構としては肩甲下筋が考えられ，理学療法における肩甲下筋の重要性が示唆される．一方，肩関節における筋収縮の調整に

表1 脱臼原因による分類

原因	前方	後方	上方	下方
外傷性	◎	○	△	○
非外傷性	△	◎	△	◎
随意性	△	△	×	◎

(文献1より引用)

表2 肩関節安定化機構の肢位による変化

肢位	前方	後方	上方	下方
下垂位	上関節上腕靱帯 烏口上腕靱帯 腱板疎部 関節内陰圧 関節容量 肩甲下筋	上関節上腕靱帯 烏口上腕靱帯 関節内陰圧 関節容量 棘下筋 小円筋	棘上筋 烏口上腕靱帯 肩峰	上関節上腕靱帯 烏口上腕靱帯 腱板疎部 関節内陰圧 関節容量 三角筋 棘上筋 関節窩
中間位 (外転30〜60°)	上関節上腕靱帯 中関節上腕靱帯 烏口上腕靱帯 腱板疎部 関節内陰圧 関節容量 関節唇 肩甲下筋	関節内陰圧 関節容量 関節唇 棘下筋 小円筋	棘上筋 烏口肩峰靱帯 肩峰	上関節上腕靱帯 烏口上腕靱帯 腱板疎部 関節内陰圧 関節容量 三角筋 棘上筋 関節窩
90°以上 の外転域	前下関節上腕靱帯 関節唇 肩甲下筋 関節窩	後下関節上腕靱帯 関節唇 棘下筋 小円筋 関節窩		下関節上腕靱帯 関節内陰圧 関節容量 関節窩

(文献1より引用)

は肩甲上腕関節の関節包に存在するメカノレセプター, 筋紡錘や腱紡錘, その他のレセプターからのフィードバック制御が関与している. 外傷性・非外傷性どちらであっても反復性肩関節不安定症(recurrent glenohumeral instability)では, 解剖学的破綻のみならず, これらのメカノレセプターを介した神経生理学的フィードバック機構の破綻が認められ, 脱臼を繰り返すものと考えられる. また, このような状態での日常生活・仕事・スポーツ活動を継続することで二次的な機能低下を呈し症状を助長していることが多い.

3 肩甲上腕関節不安定性による症状

① 安静時

　安静時に認められる症状としては下方への不安定性であり，非外傷性不安定症では患側上肢の重量のみで容易に脱臼してしまうことがある．

② 日常生活動作

　日常生活動作で認められる症状としては，重いものを持つとき，手を伸ばしたとき，高いところの動作でコントロールしきれない重量負荷が加わったときなどがあげられる．いずれも上肢が体幹から離れた状態で発症する．外傷性肩関節不安定症で最も脱臼しやすいのは挙上位での外旋と水平外転の複合動作である．一方，非外傷性肩関節不安定症では必ずしも外転と水平外転の複合動作ではないため，症例ごとの脱臼姿位を詳細に把握しておく必要がある．また，臨床で多く聞かれるのは睡眠時の脱臼である．寝返りしたときに脱臼する症例だけでなく，元々の寝方で上肢を挙上位にする症例では，「朝起きたら手を上げていて脱臼していた」と訴えることも少なくない．

③ スポーツ動作

　スポーツ動作では特にオーバーヘッドスポーツでの挙上位外旋と水平外転の複合動作で脱臼しやすく，投球側の脱臼後は慎重に理学療法を進めていく．それ以外のスポーツでも挙上位外旋と水平外転を強要させる可能性の高いコンタクトスポーツや格闘技でも発症しやすい．またスポーツ動作では上肢への牽引ストレスでの脱臼も発症することがあり，相手からの直達外力や介達外力が加わったときだけでなく，ボクシングのストレートで相手にかわされて空振りしたときに上肢に加わる加速度により脱臼することも少なくない．

> **トピックス　脱臼・整復時の症状**
>
> 　外傷性・非外傷性ともに肩関節不安定症では初回脱臼や2回目の脱臼では疼痛が強く，整復時にも強い痛みを伴うことがある．しかし，脱臼回数を重ねるごとに簡単に脱臼するが，整復もしやすくなり痛みも強くなく自己整復できる症例も多い．

4 肩関節不安定性に対するアプローチ

　肩関節不安定性に対するアプローチは多岐にわたり，肩甲上腕関節へのアプローチのみで改善することはほとんどない．本項では前項目での症状ごとに理学療法ア

図1　側胸部ストレッチ

患側肩甲骨を挙上・上方回旋させ側胸部柔軟性を引き出す．患側上肢を反対側の手で支えるかクッションを利用し上肢の重量による牽引負荷を軽減させる．

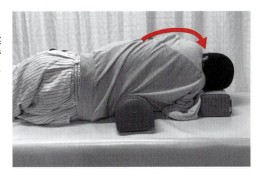

プローチを述べる．

> **ワンポイントアドバイス**
>
> 骨頭の前方移動により筋は伸張され伸張反射により筋収縮を起こす．しかし神経の伝導速度は40〜50m/secであり，また神経終末や脊髄伝導路でのインパルスの遅延を考えると伸張反射による筋の脱臼防止作用はない．つまり，筋力や筋の収縮速度をいくら高めてもそれだけでは脱臼を防ぐことはできないことを理解する必要がある．

❶ 安静時（下方脱臼）へのアプローチ

安静時の症状としては前述したように下方への不安定性が主であり，アプローチとしての第一選択は肩甲骨アライメントの修正を選択する．安静時に肩関節下方不安定性を主訴とする症例の多くは肩甲骨のマルアライメントを呈している．最も多いのは肩甲骨の外転下方回旋であり，相対的に肩甲上腕関節は軽度外転位となっている．座位や立位にて肩甲骨を内転・上方回旋させアライメントを修正保持させるだけで肩関節下方不安定性が消失する症例も多いため，肩関節下方不安定性を呈する症例に対しては肩甲骨アライメント修正での症状の変化を評価する．症例によっては他動的な肩甲骨アライメントの修正・固定でも症状が軽減することがあり，この場合は肩甲骨固定バンドを用いることで症状が消失する．アプローチとしては肩甲骨内転・上方回旋を出していくこととなり，僧帽筋上部や菱形筋の促通および広背筋ストレッチや側胸部の柔軟性向上を図っていく（図1）．注意点としては安静時に上肢の重さで脱臼を呈するため，常に上肢の重量負荷を軽減できるように工夫する必要がある．また，腋下神経麻痺による三角筋機能不全によっても安静時下方脱臼を呈する場合があるため，三角筋の視診・触診と筋力評価は必須である．

❷ 日常生活動作へのアプローチ

安静時には症状は発生しないものの、日常生活動作で重量物を持ったときに下方脱臼を呈する症例も散見される．重要なのは重いものを持とうとした瞬間に肩甲骨が下方回旋しないかどうかである．理学療法評価としては肩甲骨面上挙上への抵抗

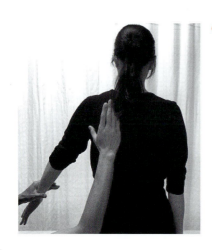

図2 抵抗テスト（肩甲骨他動固定）
肩関節不安定症では肩甲骨下方回旋が抵抗負荷直後にみられることがある．肩甲骨他動固定による出力の変化，不安定感を評価する．

　運動時に出力や疼痛だけでなく，抵抗負荷をかけた直後の肩甲骨の下方回旋が出現しないかどうかを確認することである．また下方回旋が出現する場合は，他動的に肩甲骨を固定することにより出力向上や疼痛消失するかどうかを確認する（図2）．アプローチとしては前述した僧帽筋上部や菱形筋，三角筋だけでなく腱板筋群の促通も必要である．特に三角筋や腱板筋群の促通を行う際には肩甲骨固定を意識させることが重要である．
　前方や側方，上方へ手を伸ばしたとき（リーチ動作時）に脱臼を生じる症例は動作時に肩甲骨可動性が不十分または肩甲骨上方回旋不足により上腕骨頭と肩甲骨関節窩が相対的に位置異常を呈して脱臼する．そのため肩甲骨の可動性（上腕骨に対する追従性）の確保と肩甲上腕リズムの改善が必要となる．肩甲骨可動性に対しては，まずは肩甲上腕関節の動きを伴わない状態での可動性確保が必要である．側臥位にて肩甲骨前方挙上（挙上・前傾・上方回旋）と前方下制（下制・前傾・下方回旋）方向への可動性を出していく．また，肩甲骨可動性は肩甲上腕関節肢位によって変化する．まずは上肢下垂位にて実施し，可動性が確保できたら上肢挙上位にて実施していく．日常生活動作におけるリーチ動作とは，手で目的物をつかむ，操作することが目的であるため，手が目標物に向かって直線的な軌道を描くことが効率的な動作となる．そのため上肢挙上位での肩甲骨可動性向上へのアプローチの際も，上腕骨に対する肩甲骨の追従性向上となるよう肩関節・肘関節・手関節を結んだ直線上へリーチし肩甲骨を追従させることが重要である（図3）．肩甲上腕リズムの評価としては一般的に肘伸展位での挙上動作時のリズムを評価する．一方，日常生活では前述したように手を目的物に向かって動かしていくリーチ動作が多く，肘関節の屈伸を伴う．肩甲上腕リズムに関する報告は数多くみられるが，挙上方向だけでなく，肘関節が伸展位なのか屈伸を伴うのかでもリズムが異なることを忘れてはならない．アプローチとしては日常生活動作を考慮し肘関節屈曲位を開始肢位とし，肘関節を

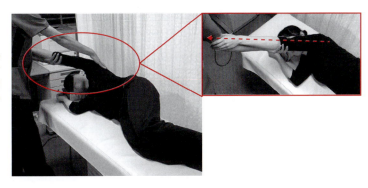

図3　側臥位リーチ
リーチした際，肩・肘・手を直線で結んだ線上へリーチさせる．さまざまな肩関節角度で実施していく．

伸展しながらリーチ動作にて肩甲上腕リズムを整えていく．運動療法としてテーブルサンディングでリーチ動作を処方することも多いが，この際も肘関節を伸ばしながら行い，末梢側の動きに近位側が追従するように，①肘関節伸展と肩関節屈曲，②肩甲骨，③体幹と順次追従していくように指導することが重要である．

❸ スポーツ動作に対するアプローチ

スポーツ動作では特に挙上位外旋と水平外転の複合動作で脱臼しやすく，スポーツ動作のような速い速度での動作で筋収縮，筋力で脱臼を防ぐことは不可能である．そのためアプローチとしてはスポーツ動作において肩甲上腕関節の過度な挙上位外旋と水平外転が起こらないような動作獲得が目的となる．具体的には肩甲骨後傾と内転および挙上位での腱板機能の獲得が必要である．肩甲骨は胸郭に対する浮遊関節であり，その動態と胸郭の動態・姿勢との関連性は深い．肩甲骨後傾および内転の可動性確保のために姿勢改善と胸椎・胸郭の可動性獲得を図る．患側上の側臥位にてクッションを用い，呼吸による胸郭運動により側胸部の柔軟性確保を行う．また，胸郭回旋運動を実施し胸椎・胸郭可動性を確保する．胸郭回旋運動時は肩関節水平外転に注意が必要であり，はじめは上肢下垂位から実施する（図4）．機能向上に伴い肘伸展位での肩関節外転位から肘屈曲位での肩関節外転外旋位にて実施していく．その際，脱臼のリスクを考慮しセラピストが肩甲上腕関節の水平外転が生じないように，肩甲骨面上挙上位を他動的に保持しながら実施する（図5）．筋機能・筋力としては僧帽筋中部・下部や菱形筋の強化を実施していく（図6）．挙上位腱板機能としては肩関節外転位での肩甲下筋機能が重要であり，特に遠心性収縮を学習していく必要がある．脱臼のリスクがあるため，徒手療法にて肩甲上腕関節の位置関係を保持しながら肩甲下筋の遠心性収縮を促通していき，痛みだけでなく肩甲上腕関節の安定性を確保したのちにチューブなどを用いた外転位での肩甲下筋遠心性エクササイズを実施する．また，挙上位回旋機能として腹臥位 zero position での外旋および内旋機能評価・促通を実施していく（図7）．牽引ストレスにより脱臼す

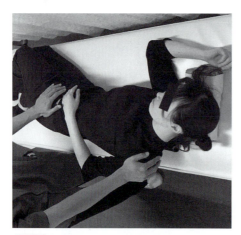

図4　胸郭回旋：上肢下垂位

上肢下垂位にて胸郭回旋と肩甲骨後傾を促す．

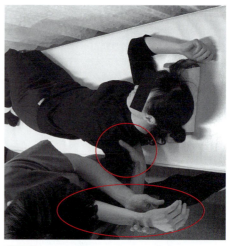

図5　胸郭回旋：肘屈曲肩外転外旋位

肘関節90°屈曲位にて肩関節外転90°，外旋90°をセラピストが保持したまま胸郭回旋を促す．
セラピストは常に骨頭と関節窩の位置関係を確認しながら実施する．

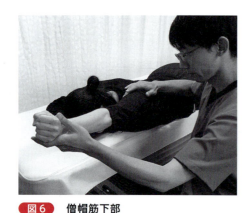

図6　僧帽筋下部

不安定性が強く，上肢の重量により不安定感がある場合は，セラピストが補助または軸圧を加えて実施する．

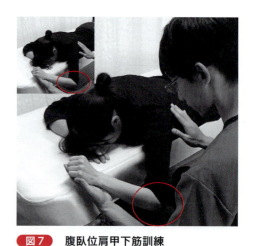

図7　腹臥位肩甲下筋訓練

ベッド上から上肢をだし，肘関節をセラピストの大腿にのせ，内旋訓練を実施する．可能であれば肘関節の補助をなくし実施していく．

る症例に対しては遠心性収縮の獲得が必要である．多くは肩甲骨が固定され肩甲上腕関節へ牽引ストレスが加わった瞬間に脱臼を呈する．そのため肩甲骨の可動性はもちろん，肩甲胸郭関節で牽引ストレスを干渉するために遠心性収縮を獲得していく．特に肩甲骨内転の遠心性コントロールが必要であり，上肢下垂位から挙上位へと移行していく（図8）．

5）不安定症に対するアプローチ

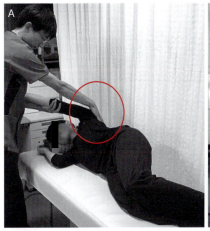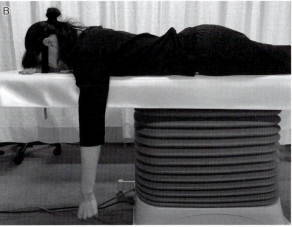

図8 肩甲骨内転・遠心性収縮
A：側臥位．肩関節不安定性を呈する症例には上肢を牽引せず，肩甲骨へ抵抗を加える．
B：腹臥位．肩甲胸郭関節の運動となるよう，肩甲上腕関節や肘関節周囲筋は脱力することを意識させる．

> **トピックス**
>
> 　実際のアプローチではこれまで述べたような臥位でのエクササイズから座位，立位へと抗重力姿勢でのエクササイズへと移行していく．最終的には実際の主訴となる動作の姿勢で機能改善を図っていくべきである．

　不安定症へのアプローチとしては脱臼する動作と方向から，安定性に寄与する安定化機構を理解し，これらを静的安定化機構と動的安定化機構に大別し，評価・アプローチを検討することが重要である．術後と保存療法により詳細な注意点は異なるが，不安定症へのアプローチは肩甲上腕関節のみでは太刀打ちできない．常に肩甲上腕関節の位置関係を考慮し，肩甲胸郭関節および姿勢へのアプローチが必須である．

◆文献

1）林田賢治ほか：肩関節脱臼．最新整形外科学大系 13 肩関節・肩甲帯，越智隆弘ほか編，中山書店，東京，144-151，2006

6）肩こりに対するアプローチ

鈴木　智

はじめに

　肩こりとは「後頭部から肩，および肩甲部にかけての筋肉の緊張を中心とする不快感，違和感，鈍痛などの症状，愁訴」[1]と定義されており，医学的病名ではなく症状として世間一般から臨床の現場まで幅広く用いられている．平成28年度厚生労働省国民生活基礎調査[2]によると，肩こりは女性が訴える自覚症状の1位，男性では腰痛に次いで2位であり，この順位は長期間変化しておらず普遍的な愁訴ということができる．

　肩こりは，大きく本態性肩こり，症候性肩こり，心因性肩こりの3つに分類されている（表1）．

　器質的障害をきたしており原因疾患が明確な症候性肩こりの場合は，優先的に原疾患の治療が行われるため比較的容易に治療方針が決定する．しかし，本態性肩こりや心因性肩こりの場合は，明確な器質的障害が認められないことに加え，他覚所見が乏しく，自覚症状の訴えに強く依存していることから治療方針に難渋する場合が少なくない．

　本項では，明確な原因疾患および器質的障害の不明な本態性肩こりの痛みに対する理学療法評価ならびに治療法について要点を述べる．

1　肩こりの好発部位

　肩こりの発生部位は後頸部から肩甲部にかけて広範囲にわたり症状を有している．森は肩甲骨内上角部を中心とした部位（Kスポット，図1）を肩こりの好発部位としており[4]，臨床においても圧痛などの症状が頸部から肩甲骨上角に生じている場合が多い．また，篠崎らは看護師1,347名を対象としたアンケート調査において，肩こりは頸部から肩甲骨内側に症状を認識している結果であったと報告している[5]．

表1 肩こりの分類

1. 本態性肩こり
2. 症候性肩こり
    整形外科領域：頚椎疾患，肩疾患，胸郭出口症候群 など
    内科領域：心肺疾患，消化器疾患，内分泌疾患 など
    眼科領域：眼精疲労，近視，乱視 など
    耳鼻科領域：前庭疾患，扁桃炎，副鼻腔炎 など
    脳外科領域：頭痛，延髄，頚椎疾患 など
    婦人科領域：更年期障害 など
    歯科領域：咬合不全，顎関節疾患 など
3. 心因性肩こり

（文献3より引用）

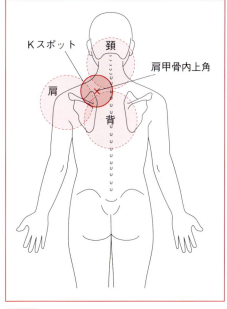

図1 肩こりの好発部位（Kスポット）

（文献4より引用改変）

2 肩こりの疼痛

　肩こりは，筋肉の緊張を主症状とした不快感，違和感，鈍痛である．筋からの痛み入力は皮膚からの痛み入力と比較して脊髄活動において長期の増強を引き起こすといわれている[6]．長期的な疼痛に伴い持続的筋収縮・筋緊張亢進を引き起こし，筋内の毛細血管は虚血状態，局所の循環不全となり疼痛誘発物質を産出する．このような身体環境下においても明確な組織損傷がないため，肩こりの痛みや違和感は急性痛に象徴される警告信号として認識されず，無意識下での自律神経失調（交感神経異常興奮）状態が持続したまま同一姿勢やさまざまな動作を繰り返すことになる．このような悪循環がさらに長期的な慢性疼痛へ進行していくと考えている（図2）[7]．肩こりにおける筋の虚血状態については，Na^{131}Iクリアランス法[8]や近赤外分光法[9]を用いて科学的にコンセンサスが得られており，虚血状態の改善が肩こりに対する理学療法アプローチにおいて重要なポイントといえる．

3 肩こりの要因

　本態性肩こりの要因および危険因子は，不良姿勢，運動不足による筋力低下，精神的ストレスのほか，過労や睡眠不足などさまざまな要因が指摘されている．これらは交感神経緊張状態を作り出し，局所の筋緊張を亢進させる悪循環によって肩こ

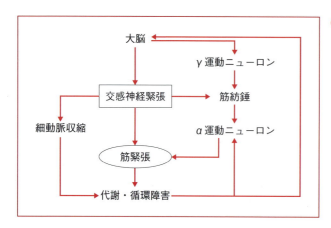

図2 肩こりのメカニズム
（文献7より引用）

りを発生させると考えられている．いずれの要因においても最終的には局所の虚血性変化または代謝障害を引き起こし，運動機能障害や疼痛を招く結果となる．近年では新しい解剖学的知見として僧帽筋血管支配における構造学的特徴なども要因と指摘されており，理学療法においても積極的な血行循環改善が求められている．

❶ 不良姿勢

一般的にも不良姿勢が肩こりの要因になるということは容易に想像しやすいであろう．人体の中でも頭部は，成人において体重のおおよそ13％（4〜6 kg）程度の質量といわれており，それを後頭下関節以下の細長い脊柱によって支持している．頭部の位置異常は，脊柱機能不全にとどまらず，上肢ならびに下肢に連鎖的に異常が波及し，結果的に全身における各関節および主働筋・拮抗筋に不均等を引き起こしてしまう．同様に，下肢および骨盤帯の機能異常からも不良姿勢が引き起こされる場合は多い．

代表的な不良姿勢は頭部前方姿勢[10]（図3）であり，上位頸椎伸展と下部頸椎屈曲変位が組み合わさることで，頸部伸展筋群および僧帽筋上部の過剰な筋緊張が惹起される．さらに胸椎後弯の増強にあわせるように肩甲骨は前傾・下方回旋の姿勢をとりやすく，僧帽筋を含めた肩甲骨周囲筋には大きな遠心性ストレスが負荷されてしまう．また，見落としやすい胸椎伸展可動性の障害は，頸椎や腰椎の粗大運動につながり，頸椎・腰椎疾患の発症に関与する[11]ため十分な検査・測定が必要となる．

❷ 運動不足による筋力低下

不良姿勢に密接に関与しているのが，姿勢保持に必要な抗重力筋ならびに頸部・肩甲骨周囲筋群の筋力低下である．日常生活動作（ADL）および手段的日常生活動作（IADL）において大きな頸部屈伸運動，体幹伸展動作や上肢最大挙上を行うことは非常に稀である．これらの運動に関与する筋群は自覚のないまま柔軟性低下や筋

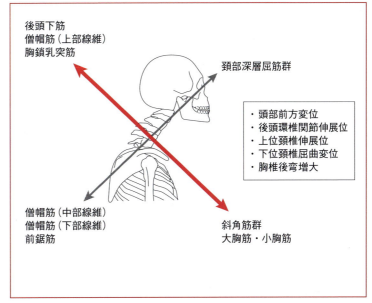

図3　頭部前方姿勢
黒の矢印は機能低下を起こしやすい筋群，色の矢印は緊張・短縮を起こしやすい筋群

力低下を招いてしまう．この状態が長期化することで更なる筋力低下や筋の過剰活動，適応性の筋短縮や筋延長を引き起こすことになる．頚部深層屈筋群の筋力低下は，胸鎖乳突筋や斜角筋群の過剰な緊張状態を作り出し，頚部筋群のアンバランスを引き起こし頭部前方姿勢を助長してしまう．抗重力作用をもつ僧帽筋中部・下部線維や肩甲骨回旋機能を有する前鋸筋・菱形筋の筋力低下は，肩甲骨下方回旋および翼状肩甲を引き起こす要因となる．また腹筋群・脊柱起立筋群のアンバランスや筋力低下は，立位ならびに座位姿勢保持機構の破綻をきたし，不良姿勢をさらに悪化させてしまい慢性的な症状をより強固なものにしてしまう．

3 精神的ストレス

頚部痛や肩こりなどが精神的緊張や心理的要因によって左右されることが指摘されている[12]．さらにストレス自覚度と肩こりは有意に関連しており[13]，明らかな器質的変化が存在しなくても肩こり症状を有するものが非常に多く存在している．

最新の国民生活基礎調査において，日常生活での悩みやストレスが自覚している割合をみると，男女共に30〜50歳台で高値を示しており，男性では約50％，女性では約60％の結果となっている[2]．今後は精神的緊張やストレスを原因とする肩こりが増加していくことが懸念されている．

4 僧帽筋における解剖学的知見

僧帽筋は，肩こりの発生に深く関与しており，矢吹らは，肩こり群と肩こりなし群において筋硬度計による計測において，僧帽筋の筋硬度に差があったと報告して

いる[14]．また，Nakamuraら[15]は，大胸筋・広背筋・大殿筋・僧帽筋に分布する動静脈を詳細に調査したところ，僧帽筋以外の3筋に分布する静脈内に静脈弁の存在を複数確認したものの，僧帽筋に分布する静脈内には静脈弁が存在していないことが明らかになった．そのため，筋肉のストレッチにとどまらず，理学療法的アプローチを再考しなければならないと提言している．一般に静脈血が心臓に還流する機序としては圧差に依存しているが，静脈弁による逆流阻止，筋運動や動脈の拍動による静脈の圧迫（筋ポンプ），胸腔内陰圧による吸引（呼吸ポンプ）が補助的な役割を果たしている．僧帽筋には静脈弁が存在しないことにより容易に静脈性のうっ血すなわち末梢循環障害が生じやすいことを証明している．

4 肩こりにおける理学療法検査・測定

❶ 医療面接（問診）

はじめに患部症状についての問診より開始する．肩こり症状はいつ頃から発症し，どこがどのような症状であり，どんな時に症状が増悪・緩解するのか，その経過の中で現在はどのような状況なのかなど詳細に問診を進めていく．また，症状出現の要因や起因動作を自覚しているかどうかの確認を行う．発症からの経過が長期間にわたるようであれば，肩こり以外の整形外科疾患や身体の順応性変化が容易に予測され，頚部および肩甲帯以外の評価を念頭に置かなければならない．

また，プライバシーを十分考慮しながら，既往歴，職業内容や生活習慣，睡眠の程度，食事など精神的ストレスの存在を注意深く聴取していく．重要なポイントは，本人の訴えを傾聴するというセラピストの姿勢であり，勝手な判断や思い込みのもとに理学療法を展開することは避けなければならない．この一連の過程の中で，症候性肩こりの存在が疑われる場合には，原因疾患の治療を優先させるべきである．

❷ 姿勢アライメント

姿勢の評価を行う際は立位，座位，背臥位など重力の影響を考慮しながら実施する．
はじめに安楽立位および安楽座位を指示し正常アライメントからどの程度逸脱しているかの観察を行う．この時点で不良姿勢が明らかに認められる場合は，はじめに口頭指示だけで不良姿勢の改善が可能かどうかをチェックする．随意的に修正が困難な場合には，頚椎をはじめとする各部位の運動機能検査を実施していく．実際の観察ポイントは，頭部位置，胸椎の後弯や腰椎前弯の程度，骨盤の傾斜などを立位と座位において比較することで，下肢からの影響を推測することができる．下肢からの影響が強いようであれば，頚部周囲と並行して下肢の評価を実施するべきと判断する．

一般に，肩こり症例は「なで肩」に多いと考えられているが，実際に肩こりを有する群と肩こりのない群を比較した調査によると統計学的な有意差は認められなかったと報告されている[14]．

❸ 頚椎の運動機能評価

頚椎の関節運動において，屈曲・伸展運動の約 50％が環椎後頭関節で行われ，残りの 50％はそれ以下の頚椎で分担される．左右回旋運動の約 50％は環軸関節で行われ，残りの 50％が中下位椎体間で分担して行われる．肩こりを有する症例では，不良姿勢やその他の影響により環椎後頭関節を含めた上位頚椎の運動が乏しく，代償的に中下位頚椎に過可動性が生じやすい．そのため，安易に関節可動域を測定するだけでなく，頚椎運動機能として捉えていかなければならない．ポイントとしては，環椎後頭関節の伸展および屈曲運動（うなずき運動）が代償動作を伴うことなく遂行可能であるか，環軸関節運動として軸椎固定位または頚部屈曲位での回旋・側屈運動は十分かどうかを自動運動と他動運動を比較しながら検査していく（図 4）．

❹ 肩甲胸郭機能の評価

肩甲胸郭関節は上肢運動の中心として，さらに体幹と上肢連結の土台として非常に重要な役割を果たしており，動的安定性および固定性という 2 つの視点が必要となる．肩こりは，家事や VDT（video display terminals）作業，車の運転など頚部から肩甲帯周囲の持続的な筋収縮に関連しており肩甲胸郭機能不全をきたしやすいと考えられている．

はじめに肩甲骨の各方向における自動運動を行うことで自動可動域や筋力の程度を確認する．その後，セラピストにより他動運動を行いうことで関節可動域制限の有無ならびに運動終末抵抗感を確認する．肩こり症例では，他動的な全可動範囲に対して自動運動量が低下している場合が多くみられ，こうした自動運動量の低下は各筋の筋機能不全を意味している．特に肩甲骨の上方回旋不良例では，前鋸筋および僧帽筋上部の筋機能不全，菱形筋や胸筋群の短縮・過緊張といった機能障害が複雑に絡み合っているため複数の検査・測定を実施することで問題点を抽出していく．

❺ 体幹機能の評価

肩甲胸郭機能の評価同様に自動運動より評価を進めていく．脊柱全体の柔軟性として体幹屈曲・伸展および回旋可動域を確認する．屈曲伸展運動時では，特定の部位に可動制限や過可動性が生じていないか注意深く観察しながら行う．回旋運動では上肢下垂位と挙上外旋位で比較することで広背筋や腹斜筋群・肋間筋群の短縮や過緊張を確認することができる．特に胸椎・胸郭の柔軟性は重要であり，自律神経

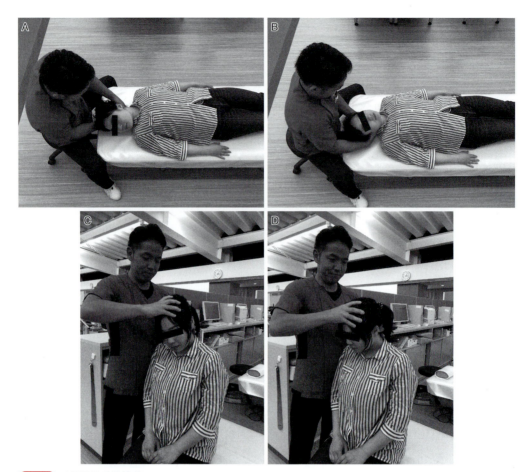

図4 頚椎徒手的検査
背臥位での回旋・側屈可動性検査（a，b）および座位での回旋運動検査（c，d）．環椎後頭関節運動および環軸関節運動検査を中間位および屈曲位にて行う．

サイクルの最小単位である呼吸にも密接に関与するため注意深く観察していく．

胸郭の柔軟性として，我々は肩関節屈曲90°，肘関節屈曲90°で肘から両前腕を密着させたままの状態でさらに挙上することが可能かを検査している．柔軟性が十分であれば，密着させた肘の下から症例の鼻や顔が確認できるが，密着させた肘が顎先まで挙がらなければ，胸椎を含めた胸郭柔軟性低下または広背筋の短縮として捉えている（図5）．

6 疼痛検査

疼痛の程度は，臨床でも簡便に実施可能で，再現性の高いVisual Analogue Scale（VAS）やNumeric Rating Scale（NRS）を用いる．肩こりを有する症例のほとんどは，その場で運動時痛を再現させることが困難な場合が多い．疼痛検査でより強調すべ

図5 胸郭柔軟性評価の一例

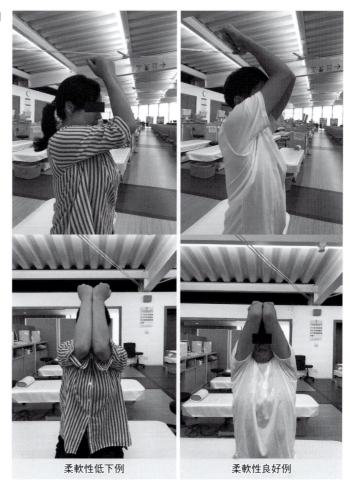

柔軟性低下例　　　　柔軟性良好例

き点は，どのような状況で疼痛が増悪するのか（作業の有無・特定の姿勢・時間帯）を詳細に問診しながら進めていくことである．また，肩こりを有するものは頭痛やめまい，吐き気などの自律神経失調症状を訴えることがあるため注意深く検査を実施していく．心因性要素が高いと思われる症例ではMPQや日本語版SF-MPQによる検査が有効である．

⑦ その他の理学療法検査・測定

　上記以外の項目においても必要に応じて検査・測定を進めていく必要がある．特に肩こりではさまざまな機能障害が予測されるため，徒手筋力テスト（MMT）などにおける筋力評価や多方向の運動を組み合わせた頚部複合運動検査，必要に応じて体幹・下肢の各種検査，自律神経検査など個々の症状にあわせて選択していくことが望ましい．

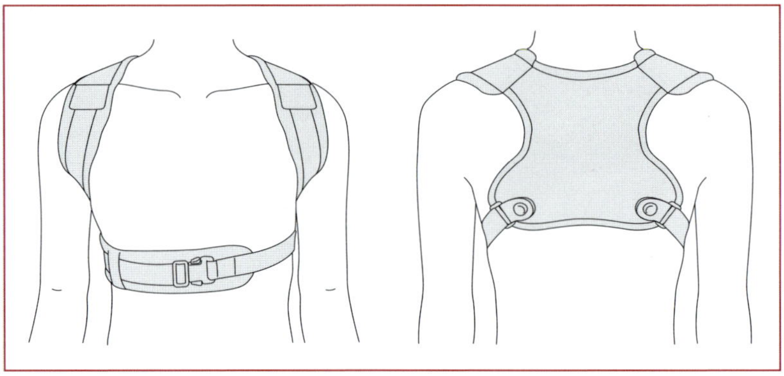

図6 装具療法の実際

5 肩こりに対する理学療法アプローチ

❶ 病態の理解および生活指導

　肩こりにおける生活指導のポイントは，自分自身のADLおよび作業・労作時の姿勢がどのようなものかを自覚し，それが現在の症状にどの程度関与しているのかを理解してもらうことが理学療法治療アプローチの第一歩といえる．また，肩こり症状が不良姿勢による要素が大きいのか，作業・労作時の特定の動作に起因したものなのかを明確にし，加えて年齢や体型または社会的背景を考慮した生活指導が重要となる．特に，長時間の座位保持を伴うデスクワークやVDT作業では，① 机および椅子の高さ，② 椅子の形状および足場環境，③ ディスプレイおよびキーボードの位置により作業姿勢は大きく変化するため，外部環境的要因についても指導していく必要がある．

❷ 装具療法

　肩甲帯を挙上・安定化させることで臨床症状が改善する症例には肩甲骨装具が用いられる．不良姿勢の改善により肩甲骨上方回旋筋と腕神経叢への牽引刺激状態を取り除くことを目的とする．井出ら[16]は，正しい姿勢で効果的に肩甲骨装具が装着されれば，直後より自覚的，他覚的症状の改善がみられる．また，この装具を装着したまま筋力トレーニングを6～12週行うことが効果的と述べている（図6）．

❸ 物理療法

　肩こりの痛みに対して物理療法も有効な手段と考えている．しかし，肩こりにおける物理療法の効果に関する科学的根拠は乏しい現状である．肩こりにおける痛みは，さまざまな要因が複雑に絡み合いながら鈍痛や不快感という症状を作りあげているため，物理療法単独の治療では対症療法に留まり十分な効果を示さない場合が多い．そのため，肩こりにおける物理療法では，運動療法またはその他の治療法と

併用しての実施が望ましい．一般的には局所の血液循環改善および筋緊張緩和，疼痛の軽減を目的として，温熱または寒冷療法・経皮的電気刺激療法・レーザー光線療法・水治療法などを症状にあわせて選択していく．実際は，適応と禁忌事項を考慮しながら運動療法前に局所の血液循環改善および筋緊張緩和作用の高い温熱療法や水治療法，運動療法後には静脈還流の促進を目的とした経皮的電気刺激療法やレーザー光線療法などを選択していく．

❹ 運動療法

（1）正常な動作パターンの運動学習

　肩こりでは，不良姿勢や誤った運動パターンで動作が長期的に行われることで，明らかな筋力低下や可動域制限を認めないものの，頚部から肩甲骨周囲などある一定の部位に限局した過剰な緊張がみられる場合が多い．これらの多くは，頚部の運動において特定方向の運動時痛を有しており，頚部や肩関節運動の際に正常な筋収縮を伴う関節運動が困難となる．このような場合には，筋力強化や関節可動域の改善に先立って，徒手的な誘導や低負荷の抵抗運動を利用して，正常な運動パターンを指導していく．特に上位頚椎の屈伸運動や肩甲胸郭関節の上方および下方回旋運動では誤った運動学習を呈していることが多いため，優先的にアプローチを行うことが望ましい．

（2）頚部に対するアプローチ

　筋力向上を目的としたエクササイズでは，重力除去位から正確な運動が可能かどうかを確認しながら開始していく．実際のエクササイズでは，チンインエクササイズのような小さな運動範囲における低負荷高頻度の運動から開始し，徐々に運動範囲・強度を大きくしていく（図7A）．高強度の運動では，弱化している筋の損傷を引き起こす危険性を有しており，また，特定の筋組織に乳酸など疲労物質の蓄積を誘発し，さらなる疼痛や筋肉のアンバランスを引き起こす要因となるため十分な注意が必要となる．

　短縮や過剰な緊張がみられる筋，特に頚部伸展筋群・回旋筋群や僧帽筋に対しては，スタティックストレッチから開始する（図7B）．しかし，リラクセーションが困難な症例では，相反抑制を利用した自動運動を伴う弱い自動介助運動によるストレッチがより効果的である．はじめにストレッチにおける呼吸法を指導し，呼気にあわせたストレッチを指導する．これにより心拍数の減少や心臓交感神経活動の有意な減少など[17]のリラクセーション効果も得ることができる．慢性的な運動不足例では，呼吸とストレッチをうまく組み合わせることが困難で強制呼気にて運動を遂行する場合が多い．その際は，安静呼吸を止めないような指導から開始し，徐々に呼気とストレッチを融合させていく．また，詳細は他項に譲るが，頚部に対する

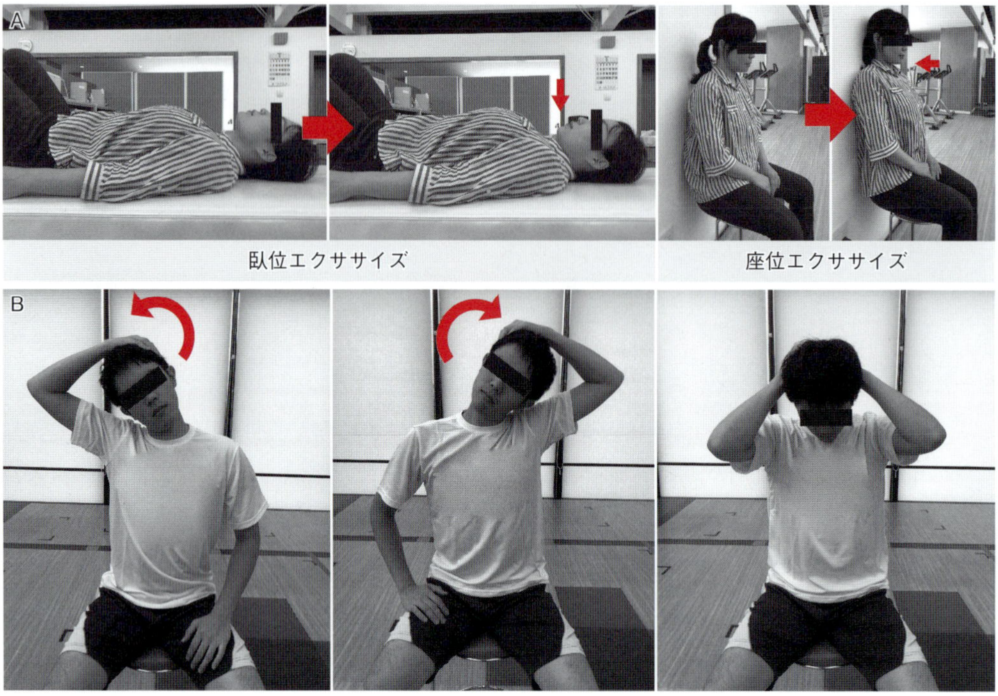

図7 頚部に対するアプローチ
A：チンインエクササイズ（臥位および座位）
B：頚部周囲筋セルフストレッチ

徒手的アプローチも非常に有効な手段となる．

　肩こりを有する症例では筋力・筋出力の低下だけでなく，筋の有酸素能力低下が指摘されており[18]，個々の筋単位での筋持久力向上が要求される．特に頚部周囲筋は姿勢保持に関与するType I 線維の筋群が多く，痛みや不動における廃用性筋萎縮を生じやすいため，健常人が容易に行うことができるような運動や体操でも強い疲労感を訴えることを念頭に置いてアプローチを実践していく．

（3）患部外エクササイズ / 姿勢改善エクササイズ

　患部外エクササイズは，優先的に胸椎・胸郭の柔軟性向上を目的に実施していく．運動肢位は他のエクササイズ同様に重力除去位から開始し，スタティックエクササイズから徐々にダイナミックエクササイズへと移行していく（図8）．脊柱に対するエクササイズにおけるポイントは，可能な限り環椎後頭関節屈曲位を保持したままエクササイズを実施することである．運動範囲の拡大にあわせて，僧帽筋中部・下部を中心としながら脊柱起立筋や腹筋群など不良姿勢改善を目的とした筋力エクササイズを抗重力筋から開始していく（図9）．この際の負荷量は，自重負荷程度が望ましいと考えている．さらに上肢および体幹の運動機能検査に基づいて機能障害にあわせたエクササイズも実施していく．

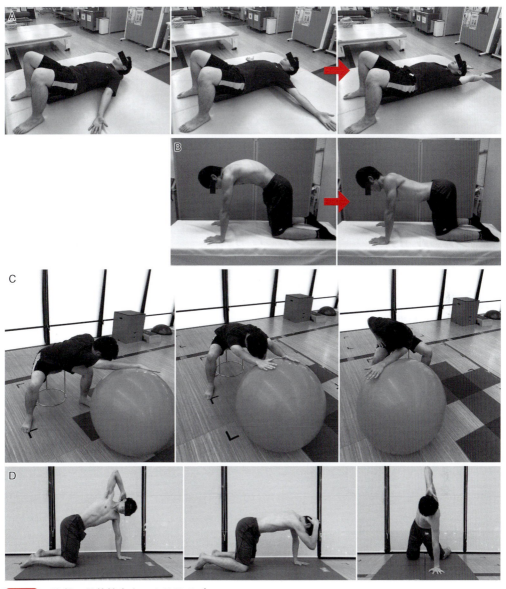

図8 胸郭の柔軟性向上エクササイズ
A：ストレッチポール
B：キャット＆ドッグストレッチ
C：バルーンストレッチ
D：ウィンドミルストレッチ

5 有酸素運動・全身調整運動

　有酸素運動は運動耐久性の向上に加えて精神状態に大きく影響し，長期的な精神的影響として抑うつや不安状態の低減が著明にみられ，また短期的な精神的影響としてネガティブな気分をポジティブにする効果がみられる[19]．また，運動療法により活性化した交感神経と不活性の副交感神経活性のバランスを改善させることが

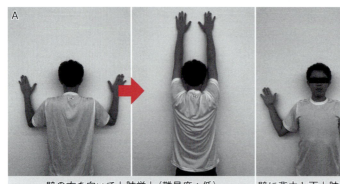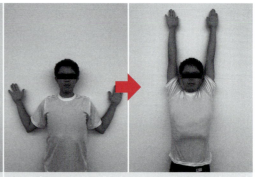

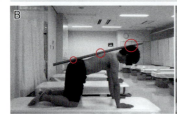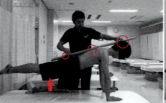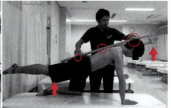

図9 不良姿勢改善のエクササイズ
A：ウォールサンディングエクササイズ
B：上肢と体幹・下肢の協調性エクササイズ

可能となる[20]．

　実際には，患者自身の運動における自覚的強度（旧 Borg スケール）ならびに心拍数（Karvonen 法）などをもとに有酸素運動を実施する．運動内容は自転車エルゴメータやセミリカンベントエルゴメータなどを用いた全身運動が有用と考える．実際には，ウォーミングアップを5～10分の後に10分程度の運動から開始し運動時間を延長していく．徐々にウォーキングやサイクリングなどに移行し，自分自身で自らの身体をモニタリングしながら運動が行うことができるよう指導を進めていく．

◆文献

1) 伊藤達雄：肩こりの診断のポイント．クリニシアン 44：495-498，1997
2) 厚生労働省大臣官房統計情報部（編）：平成28年国民生活基礎調査．厚生統計協会，2017
3) 高木克公：肩こりの予防と治療．日臨整外会誌 24：12-17，2003
4) 森　愛樹：肩こり．肩疾患保存療法，金原出版，東京，125-129，1997
5) 篠崎哲矢ほか：肩こりの病態．臨整外 42：409-412，2007
6) Wall PD, et al：Muscle but not cutaneous C-afferent input produces prolonged increases in the excitability of the flexion reflex in the rat. J Physiol 356：443-458, 1984
7) 吉田　篤ほか：肩こりのみかた．JOURNAL OF CLINICAL REHABILITATION 5：1126-1129，1996
8) 中西忠行ほか：いわゆる「肩こり」の筋虚血性因子について－$Na^{131}I$ クリアランス法を用いて．医療 29（増刊）：188，1975
9) 坂井友実ほか：軟部組織循環動態と肩こりの関係－近赤外分光法による検討．日温気物医誌 65：137-146，2002

10) 新関真人：図解姿勢検査法，医道の日本社，東京，200-207，2004
11) 石井美和子：腰部疾患に対する姿勢・動作の臨床的視点と理学療法－腰部脊柱管狭窄症に対する理学療法アプローチ．PTジャーナル40(3)：171-177，2006
12) 泰江輝雄：いわゆる「肩こり」と心理的要因の相関について．整形外科35：1699-1702，1984
13) 竹内武昭ほか：ストレス自覚度ならびに社会生活指標が腰痛・関節痛，肩こりに及ぼす影響：都道府県データ別の解析．心身医学47：103-110，2007
14) 矢吹省司ほか：頚肩腕症候群と肩こり 疾患概念とその病態 肩こりの病態．臨整外36：1241-1246，2001
15) Nakamura T, et al：Morphometrical study of arteries and veins in the human sheet-like muscles (pectoralis major, latissimus dorsi, gluteus maximus and trapezius) with special reference to a paradoxical venous merging pattern of the trapezius. Ann Anat 188：243-253, 2006
16) 井出淳二ほか：肩こりの治療．臨整外42：419-423，2007
17) 髙桑 巧ほか：肩こりの検討－近赤外線分光法(NIRS)を用いての評価．整形外科52：461-465，2001
18) 牛島一成ほか：有酸素運動が体力および精神状態に及ぼす長期的影響と短期的影響．心身医38：260-266，1997
19) 斉藤 剛ほか：ストレッチによる大脳皮質活動，心臓自律神経系活動及び筋末梢循環・代謝反応の変化に及ぼす影響．体力科学48：862，1999
20) Goldsmith RL, et al：Comparison of 24-hour parasympathetic activity in endurance-trained and untrained young man. J Am Coll Cardiol 20：552-558, 1992

2章

疾患別リハビリテーション

― 船橋整形外科での臨床実践 ―

1) 肩関節周囲炎

① 診断と治療のポイント

星加昭太・高橋憲正

1　肩関節周囲炎とは

　肩関節周囲炎はさまざまな要因により，50歳代を中心としてその年配に多発する肩関節の痛みと運動制限を主徴とする症候群に与えられた名称である．広義の「五十肩」と同義とされるが，これが疾患概念を複雑化させている．「五十肩」という用語の由来は江戸時代の「俚言集覧」という俗語集とされている[1]．当時は高齢者に生じる肩関節の痛みと運動制限を主徴とする疾患の総称として用いられ，自然と痛みは回復するものとされてきた．本来多くの病態を含む症候群としてとらえてきたこの名称は，疼痛，制動，年齢的要素などの三原則があるにもかかわらず実際には乱用され，すべての有痛性肩関節の屑かごとして用いられていた．近年では診断・治療技術の向上に伴いその病態が明らかになってきた部分もあり，その中には腱板断裂，腱板炎（変性性，外傷性），石灰沈着性腱炎，肩峰下滑液包炎，上腕二頭筋長頭腱炎などが含まれている．これら病態の明らかになった診断名を除外しても残された，病因が不明な肩関節痛を伴った運動障害（拘縮）を狭義の「五十肩」（凍結肩）と呼ぶようになった．狭義の「五十肩」は50歳頃を中心に30歳代から70歳代まで及び，女性の罹患がやや多い．Zuckermanら[2]の拘縮肩の分類によれば「五十肩」（拘縮肩）は一次性（特発性），二次性に分類される．一次性（特発性）は原因が不明である一方，二次性では糖尿病や甲状腺機能異常と関連した全身性疾患，頚椎，肩甲胸郭関節，神経根症や脳血管障害に関連した外因性，そして腱板断裂，石灰沈着性腱炎など上記肩疾患に由来する内因性に細分化されている．一般的に，「自発・安静時痛」や「夜間痛」を訴え，「炎症」を呈する freezing phase，安静時痛は改善したが，機能障害のために可動域制限が進行し「機能的障害」，肩甲上腕関節包が固くなる「解剖・構造的破綻」frozen phase，そして徐々に拘縮が改善してくる thawing phase の経過をたどる．

図1　肩関節における「痛み」のとらえ方

肩の痛みは，いわゆる「炎症」，「機能的障害」，そして「解剖・構造的破綻」に由来する痛みに分けて考え，それぞれの関与の度合いを見極めてから，診断・治療を計画する．

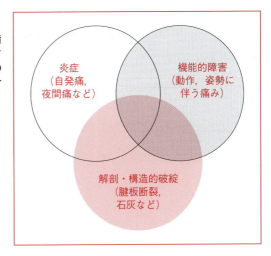

2　診断

❶　痛み

「肩が痛い」という患者を診察するときに，その痛みが以下の3種類のうちどれに起因しているかを理解することがその後の診断・治療方針を考慮するのに大きく役立つ[3]（図1）．

（1）局所的要因がはっきりした痛み

いわゆる「炎症」とは関節炎，滑液包炎，腱鞘炎，外傷後の腫脹・浮腫などの局所由来の炎症から，全身性発熱性疾患や関節リウマチなどの器質的疾患に伴う痛みを含み，「自発・安静時痛」や「夜間痛」の存在により判断する．

〔肩甲上腕関節（GH）における炎症〕

さしたる外傷やきっかけがなく発症し，関節可動域（ROM）制限と「夜間痛」を特徴とする，いわゆる五十肩の freezing phase にみられる．ただし，外傷後に続発する外傷性肩関節拘縮や，糖尿病に合併する糖尿病性肩関節拘縮など，挙上100°以下，下垂外旋10°以下，結帯動作第5腰椎以下のような全方向性の高度なROM制限のある肩関節拘縮によく見られるもので「夜間痛」があり，関節包の短縮とGH内の強い滑膜炎が特徴的である（図2）．

〔肩峰下滑液包（SAB）における炎症〕

ROM制限の強い場合の炎症がGH内に起こるのに対し，SABの炎症はROM制限がないか軽い場合にのみ起こる．以下に述べるような解剖学的異常，すなわち腱板断裂や石灰性沈着性腱板炎が合併している場合が多いものの，解剖学的異常を伴わず，純粋に機能的問題が原因となりSABに炎症を起こしていることも少なくない．

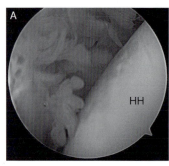 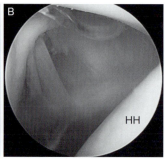

図2 拘縮肩の関節鏡写真

右肩，肩甲上腕関節内の滑膜炎．
A：夜間痛のある拘縮肩では腱板疎部の滑膜が真っ赤に充血している．
B：炎症のない反復性肩関節脱臼における腱板疎部．
HH：上腕骨頭

症状としてはGHの炎症と同じく「自発・安静時痛」や「夜間痛」が特徴であり，疼痛により上肢挙上困難となり（この場合は下垂外旋や結帯動作は比較的制限なく可能），上肢を挙上，下降する途中のある範囲でのみ肩の痛みが生じる有痛弧（painful arc）や肩峰下面と腱板の大結節付着部との衝突現象を他動的に起こすことで疼痛を誘発する肩峰下インピンジメント徴候（impingement sign）が認められる．

(2) 機能的障害に起因する痛み

構造的機能的特異性から，解剖学的異常がなくても疼痛を訴える患者の多いことが肩関節の特徴でもあり，日常診療上は最も多いタイプである．肩甲胸郭関節機能が肩関節に大きく影響を与えており，正常な肩甲骨の可動性がない状態で上肢を使用すると，解剖学的な異常がなくてもインピンジメント症状などの疼痛を誘発するばかりか，腱板断裂を誘発することもある．特徴としては「自発・安静時痛」や「夜間痛」などは全く痛くないが，ある位置や動作をとった時にのみ感じる痛みである．画像診断上解剖学的局所の異常所見を検索するための単純X線，CT，MRIなどでは異常を見出すことはできない．

(3) 解剖・構造的破綻に起因する痛み

〔腱板断裂〕

腱板断裂の臨床像は，意外とわかりにくい．重度の拘縮を呈した肩関節周囲炎患者が「腱板断裂疑い」と紹介されてくることが多いが，むしろ腱板断裂では（特にある程度大きな断裂の場合）ROMが保たれていることも少なくない．Uedaら[4]は，前方挙上100°以下，下垂外旋10°以下，結帯動作第5腰椎以下という重度の拘縮肩89例では，91％が腱板は正常で，残りの9％でも不全断裂があるのみであったと報告している．腱板断裂の症状としては大きく分けて2つある．1つ目は比較的小さな断裂であるが断端の挟まり込みに伴うひっかかり（インピンジメント）である．2つ目は大きめの断裂，あるいは肩甲下筋腱断裂を伴ったタイプで，上肢挙上位での動作で上腕骨頭の関節窩への求心位が保てないためインピンジメントや脱力を伴う痛みなどである．この2つ目の症状が進行すると，他動的には拘縮はな

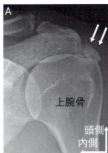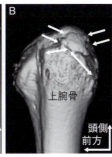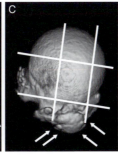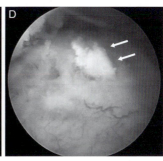

図3 石灰沈着性腱板炎の画像

左肩，腱板上に沈着した石灰を示す（白矢印）．
A：正面単純X線
B：3D-CTを用いた腱板腱成分の区分．矢状面：SF（Superior Facet）～MF（Middle Facet）を三等分する．
C：3D-CTを用いた腱板腱成分の区分．冠状面：footprintの近位側と骨頭頂部を境として三等分する．エリアX内に石灰を認める．
D：鏡視写真．石灰が摘出されている．

いが，一見して神経麻痺とも思える肩をほとんど挙上することのできない「偽性麻痺」を呈する．これらは炎症がコントロールされても症状を有する場合，手術的治療の必要がある．

〔石灰沈着性腱板炎〕

　石灰沈着性腱板炎は腱板内に沈着したリン酸カルシウムにより急性炎症を生じ，激しい疼痛と運動制限をきたす．中年から初老の女性に好発する[5]．疼痛のために挙上困難となり，激しい夜間痛のため不眠を訴える．多くの肩痛疾患の中でも最も強い痛みを示す．この急性症状は無治療の場合，約2週間続くとされる．

　一方，慢性症状は安静時痛がほとんどなく，石灰の肩峰下腔占拠で生じる肩峰下インピンジメントによる運動時痛，運動制限が主体である．罹病期間が長期化した場合には関節硬縮を伴うようになる．棘上筋・棘下筋内にできることが多く，上腕骨大結節部に強い圧痛を訴え，単純X線上で同部位に石灰の沈着を認める（図3）．

❷ 圧痛

　圧痛は，従来大結節部（65％）が多いと信じられてきたが，信原によると烏口突起が一番多くそれも発症1ヵ月以内のものでは圧倒的に高率を示している．次いで長頭腱の炎症によると考えられる結節間溝がこれに次ぐと報告されている[6]．

❸ 画像評価

　画像評価としては超音波，単純X線，CT，MRIなどが用いられている．腱板断裂に対する超音波診断はMRIと同等の精度を有する有用な画像診断であり，外来診療

中にその場で診断ができるという大きな利点を有している．石灰性腱板炎に対しては3D-CTが有用であり特にエリアXの石灰の存在はそのあとの治療方針に関わる読影ポイントである[7]（図3B, C）．狭義の「五十肩」に特異的な所見はないが，腱板断裂や石灰沈着，関節炎・腱鞘炎を鑑別するためにエコーやMRIにより確認を要する．

3 治療

　これら3パターンの判別，関与の度合いから「炎症」に対する治療，「機能的障害」に対する治療，「解剖・構造的破綻」に対する治療とで分かれる．急性期の「炎症」に対しては，抗炎症治療，つまりNSAIDsなどの効果が期待できる．しかし夜間痛に対してNSAIDsはあまり効果がなく，最近では弱オピオイドとアセトアミノフェンの合剤であるトラムセット®により消失させることができるようになった．肩峰下滑液包炎や肩甲上腕関節炎などその炎症の局所部位が同定されていれば，ステロイドと局所麻酔薬の混注の効果が期待できる．五十肩に対するGH内へのステロイド注射は，理学療法，ステロイド経口投与，生理食塩水注射とのそれぞれの比較においても有意に早期の疼痛軽快とROM改善を得られたと報告されている[8]．当院では「夜間痛」を伴う拘縮肩に対するGH内（図4）への週1回のステロイドと局所麻酔薬の混注の効果を検討したところ平均5週で夜間痛は消失し，スムースな理学療法へと移行できた[8]．石灰沈着性腱板炎の急性期の症状は非常に強いがNSAIDsによく反応し，SAB内（図4）へのステロイドと局所麻酔薬の混注も著効する．石灰は自然に消退することが多いが，残存する場合もある．以上よりまず炎症を消退させ「自発・安静時痛」や「夜間痛」を取り除くことが肝要である．「解剖・構造的破綻」があってもなくても，この炎症性疼痛を取り除くことが治療の第一歩となる．「自発・安静時痛」や「夜間痛」の強い時期の暴力的なROM訓練は禁忌であり，疼痛管理がなされないまま無理なROM訓練を続けると難治性となり，症状が遅延化するばかりか複合性局所性疼痛症候群（CRPS）を誘発するので注意を要する．「機能的障害」に対しては，まず肩周囲の機能的問題点を抽出し，理学療法を行っていくことが肝要である．また，この機能的な問題に起因する肩周囲の慢性疼痛に対しては，消炎鎮痛薬の効果は限定的である．軽症に関しては簡単な骨盤前傾・胸椎伸展，胸張りなどの姿勢・セルフエクササイズ指導で改善することもあるが，より複雑な運動機能障害に関しては理学療法士によるリハビリテーションが必要となる．「解剖・構造的破綻」に関しては，残存する愁訴に対する「炎症」，「機能的障害」の要素の寄与を見極め，いずれに対しても保存的治療の限界と判断したときや，はじめから愁訴の改善が見込めないと判断した場合には手術的治療を考慮する．我々は狭義の五十肩（拘縮）でリハビリテーションに抵抗し，疼痛が軽減した後も挙上90°以下，

図4 肩関節痛に対する注射療法

「自発痛,安静時痛」や「夜間痛」などの炎症性疼痛を認める症例ではSABやGHに局所麻酔薬とステロイド薬を混ぜて注射する.

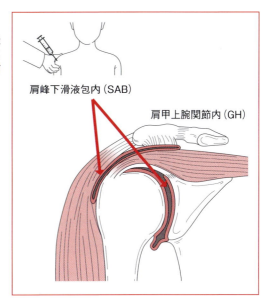

図5 当院における五十肩に対する治療戦略

「自発痛,安静時痛」や「夜間痛」のある炎症期には安静と肩甲上腕関節へのステロイド注射を行う.夜間痛の消失後,理学療法を開始し,通常は治癒に向かう.理学療法に抵抗する高度な拘縮が持続する場合には手術を行う.

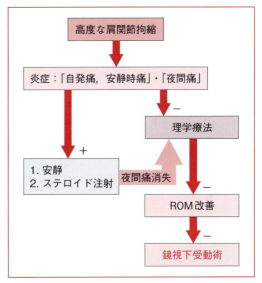

外旋10°以下,および結帯動作殿部程度といった高度な可動域制限が残存する場合はすでに,関節包が軟骨化生などの器質的変化を起こしている可能性があるため[9],関節鏡視下関節包全周性解離術を行っている[10](図5).石灰沈着性腱板炎では肩甲帯などの機能改善を試みても,impingement signが陽性,肩甲平面上90°外転外旋位からの内旋での可動域制限と最終域での疼痛,エリアX内の石灰の存在が手術適応となり,肩峰下除圧に加え,関節鏡視下に石灰を摘出し摘出後腱板修復術を行っている(図3D).当院では2002年から2008年までの間に肩石灰沈着性腱板炎に対して鏡視下手術を行った症例は48例であり,術前罹病期間は平均36.1ヵ月,

術前平均保存療法期間は10.7ヵ月であった．全体の91％に石灰がarea Xに存在していた[7]．

おわりに

肩関節領域における慢性疼痛は，適切な診断と治療により治癒させうることが可能である．その診療のポイントは，①「自発痛，安静時痛」や「夜間痛」などの炎症性疼痛がある場合はまずGH内やSAB内へのステロイド注射などで除痛を図り，② 画像診断にて「解剖・構造的破綻」などの局所的な問題点を抽出し，③ 肩甲胸郭関節の機能異常などを理学療法で修正していくことである．以上により，多くの慢性疼痛は保存的に対応可能であるが，「解剖・構造的破綻」による症状が残存する場合には手術的治療が必要となる．

◆文献

1) 信原克哉：五十肩研究の歴史．整形外科Mook 6：1-7，1983
2) Zuckerman J, et al：A Balance of Mobility and Stability AAOS. The Shoulder, American Academy of Orthopaedics, 253-267, 1992
3) 二村昭元：肩関節宇野鑑別—リウマチ性多発筋痛症，肩関節周囲炎，腱板断裂など．リウマチ科 57：223-229，2017
4) Ueda Y, et al：Rotator cuff lesions in patients with stiff shoulders：A prospective analysis of 379 shoulders. J Bone Joint Surg Am 97: 1233-1237, 2015
5) Gschwend N, et al：Die tendinitis calcarea des Schultergelenks. Orthopade 10：196-205, 1981
6) 信原克哉：肩　その機能と臨床，第4版，医学書院，147-157，2003
7) 髙橋憲正ほか：肩石灰性腱板炎手術症例の臨床的特徴．肩関節 34：499-502，2010
8) 河合伸明ほか：夜間痛を伴う一次性肩関節拘縮に対する注射療法の効果．肩関節 35：903-906，2011
9) Hagiwara Y, et al：Coexsistence of fibrotic and chondrogenic process in the capsule of idiopathic frozen shoulders. Osteoarthritis Cartilage 20：241-249, 2011
10) 髙橋憲正ほか：難治性凍結肩に対する鏡視下肩関節包切離術の成績．肩関節 35：571-574，2011

1 肩の機能障害

1) 肩関節周囲炎

②リハビリテーションのポイント

萬谷尚大

1 肩関節周囲炎の概要

❶ 分類

　肩関節周囲炎（adhesive capsulitis/frozen shoulder）とは，原因がなく肩関節の痛みと可動域制限を主症候とする症候群である．信原の分類[1]では烏口突起炎（coracoid process），上腕二頭筋長頭腱炎（biceps tendinitis），肩峰下滑液包炎（subacromial bursitis），腱板炎（tendinitis）（変性性，外傷性），石灰沈着性腱板炎（calcific tendinitis），いわゆる五十肩（疼痛性肩関節制動症／狭義の五十肩），肩関節拘縮からなる．またZuckermanの分類では一次性（特発性）狭義の五十肩は原因不明であり，二次性では原因疾患が特定される．内因性では腱板炎や腱板断裂，インピンジメント，上腕二頭筋腱鞘炎，石灰沈着性腱板炎であり，外因性では胸部の術後や頚椎症性神経根症（cervical spondylotic radiculopathy），胸壁腫瘍，脳血管障害，上腕骨・鎖骨骨折，肩甲胸郭関節異常，肩鎖関節炎（acromioclavicular arthritis）がある．全身疾患性では糖尿病や甲状腺機能亢進・低下症，アドレナリン低下症などがある．

❷ 病態

　肩関節周囲炎の病態は分類の通り多岐にわたる．いわゆる五十肩は烏口上腕靱帯の伸張性低下や腱板疎部の瘢痕化，関節包の肥厚や短縮，肩関節周囲筋の過緊張や短縮による可動域制限を主体とした凍結肩，前述の病名などの炎症性疾患を主体とした症状に分けられる．臨床において医師からは肩関節周囲炎という診断名でリハオーダーが下される場面が多いが，上記のような多岐にわたる病態や病期に対応した評価や治療が必要となる．肩関節は主として重力に抗した挙上位での運動が注目されがちであるが，上肢下垂位での静的な作業においては手部の微細動作に対しての固定筋としての作用も担っているため，その両方に対応した評価や治療が施されるべきである．予後についてはCodman[2]やGrey[3]は2年以内に治癒や正常化し，予後は良好であるとしているがShafferら[4]は平均治療期間7年でほとんど自覚症状や機能障害はなくなるが，計測上の拘縮が60％残存すると述べている．

> **トピックス　　手術療法と保存療法の臨床経過**
>
> 仲島らは難治性の特発性肩関節拘縮に対し，一側に手術療法，他側に保存療法を施行し長期にわたり経過を追った症例を報告している[5,6]．患者は64歳女性（初診時56歳）で両側特発性肩関節拘縮の診断を受け，左肩は関節包全周切離術と理学療法を，右肩は理学療法のみを施行した．挙上可動域の推移において術側は術後9ヵ月で約170°を獲得し，保存では緩やかな経過をたどりながら30ヵ月目でほぼ術側と同等の可動域を獲得した．外旋可動域では術側は術後15ヵ月目で70°を獲得し，保存では理学療法介入後33ヵ月で60°を獲得し維持となった．保存症例であっても理学療法を継続していくことが長期経過を辿っても可動域の改善につながると考えられる．

③ 治療法

消炎鎮痛薬（NSAIDs，ステロイド）や注射や難治性の場合は関節鏡視下関節包全周切離術などが施されるが，理学療法が選択される場合が多い．

2 必要な評価と情報

① 問診

1. 主訴の傾聴（痛み・ADL）
2. 発症機転（外傷のエピソード）
3. 痛みの程度，範囲（他疾患との鑑別・finger/palm sign）
4. 発症前後の状態（内的・外的環境，熟眠障害など）

問診のポイントはセラピストと患者の間で共通の認識を深めることでのラポール形成に努めることである．

② 観察

障害部位が関節包内にあれば，姿勢における特徴は関節内圧の上昇を防ぐため肩を上げて内転・内旋位を保持する．また障害部位が肩峰下滑液包にあれば，肩峰下ストレスを回避するために肩を下げる姿勢（肩甲骨を下制：肩甲上腕関節の外転）を取る．また立位姿勢（図1）[7]や臥位による特徴的な姿勢も確認する（図2）．またデスクワークでの姿勢も確認する（図3）．観察のポイントは肩甲骨と上腕骨，肩関節と隣接関節との相対的位置関係を理解することである．

③ 可動域

可動域制限因子が軟部組織の場合は「肩関節可動域制限に対するアプローチ」（p.71）にて述べたとおりである（表1）．

1）肩関節周囲炎　② リハビリテーションのポイント

図1 姿勢の確認

（文献7より引用）

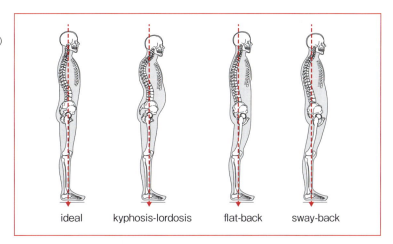

図2 臥位における特徴的な姿勢

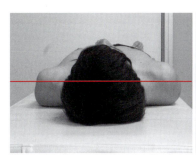 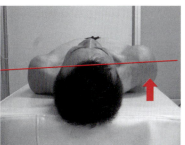

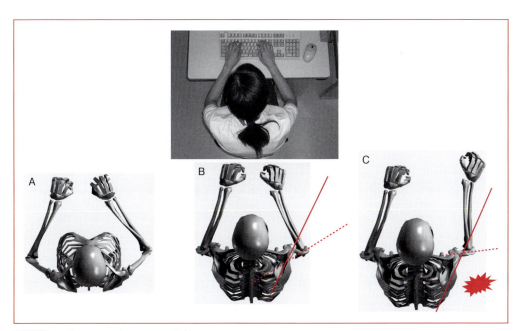

図3 デスクワークにおける姿勢

A：デスクワークにおいて最も効率的な位置関係．
B：頭部前方姿勢でのキーボード操作→肩甲上腕関節は外旋位．
C：Bの姿勢におけるマウス操作→肩甲上腕関節はさらに外旋位を強制される．

表1 制限因子（軟部組織）

運動制限	原因となりやすい部位
肩すくめ運動負荷	肩内転制限・肩甲帯障害
1st外旋が特異的に硬い ⇒伸展制限も強い ⇒伸展制限は軽い	肩内転制限など ⇒烏口上腕靭帯など ⇒肩甲下筋など
2nd内旋が特異的に硬い	小円筋など
水平内転が特異的に硬い	三角筋後部・後方関節包・棘下筋など
結帯動作が特異的に硬い	棘下筋・小円筋・烏口腕筋など

表2 臨床上の制限因子と特徴

炎症性・疼痛逃避性	可動域終末抵抗感より疼痛が先行
組織柔軟性低下	終末抵抗感増加に伴い疼痛も増加
関節内異物刺激	終末抵抗感がspring block様 急性期では疼痛，慢性化して疼痛軽減
筋性	筋腹把持により関節運動出現 伸張痛が主症状（関節内部の疼痛は少）
他関節の影響	他の関節肢位を変化させることで可動域変化をきたす

　自動運動と他動運動の可動域が同じ場合は，関節包・靭帯・筋肉を主体とした明らかな関節可動域制限が考えられる．他動運動制限が自動運動制限より大きい場合は，筋機能不全に伴う可動域制限が考えられる．自動運動制限が他動運動制限より大きい場合は，恐怖心や不安感による防御反応が要因と考えられる（表2）．

　可動域のポイントはまず，肩関節における自動運動と他動運動との差を明確にする．肩関節全方向の可動域を確認（1st，2nd，3rdの内外旋）．さまざまな肢位・条件で検査を行う．留意点としてはレバーアームの変化による負荷量の変化や抗重力・重力除去位での負荷量の変化や多関節運動での神経・筋協調性である（図4, 5）．

　検査や測定で得られた矛盾点を経過することで制限因子を特定していく．例を挙げると他動外転30°以下や挙上90°・外旋0°・結帯殿部，挙上120°・外旋20°，結帯L5などの検査・測定結果では関節包の拘縮・短縮が特定される．また挙上90°・外旋60°・結帯T12などの評価が得られれば関節包が拘縮している可能性は低く，腱板断裂による断端の挟み込みや肩鎖関節障害，肩甲胸郭関節機能障害が要因として特定されてくる．

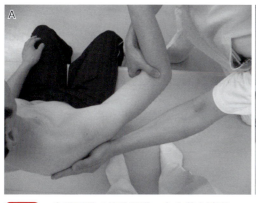
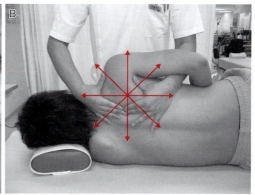

図4 自動運動／他動運動，左右差を確認
A：肩関節中間位（肩甲骨面と内外側上顆を結ぶ）
B：肩甲骨可動性検査も同様に自動運動／他動運動にて比較

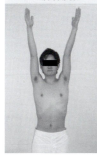
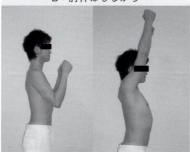
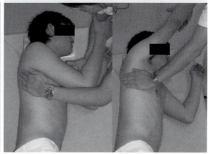

図5 可動域のポイント
A：レバーアームの変化による負荷量の変化
B，C：抗重力・重力除去位での負荷量の変化／多関節運動での神経・筋協調性

3 リハビリテーションの実際

肩関節周囲炎における理学療法は病期を考慮した治療が重要と考えるが，急性期・拘縮期・寛解期と病期を明確に区別するのは困難である（図6）．

❶ 急性期

急性期では患部の安静により炎症を抑え二次的な組織損傷や機能低下を抑制することが重要となる．またこの時期は薬物療法や関節内注射が有効であるため医師との連携が重要である．炎症急性期では，著しい疼痛により可動域制限や筋力低下を認め，真の機能障害を判断することは困難である．そのためこの時期は病態の改善を最優先とし，組織損傷や炎症による疼痛の程度を的確に判断したうえで，肩関節に過度の機械的刺激を与えないことが最も重要となる．患者にとっては"安静にす

図6 病期を考慮した理学療法が重要

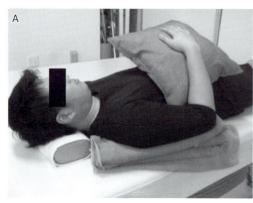
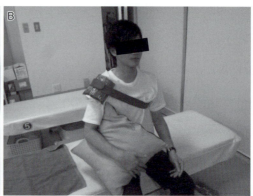

図7 ポジショニング指導①

A：背臥位でのリラクゼーション．肩甲骨の下から肘の下まで（肘が肩より高くなるように）タオルなどを入れる．
B：上肢の重みを軽減する．痛みが強い・熱感を有する場合はアイシングを併用．

る"こと自体が難しい場合が多く，セラピストが可動域に対して焦らず対応することが重要である．強い痛みは患者にとって苦痛であり，日常生活動作における生活指導や制限を的確に伝える．急性症状が強い場合は夜間痛により睡眠が障害される場合が多く，患側の肩を下にしないことや，タオルやクッションを使った安楽肢位の指導などがとても重要である（図7〜9）．安静期間中は患部の保護やアイシングなどによる疼痛の管理を行いながらも，疼痛や局所安静に伴う肩関節周囲ならびに肩甲胸郭周囲の筋過緊張に対するアプローチを行う必要がある．棘上筋や三角筋上部線維，僧帽筋上部線維などの肩関節上方線維の過緊張による肩関節内転制限や棘下筋，小円筋などの後方構成帯の伸張性低下による内旋制限が安楽肢位を困難にさせ，この炎症期を長期化させる．肩甲下筋や肩甲挙筋，前胸部などへもリラクゼーションを施行し，炎症期を短期間に鎮静化させることが重要と考える（図10,11）．また患部の緊張が高い場合は，骨盤運動から肩甲胸郭関節運動を誘発した患

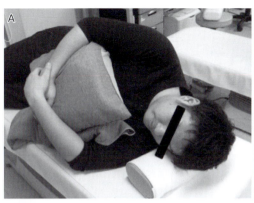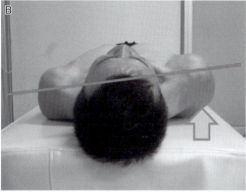

図8 ポジショニング指導②
A：側臥位でのリラクゼーション．水平内転や伸展・外旋動作が強くなると，痛みが誘発されやすい．
B：側臥位での注意点．肩甲骨が protraction している例は比較的，夜間痛がある場合など特に多い．

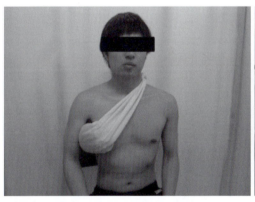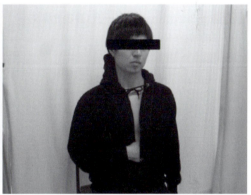

図9 抗重力姿勢における安楽肢位

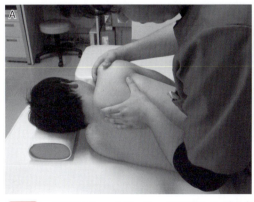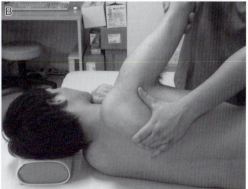

図10 肩甲骨の mobilization を利用した棘上筋の反復収縮運動
A：肩甲骨の上方回旋を誘導しながら肩関節内転誘導
B：肩甲骨の下方回旋を誘導しながら肩関節外転を誘導→棘上筋の反復性収縮を促し同筋のリラクゼーションを図る．

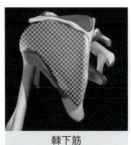
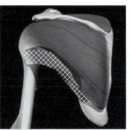
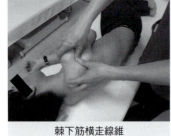
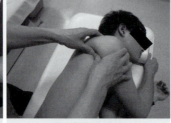
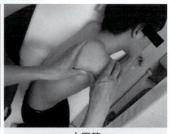

図11 direct stretch の一例（肩後方構成帯）

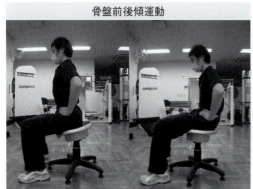
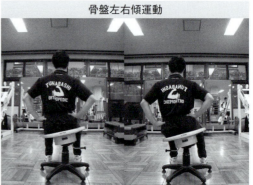

図12 患部外エクササイズの一例
- 必要に応じて下肢・骨盤の柔軟性，血液循環の改善を促す．
- 前屈ストレッチや骨盤運動（体幹運動性向上が重要）．
- 痛みの軽減とともに積極的に有酸素運動を行う．

部外エクササイズが有効である．骨盤の前後傾を介した肩甲骨内転・外転運動や骨盤の側屈を介した肩甲骨の上方回旋・下方回旋運動が肩甲骨周囲筋の伸縮性を促し，過緊張を軽減する（図12）．

② 拘縮期

拘縮期における理学療法では関節可動域と筋機能の改善が目標となる．拘縮は過負荷による筋，腱板，腱板疎部などの損傷および滑液包の炎症や疼痛のための不運

図13 肩甲窩上腕関節の関節内移動

（文献8の図2を基に作成）

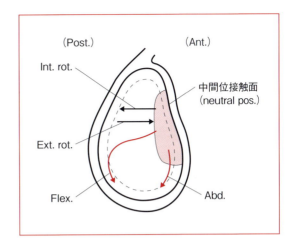

動性による軟部組織の短縮，または術後炎症および固定による軟部組織の癒着などが原因と特徴となる．また拘縮と思われる可動域制限でもほとんどは運動時の疼痛に由来し，筋過緊張による筋原性疼痛が多い．拘縮に至る可動域制限の機序としては疼痛のため筋力が発揮できない，過緊張状態にある筋は筋力が低下する，痛みによる防御性収縮がある場合は拮抗筋の過緊張による伸張性低下が運動の抵抗になるという具合に拘縮肩には筋力低下を伴う．しかし運動時痛がある筋に対して筋力強化は困難なため，早期に筋過緊張と疼痛を除去する必要がある．

　肩関節の治療を行ううえで関節窩と上腕骨の相対的な動きとして臼蓋上腕リズム[4]を押さえておく．一般的には屈曲に伴い上腕骨は後方への軸回旋を行うが，同時に骨頭は関節窩を上部から下方に滑る．肩関節外転時には骨頭は関節窩の上部から下方へ滑る．上肢下垂位での外旋時には上腕骨頭は関節窩に対して前方へ滑り，内旋ではその逆の動きを伴う．可動域訓練や筋力訓練では上腕骨頭の動きを意識しながら評価や治療を行うことが重要である（図13）[8]．

　「肩関節可動域制限に対するアプローチ」の項（p.71）でも述べたように，可動域制限に対する制限因子を評価，特定し治療を施していく．ストレッチや揉捏治療を施す際は，対象筋に対して的確にアプローチできているかが重要である．患者の表情や，痛みの部位を問診しながら治療を継続する．特に注意する点は対象筋の伸張性低下がある場合，その伸張が最大に達した時に骨頭が反対方向に変位する（obligate translation）によってインピンジメントを引き起こす．例えば肩甲下筋をストレッチする際に同筋が伸張されているのか，肩関節上部に痛みがあるのかを患者に確認しながらアプローチしていく．ポイントは肩甲下筋の起始と停止を意識し引き離すようにストレッチしていく．伸張された同筋の中間部を圧迫し，さらに伸張刺激を加える．また前述の通り拘縮した筋は"伸縮性"が低下しており筋力低下も伴うため，ストレッチした対象筋は収縮の刺激も入れていく（図14）．柔軟性が改善されただ

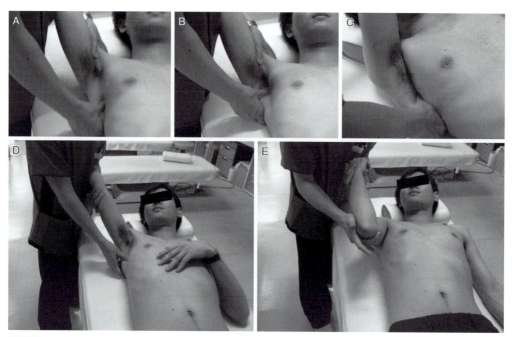

図14 肩甲下筋へのアプローチ例：ストレッチ

A：小結節（起始部）と下角（停止部）を引き離すようにする．
B：筋線維の中間部を圧迫して，さらに伸張刺激を加える．
C：拘縮が強い場合は肩甲骨を引き出すようにする．圧迫による疼痛やインピンジメント症状による肩関節上部痛に注意する．
D→E：伸張位から等張性・求心性の刺激を入れて筋伸縮性を加えていく．

けでは患部の筋力低下による鈍痛が残る場合が多く感じられる．筋肉が本来持っている伸縮性を獲得していくことが再発予防にもつながると考えられる．肩甲上腕関節の可動域制限は肩甲胸郭関節による代償動作を誘発し，肩甲帯周囲筋の過緊張や機能不全を起こす．代償動作により機能不全を起こした対象筋に対して筋機能の改善や動作の正常化を図る．肩甲骨を過度に前傾させる小胸筋や腱板筋の機能低下を代償する大胸筋にストレッチを施し，最終挙上位を獲得するために必要な肩甲骨の上方回旋・外旋・後傾を介助しながら動作指導を行う（図15）．

❸ 寛解期

寛解期の理学療法では動作改善が主目的となる．寛解期ではほとんどの疼痛が改善してきており，可動域の左右差改善や筋持久力の向上，ダイナミックな動作の獲得を促す（図16）．また余暇活動，スポーツ活動動作で行えないことを中心に機能改善を促すといった反復した運動学習を主とした積極的な理学療法を施行する．また運動療法ばかりでなく，同時に肩関節に負担がかかるような日常生活動作を患者と見直し改善していくADL指導が，再発予防にとても重要であると考える．

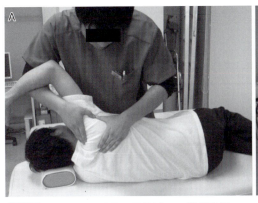
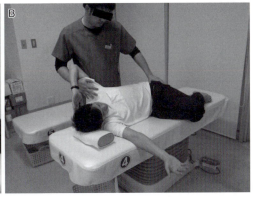

図15 肩甲骨の誘導：最終域での機能改善
　　　A：上方回旋，外旋，後傾位の誘導，B：小胸筋，大胸筋のストレッチなど

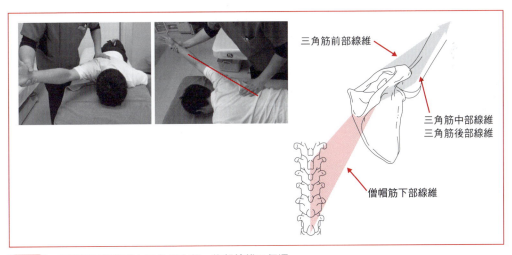

図16 僧帽筋下部線維と三角筋中部・後部線維の促通

> **ワンポイントアドバイス　拘縮期治療の考え方**
>
> 拘縮期の症例において屈曲90°以上と，それ以下とでは治療の対処が異なる．屈曲90°以下で他動外転が40°以下の場合は，下方関節包の肥厚や癒着の可能性がある．下方関節包には肩甲下筋腱が付着しており，肩関節外転外旋位にて内転方向へ等尺性収縮を行うことで伸張刺激を与えられると考える．また上腕三頭筋長頭は関節包に付着しており，肩関節屈曲位で肘関節屈曲位から肘伸展方向へ等尺性収縮を行うことで腋窩線維を広げられると考える．
> 屈曲90°以上の拘縮症例に対しては可動域制限に応じた制限因子を特定しアプローチしていく．挙上制限により洗髪動作が困難な場合は，患側の肘部を同側の膝に乗せ体幹を前傾することで，頭部を手部に近づける．挙上可動域が獲得されるまでは，前述の動作指導を行い代償させる．結帯制限に関しては「肩関節可動域制限に対するアプローチ」(p.71) で述べているが，制限が強い場合には体幹を前傾させながら結帯動作を行うと胸椎の屈曲に伴って肩甲骨が前傾し，同動作制限を緩和してくれる．

◆文献

1) 信原克哉：肩 その機能と臨床，第2版，医学書院，東京，1987
2) Codman EA：The Shoulder, Thomas Todd, Boston, 108-122, 1934
3) Grey RG：The natural history of "idiopathic"frozen shoulder. J Bone Joint Surg Am 60：564, 1978
4) Shaffer B, et al：Frozen shoulder：A long-term follow up. J Bone Joint Surg Am 74：738-746, 1992
5) 仲島佑紀ほか：両側肩関節拘縮の一例 手術療法と保存療法の臨床経過．肩の運動機能研究会，2008
6) Hagiwara H, et al：Bilateral refractory frozen shoulders treated with conservative and surgical treatments －a case report of long-term follow-up. Eur Orthop Traumatol 3：81-84, 2012
7) クンダルほか：筋：機能とテスト－姿勢と痛み－，西村書店，東京，2006
8) 森　統子：外傷性肩関節前方脱臼に対する運動療法．関節機能解剖学に基づく整形外科運動療法ナビゲーション　上肢．整形外科リハビリテーション学会編，メジカルビュー社，東京，95，2008
9) 宇都宮初夫：関節ファシリテーション，第1,2,3,4,5版，2000-2004

2) 腱板断裂

①診断と手術のポイント

大西和友・菅谷啓之

はじめに

　腱板断裂(rotator cuff tear)は，腱の退行変性を基盤に50歳以上の中高年に好発する．若年者の腱板断裂は何らかの外傷を機に発症することが多いが，60歳以上では明らかな外傷機転を有さない例も多い．実際に，わが国の山村地区に在住している70歳以上の住民のうち約半数が腱板完全断裂を有していたとの報告もある[1]．したがって，腱板断裂はcommon diseaseの一つであり，無症候性の断裂も多いことから，たとえ症候性であっても適切な疼痛管理と理学療法により症状の改善が期待できる例も多いことを念頭に置く必要がある．

1 必要な評価とポイント

❶ 病歴聴取

　外傷歴の有無，急性発症か否か，症状の推移，治療歴および安静時痛や夜間痛の有無を確認する．また，職業歴やスポーツ歴，利き手側も必ず聴取する．

❷ 理学検査

(1) 身体所見

　まず，自動挙上可動域と有痛弧徴候(painful arc sign)の有無を確認する．次に各々の可動域，各種筋力テストを行う．肩甲帯機能評価としてcombined abduction test(CAT)やhorizontal flexion test(HFT)を行う．これらの各種身体所見は必ず両側で行う．

(2) 疼痛・関節可動域制限の評価

　立位で制限が強ければ臥位で，疼痛が強ければ局所麻酔の注射を行うことで正確な可動域を測定し，制限が全方向性に及んでいるか，特定方向のみであるかを見極めることが重要である．特定方向のみの可動域制限の場合は，腱板断裂を疑い各種画像検査を行う．肩鎖関節障害や長胸神経麻痺，Keegan型解離性運動麻痺なども特定方向の可動域制限をきたすため鑑別を要する[2,3]．

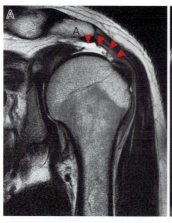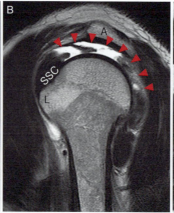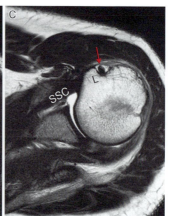

図1 腱板断裂の MRI
A：冠状断．中から大断裂を認める．
B：矢状断．棘上筋，棘下筋の断裂を認める．
C：水平断．LHB（矢印）の軽度腫脹と周囲に水腫を認める．
矢頭：断裂部，A：肩峰，L：小結節，SSC：肩甲下筋

3 画像検査

まず，単純 X 線検査を行い変形性肩関節症や石灰沈着の有無を確認する．肩峰下の骨棘や大結節の不整像は腱板断裂を疑う所見である．上腕骨頭が上方化し肩峰骨頭間距離が狭小化・消失していれば広範囲腱板断裂が存在する．腱板断裂の確定診断には超音波検査や MRI 検査を用いる．

MRI 検査は，斜位冠状断，斜位矢状断，水平断の三方向を用いる．冠状断で断裂の引き込み具合，矢状断で断裂腱の同定および筋萎縮や脂肪浸潤の評価，水平断で肩甲下筋腱や上腕二頭筋長頭腱（long head of biceps：LHB）を評価する（図1）．手術適応や術式を決定するうえで，断裂腱の筋萎縮や脂肪浸潤の程度を確認する必要があるため，矢状断画像は肩甲骨内側まで撮像する（図2）．

2 手術治療

1 手術適応

腱板断裂には無症候性のものや，症候性であっても注射や理学療法を中心とした保存治療に反応する例も多い．実際に，2011 年から 2012 年に当院で腱板断裂と診断された 1,199 例のうち，のちに手術を要したのは 436 例（37％）であり，MRI 上腱板断裂が明らかであっても，手術は適切な疼痛管理と理学療法を行ったうえで検討すべきである．筆者らは，原則として①不全断裂や小断裂で難治性のインピンジメント症状を呈する症例，②中〜大断裂で筋力低下を認める症例，③肩甲下筋腱完全断裂症例，④腱板断裂に拘縮を合併している症例，⑤若年者の外傷性完

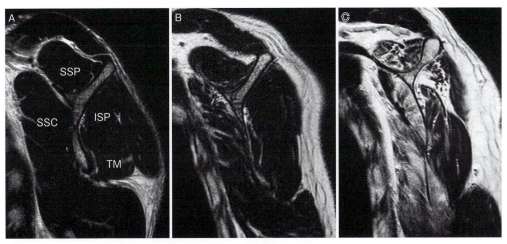

図2 筋萎縮，脂肪浸潤の評価（MRI 矢状断 T2 画像）
A：正常．
B：棘上筋に軽度萎縮，肩甲下筋に中等度の萎縮と脂肪浸潤を認める．
C：棘上筋，棘下筋，肩甲下筋に高度脂肪変性を認める．
SSP：棘上筋，ISP：棘下筋，SSC：肩甲下筋，TM：小円筋

全断裂，は手術適応と考えている．しかし，安静時痛や夜間痛などのいわゆる炎症性疼痛を認める時期に短絡的に手術に踏み切ると，たとえ腱板修復状況が良好であっても，術後疼痛が遷延し最終的な臨床成績も有意に劣るため，手術適応に加え，術前の適切な疼痛管理と手術時期の判断が良好な術後成績の獲得に重要である[4]．

2 当院の手術法

(1) セッティング

全例関節鏡視下に行う．全身麻酔下にビーチチェア位で行っている．術中の血圧コントロールや術後疼痛の軽減目的に斜角筋間ブロックを併用している．

(2) 肩峰下除圧

肩甲上腕関節内の評価・処置を終えたら肩峰下腔鏡視に移る．筆者らは，余剰骨棘の切除と良好な視野確保を目的に一部の例外を除き，肩峰下除圧を行っている．骨棘切除は，烏口肩峰靱帯に沿ってできるものだけではなく，肩鎖関節面にできた骨棘も切除し，鎖骨遠位端は必ず露出するようにしている．基本的に骨棘の切除量は最小限とし，可及的に烏口肩峰靱帯を温存する（図3）．

(3) 上腕二頭筋長頭腱の処置

筆者らは，自験例[5,6]を基に中断裂以上の腱板変性断裂では，原則 LHB の腱固定または腱切離を行っている．小断裂以下では，術前の MRI や超音波検査，術中鏡視所見を基に適応を決めている．切離か固定かの判断は，年齢や性別，活動性，筋肉量などを総合的に考慮して選択している（図4）．

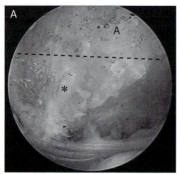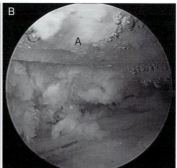

図3 肩峰下除圧術
A：骨棘切除前（点線部から下を切除）
B：骨棘切除後
＊：骨棘，A：肩峰

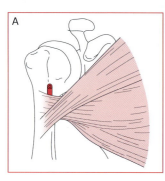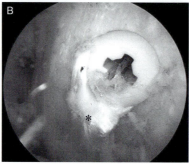

図4 筆者らの上腕二頭筋長頭腱固定
A：インターフェランススクリューを用いた腱固定のシェーマ
B：腱固定後の術中写真
＊：上腕二頭筋長頭腱

(4) 腱板修復

　腱板の修復は，原則スーチャーブリッジ法で行っている．筆者らは，より強固な修復を行うため3本の糸がついたスーチャーアンカーを用いている．アンカーの挿入部位は腱板付着部の最内側部である上腕骨頭の軟骨移行部を指標とするが，断端の可動性が不良な場合は，軟骨を5～10mm程度削り，腱板付着部を内側へ移行させる．通常，縫合糸の腱板への導入は等間隔で行うが，腱板深層まで確実にとらえ，断裂腱板を後方から前方へ修復する解剖学的知見を踏まえ縫合糸を装着することが重要である．すべての縫合糸の装着後は，内側列への応力集中を避けるため，筆者らはスーチャーブリッジを先に行っている．スーチャーブリッジ後に内側列残存糸の縫合を行う[7]（図5, 6）．

おわりに

　腱板断裂は，たとえ術後に再断裂をきたしても，継続した理学療法により良好な機能改善が得られれば良好な臨床成績が得られることも少なくない．一方で，たとえ良好な修復が得られても，術後の機能改善が得られないと満足した結果は得られない．したがって，腱板断裂の治療は，理学療法による機能修復が肝であり，医師と療法士が連携して治療を行うことが重要である．

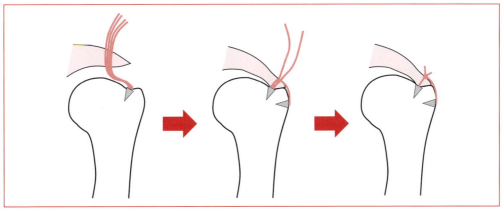

図5 筆者らのスーチャーブリッジ法

内側列の応力集中を避けるため，スーチャーブリッジを行った後に内側列を縫合する．

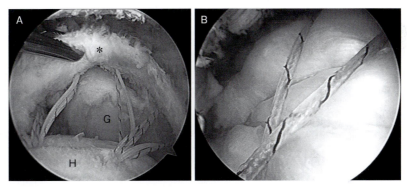

図6 スーチャーブリッジ法の術中写真

A：縫合糸装着後
B：スーチャーブリッジ後
＊：断裂した腱板，G：関節窩，H：上腕骨頭

◆文献

1) Yamamoto A, et al：Prevalence and risk factors of a rotator cuff tear in the general population. J Shoulder Elbow Surg 19：116-120, 2010
2) 大西和友ほか：肩峰下インピンジメント症候群. MB Orthop 28：1-8, 2015
3) Ueda Y, et al：Rotator cuff lesions in patients with stiff shoulders: a prospective analysis of 379 shoulders. J Bone Joint Surg Am 97：1233-1237, 2015
4) 戸野塚久紘ほか：鏡視下腱板修復術における術前疼痛管理の重要性．肩関節 36：905-908, 2012
5) Takahashi N, et al：Progression of degenerative changes of the biceps tendon after successful rotator cuff repair. J Shoulder Elbow Surg 26：424-429, 2017
6) Takahashi N, et al：Hypertrophy of the extra-articular tendon of the long head of biceps correlates with the location and size of a rotator cuff tear. Bone Joint J 99：806-811, 2017
7) 大西和友ほか：最近の鏡視下腱板修復術．臨整外 51：939-946, 2016

2) 腱板断裂
②保存療法

佐久間孝志

はじめに

本項では，肩腱板断裂（肩腱板損傷）(cuff tear)の保存療法についてリハビリテーションに必要な評価・必要な情報収集，当院のリハビリテーションの実際について紹介していく．

1 この疾患をリハビリテーションとしてどう捉えるか

肩腱板断裂（肩腱板損傷ともいう）は当院での肩関節疾患患者において上位3疾患に挙がるほど日常診療において多く遭遇する疾患である．その原因はさまざまであるが，Neerの外因説やCodmanの内因説に代表されるように明確な外傷がなく，繰り返されるストレスに起因する断裂や退行変性を基盤とした非外傷性腱板断裂(non-traumatic cuff tear)，転倒や交通事故，コンタクトスポーツによる受傷など明らかな外傷により発症する外傷性腱板断裂(traumatic cuff tear)の2つに大別することができる．非外傷性の腱板断裂は主に50歳以上の中高年に好発し，肩の痛みや脱力を主訴とすることが多い[1]．その一方で無症候性の腱板断裂が多いことも特徴である．

当院では，2012年4月から2014年12月までMRI上腱板断裂と診断された患者1,419例中797例の56％が手術移行となっている．また山本は無症候性の割合は65％と報告している[2]．このことから，症候性の腱板断裂は肩関節を中心とした機能障害により症状を呈していることが多く，腱板断裂の治療の第一選択として当院では何より残存腱板機能の向上と全身機能の再構築を目的とした運動療法を主とした保存療法が選択される．また観血療法とは異なり，解剖学的破綻を全身を含めたあらゆる機能改善で補うことから，リハビリテーションを行う際は，患者のネガティブな要素も探る一方でポジティブな要素を十分引き出すことが重要であり，治療の醍醐味を味わうことができると同時にセラピストとして腕の見せ所ともいえる．

腱板断裂の主な症状は夜間痛・運動時痛，上肢挙上困難，筋力低下といった症状があるが，当院では基本的に医師による注射や投薬などと併用しながら最低1～3ヵ

表1 当院における腱板断裂の手術適応

①	不全断裂や小断裂で難治性のインピンジメント症状
②	中〜大断裂で筋力低下を認めるもの
③	肩甲下筋腱完全断裂症例
④	拘縮合併例
⑤	低年齢で活動性の高い症例
⑥	労災・事故で根治を希望する症例

上記のほかに本人の強い手術希望がある場合には一定の保存療法の後,手術へ移行する

表2 岩噌らのスポーツにおける腱板断裂の分類

慢性障害型	投球障害に代表されるように,繰り返す反復動作が腱板に微小外傷を加え続けた結果,腱板損傷を起こすもので,野球や水泳などにみられる.完全断裂に至ることは少なく,部分損傷が多い.通常の腱板断裂より若年者に多く,損傷腱板も棘上筋から始まる通常の腱板損傷以外に,棘下筋との境界部のやや後方から始まることが多いことが特徴である.
急性増悪型	繰り返す微小外力により生じた腱板の部分損傷が,急性増悪して完全断裂に至ったものである.慢性障害型に比べて,繰り返す外力の程度が大きいか,種目特性上比較的高齢まで持続可能なスポーツに多い.代表的なスポーツとして体操競技,テニス,ジムトレーニングなどがある.
外傷型	ほぼ1回の強力な外力により腱板が完全断裂を起こすもので,他人との衝突や転倒により生じ,ラグビー,アメリカンフットボールなどのコンタクトスポーツやスキーに多いのが特徴である.肩関節脱臼を伴う腱板断裂なども認められる.

月の保存療法が選択される.対象が高齢の場合では腱板自体の変性が進行しているため,外傷を自覚せずに発症することも少なくない.また症状が軽減していくと五十肩として扱われて何年も症状が持続しているケースも少なくない[1]ので,このような症例は注意を要するとともに,医師との綿密な連携が不可欠となる.

当院における鏡視下腱板修復術(arthroscopic rotator cuff repair:ARCR)の手術適応を示す(表1).

2 必要な評価と情報

❶ 問診

当院では,2012年4月から2014年12月まで肩専門医に腱板断裂と診断された1,786例の調査ではスポーツ活動の関与があるスポーツ腱板断裂367例(平均年齢58.2歳,男性233例,女性134例)ではゴルフ,テニス,水泳,野球,バレーボールの順で多く,岩噌はスポーツにおける腱板断裂の詳細を3つの型に分類し,その特徴を述べている[3](表2).

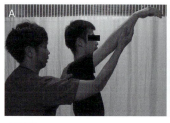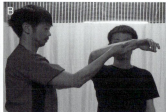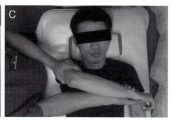

図1 インピンジメントサイン

A：Neer's impingement sign. 前腕回内位にて挙上し，肩甲骨の上方回旋を制動することで烏口肩峰アーチへの接触圧を変化させることで疼痛が誘発されるかを確認する．
B：Hawkins-Kennedy impingement sign. 肩甲骨面挙上90°にて実施し，肩峰下面に棘下筋が衝突し肩峰下滑液包内圧を変化させ疼痛は誘発されるかを確認する．
C：cross arm test. 肩関節内旋位にて水平内転させるとで臼蓋内に小結節が侵入し，肩甲下筋，肩甲下関節包にストレスで疼痛が誘発されるかを確認する．

このことから，スポーツ活動に関与している症例は競技レベルやポジションに加え，overuseに関連する練習量や時間などを十分に聴取する必要がある．一方でスポーツ活動の関与がない一般腱板断裂1,419例（平均年齢66.34歳，男性674例，女性745例），70歳代，60歳代，50歳代の順に症例数が多く，関節可動域（range of motion：ROM）制限が強くなく，単純X線上で石灰沈着がなければ腱板断裂を念頭に置きながら聴取を進める必要がある．

② 疼痛検査

問診で得られた情報から実際にその動作を他動または自動運動を含め疼痛の有無や強度を確認し，疼痛発生の肢位や部位を明確にしていく必要がある．整形外科的テストでは肩甲骨面挙上および下制時に60～120°付近で疼痛が生じるpainfull arcがある場合は腱板機能が低下し上腕骨頭が求心位を取れずに肩峰下でインピンジメント症状を起こしているため，詳細なインピンジメントテストをしていく（図1）．

断裂が比較的大きい場合では他動的に肩を90°挙上または外転し，検者が手を離すか，指一本程度の力で押し下げたとき上肢が落下してしまうdrop arm signを確認する．

> **ワンポイントアドバイス　動作時痛の評価のポイント**
>
> 肩関節自動挙上や外転の際，疼痛や機能的問題から上腕骨内旋位での動作をすることにより疼痛を訴える症例が多いため，「手のひらを天井に向けて手をあげてみてください」という指示により上腕内旋位挙上の是正や，挙上位から上肢を下ろす際に「肘を曲げながら腕を下ろしてください」という指示により，上肢帯のレバーアームを短くし肩関節挙上筋の遠心性収縮を軽減させることや肩甲骨の介助を他動的に行うことで疼痛が軽減することも多く，患者の挙上動作パターンを確認することが重要である．

❸ 視診，触診（動作分析含む）

　上肢帯は他の関節と異なり，常に重力が加わる空間に位置している．通常，自然下垂位では肘関節伸展位，上腕骨内顆と外顆を結ぶ線が肩甲骨面に近似で，前腕遠位部は中間位になっている．臨床では疼痛や関節可動域制限に加え，肩甲骨の位置異常や筋緊張異常の影響による相対的な位置関係の崩れが生じている場合が多い[4]．このことから，立位・座位・背臥位で患者がどのような姿勢を取っているか，どのようなアライメントになっているかを把握することで制限因子や機能低下の問題を抽出する手段になる．特にフォーカスを当てる個所としては上腕骨頭の位置，肩甲骨の位置，肩甲骨の隣接関節である脊柱のアライメントを確認することが重要である．

　触診では静的アライメントの確認とともに動的な運動での肩甲骨の位置や脊柱の位置などを実際に触れながら確認する．腱板断裂の症例では特に上肢挙上および外転運動において，肩甲上腕リズムを意識しながら上肢の動きに伴い肩甲骨の上方回旋が十分に行えているかを確認することが重要となる．肩甲骨の上方回旋不良例では，前鋸筋や僧帽筋などの筋機能不全，肩甲挙筋や菱形筋，小胸筋などの短縮または過緊張といった機能障害が複雑に絡み合っているため注意深い検証が必要となる[5]．触診は異常な筋緊張を示す筋の確認や程度，棘下筋の収縮や萎縮の程度などの筋機能を含め実際に触知し確認する．これらの評価から，どこにストレスがかかっているのか，どのような代償を行っているのかなど，おおよその動作パターンのイメージをつかむことが大切である．

❹ 関節可動域テスト（可動性を含む）

　当院では肩関節患者に統一して肩甲上腕関節の可動性の確認を目的，combined abduction test（CAT）と horizontal flexion test（HFT）を測定している（図2）．この評価では三角筋後部線維や小円筋，棘下筋などの肩関節後方組織の短縮によりどの部位が制限因子になっているかを判断することができる．また肩甲上腕関節の可動性では肩甲棘と上腕骨のなす角度 spino humeral angle（S-H angle）[6]を用いることで肩甲骨と上腕骨の相対的位置関係を確認することが重要である．

　甲斐らは健常成人に比べ高齢者では上肢挙上運動に対する腰椎の貢献度が高いことを報告しており[7]，上肢挙上運動を円滑に行うためには脊柱の生理的伸展運動が必要不可欠である．このことから，肩関節のみならず，脊柱，胸郭の柔軟性低下なども複合的に考慮し判断しなければならない．

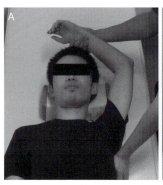
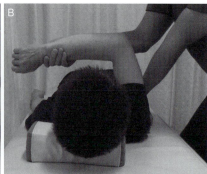

図2 肩甲上腕関節の可動性評価

A：combined abduction test (CAT)
B：horizontal flexion test (HFT)

> **ワンポイントアドバイス** 関節可動域
>
> 肩関節関節包の張力がほぼ一律[5]となる肩甲骨面挙上30°位での内外旋の可動域の評価は関節包や筋肉の張力変化を捉えるのに有用となるため，肩甲上腕関節の可動性と制限因子を把握するための重要な評価となる．

5 筋力検査

　残存腱板・損傷腱板の機能を把握するために重要な評価であると同時に抵抗時の肩甲骨の代償や安定性を確認しながら評価を進めていく．腱板機能検査では，棘上筋，棘下筋，小円筋，肩甲下筋それぞれに対する筋力テストなどを利用しながら機能障害を選択的に評価していく．また肩関節回旋作用を有する棘下筋，小円筋，肩甲下筋は上肢の挙上角度により活動する部位が異なるため，さまざまな挙上角度での確認も重要となる．腱板機能評価の際，腱板が起始部を持つ肩甲骨の動きにも注意を要する．実際には上肢に抵抗を加えたときに肩甲骨の代償を観察する．実際の臨床では他動的に肩甲骨を固定することで発揮される筋力が向上する場合と低下する現象がみられる場合とがある．肩甲骨の固定を介助したときの腱板出力が向上する場合は肩甲骨周囲筋の機能不全を疑い肩甲帯の筋力や機能をより詳細に評価する必要がある．一方で肩甲骨固定により発揮する筋力が低下する症例では，腱板機能低下を肩甲胸郭関節で代償している可能性があり，腱板機能改善に重点を置く必要がある．これらの評価を組み合わせることで実際の患者の器質的問題点の抽出・機能的問題点の整理を行いながら治療を展開していく．

> **ワンポイントアドバイス** 筋力検査
>
> 断裂サイズの大きい症例では，下垂位外旋では他動最終可動域での保持が困難な場合が多く，内旋では最終域での保持は可能でも手関節掌屈や肩関節伸展・内転の代償が強く出現することが多いため，他動運動と自動運動との差や最終域での保持機能を確認することが重要となる（図3）．

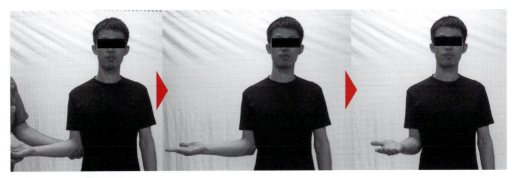

図3 他動最終可動域での保持機能

他動にて最終可動域まで持っていき,そこで保持させるよう指示する.断裂サイズの大きい症例では,最終域での保持が困難な場合が多く極度の筋力低下または対象腱板の損傷を疑う.

3 リハビリテーションの実際

❶ 急性期の理学療法

　この時期の目的は痛みと炎症を軽減させること,可動域を拡大すること,軟部組織のバランスを調整すること,症状悪化を防ぐための患者指導などがあげられる.なかでも急性期の炎症により疼痛や筋緊張が強い例ではまず,安静と患部を中心としたリラクセーションの獲得が求められる.損傷部位や肩峰下滑液包炎(subacromial bursitis)を起こしている部位に過度な刺激を与えないことが重要になる.また夜間痛や安静時痛を強く訴える場合には,枕やタオルを用いたスペーサーの挿入やスリングなどを用いた疼痛コントロールや不良肢位の是正を目的としたポジショニング指導を十分に行う必要がある.

❷ 肩甲胸郭機能

　肩甲骨周囲筋機能不全による肩甲骨運動の低下に対するインピンジメント症候群(impingement syndrome)患者の肩甲骨周囲筋の筋活動は,前鋸筋および僧帽筋下部線維の活動減少と僧帽筋上部線維の活動増加が報告されている[8].同時に肩甲骨上方回旋および後傾の減少,内旋の増加が報告されている[9].これにより,上肢挙上時に肩峰の上腕骨頭に対する高さが低くなり,第二肩関節におけるインピンジメントを生じさせると考えられている.肩甲胸郭機能不全に対しては,肩甲骨アライメントの正常化および姿勢矯正から開始し,抗重力位での肩甲骨の正常な自動運動の獲得を図る.臨床では,円背や肩甲骨外転位や頭部前方位の肢位を呈している症例が多いため,静的アライメントでは胸椎の伸展や肩甲骨内転,動的に運動に伴った肩甲骨の上方回旋や後傾に留意して運動を促していく必要がある.実際の治療においては,疼痛を確認しながら,タオルやストレッチポールを用いた胸椎の伸展運

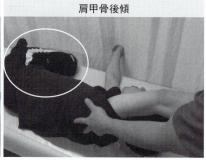

図4 側臥位での肩甲骨運動

側臥位での肩甲骨内転や後傾運動は上側の下肢を前方に置くことで，支持基底面の拡大や骨盤回旋位からのカウンターにより腰背筋膜が短縮位になるため肩甲骨内転や後傾運動を促しやすい．

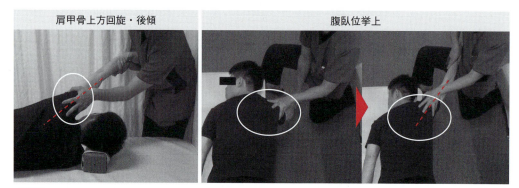

図5 側臥位・腹臥位での肩甲骨運動

肩甲骨に対して上腕骨の過度な挙上を促すことでインピンジメントを助長してしまうことがあるため，S-H angle を意識して肩甲棘と上腕骨のアライメントを触知しながら肩甲骨を誘導することが重要となる．

動や側臥位での肩甲骨内転運動から始めていく．側臥位での肩甲骨内転や後傾運動は上側の下肢を前方に置くことで，支持基底面の拡大や骨盤回旋位からのカウンターにより腰背筋膜が短縮位になるため肩甲骨内転や後傾運動を促しやすい（図4）．

また，肩甲胸郭機能不全により肩甲骨の不安定性がある例では疼痛がなければ四つ這い位でのエクササイズを利用することで神経筋コントロールや荷重によるメカノレセプター機構を促すことも有用である．四つ這い位でのエクササイズを利用し，腱板や前鋸筋，僧帽筋などを強化していく．上肢を土台として肩甲胸郭関節を含めた肩甲帯機能が獲得されてくれば，動的安定性向上を目的に，前鋸筋や僧帽筋のエクササイズを側臥位や腹臥位で実施していく．その際，肩甲骨に対して上腕骨の過度な挙上を促すことでインピンジメントを助長してしまうことがあるためS-H angle を意識して肩甲棘と上腕骨のアライメントを確認しながら肩甲骨を誘導することが重要となる（図5）．またカウンターアクティビティを用いた端座位でのリーチングなどの動作練習を行うことも効果的である．このように重心位置や支持基底

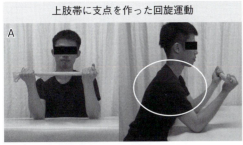
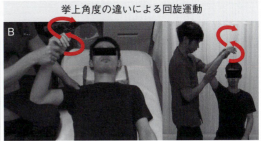

図6 腱板エクササイズ

A：机上に肘をついて上肢帯が安定した支点を作ることで，肩甲骨の代償運動が抑制され，円滑な肩関節内外旋運動が可能となる．上腕骨頭が前方に偏位した内外旋運動ではなく，接地している肘関節に対して肩関節が前方にならないように注意が必要である．
B：回旋運動では状態に合わせて下垂からバンザイ肢位などに挙上角度を変化させることや，座位や臥位などの重力除去肢位から抗重力肢位までさまざまな環境および肢位に適応させることが重要である．

面などを変化させることで初期には静的安定性を修正し，段階的に動的安定性の改善に導くことが求められる．

❸ 腱板エクササイズ

　腱板断裂患者では，腱板筋と三角筋の力の不均衡による骨頭の上方化インピンジメント症候群患者においては，腱板筋の筋活動量の減少[10]や腱板筋の共同収縮の減少[11]が報告されている．特に疼痛・可動域制限が強い症例では，回旋運動においてouter muscleの過収縮や肩甲骨・脊柱の代償運動が腱板での適切な運動を困難にしてしまう場合が多い．その場合は，机上に肘をついて上肢帯が安定した支点を作ることで，肩甲骨の代償運動が抑制され，円滑な肩関節内外旋運動が可能となる．しかし，上腕骨頭が前方に偏位した内外旋運動では，メカニカルストレスが増大し疼痛の原因となるため，接地している肘関節に対して肩関節が前方にならないように指導することが重要である（図6）．

　肩関節外転運動については，scapula plane上から開始し，広背筋や大円筋の収縮による肩関節伸展や体幹筋の過収縮が生じないよう注意する．疼痛や可動域制限が強い症例では，等尺性収縮の運動から開始し，徐々に関節運動を広げていくようにする．運動速度はゆっくりとした運動やリズミカルな運動など変化を持たせながら指導する．ゆっくりした運動では十分に意識を持たせること，リズミカルな運動では相反神経反射を誘発させることや，肩関節周囲筋群と連動した動きを賦活させることを目的とする．回旋運動では状態に合わせて下垂からバンザイ肢位などに挙上角度を変化させることや，座位や臥位などの重力除去肢位から抗重力肢位までさまざまな環境および肢位に適応させることが重要である（図6）．

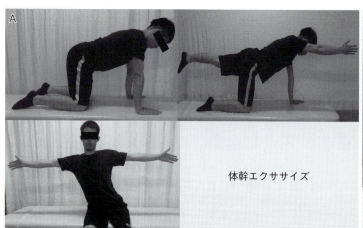
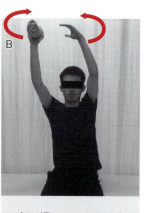

図7 応用エクササイズ
A：腹部の筋や腰背部の安定化を意識しながら応用的な動作へとつなげていく．
B：上肢挙上位保持しながら軽量物を持ち替える運動をすることで，筋の持久性のトレーニングや切り返し動作を強化・学習させる．

❹ その他

　アスリートでは下肢の筋力強化やスポーツでの特有の動きを調整するとともに体幹筋のエクササイズも追加し，腹部の筋や腰背部の安定化と筋力強化を行う必要がある．また筋疲労と肩の固有受容器とは関連があることから，筋の持久性のトレーニングは重要である．実際の症例では洗濯物を干すなどの肩甲骨挙上位での筋持久性の低下により症状を訴える場合も多いため，上肢挙上位での切り返し動作を意識した練習を必要とする場合もある（図7）．

> **トピックス　肩関節周囲炎（拘縮肩）と腱板断裂の臨床像の違い**
>
> 　Uedaらは肩関節可動域制限のある379例を対象に痛みを加味しながら背臥位での可動域を測定した結果，肩関節屈曲，下垂位外旋，結帯の全方向に強い可動域制限を示した89例の内訳は拘縮肩（stiff shoulder）91％，腱板部分断裂9％，腱板完全断裂0％であったと報告している．また上記の三つの可動域でいずれかの項目で強い可動域制限を示した111例の内訳は拘縮肩44％，腱板部分断裂17％，腱板完全断裂39％であり，すべての方向で可動域制限が強くなかった179例では拘縮肩35％，腱板部分断裂16％，腱板完全断裂50％と報告している．このことから，肩関節疾患の代表的な症状の一つである疼痛と可動域制限において肩関節周囲炎（adhesive capsulitis/frozen shoulder）と腱板断裂では臨床像が違うことが多く，挙上100°以下，下垂位外旋10°以下，結帯L5以下の全方向に強い可動域制限を呈する症例は肩関節周囲炎による拘縮肩の場合が多く，外傷歴のない肩痛と関節可動域制限で，全方向に強い可動域制限を示さない場合は腱板断裂を念頭に置いて画像診断をする必要がある[12]ので，リハビリテーションを行っていく際は，より綿密に医師との連携を図る必要がある．

おわりに

　腱板断裂への保存療法アプローチとしては損傷腱板の機能回復ができないことから，残存機能をより理解し，評価・アプローチを検討することが重要である．また対象はスポーツ疾患から高齢者と多岐にわたるため，肩甲上腕関節のみのアプローチにとどまることなく，肩甲胸郭関節を含めたさまざまなアプローチが必須である．

◆**文献**

1) 菅谷啓之：肩腱板断裂に対する関節鏡視下手術．J Clin Rehabil 20：108-112, 2011
2) 山本敦史：疫学 症候性断裂と無症候性断裂．関節外科 34：937-940, 2015
3) 岩噌弘志：スポーツ選手の腱板断裂．MB Orthop 24：7-11, 2011
4) 佐久間孝志ほか：運動器疾患におけるポジショニング．理学療法 29：286-287, 2012
5) 高村　隆ほか：投球障害における腱板断裂の保存療法．関節外科 34：978-986, 2015
6) 福井　勉：力学的平衡理論，力学的平衡訓練．整形外科理学療法の理論と技術，山嵜　勉編，メジカルビュー社，東京，208-230, 1997
7) 甲斐義浩ほか：上肢挙上角と脊柱彎曲角との関係 健常成人における検討．理療科 25：19-22, 2010
8) Peat M, et al：Electromyographic analysis of soft tissue lesions affecting shoulder function. Am J Phys Med 56：223-240, 1977
9) 建道寿教ほか：Open MRI を用いた肩甲骨・肩甲上腕関節の動作解析 健常人・腱板断裂例の対比と近接接触域の変化について．関節外科 28：52-60, 2009
10) Reddy AS, et al：Electromyographic analysis of the deltoid and rotator cuff muscles in persons with subacromial impingement. J Shoulder Elbow Surg 9：519-523, 2000
11) Myers JB, et al：Rotator cuff coactivation ratios in participants with subacromial impingement syndrome. J Sci Med Sport 12：603-608, 2009
12) Ueda Y, et al：Rotator cuff leasion in patients with stiff shoulders: A prospective analysis of 379 shoulders. J Bone Joint Surg Am 97：1233-1237, 2015

2) 腱板断裂

③術後リハビリテーション

澤野靖之・熊谷直樹・木村圭佑

はじめに

腱板断裂（cuff tear）は，その多くが加齢に伴う腱板組織の変性がベースになると報告されている．Yamaguchi らは 588 例の両肩に超音波検査を実施し，両肩とも腱板断裂なしの平均年齢が 49 歳，疼痛側のみ腱板断裂ありの平均年齢が 59 歳，両肩とも腱板断裂ありの平均年齢が 68 歳と報告し[1]，Sher らは肩に症状のない被検者を対象に MRI 検査を行い，40〜60 歳では腱板断裂が 28％であったのに対し，60 歳以上では腱板断裂が 54％にも及んだと報告している[2]．望月は医療現場で遭遇する腱板断裂の大半は加齢性変化による非外傷性の腱板断裂であると述べている[3]．

本項では，一般的な鏡視下腱板修復術（arthroscopic rotator cuff repair：ARCR）術後のリハビリテーションに関して，術後理学療法に必要な評価・必要な情報収集，当院のプロトコルの紹介，実際のリハビリテーションに関してワンポイントアドバイスを交え紹介していく．またスポーツ活動が関与する ARCR に関しては他項にて紹介する．

1 この疾患をリハビリテーションとしてどう捉えるか

ARCR のリハビリテーションは，術前のリハビリテーションから介入することもあるが，術後からの介入でも長期間の経過，リハビリテーションが必要となってくる．よって他の疾患のリハビリテーションにもまして患者とのラポール形成，医師との術後後療法の統一理解は重要となる．

術前より介入できるケースでは，医師による注射や投薬と併用して，筋緊張のコントロールやポジショニング指導，物理療法を駆使し疼痛管理を徹底して行い，肩関節可動域（range of motion：ROM）向上に努める．腱板機能に関しては，残存腱板の維持・向上を目的にリハビリテーションを行う．

術後リハビリテーションとして，修復腱の再断裂というリスクは念頭に置かなければならない．しかしリスクのみを考えていてもリハビリテーションが進まないの

も正直なところである．

　術後はじめに行わなければならないのが，術後疼痛に対する疼痛管理である．医師には投薬や注射を行ってもらい，リハビリテーションとしては装具の良肢位指導，創部周囲の徹底したアイシング，肩関節周囲筋のスパズムコントロールを行い，良眠がとれるように努める．

　関節可動域の獲得に関しては，難渋することも多く経験する．可動域を妨げる要因としては疼痛，肩甲上腕関節（glenohumeral joint：G-HJ）に関与する筋緊張，修復腱のtightness，治療する側・受ける側の修復腱の再断裂に対する恐怖心などが関与する．可動域に関しては，はじめに他動運動を獲得し，獲得できた可動範囲の腱板機能を向上させることにより自動運動を獲得させていく．可動域の獲得は日常生活動作に必要な洗顔，洗髪，整髪，結帯，更衣（女性の下着）につながるように各可動域の獲得を行い，複合動作へとつなげていく．

　ARCR術後腱板機能の向上は最も重要な課題となる．腱板機能は術前より低下しているため，その賦活には最も時間を要するものである．術後早期より疼痛管理，可動域訓練と併用して常に腱板の利きは評価していく必要がある．各時期での腱板機能訓練の方法は後述する．

2 必要な評価と情報

　当院ではARCR症例に関しては術前，術後1ヵ月時，術後3ヵ月時，術後6ヵ月時，術後1年，術後2年と疼痛，可動域，筋力の定期測定を行っている．

❶ 術前・術後疼痛

　術前・術後の安静時痛，夜間痛はnumerial rating scale（NRS）で0〜10の11段階にて表記するようにしている．術後は睡眠を妨げる痛みがあるかの確認をしている．動作時痛に関しては自動運動，他動運動の痛みを分け，さらに収縮時痛なのか，伸張痛なのかを評価しリハビリテーションに役立てる．

　また，術後疼痛は感染症などの早期発見にもつながるため，痛みの程度や場所には注意が必要となる．

❷ 術前・術後可動域

　可動域に関しては屈曲，外転，外旋，結帯（第7頸椎棘突起〜母指までの距離）を評価している．可動域は肩関節全可動域を評価することが望ましいが，臨床現場で全可動域を測定することは時間的にも困難である．自動運動と他動運動の差を評価することが重要で，その差が腱板機能低下の確認にもつながる．

1 肩の機能障害

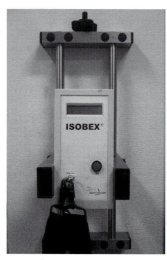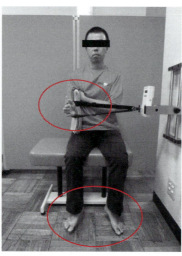

図1　筋力測定　ISOBEX

> **ワンポイントアドバイス**　可動域の確認
>
> リハビリテーション前後の効果判定として，限られた診療時間で最低，自動屈曲，自動外転，自動下垂位外旋，結髪動作，結帯動作を確認している．

❸ 術前・術後6ヵ月以降の筋力

筋力は等尺性筋力測定器 ISOBEX を使用し，肩関節内外旋筋力と肘関節屈曲の筋力を kg にて測定し，肩関節外転に関しては徒手筋力テスト（manual muscle testing：MMT）を測定している（図1）．

❹ 術前 MRI 所見

術前 MRI で情報として知っておきたいのは Goutallier 分類である．棘上筋，棘下筋，小円筋，肩甲下筋の脂肪変性，脂肪浸潤の程度を知ることで，術後の腱板機能回復を予測することは重要と考える．また回旋腱板である棘上筋，棘下筋，小円筋，肩甲下筋と三角筋の筋肉のボリュームも機能回復過程の参考となる．

❺ 術中所見

術後リハビリテーションを行ううえで，必要不可欠なのは術中所見（operation record）の把握である．術中所見に関しては，執刀医から直接情報を得たい．

当院ではそれとともに operation record も詳細に理解するようにしている．当院の operation record は2枚記載されており，1枚目に腱板断裂形態と修復内容が簡潔にイラストで記載されている．2枚目はその内容を詳細に腱板疎部，上腕二頭筋長頭腱，関節下腔，肩峰下滑液包における synovitis（滑膜炎）の有無，棘上筋，棘下筋，肩甲下筋，小円筋の rotator cuff tear（回旋腱板断裂）の有無と滑液包面断裂，

2）腱板断裂　③術後リハビリテーション

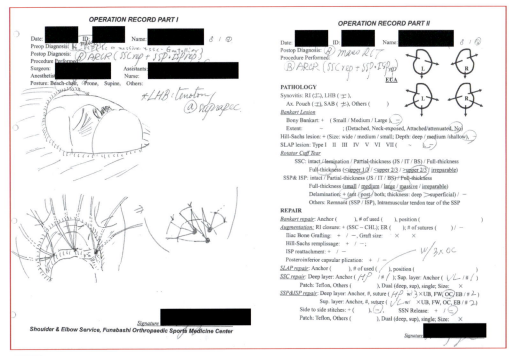

図2　手術記録

腱内断裂，関節面の断裂形態，小断裂，中断裂，大断裂，広範囲断裂の断裂サイズの記載，最後にside to side（側々縫合），patch（断端の引き寄せが困難な大・広範囲断裂の際の大腿筋膜張筋を使用）の有無，partial repair（部分腱板修復：主に広範囲断裂患者に適用）などの腱板修復の方法を明記してあるため，必ずこれらを頭に入れて症例に臨むことが重要である（図2）．

6 腱板修復以外の処置の確認と把握

（1）上腕二頭筋長頭腱の処置

上腕二頭筋長頭腱のtenotomy（腱切離）・tenodesis（腱固定）の有無も確認する必要がある．tenodesisには当院では二種類行われており，大胸筋の上腕骨停止部の腱成分に縫着するsoft-tissue tenodesisと大胸筋直上（結節間溝遠位）で鏡視下にてスクリュー固定と合わせてsoft-tissueを併用するdouble（dual）tenodesisが行われている．tenodesisを行った症例は早期から上腕二頭筋にストレッチが加わる動作や上腕二頭筋の過剰収縮は固定部のストレスとなるため，留意が必要である．

（2）術中manipurationや関節包切離の有無

術前に拘縮があった症例には麻酔下にてmanipurationを行うことがある．その際には関節包の断裂を伴うこともある．manipurationにて可動域が獲得できない症例には関節包のリリースが行われる．関節包の切離が加わった症例は術後疼痛も

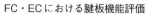 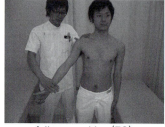 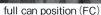 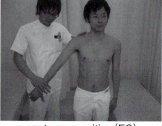

図3 棘下筋・棘上筋停止部

強いことが多く，再癒着の可能性もあるため，疼痛管理を行いながらも積極的に可動域の獲得に努めなければならない．

7 腱板機能

術後腱板機能は肩甲骨を良肢位に固定した状態で，求心性収縮，等尺性収縮，遠心性収縮が可能かを確認する．腱板の収縮力はあるが，持久性に乏しい症例も存在するため運動回数や時間の評価も必要となる．

Mochizuki らは，棘下筋の付着部が大結節の前方まで及んでいると報告している[4]．この報告を基にわれわれは，健常人25名50肩で empty can position（EC）と full can position（FC）での棘下筋の表面筋電図の筋活動を外転位，肩甲骨面上，屈曲位，水平内転位で調査し，FC より EC が棘下筋の活動が有意で，さらに外転位より水平内転方向での棘下筋の活動が有意と学会報告（第59回東日本整形外科学会・第27回日本臨床整形外科学会・第6回肩の運動機能研究会）した（図3, 4）．

3 リハビリテーションの実際

当院での術後リハビリテーションプロトコルは，装具固定期と装具除去移行期，機能訓練前期，機能訓練後期と4期に分類して行っている（図5）．

あくまで目安ではあるが，術後1ヵ月でデスクワーク開始，術後3ヵ月で軽い荷物などが持てる軽作業の開始，術後6ヵ月で重労働やスポーツの基本動作の開始，術後10ヵ月〜1年でスポーツ競技復帰を目標としている．

2）腱板断裂　③術後リハビリテーション

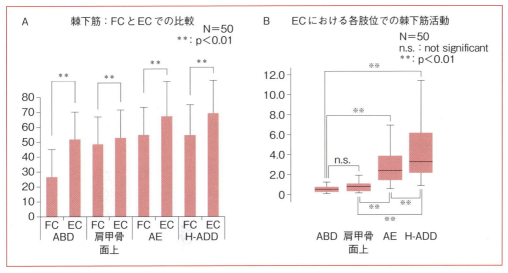

図4　棘下筋の筋活動

A：棘下筋の筋活動は外転90°位，肩甲骨面上45°，屈曲方向，水平内転120°位の各肢位でempty can (EC)が有意に高値であった．
B：ECでの棘下筋の筋活動は水平内転120°位が外転90°位，肩甲骨面上45°位，屈曲位より有意に高値であった．

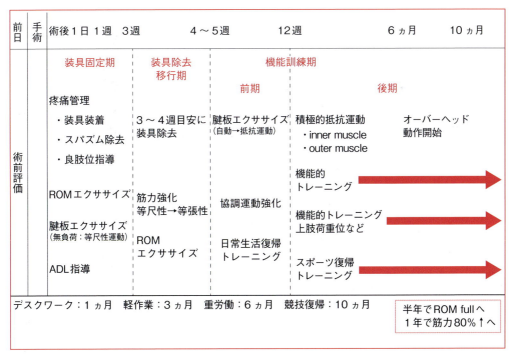

図5　ARCRプロトコル

1　装具固定期（術後1〜3週）

　ARCR術後リハビリテーションは術翌日より開始する．入院期間は術後4日で退

院となり，外来通院でのリハビリテーションへと移行していく．

この時期の理学療法の目的は，徹底した疼痛コントロールを行うことである．疼痛コントロールには医師より投薬や必要に応じて注射も行ってもらうが，物理療法を併用した炎症の抑制，装具のポジショニング指導を行うことでの良肢位保持，頸部・肩甲骨周囲・上腕の筋スパズムコントロール，更衣動作，入浴時の装具脱着方法の自立や食事方法，就寝方法などの日常生活指導，患部外の手指，手関節，肘関節，肩甲胸郭，骨盤帯の自動運動を行う．

この時期の肩甲上腕関節他動可動域は重要で関節包内運動を始め，各運動方向への愛護的な可動域運動が必要となる．腱板訓練としては，強化というよりは促通という感覚で，関節運動を伴わない等尺性収縮にてわずかに筋収縮が確認できるくらいの強度で行うことや，無抵抗・無負荷での求心性収縮で行う．

❷ 装具除去移行期（術後3〜4週）

この時期の目的は装具除去できる環境づくりである．当院の装具除去基準は，安静時痛がないこと，睡眠を妨げる夜間痛がないこと，安楽姿勢を妨げるほどの筋スパズムがないこと，著しい肩甲骨位置異常がないこと，肩甲上腕関節内転制限がないことが基準となってくる．断裂サイズにても多少基準は異なってくることもあるが，小・中断裂は術後4週で完全除去できるように取り組み，大断裂や広範囲断裂でpatchなどの処置がある際は術後6週程度となることもある．この時期の理学療法は装具固定期の延長上のものとなるが，装具除去を念頭に置いて可動域に関しては他動運動では可動域を広げることで，特に肩甲上腕関節の内転制限が残らないように無理なく下垂位が取れるように取り組むことと，自動運動では腱板収縮を等尺性運動から等張性運動へと運動様式も考慮し装具除去した時点で前方挙上90°とれることを目標にしている（図6）．

> **ワンポイントアドバイス** 装具の工夫
>
> 装具固定期〜装具除去移行期まで，装具のポジショニングが一定ではなく，1週目，2週目，3週目と肩関節内外旋角度を変えずに，肩甲骨の位置を徐々に外転位から中間位に戻すように心がける．

❸ 機能訓練前期（術後4週〜3ヵ月）

装具除去ができ3ヵ月日常生活の自立，軽作業獲得を目指すこの時期は，積極的な可動域の獲得を行う．肩甲上腕関節の可動性を出すために，肩甲骨（近位）を固定して，上腕骨（遠位）を動かすか，遠位を固定して遠位を動かすかを患者により使い分け，可動異性向上に努める．処置を行った腱板に注意しながら他動運動は全

2）腱板断裂　③ 術後リハビリテーション

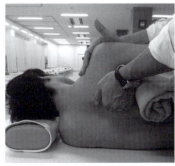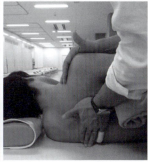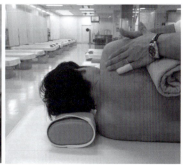

図6　肩甲骨運動

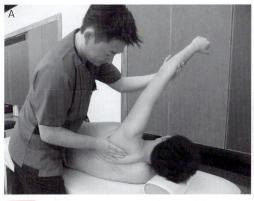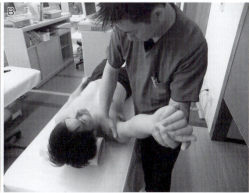

図7　術後3ヵ月までのアプローチ例
A：肩甲骨を固定してのG-H他動屈曲動作
B：外旋可動域が獲得できていない時期はG-Hの純粋な屈曲方向ではなく肩甲骨面上での屈曲運動を行う．
C：肩甲骨を固定してのG-H内転動作

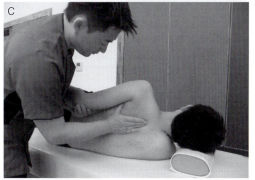

可動域の獲得を目指す．しかし，外旋可動域が獲得できていない時期に無理に純粋の屈曲方向への他動運動は行わず，scapula plane 上にて行い，外旋可動域が拡大してきたら屈曲方向への可動域拡大へとつなげる（図7）．また大断裂や広範囲断裂，3腱断裂症例に多い肩甲下筋腱修復症例は外旋の可動域と内旋の筋収縮には注意が必要である．当院ではARCR術後症例には術後3ヵ月間は組織の治癒に重要な期間と考えているため，患部に過剰なストレスがかかる動作は禁止している（3ヵ月ルール）[5]．無理な抵抗とは，強い負荷活動，切り返しの速い運動（クイック動作），大きな牽引ストレス，コントロール不能な運動（物を投げる・叩く）などの動作を禁

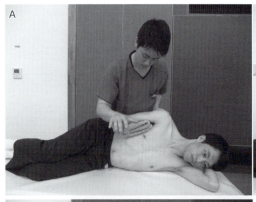
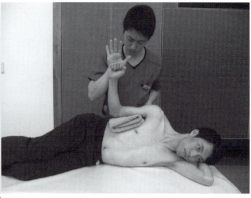
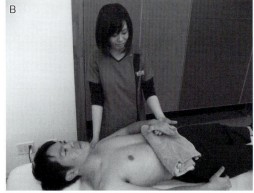

図8 術後3ヵ月までのアプローチ例
A：側臥位での外旋エクササイズ
B：背臥位での内旋エクササイズ

止している（図8）．

> **ワンポイントアドバイス** 肩甲上腕関節内転制限に注意
>
> 装具除去すると筋緊張が上がる症例も多く経験する．肩甲上腕関節の内転制限は起こりやすく，トリック動作（winging）も出現しやすいためしっかりと評価することと，純粋な内転の獲得を心がける．

④ 機能訓練後期（3ヵ月以降）

　3ヵ月ルールが終了したこの時期からは，腱板へも徐々にストレスをかけていく時期であり，6ヵ月時に重労働ができる環境づくりが目的となる．関節可動域も制限が存在する方向への積極的な可動域運動と腱板への抵抗運動も徐々に強度を上げていく．また，自重を使ったon elbowやon handsでの運動を開始し，肩甲帯と上肢の協調運動も取り入れていく．6ヵ月以降はinner muscle・outer muscle協調運動や切り返しの速い動作も行い，趣味や重労働，スポーツが可能な環境をつくっていく．可動域に関しては6ヵ月時点では他動運動と自動運動の差を最小限にしたい．また，術後1年時にMRI T2脂肪抑制画像の菅谷分類を確認し修復腱板の機能と画像上での回復を確認することも重要と考える（図9）．

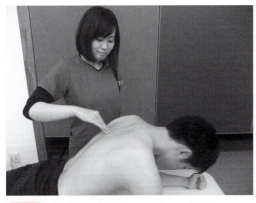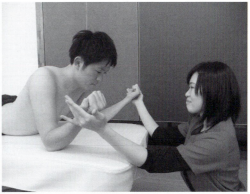

図9 術後3ヵ月以降のアプローチ例
自重を利用した肢位でのCKCエクササイズを導入していく．

> **ワンポイントアドバイス ◆ 可動域の目安**
>
> 戸野塚は術後3ヵ月時点のROMが重要で，前方挙上120°，下垂位外旋10°，内旋（結帯）L5以下は2年後の予後不良となると報告している[6]．

> **トピックス　腱板機能訓練の方法**
>
> 　腱板訓練は，今日まで数多く報告されている．また筋力訓練に関しても関節運動を伴わない等尺性収縮，求心性収縮，遠心性収縮，関節運動の速い収縮，ゆっくりとした収縮，切り返しの速い動作，遅い動作など，収縮様式のみをみても方法は多岐にわたる．
> 　今回は腱板収縮が入りにくい症例，下垂位外旋の自動運動，他動運動に差がある症例，肩甲下筋の機能低下がある症例に関して考慮して行っている腱板機能訓練を紹介する．腱板収縮が弱い症例に関しては，上腕骨軸がぶれて腱板筋群ではなくouter muscleでの代償となるため軸を固定した状態で，肩関節内外旋運動をゆっくり行う（図10）．自動運動と他動運動に開きがある症例に関しては，他動運動最終域での等尺性収縮を行うことと，自動運動，他動運動の差の部分を反復して重力除去位から抗重力位で行っていき，腱板機能の賦活に心がける．肩甲下筋機能低下に関しては，他動可動域で結帯動作が可能となるまではbelly-pressの肢位での等尺性運動を行い，結帯動作が可能となるとlift-offの肢位での運動を行う．

おわりに

　ARCR術後のリハビリテーションに関しては，修復腱が機能し，骨頭が求心位を取れるということが最重要課題となる．受傷機転が外傷性か非外傷性かなどの疼痛強度，断裂サイズや断裂形態の違い，単独，2腱，3腱断裂の違い，脂肪変性や脂肪浸潤の違い，上腕二頭筋長頭腱（long head of biceps：LHB）の処置の有無，術前の拘縮の有無など術前，術中の処置の状況によりプロトコルが必ずしも一定ではないため，術後リハビリテーションは困難であるが，情報収集した点を理解しリスク

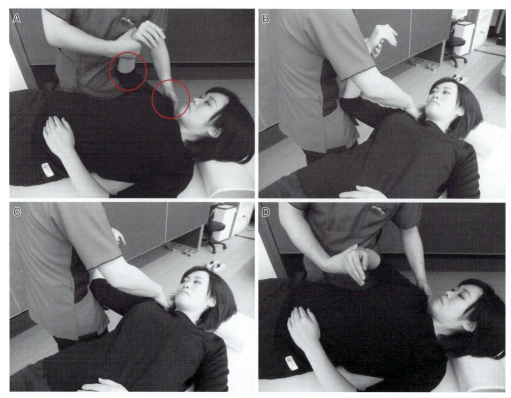

図12 軸を固定しての可動域と腱板エクササイズ
A：治療者は腹部で肘を骨頭方向，手で骨頭を肘方向に軸圧をかける．B：軸圧をかけたまま，自動外旋運動．C：軸圧をかけたまま他動内外旋運動．D：軸圧をかけたまま，自動内旋運動

を考慮して修復腱（筋）の機能回復に努めることが重要で，その改善が困難な際には，他の機能の利用も考えながらリハビリテーションにあたっていくことが重要となる．

◆文献

1) Yamaguchi K, et al：The demographic and morphological features of rotator cuff disease. A comparison of asymptomatic and symptomatic shoulders. J Bone Joint Surg Am 88：1699-1704, 2006
2) Sher JS, et al：Abnormal findings on magnetic images of asymptomatic shoulders. J Bone Joint Surg Am 77：10-15, 1995
3) 望月智之：肩腱板損傷の病態・リスクと治療．上肢急性外傷のリハビリテーションとリコンディショニング―リスクマネジメントに基づいたアプローチ，宮下浩二編，文光堂，東京，31-38, 2012
4) Mochizuki T, et al：Humeral insertion of the supraspinatus and infraspinatus. New anatomical findings regarding the footprint of the rotator cuff. J Bone Joint Surg Am 90：962-969, 2008
5) 高橋憲正ほか：投球障害における腱板関節面断裂の診断と治療．臨スポーツ医 30：873-878, 2013
6) 戸野塚久紘ほか：肩関節新撮影法の開発 単純X線による関節窩前方部の骨形態評価．肩関節 34：317-320, 2010

3) 人工肩関節置換術
① TSA のポイント

濱田博成・菅谷啓之

1 人工肩関節全置換術（TSA）とは

疼痛や機能障害が著しい肩甲上腕関節の一次性変形性関節症に対して行われる手術である．リバース型人工肩関節は腱板機能の再建が不可能な症例に行われるが，本症では通常腱板は正常に保たれており，解剖学的人工肩関節とも呼ばれる．上腕骨側は，金属製のステムおよび骨頭コンポーネントで置換し，肩甲骨側は，ポリエチレン製の関節窩コンポーネントで置換する（図1）．5年生存率は98％[1]，10年生存率は96％[2]，20年生存率は84％[3]と安定している．

2 適応

肩甲上腕関節の一次性変形性肩関節症が対象となるが，腱板断裂がないか修復可能であることが条件となる．ただし，関節窩骨欠損が軽度で関節窩コンポーネントが関節窩と肩甲骨皮質骨内（glenoid vault）にしっかりと設置できることが条件となる．関節窩の後傾が高度な症例（Walch分類[4]（後述）で後傾が10～15°以上のtype B2, type C）では，関節窩コンポーネントがglenoid vault内にしっかりと固定できないため，リバース型人工肩関節の適応となる．年齢は，将来的な再置換の可能性を考慮すると60歳以上が良い適応となるが，若年者にはbone stockをなるべく温存できるようなデバイスが望ましい．

3 理学診断

❶ 可動域

疼痛により自動可動域が大きく制限されていることが多いが，関節症の高度な症例では他動可動域も大きく制限されている．

❷ 筋力

疼痛により筋力測定は困難なことが多いが，腱板機能不全がないことを確認しておく．

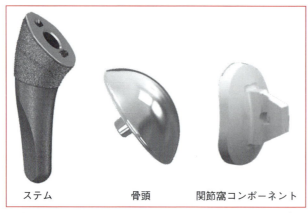

図1 解剖学的人工肩関節

ステム　骨頭　関節窩コンポーネント

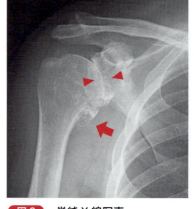

図2 単純X線写真

肩甲上腕関節の狭小化（矢頭）と骨頭下方の骨棘（矢印）を認める．

4 画像診断

❶ 単純X線

肩甲上腕関節の狭小化や骨棘を認める（図2）．

❷ CT

再構築画像や3次元画像によりさまざまな評価が可能であるが，術式選択に関わるので，特に関節窩の評価が重要である．Modified Walch 分類[4]（図3）による関節窩の前後傾の評価を用いている．高度の後傾や骨欠損を伴う症例では，リバース型人工肩関節を検討する．

❸ MRI

CTでは評価しにくい軟部組織，特に腱板の評価を行う．廃用性の脂肪変性がみられる症例が多いが，腱板腱性部の大小結節への付着部の様子を注意深く観察する．腱板断裂を伴う症例では，修復可能であればTSAの，不可能か難しい場合にはリバース型人工関節の適応となる．

5 手術手技

❶ 展開

三角筋 / 大胸筋間進入法（deltopectoral approach）を使用する．

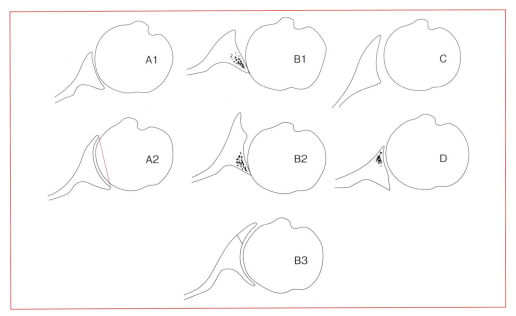

図3 Modifed Walch 分類

一次性変形性肩関節症における関節窩横断面の形態分類である.
type A：上腕骨頭の亜脱臼なし．A1－関節窩中央の軽度びらんを認めるもの．A2－関節窩中央の高度びらんを認め，関節窩の前縁と後縁を結ぶ線が上腕骨頭を横切るもの.
type B：上腕骨頭は後方へ亜脱臼．B1－関節窩後方の関節裂隙の狭少化または骨硬化や骨棘と上腕骨頭の後方亜脱臼を認めるもの．B2－関節窩後方のびらんと (bicocave)，上腕骨頭の後方亜脱臼を認めるもの．B3－関節窩の陥凹と後方の磨耗があり (monoconcave)，さらに関節窩の15°以上の後方傾斜，または上腕骨頭の70％以上の後方亜脱臼を認めるもの.
type C：関節窩が25°以上の後方傾斜を認めるもの.
type D：関節窩の前方傾斜，または上腕骨頭の40％以下の前方亜脱臼を認めるもの.

❷ 肩甲下筋腱の処置

　肩甲下筋腱は小結節側に縫いしろを残して切離する（図4A）．さらに，肩甲下筋後面の関節包を切離して十分にモビライゼーションする．

❸ 上腕骨頭の切除

　関節窩前方・下方の関節包を切離し（図4B），上腕骨を脱臼させる．骨頭周囲の骨棘を切除し，解剖頚に沿って骨頭を切除する．

❹ 関節窩コンポーネントの設置

　後方関節包は残したまま，関節窩を十分に展開する．関節窩のリーミングを行い，セメントを用いて関節窩コンポーネントを固定する（図4C）．

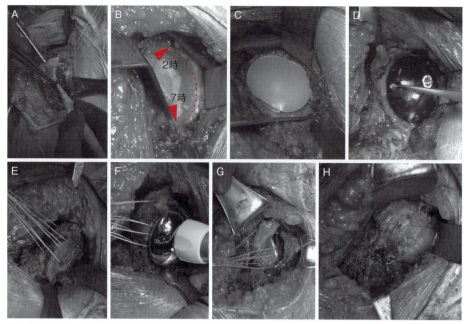

図4 手術手技（右肩）
A：肩甲下筋腱を切離，B：関節窩2〜7時までの関節包の切離，C：関節窩コンポーネントの設置，D：上腕骨インプラントのトライアルを挿入，E：肩甲下筋腱修復用の縫合糸を小結節に縫着，F：上腕骨インプラントの挿入，G：整復，H：肩甲下筋腱の修復

5 仮整復

　上腕骨インプラントのトライアルを設置する．解剖学的構造を回復させるべく，適切なサイズの上腕骨頭を挿入する（図4D）．整復し，軟部組織バランスを確認する．軟部組織のバランスは，上肢中間位で骨頭を前方から押したとき，後方脱臼せず，自然に前方に引き戻される程度としている．

6 上腕骨インプラントの設置，肩甲下筋腱の修復

　肩甲下筋腱修復用の2号非吸収糸を小結節部に通し（図4E，上腕骨インプラントを挿入する（図4F）．整復後，肩甲下筋腱を修復する（図4G，H）．骨頭の前上方偏位を防ぐため，腱板疎部を縫合する．閉創して手術を終了する（図5）．

6 後療法

　術後4週間は患部を安静にするために装具を使用する．比較的高齢者が多いため，頸部に負担がかからず，患肢を用いての洗顔や食事が術直後からできるように，我々の開発した簡易型装具（イージースリング）を用いている（図6）．装具除去の後は，徐々に荷重な

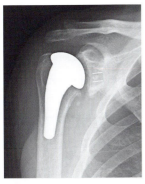
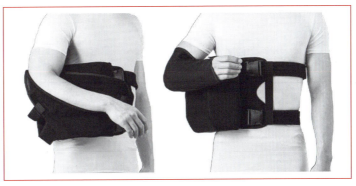

図5　術後単純X線写真　　図6　装具固定（イージースリング）
術後の安静を目的に術後約4週間前後使用する．

どの負荷を許可するが，肩甲下筋腱の修復を考慮して術後3ヵ月以内は無理をさせない．

7 注意すべき合併症

① 脱臼

修復した肩甲下筋腱が破綻すると不安定症を招来する．危険肢位は外転・外旋の強制位であり，過度に可動域を広げるようなことは避ける．

② 感染

発赤，熱感，腫脹などの感染徴候がある場合は，速やかに主治医へ報告する．

③ 神経麻痺

手術操作に伴い，腋窩神経麻痺，腕神経叢麻痺，橈骨神経麻痺などを生じる可能性がある．これらの神経障害が疑われる場合には，速やかに主治医へ報告する．

◆文献

1) Denard PJ, et al：Mid-to long-term follow-up of total shoulder arthroplasty using a keeled glenoid in young adults with primary glenohumeral arthritis. J Shoulder Elbow Surg 22：894-900, 2013
2) Adams JE, et al：Outcomes of shoulder arthroplasty in Olmsted County, Minnesota：a population-based study. Clin Orthop Relat Res 455：176-182, 2007
3) Sperling JW, et al：Minimum fifteen-year follow-up of Neer hemiarthroplasty and total shoulder arthroplasty in patients aged fifty years or younger. J Shoulder Elbow Surg 13：604-613, 2004
4) Bercik MJ, et al：A modification to the Walch classification of the glenoid in primary glenohumeral osteoarthritis using three-dimensional imaging. J Shoulder Elbow Surg 25：1601-1606, 2016

3)人工肩関節置換術
②TSA術後リハビリテーション

早坂 仰

はじめに

変形性肩関節症に対する人工関節置換術は，解剖学的人工関節置換術（anatomical total shoulder arthroplasty：TSA）やリバース型人工肩関節置換術（reverse total shoulder arthroplasty：RSA），および骨頭側だけ置換する人工骨頭置換術に分類され，当院では主にTSAとRSAを施行している．TSAは腱板修復が可能なことが適応条件であり，腱板修復が困難な場合はRSAの適応となる．本項では，TSA術後理学療法に必要な評価・情報収集，当院のプロトコルの紹介，実際のリハビリテーションに関してワンポイントアドバイスを交え紹介していく．

1 この疾患をリハビリテーションとしてどう捉えるか

TSAの特徴としては腱板機能が残存していること，鏡視下で行う手術と比較すると筋や関節包への侵襲が大きいこと，適応例が高齢であること，術前の可動域制限が強いことがあげられる．これらの特徴を理解したうえで必要な評価と情報を収集しリハビリテーションを行うことが重要となる．

2 必要な評価と情報

当院ではTSA症例に対して術前，術後1ヵ月，術後3ヵ月，術後6ヵ月，術後1年，術後2年時に各項目の定期測定を行う．

❶ 術前・術後疼痛

疼痛は安静時痛，夜間時痛，動作時痛をnumerical rating scale（NRS）にて評価する．TSAでは肩甲下筋や前・下方関節包を切離し，上腕骨の余剰頚部骨棘の切除を行う．そのため，腫脹の軽減による疼痛コントロールが特に重要となる．また，関節窩コンポーネントのルーズニングや脱転の報告[1]，術後腱板断裂の報告[2]が多くされているため，手術からの時期を考慮し，疼痛の出現箇所や種類を詳細に評価することが重要となる．

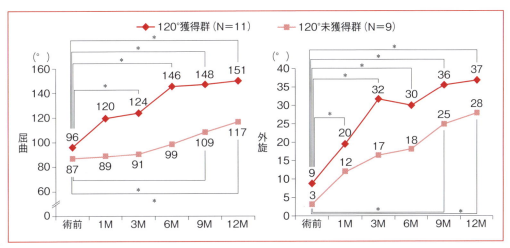

図1 屈曲120°獲得群・未獲得群のROM推移

❷ 術前・術後可動域

　可動域は屈曲，外転，下垂位外旋，結帯（第7頸椎棘突起〜母指までの距離）を評価する．廣岡ら[3]はTSA術後6ヵ月時に屈曲120°獲得群と120°未獲得群を比較すると，120°獲得群の屈曲は術後3ヵ月，外旋は術後1ヵ月までに有意に関節可動域（range of motion：ROM）が拡大していると述べている（図1）．そのため，屈曲は術後3ヵ月，外旋は術後1ヵ月までの関節可動域拡大が重要と考える．

❸ 術前・術後筋力

　筋力は等尺性筋力測定器ISOBEXにて内・外旋筋力を測定する．骨性の制限や痛みが強く測定肢位を取れない場合は可能な範囲で徒手的に筋力評価を行う．術後は腱板機能が特に重要となるため，ISOBEXでの筋力測定だけでなく，下垂位外旋抵抗テスト，full can test，empty can test，belly-pressなどの腱板抵抗テストを行い，各筋に対して詳細な評価を行う．また，腱板抵抗テストにて肩甲骨を固定した状態で筋出力が向上する場合は肩甲骨周囲筋の筋力低下が考えられるため，同時に評価する．

❹ 術前MRI所見

　術前MRIでは鏡視下腱板修復術（arthropic rotator cuff repair：ARCR）と同様にGoutallier分類を確認する．脂肪変性や脂肪浸潤の程度を知ることで，術後の腱板機能回復を予測することは重要である．

❺ 術中所見

術中所見では，侵入方法（deltopectoral/superior）や上腕二頭筋の処置の有無などが明記してあるため，必ずこれらを考慮して症例に臨むことが重要である．また，上腕骨近位端骨折症例に対する手術の場合では，術中の骨片と腱板の連続性や骨折部の安定性などが術後リハビリテーションに影響するため直接担当医に確認する必要がある．

3 リハビリテーションの実際

〔術前リハビリテーション〕

人工関節術後可動域は術前可動域の影響を受けることが多いため，術前から肩甲上腕関節の可動域拡大が重要となる．しかし，TSAの適応例では肩甲上腕関節に軋音が生じるような骨性の可動域制限がある場合や，疼痛が強く可動域拡大に難渋する症例も少なくない．そのため，肩甲上腕関節に対しては愛護的に可動域の拡大を図る必要がある．また，当院の手術時平均年齢は74.2±9.7歳であり，加齢により肩甲胸郭関節や体幹の不撓性を認める症例が多い．そのため脊柱や胸郭の柔軟性の改善，体幹の筋機能改善により肩甲胸郭関節の機能改善を図ることが重要となる．また，術後の可動域獲得に特に重要となる腱板筋群に対しては，等尺性収縮を中心とした疼痛自制内での腱板エクササイズを行う．

〔術後リハビリテーション〕

当院での術後理学療法プロトコルは，装具固定期と装具除去移行期，機能訓練前期，機能訓練後期と4期に分類して行っている．術後1ヵ月でデスクワーク開始，術後3ヵ月で一般的な軽作業や家事動作の獲得，術後6ヵ月で趣味活動やスポーツの基本動作の獲得を目標としている．

❶ 装具固定期（術後1〜3週）

TSA術後理学療法は術翌日より開始する．入院期間は術後4日で退院となり，外来通院でのリハビリテーションへと移行する．装具除去は3週を目安とする．

(1) 疼痛

疼痛に対しては① アイシングにて術創部の炎症を抑えること，② 装具の良肢位指導にて術創部にストレスをかけないこと，③ 筋スパズムを抑制することを徹底する．TSAでは鏡視下で行う手術と比較して術創部が大きいため注意が必要となる．侵入方法がdeltopectoralの場合には，皮切が烏口突起の直上から三角筋の前縁を通って大胸筋の上腕骨停止部に至り大胸筋の一部は切離する．superiorの場合には，皮切は肩鎖関節の上から肩峰を通り上腕骨の長軸に沿って伸び，三角筋を縦型に切開する．それらを考慮し最もリラクセーションが図れる良肢位を指導する．また，

図2 肩甲骨周囲筋スパズムに対するアプローチ

A：肩関節周囲筋に対するダイレクトストレッチ
B：肩甲骨の自動介助運動

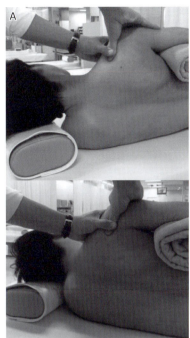
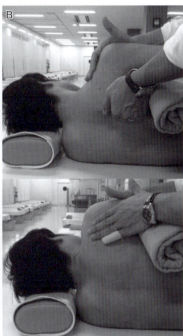

　肩甲骨周囲筋に対してはダイレクトストレッチや肩甲骨の自動介助運動にて筋スパズムの軽減を図る（図2）．筋スパズムの悪化や不動による術創部周囲のskin mobility低下は可動域の制限因子になるため，この時期の疼痛管理は最も重要となる．

(2) ROM

　疼痛管理の次に重要となるのは回旋可動域の獲得である．当院では術中に肩関節外旋40°で肩甲下筋腱を強固に縫着するため，術後直後より他動にて下垂位内・外旋可動域獲得を図る．他動可動域は，胸筋群の過剰な筋緊張抑制，装具除去後の安楽肢位獲得，装具除去後の早期ADL獲得を目的に優先的に内旋可動域の改善に努める．治療肢位は背臥位にて肩甲骨面上の外転位45°から行い，内旋可動域は腹部に手掌が付くこと，外旋可動域は20°を目標とする．また，患部外（肩甲胸郭関節，肘関節，手関節）の可動域拡大により，筋スパズムや循環不全の改善を行う．

> **ワンポイントアドバイス　肩甲骨運動**
>
> 肩甲骨挙上動作は肩甲上腕関節を外転方向に自動介助すると上方回旋方向への運動となるが肩甲上腕関節を内転位で固定した状態で行うと下方回旋方向への運動となる（図3）．肩甲骨の運動はリラクセーションを図る目的や，上腕骨に対する追従性改善を目的に術後早期から行うが，肩甲上腕関節のポジショニングに配慮したうえで目的に応じた運動を選択する必要がある．特に，患者自らが肩甲上腕関節を固定した状態での肩甲骨運動は，術前からの肩甲骨での代償動作を助長する可能性があるため注意する．

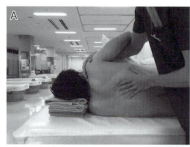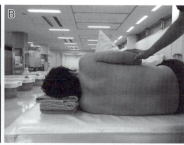

図3 肩甲骨運動
A：肩甲上腕関節外転位での肩甲骨挙上運動
B：肩甲上腕関節内転位での肩甲骨挙上運動

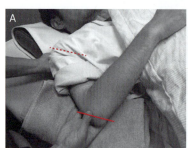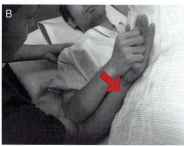

図4 腱板エクササイズ（等尺性収縮）
A：上腕骨内・外側上顆を結んだ線と肩甲骨を合わせた関節中間位を確認．
B：上腕骨頭を触知し運動軸を認識させた状態で等尺性収縮を行う．

(3) 筋機能

　腱板エクササイズは等尺性収縮から開始する．等尺性収縮は筋の収縮を触知する程度で行うが過剰に力が入る症例に対しては自動介助運動を行う．腱板エクササイズを行ううえで重要なのはニュートラルな関節位置を確認することである．術後早期では多くの症例の肩甲骨が外転・前傾しているため，前額面での内・外旋0°は実際の肩甲上腕関節では外旋位となる．そのため，上腕骨内・外側上顆を結んだ線と肩甲骨を合わせた関節中間位を確認したうえで内・外旋方向へのエクササイズを行う（図4）．

(4) ADL

　装具は3週を目安に除去するが，疼痛が自制内であれば術後2週前後を目安に屋内より段階的に外していく．装具のポジショニングも肩甲骨位置を外転位から中間位に段階的に変化させる．また，水平内転位での内旋動作や水平外転位での外旋動作は縫合腱板にストレスが生じるため，ADLは肩甲骨面上での動作から行うよう指導する．

❷ 装具除去移行期（術後3〜4週）

　この時期は装具除去の準備期間である．TSAの装具除去基準はARCR同様に，安静時痛がないこと，睡眠を妨げる夜間痛がないこと，安楽姿勢を妨げるほどの筋スパズムがないこと，著しい肩甲骨位置異常がないことを基準とする．

図5 腱板エクササイズ（等張性収縮）

A：肘伸展位での等張性運動
B：肘屈曲位での等張性運動

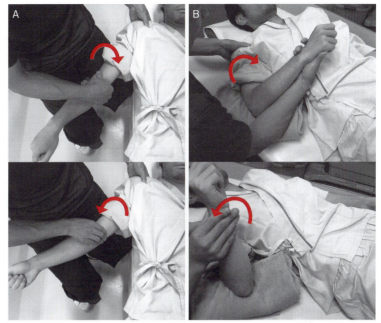

(1) 疼痛

TSAは術前と比較し術後の疼痛が大幅に軽減する場合が多い．しかし，腱板機能低下により上腕骨頭が求心位を保てないままADLを行うと縫合腱板の癒合を妨げる．そのため自動運動を開始するこの時期は，縫合部である肩甲下筋腱の疼痛に細心の注意を払う．

(2) ROM

肩関節の自動運動を開始し，日常生活でも活動量が増加するため，他動挙上可動域も背臥位120°，外旋20°を目標にする．この時期の理学療法は装具固定期の延長上にあるが，装具除去を念頭に置き肩甲上腕関節の内転制限の改善が最も重要となる．肩甲骨が下方回旋位を呈することで見かけ上内転制限がないようにみえる症例も多いため，肩甲骨を上方回旋位に修正したうえで内転制限の有無を確認する．

(3) 筋機能

腱板エクササイズは等尺性運動から等張性運動へ移行し，ポジションも背臥位から座位・立位へ徐々に移行する．等張性運動は回旋運動のコントロールが比較的容易である肘関節伸展位から行う（図5）．また，抵抗部位は支点となる肩関節との距離を十分に考慮し，近位部から徐々に遠位部に変化させる．関節リウマチ（rheumatoid arthritis：RA）症例などで肘関節に伸展制限がある場合には，回旋運動の上腕骨軸が安定しないため肘屈曲90°で行う．

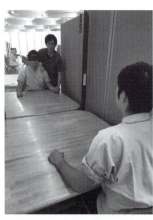 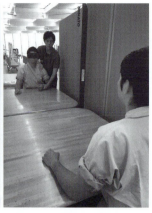 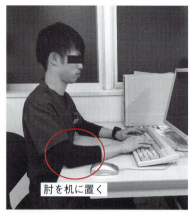

図6　視覚的フィードバックを用いた腱板エクササイズ

図7　ADL指導（デスクワーク）

肘を机に置く

> **ワンポイントアドバイス　腱板エクササイズ**
>
> TSA症例は前述したように術前から肩甲上腕関節の制限が強く，肩甲胸郭関節での代償動作を長期間行っている症例が多い．そのため，腱板エクササイズを行う際には過剰な代償動作を抑制することが重要となる．さらに，TSAでは腱板や前・下方の関節包をリリースするため感覚受容器が低下する．そのため，セラピストが上腕骨頭を触知し運動軸を再認識させることや，鏡を用いた視覚的フィードバックの活用を行うことにより代償動作を抑制することが重要となる（図6）．

(4) ADL

疼痛が増悪しないように装具除去後の注意点を十分に説明する．TSA症例は前述したように平均年齢が比較的高く理解が得られるまで時間を要する場合が多い．そのため，装具除去前から各症例に必要な動作を聴取し，それを基に図や写真を用いてADL指導を徹底する．

　例：デスクワークでは肘を机に置くことや椅子や机の高さを調節することで良肢位を心がける（図7）．

❸ 機能訓練前期（術後4週〜3ヵ月）

装具除去が可能となり，日常生活の自立，軽作業獲得を目指すこの時期は，積極的な可動域や筋機能の獲得を行う．

(1) ROM

TSA症例は術前より肩甲上腕関節の可動域制限が強く，抗重力位では肩甲骨挙上や肩甲骨内転で肩甲上腕関節の動きを代償する特異的な運動パターンが習慣化していることが多い．そのため，自動運動を開始するこの時期では，レバーアームの変化や従重力・抗重力位での変化を十分に考慮したうえで運動パターンの再構築を行い，自動可動域の拡大を図る（図8）．

図8 自動挙上運動
A：側臥位にて従重力位でレバーアームを短くした屈曲運動から行う．
B：腹臥位にて徐々に抗重力位へ近づけていく．

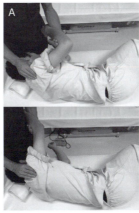
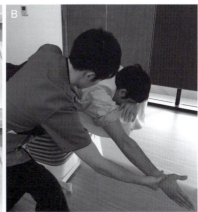

図9 さまざまな肢位での外旋エクササイズ

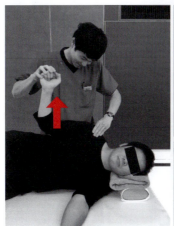
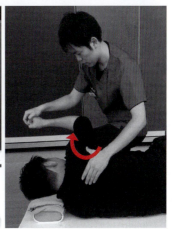

(2) 筋機能

腱板エクササイズは従重力位から抗重量位へ移行し，自動運動から抵抗運動へと徐々に負荷を上げる．また，日常生活でのあらゆる動作を想定し，腱板エクササイズは下垂位だけでなくさまざまな肢位で行う（図9）ことや，回数を増やすことで筋持久力の向上を図る．腱板筋群以外にも前鋸筋や僧帽筋のフォースカップル機能をはじめとした肩甲帯機能へのアプローチを積極的に行う（図10）．

(3) ADL

関節窩コンポーネントのルーズニングや脱転に注意し，荷重動作や重いものを持つ動作は行わないようにする．

❹ 機能訓練後期（3ヵ月以降）

機能訓練前期からの内容を継続し，より大きな筋出力の獲得を目指す．

(1) ROM

他動運動は全可動域の獲得を目指す．特に挙上可動域獲得は150°，外旋40°を

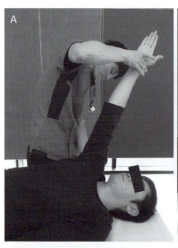
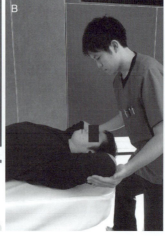
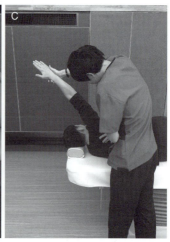

図10　肩甲帯エクササイズ
A：前鋸筋の筋力強化を目的とした突き出し運動，リーチ動作などにつなげる．
B：僧帽筋中部の筋力強化を目的とした運動，洗髪動作などにつなげる．
C：僧帽筋下部の筋力強化を目的とした運動，屈曲位での動作につなげる．

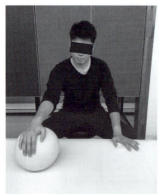
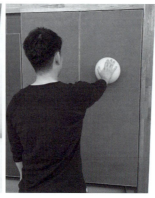

図11　セミクローズエクササイズ

目標とする．また，重労働が可能となる術後6ヵ月までに他動可動域と自動可動域の差をなくすことを目標とする．

(2) 筋機能

この時期からsemi closed kinetic chain(SKC)の運動を開始する（図11）．各筋に対するエクササイズの負荷を上げるとともに，体幹，肩甲帯，上肢の協調運動を強化する．

表1 TSA・RSA の可動域推移

屈曲角度	術前	1ヵ月	3ヵ月	6ヵ月	12ヵ月
TSA	91.6	106.4	109.4	125.3	136.2
RSA	57.6	97.8	114.1	125.4	134.4

外旋角度	術前	1ヵ月	3ヵ月	6ヵ月	12ヵ月
TSA	6.1	16.4	24.8	24.4	32.9
RSA	10.2	9.1	12.8	18.4	23.6

> **ワンポイントアドバイス セミクローズエクササイズ**
>
> 玉井ら[4]は靱帯や関節包には多くのメカノレセプターが存在しこれらの受容体からの神経反射機構が肩甲上腕関節の安定性の一因を担っているとしている．TSAでは腱板や前方の関節包をリリースするため，残存している後方関節包のメカノレセプターに刺激が加わる肢位でのSKCエクササイズは重要と考える．

(3) ADL・趣味・スポーツ

柴田ら[5]は術後成績が安定するには半年を要すると報告し，その要因として縫合腱板の癒合強度の回復時期を挙げている．そのため，荷重下で過度な回旋が強いられるような動作は注意が必要となる．また，TSAではARCRと同様に腱板機能向上が重要課題となるが，ADLや趣味，スポーツ活動を行うためにinner muscleだけでなくouter muscleとの協調運動や切り返しの速い動作，よりダイナミックな動作が求められる．各個人の趣味やスポーツ活動に必要となる動作を聴取し，個々の状態に即した身体面へのアプローチを行うことが重要となる．

> **トピックス　TSAとRSAの可動域推移**
>
> 当院のTSA・RSAの術前，術後1ヵ月，術後3ヵ月，術後6ヵ月，術後1年の肩関節自動可動域を表1に示す．対象は，TSA群31例34肩（71.2±13.7歳），RSA群54例57肩（76.6±5.1歳）であった．TSA群の平均自動屈曲可動域は術前91.6°，術後1ヵ月106.4°，術後3ヵ月109.4°，術後6ヵ月125.3°，術後1年136.2°であった．RSA群の平均自動屈曲可動域は57.6°，術後1ヵ月97.8°，術後3ヵ月114.1°，術後6ヵ月125.4°，術後1年134.4°であった．両群の比較では，術前のみTSA群が高値を示したが，それ以外で有意差を認めなかった．TSA群の平均自動外旋可動域は術前6.1°，術後1ヵ月16.4°，術後3ヵ月24.8°，術後6ヵ月24.4°，術後1年32.9°であった．RSA群の平均自動外旋可動域は術前10.2°，術後1ヵ月9.1°，術後3ヵ月12.8°，術後6ヵ月18.4°，術後1年23.6°であった．両群の比較では，術後はすべての時期においてTSA群が高値を示した．自動屈曲可動域はTSAとRSAにおいて同様の経過をたどった．RSAでは下垂位での腱板機能が低下した症例が多いため，外旋可動域はTSAと比較し低値を示す結果となった．

おわりに

TSA術後のリハビリテーションは収集した情報を踏まえて，術創部とその周囲筋のスパズムコントロールを徹底すること，縫合腱板の修復過程に注意しながら回旋可動域を早期に獲得すること，腱板機能や肩甲帯機能を高めること，術前からの運動パターンの再構築を行うことが良好な成績を築くうえで重要となる．

◆文献

1) Eichinger JK, et al：Management of complications after total shoulder arthroplasty. Curr Rev Musculoskelet Med 8：83-91, 2015
2) Levy DM, et al：Rotator cuff tears after total shoulder arthroplasty in primary osteoarthritis: A systematic review. Int J Shoulder 10：78-84, 2016
3) 廣岡枝里子ほか：人工肩関節全置換術後の理学療法 関節可動域に着目して．肩の運動機能研究会，2013
4) 玉井幹人ほか：肩関節包および烏口肩峰アーチにおける知覚神経終末の形態と分布．日整会誌 72：S1364, 1998
5) 柴田陽三ほか：人工肩関節置換術における術中のpitfall．日人工関節会誌 44：27-28, 2014

3) 人工肩関節置換術

③ RSA のポイント

濱田博成・菅谷啓之

1 リバース型人工肩関節置換術(RSA)とは

　高度な腱板機能不全を伴い，上肢挙上が困難な cuff tear arthropathy に対する治療法として，1980年代にフランスの Paul Grammont により開発され (Grammont type)，その後世界各国で臨床使用されてきた．本邦では，先進国中最も遅く，2014年4月より臨床使用が開始された．

　その名の通り，肩甲上腕関節の "ball and socket" 構造を反転させ，関節窩側に金属製の半球（グレノスフィア）を，上腕骨側に金属製のステムおよびポリエチレン製のカップを設置する（図1）．これにより肩関節の生体力学的特性に下記のごとく変化が生じ，上肢の自動挙上が可能となる（図2）．① 回転中心（center of rotation：COR）が内側（関節窩上）に移動する．これにより，三角筋のレバーアームが増大する．② グレノスフィアとカップにより関節の安定性が増し，挙上のための梃子となる．③ 上腕骨が下方に引き下げられることにより，三角筋の緊張が増加する．これらが相まって，腱板に依存することなく上肢挙上が可能となる[1]．

　しかし，COR が内側に移動することで，挙上・外転に使える三角筋の範囲が増加する反面，昨今，三角筋が内外旋などの回旋運動に活動しにくいという問題が指摘され，Grammont type に変わり，COR をより外側へ移動させるモデルが次々に導入され，回旋可動域の改善やノッチングの減少に役立っている．

2 適応

　本邦では，RSA 使用に関するガイドライン[2]が定められており，適応についてはこれを遵守する必要がある．長期成績を考慮し，腱板広範囲断裂と cuff tear arthropathy の初回手術例では，原則70歳以上が適応となる．

❶ 絶対的適応

・腱板断裂性肩関節症（cuff tear arthropathy：CTA）：濱田分類[3]（後述）grade 4, 5

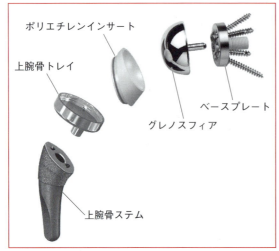

図1 リバース型人工肩関節 (RSA)

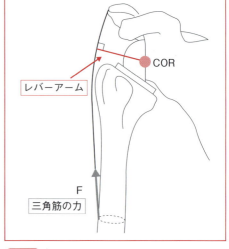

図2 RSAのバイオメカニクス

回転中心 (center of rotation：COR) の内方化に伴うレバーアームの増加，上腕骨の下方化に伴う三角筋の緊張増加により挙上が可能となる．

かつ偽性麻痺を認める症例
- 広範囲腱板断裂：濱田分類 grade 2, 3 で高度な腱板筋の脂肪変性を伴い，偽性麻痺を呈して保存治療に抵抗する症例

② 相対的適応

- 腱板機能の回復困難が予想される高齢者の上腕骨近位端 3, 4 part 骨折
- 骨折変形治癒・続発症（大結節の変形治癒など）
- 関節リウマチ (rheumatoid arthritis)：腱板機能の高度な障害を伴うもの．
- 人工肩関節置換術後の再置換
- 感染後の変形性肩関節症 (postinfections arthritis of the shoulder)
- 関節窩骨欠損・変形の大きな変形性関節症：Walsh 分類 B2 で関節窩の後傾が 30°以上のもの，または後方亜脱臼率が 80％以上のもの
- その他：腫瘍・陳旧性肩関節脱臼など

③ 適応外疾患（または適応を慎重に検討すべき症例）

- 三角筋機能不全
- 100°以上の挙上が可能
- 修復可能な腱板断裂 (rotator cuff tear)
- 急性期・外傷性の偽性麻痺は待機のうえ，適応を考慮

図3 lag sign
A：他動的に肩関節下垂位外旋位とする．
B：手を離すと肢位を保持できず内旋する．

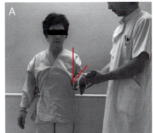
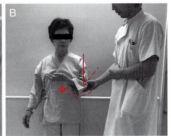

図4 Hornblower's sign
A：他動的に肩関節を90°屈曲で外旋する．
B：手を離すと肢位を保持できず内旋する．

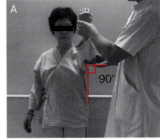
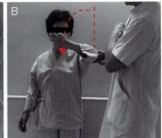

3 理学診断

❶ 視診

肩甲帯の筋萎縮，特に三角筋萎縮に注意する．

❷ 可動域

自動および他動可動域を測定する．他動可動域では，拘縮の合併に注意を払う．自動可動域では，特に棘下筋・小円筋が関係する外旋可動域が重要である．

❸ 筋力

RSA単独では自動外旋可動域の改善は難しく，追加処置（後述）が必要となるため，術前の評価が重要である．徒手筋力検査に加え，lag sign（図3，他動での下垂位外旋角度を保持できない），Hornblower's sign（図4，肩関節90°屈曲位での外旋を保持できない）を評価する．

4 画像診断

❶ 単純X線

CTAでは，骨頭の上方化と肩甲上腕関節（glenohumeral joint：GH関節）の狭小

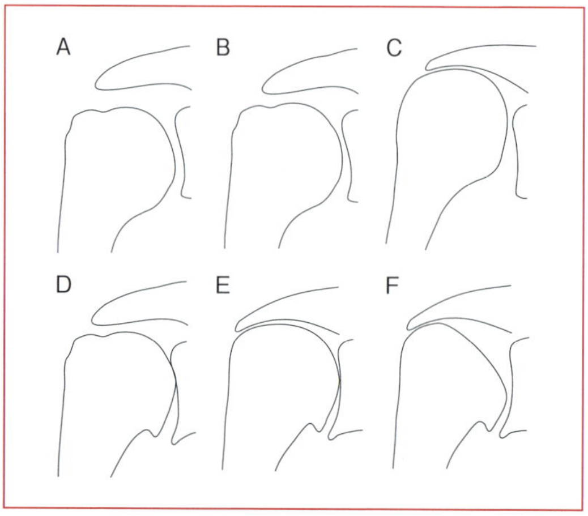

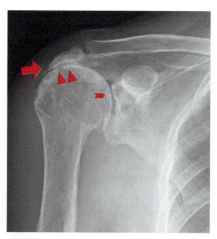

図5 濱田分類

腱板断裂性肩関節症に対する分類である.
A：stage 1. 肩峰下間隙が6mm以上.
B：stage 2. 肩峰下間隙が5mm以下.
C：stage 3. 肩峰下間隙が5mm以下で,肩峰の臼蓋化あり.
D，E：stage 4. 肩峰下間隙が5mm以下で,肩峰の臼蓋化あり，肩甲上腕関節の狭小化あり.
F：stage 5. 骨破壊あり，骨頭の圧壊あり.

図6 腱板断裂性肩関節症の単純X線写真

肩峰下間隙の消失，肩峰の臼蓋化,肩甲上腕関節の狭小化を認める.

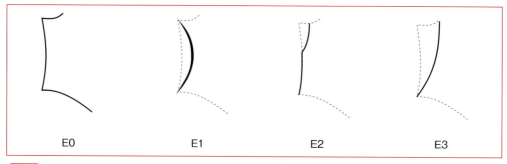

図7 Favard分類

腱板断裂性肩関節症における関節窩冠状面での形態分類である.
E0：上腕骨頭の上方化があるが，関節窩のびらんなし．E1：関節窩の中心部のびらん．E2：関節窩の上部のみのびらん．E3：関節窩の下部までびらんが進展.

化を濱田分類（図5）にて評価する（図6）.

2 CT

再構築画像や三次元画像によりさまざまな評価が可能であるが，特に関節窩の評価が重要である．一次性変形性肩関節症の関節窩横断面の形態評価にはModified Walch分類（TSAのポイントの項（p.151）を参照）を用いている．CTAの関節窩冠状断の評価にはFavard分類（図7）を用いている．高度の骨欠損を伴う症例では，骨移植の併用を検討する（後述）.

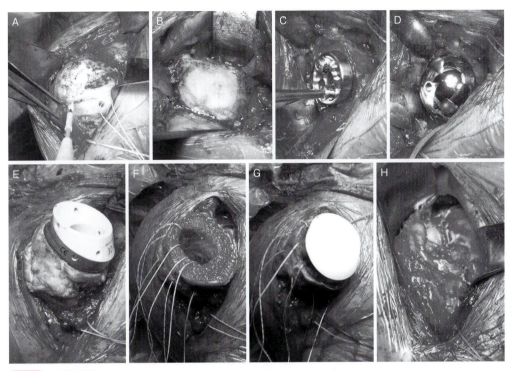

図8 手術手技

A：肩甲下筋腱を小結節より切離，B：頭の切除，C：ベースプレートの設置，D：グレノスフィアの装着，E：上腕骨インプラントのトライアル挿入，F：肩甲下筋腱修復用の縫合糸を小結節に装着，G：上腕骨インプラントの挿入，H：肩甲下筋腱の修復

③ MRI

　CTでは評価しにくい軟部組織，特に腱板の評価を行う．肩甲下筋，小円筋などの残存腱板，腱板筋の脂肪変性，三角筋萎縮などを評価する．外旋筋力の低下を伴う症例では，残存腱板の状態を参考にして追加処置を行うか判断する．

5 手術手技[5]

❶ 展開

　通常は三角筋/大胸筋間進入法（deltopectoral approach）を使用する．骨折症例では，後方に転位した大結節骨片へのアクセスのよさから上方進入法（superior approach）を使用する．

❷ 肩甲下筋腱の処置

　肩甲下筋腱は小結節からはがすように切離する（図8A）．さらに，筋後面の関節包を切離して十分にモビライゼーションする．

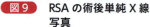

図9　RSA の術後単純 X 線写真

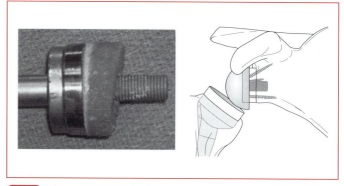

図10　bony increased offset (BIO)

高度な関節窩骨欠損に対し，上腕骨頭よりドーナツ型の骨をくり抜き，ベースプレートとともに固定する

3　上腕骨頭の切除

関節窩前方・下方の関節包を切離し，上腕骨を脱臼させて骨頭を切除する．

4　関節窩側インプラントの設置

後方関節包を切離し，関節窩を十分に展開する（図 8B）．関節窩のリーミングを行い，ベースプレートを設置してスクリュー固定する（図 8C）．さらに，グレノスフィアを装着する（図 8D）．

5　仮整復

上腕骨インプラントのトライアルを設置する（図 8E）．整復し，軟部組織バランスを確認する．肩関節を伸展外旋位としても脱転しないこと，肘を体側につけたときに軽く反発することを目安としている．

6　上腕骨インプラントの設置，肩甲下筋腱の修復

肩甲下筋腱修復用の 2 号非吸収糸を小結節部に通し（図 8F），上腕骨インプラントを挿入する（図 8G）．整復後，肩甲下筋腱を修復する（図 8H）．閉創して手術を終了する（図 9）．

7　追加処置

高度の関節窩骨欠損を伴う症例では，切除した骨頭よりドーナツ型に骨を採取して移植を行う（図 10，bony increased offset：BIO）．

回復困難な外旋筋力の著明な低下（自動下垂位外旋が 0°以下，高度な脂肪変性を伴う小円筋断裂，lag sign および Hornblower's sign 陽性）を伴う場合は，広背筋

移行や広背筋・大円筋移行（L'Episcopo 法）を併用する．

6 後療法

　術後4週間は患部を安静にするために装具を使用する．食事や洗顔などの日常生活動作は術直後から装具使用下で前腕のバンドのみ外して疼痛範囲内で許可している．可動域訓練は，術後翌日より他動運動を疼痛範囲内で開始し，術後4週より自動運動を開始している．自動の内外旋は，肩甲下筋の修復を考慮し5週より開始している．また，早期より負荷をかけると肩峰・肩甲棘の骨折を起こすことがあるので，軽作業の許可は術後3ヵ月程度としている．

7 注意すべき合併症

① 脱臼

　危険肢位は伸展・内転・内旋の複合動作であり，極端に可動域を広げるようなことは避ける．日常生活では，起居動作・起立動作時に身体の後方で患側の手に体重を乗せるような動作には注意を要する．

② 感染

　発赤，熱感，腫脹などの感染兆候がある場合は，速やかに主治医へ報告すべきである．

③ 神経麻痺

　手術操作に伴い，腋窩神経麻痺，腕神経叢麻痺，橈骨神経麻痺などを生じる可能性がある．これらの神経障害が疑われる場合には，速やかに主治医へ報告すべきである．

◆文献

1) Boileau P, et al：Neer Award 2005：The Grammont reverse shoulder prosthesis: results in cuff tear arthritis, fracture sequelae, and revision arthroplasty. J Shoulder Elbow Surg 15：527-540, 2006
2) 日本整形外科学会：リバース型人工肩関節全置換術ガイドライン，2017
3) Hamada K, et al：Roentgenographic findings in massive rotator cuff tears. A long-term observation. Clin Orthop Relat Res（254）：92-96, 1990
4) Sirveaux F, et al：Grammont inverted total shoulder arthroplasty in the treatment of glenohumeral osteoarthritis with massive rupture of the cuff. Results of a multicentre study of 80 shoulders. J Bone Joint Surg Br 86：388-395, 2004
5) 菅谷啓之：リバース型人工関節置換術の手術適応と手技．関節外科 34：1033-1039, 2015

3）人工肩関節置換術

④ RSA術後リハビリテーション

早坂 仰

はじめに

2014年4月からリバース型人工肩関節置換術（reverse total shoulder arthroplasty：RSA）の使用がわが国において開始となった．当院のRSA手術件数は2014年4月から2017年5月までの間で159例（平均年齢77.0±6.5歳）であった．

本項では，RSA術後理学療法に必要な評価・情報収集，当院のプロトコルの紹介，実際のリハビリテーションに関してワンポイントアドバイスを交え紹介していく．

1 この疾患をリハビリテーションとしてどう捉えるか

RSAは絶対的な適応が腱板広範囲断裂，腱板断裂性肩関節症（cuff tear arthropathy：CTA）であり，相対的な適応は高齢者の3・4パート骨折，上腕骨近位端骨折，リウマチ肩，骨折変形治癒，TSAの再手術症例などがあげられる．Wallら[1]は術前病態によって術後の機能改善に差が生じると報告しており，術後の可動域推移や筋力回復過程は多岐にわたる．そのため，それぞれに必要な評価や情報を収集しリハビリテーションを行うことが重要となる．

2 必要な評価と情報

当院ではRSA症例に対して術前，術後1ヵ月，術後3ヵ月，術後6ヵ月，術後1年，術後2年時に各項目の定期測定を行う．

❶ 術前・術後疼痛

疼痛は安静時痛，夜間時痛，動作時痛をnumerical rating scale（NRS）にて評価する．RSAは感染や神経麻痺，脱臼，肩峰骨折，scapula notchingなどの合併症が多く報告[2]されているため，術後は手術からの期間を考慮し，疼痛の出現箇所や種類を詳細に評価する必要がある．

図1 Hornblower's sign
A：小円筋を中心とした挙上位での外旋筋力を評価する．
B：口に手をやる際に肩関節が外転位になる特徴的な肢位．

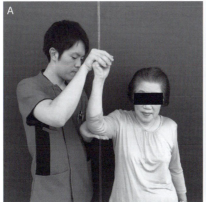
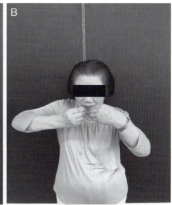

❷ 術前・術後可動域

可動域は屈曲，外転，下垂位外旋，結帯（第7頸椎棘突起～母指までの距離）を評価する．TSAで重要となる腱板機能とは異なり，主動作筋である三角筋やその他肩甲骨周囲筋の筋機能改善には時間を要する症例も多いため，術後の可動域改善には術前病態を把握したうえで長期的な介入が必要となる．

❸ 術前・術後筋力

筋力は等尺性筋力測定器ISOBEXにて下垂位内・外旋筋力，90°屈曲・90°外転筋力を測定する．RSA術後症例では小円筋を中心とした残存腱板機能が重要となるため，下垂位だけでなく挙上位の外旋筋力評価が重要となる（図1）．

❹ 術前MRI所見

術前MRIでは三角筋の厚み・脂肪変性・脂肪浸潤の程度やGoutallier分類にて腱板の脂肪変性の程度を確認する．RSA術後症例の主動筋である三角筋や残存腱板機能の回復を予測することは重要である．

❺ 術中所見

術中所見では，侵入方法（deltopectoral/superior）や上腕骨コンポーネントの設置角度（後捻角），肩甲下筋の修復程度などが明記してあるため，必ずこれらを考慮して症例に臨むことが重要である．当院では基本的には上腕骨コンポーネントの設置角度は後捻角20°で行う．さらに，残存腱板の有無や合併症の有無，三角筋に加わる張力の程度などを直接担当医に確認する必要がある．

6 追加処置の確認と把握

(1) L'Episcopo 変法

棘下筋や小円筋が存在しない，または脂肪変性が強い症例に対しては，広背筋・大円筋腱を移行し外旋機能を向上させる L'Episcopo 変法が追加される場合がある．

(2) BIO-RSA

CTA やリウマチ性肩関節炎，関節窩の骨形態が不良な変形性関節症 (osteoarthritis：OA) などに対して，信頼性のない関節窩に骨量を獲得するため骨頭と関節窩の間に骨移植を行う．

これらはどちらも通常のプロトコルと同様にリハビリテーションを行うが L'Episcopo 変法の場合は術後早期の自動外旋可動域低下，BIO-RSA の場合は装具除去後の過度な自動運動に注意する．

3 リハビリテーションの実際

〔術前リハビリテーション〕

人工関節術後可動域は術前可動域の影響を受けることが多いため，術前から肩甲上腕関節に対しては愛護的に可動域の拡大を図る．また，諸家の報告[3, 4]にあるように RSA 術後症例では肩甲骨上腕リズムが正常肩とは異なる．肩甲上腕関節の可動域が減少し，それを代償する結果として肩甲胸郭関節の可動域が増大する．そのため，術前より脊柱や胸郭の柔軟性の改善，体幹筋の筋機能の改善を行い肩甲胸郭関節の機能改善を図ることが重要となる．肩関節周囲筋では，三角筋や腱板機能の維持・向上を目的に等尺性収縮を中心にリハビリテーションを行う．

〔術後リハビリテーション〕

当院の RSA 術後理学療法プロトコルは，術後 1 ヵ月でデスクワーク開始，術後 3 ヵ月で一般的な軽作業や家事動作の獲得，術後 6 ヵ月で趣味活動やスポーツの基本動作の獲得を目標としている（図 2）．

1 装具固定期（術後 1〜3 週）

RSA 術後理学療法は術翌日より開始する．入院期間は術後 4 日で退院となり，外来通院でのリハビリテーションへと移行する．装具除去は 3 週を目安とする．

(1) 疼痛

疼痛に対しては① アイシングにて術創部の炎症を抑えること，② 装具の良肢位指導にて術創部にストレスをかけないこと，③ 筋スパズムを抑制することを徹底する．侵入方法は TSA と同様であり，それらを考慮し最もリラクゼーションが図れる良肢位を指導する．筋スパズムの悪化や不動による術創部周囲の skin mobility

3) 人工肩関節置換術　④RSA術後リハビリテーション

手術	術後1日	3週	4週	12週
	装具固定期	装具除去 移行期	機能訓練 前期	機能訓練 後期
	疼痛管理 ・装具装着 ・筋スパズム除去 ・良肢位指導	3週を目安に 装具除去	移行期のエクササイズ継続	
		肩甲胸郭の関節 固定性向上エクササイズ	抗重力位での 上肢運動開始	
	他動ROM エクササイズ →肘・手・手指は積極的に	他動ROM エクササイズ	内旋・外旋エクササイズ (低負荷抵抗運動)	→
	三角筋エクササイズ (等尺性収縮から開始)	三角筋エクササイズ (等尺性～等張性収縮)	三角筋エクササイズ (等張性収縮)	
	ADL・ホームエクサ サイズ指導	ADL・ホームエクサ サイズ指導	ADL復帰のための エクササイズ	IADL動作獲得のための トレーニング

デスクワーク：1ヵ月　軽作業：3ヵ月　重労働：6ヵ月　競技復帰：10ヵ月

図2　RSAプロトコル

低下は可動域の制限因子になるため，術後早期の疼痛コントロールには細心の注意を払う．

(2) ROM（関節可動域：range of motion）

RSA術後リハビリテーションは術後早期より他動運動を開始するが通常の肩関節とは構造が異なるため，上腕骨コンポーネントの動きを触知して可動域の改善を図ることが重要となる．特に肩甲下筋腱の修復が十分でない症例においては，無理な可動域拡大により肩甲上腕関節の前方不安定性が生じ疼痛が増強することもある．そのため，内・外旋運動や挙上運動は骨頭の前方偏位に注意したうえで肩甲骨面上から行う．また，肘の伸展制限がある症例や外旋制限が強い症例の屈曲動作では内転・内旋位での挙上動作になり，インピンジメント様の疼痛が生じやすい．これらのことを踏まえて，この時期は肘の伸展制限の改善や可能な範囲での外旋可動域拡大に努め，背臥位肩甲骨面挙上90°獲得を目標とする．

ホームエクササイズは入院中から状態に合わせて指導を行う（図3）．特に背臥位での挙上運動は早期の他動可動域改善のために重要となるが，疼痛により肘伸展位で挙上運動を行えない症例も少なくない．そのような症例に対しては，レバーアームを考慮し肘屈曲位で行うことや，疼痛が少ない肩甲骨面での挙上運動を軽度外転・外旋位方向へ行うよう指導する（図4）．また，抜糸後には入浴中に浴槽内で多方向に自動介助運動を行うことで可動域の拡大を図る．

1 肩の機能障害

◆リバース型人工肩関節全置換術をされた患者様へ　～自宅での運動について～

①握り運動

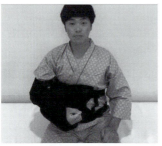

握る運動を繰り返し行います．
強さは痛みのない範囲で行います．
（目安：朝20・昼20・夕20回）

②肘の屈伸運動

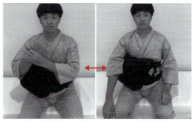

肘の曲げ伸ばしを行います．痛みがある場合は，反対側の手で補助して，曲げ伸ばしを最後まで行います．
（目安：朝20・昼20・夕20回）

③肩の上げ下げ運動

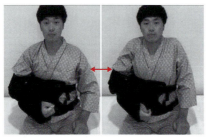

座った状態で姿勢を良くして行います．
その際，肩甲骨を耳に近づけるように意識しましょう．
（目安：朝20・昼20・夕20回）

④胸張り運動

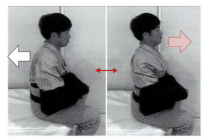

腰を掛けた姿勢で胸を張る動作と背中を丸める動作を交互に行います．
（朝1・昼1・夕1分）

⑤肩の上げ下げ運動

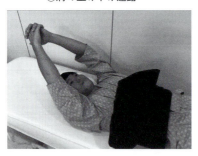

仰向けの状態で両手を組みます．枕を外し，健側で術側の手を補助してバンザイをしましょう．
（朝10・昼10・夕10回）

⑥日常生活動作

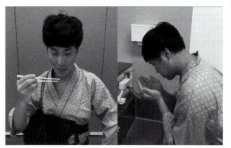

日常生活において，痛みのない範囲で術側の手を使いましょう．
例）お箸の使用や洗面，ズボンを履くなどの動作．

図3　ホームエクササイズ

3) 人工肩関節置換術　④RSA 術後リハビリテーション

図4　背臥位での挙上運動

A：肘屈曲位外転・外旋
B：肘伸展位外転・外旋
レバーアームを考慮し肘屈曲位，肩甲骨面での挙上運動を軽度外転・外旋方向から行う．

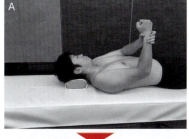
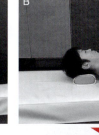
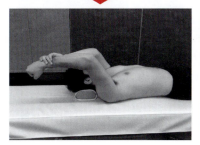
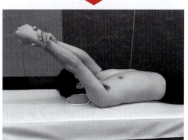

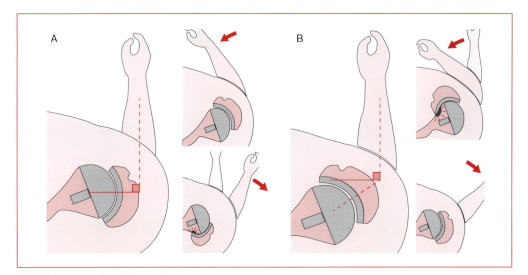

図5　RSA　内・外旋可動域

A：後捻角が大きい　内旋可動域＞外旋可動域
B：後捻角が小さい　内旋可動域＜外旋可動域
RSA では内外旋可動域の総和は決まっている．

> **ワンポイントアドバイス　内外旋可動域の把握**
>
> RSA では関節構造の特徴から内・外旋可動域の総和が決まっている．そのため，術中所見の上腕骨コンポーネントの設置角度を参考に，内旋可動域が出やすい症例か外旋可動域が出やすい症例かを判断する必要がある（図5）．それらを考慮せず，無理な回旋動作を強いると scapula notching が生じるため注意が必要である．

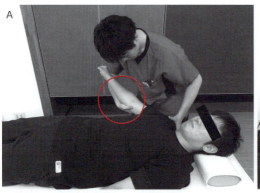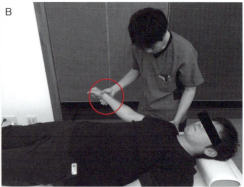

図6 三角筋エクササイズ（等尺性）
A：大胸筋や上腕二頭筋に過剰な力が入らないよう上肢の重さを考慮したうえで行う．
B：抵抗部位は支点となる肩関節からの距離を十分に考慮し近位から徐々に遠位に抵抗をかける．

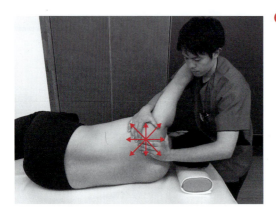

図7 肩甲骨運動
上腕骨と肩甲骨の相対的な位置関係に注意し，多方向に肩甲骨を誘導する．

（3）筋機能

主動作筋となる三角筋のエクササイズは等尺性収縮から行う．術創部への負担や大胸筋の過収縮に注意し，固定点や抵抗部位を変化させる（図6）．

（4）ADL

脱臼を考慮し反対側の脇を振れるような動作や結帯動作には十分注意する．当院の手術時平均年齢は75.0±6.7歳であり，加齢による肩甲胸郭関節や体幹の不撓性を認める症例も多い．そのため，術前同様に可能な範囲で肩甲胸郭関節機能を高め，日常生活の各動作においても肩甲骨の追従性を意識したアプローチを行うことが脱臼リスクを回避するうえで重要となる（図7）．

❷ 装具除去移行期（術後3～4週）

この時期は装具除去の準備期間である．当院の装具除去基準は，安静時痛がないこと，睡眠を妨げる夜間痛がないこと，安楽姿勢を妨げるほどの筋スパズムがない

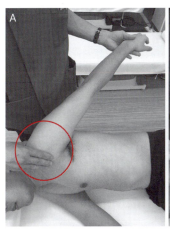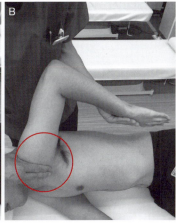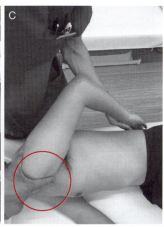

図8 結帯動作
A：伸展，B：外転位での結帯，C：内転位での結帯
骨頭の前方偏位を触知しながら段階的に結帯動作を獲得する．

こと，著しい肩甲骨位置異常がないこととしている．

(1) 疼痛

神経障害が疑われるような上肢全体の疼痛や痺れ，感染が疑われるような術創部周囲の強い熱感や腫脹がある場合は担当医師に相談が必要となる．

(2) ROM

この時期から肩関節の自動運動を開始し，日常生活でも活動量が増加するため，他動挙上可動域も背臥位120°を目標にする．また，挙上可動域以外でも，脱臼に注意しながら可動範囲を拡大する．そのなかでも，特に注意が必要なのが結帯動作である．当院では担当医と相談のもと結帯可動域改善を図る．上腕骨コンポーネントの偏位を触知しながら伸展動作の改善から行い，ついで外転位での伸展動作の改善を行う．外転位での伸展動作が可能になれば骨頭の過度な前方偏位に注意しながら内転位での伸展動作を行う（図8）．また，前述したように後捻角度が小さく内旋可動域が出にくい症例であれば，過度な内旋を強いないように注意する．

> **ワンポイントアドバイス　骨頭の触知**
>
> RSAでは関節窩コンポーネントが球状ヘッドに，上腕骨コンポーネントが凹型の半円形となるため，通常の肩関節回旋動作とは異なり内旋動作では上腕骨コンポートメントが前方に，外旋動作では後方へ偏位する形となる．また，ランドマークとなる大結節や小結節は通常肩と比較すると肩甲骨より相対的に低い位置になるため，骨頭を触知するポイントには注意が必要となる．

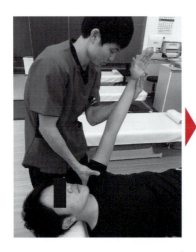
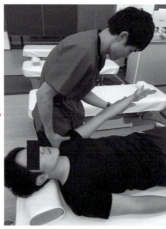

図9 三角筋後部エクササイズ

骨頭の前方偏位や肩甲骨の代償動作に注意する．

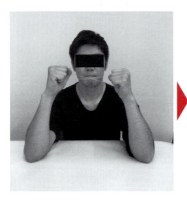
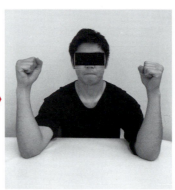

図10 挙上位外旋エクササイズ

残存腱板以外にも三角筋後部線維の筋出力向上を目的に行う．

(3) 筋機能

三角筋エクササイズは等尺性から等張性収縮へ徐々に移行する．三角筋前・中部線維に依存しないためには，残存腱板に加えて三角筋後部線維の筋力強化が重要となる．そのため，屈曲位からの伸展運動を行い三角筋後部の筋力強化を図る(図9)．棘下筋や小円筋などの外旋筋に対しても徐々に等張性エクササイズを開始する(図10)．

(4) ADL

装具除去後の疼痛増悪に注意する．特に水平内転位での内旋動作では前述したように肩前面の疼痛が生じやすいため，車のハンドル操作や包丁で物を切る動作には十分注意が必要となる．また，残存腱板機能を中心とした挙上位での外旋筋力が低下した症例は空間保持能力が低下するため，食事や歯磨き動作などが痛みなく長時間行えるかを確認する．

❸ 機能訓練前期（術後4週〜3ヵ月）

装具除去が可能となり，日常生活の自立，軽作業獲得を目指すこの時期は，積極

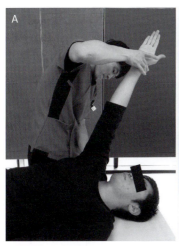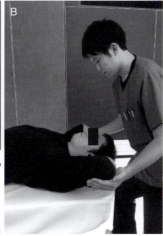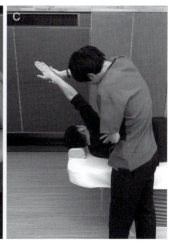

図11 肩甲帯エクササイズ
A：前鋸筋の筋力強化を目的とした突き出し運動，リーチ動作につなげる．
B：僧帽筋中部の筋力強化を目的とした運動，洗髪動作につなげる．
C：僧帽筋下部の筋力強化を目的とした運動，屈曲動作につなげる．

的な可動域の獲得を行う．また，この時期に注意が必要なのが肩峰の疲労骨折である．

(1) 疼痛

肩峰の疲労骨折が起こりやすい時期であり，肩峰周囲の疼痛には十分注意する．肩峰の疲労骨折は可動域の早期獲得例に比較的多い印象があるため，そのような症例においては術後早期の過度な自動運動の反復には注意が必要となる．肩峰周囲の疼痛を訴えた場合は担当医師に相談が必要となる．

(2) ROM

積極的な可動域の獲得を行い，他動運動は全可動域の獲得を目指す．特に挙上可動域は140〜150°，肩甲骨面内旋は50°を目標とする．挙上可動域の制限因子となる広背筋や大円筋，肩甲下筋に対してストレッチや，反復収縮などを用いて可動域拡大を図る．

(3) 筋機能

抗重力位での上肢運動を開始し，肩関節内・外旋の軽い抵抗運動を開始する．また，前鋸筋や僧帽筋のフォースカップル機能をはじめとした肩甲帯機能が低下している症例は三角筋の過活動が強いられる．三角筋の過活動は肩峰疲労骨折の要因に成りうるため，肩甲帯機能の積極的なアプローチを行う（図11）．

(4) ADL

日常生活の自立のため各動作で制限がないことを目標にするが，肩甲帯機能が低下している症例には自動運動を反復させないよう注意する．また，RSAの構造は全人工股関節置換術（total hip arthroplasty：THA）や全人工膝関節全置換術（total

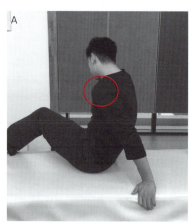 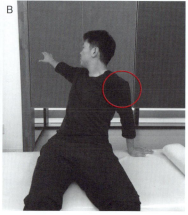

図12 脱臼に注意が必要な肢位
A：起き上がり動作．
B：後ろ手をついてものを取る動作．
伸展位での回旋を伴う荷重動作には注意する．

knee arhroplasty：TKA）と異なり荷重を目的としていないため，脱臼リスクが高い荷重動作（図12）は注意が必要である．

❹ 機能訓練後期（3ヵ月以降）

機能訓練前期からの内容を継続し，より大きな筋出力の獲得を目指す．また，各症例に必要な動作を聴取し徐々に趣味活動やスポーツ活動につなげる．

（1）ROM

継続して挙上可動域は140〜150°，肩甲骨面内旋は50°を目標とする．また，挙上120°以上では肩甲胸郭関節の可動性が制限の対象となるため[5]，継続して肩甲胸郭関節の可動域拡大を図る．

（2）筋機能

RSAでは屈曲動作において外転・外旋運動が伴う関節構造のため，屈曲方向単一への抵抗運動ではなく，屈曲・外転・外旋方向への協調運動が有効な手段と考える．また，挙上位での屈曲・外転・外旋方向への抵抗運動は小円筋の筋力強化にも効果的と考える．残存腱板機能が乏しい症例に対しても，三角筋後部や僧帽筋下部の筋力強化を図ることにより，自動可動域と他動可動域の差を最小限にすることが重要となる．

（3）ADL・趣味・スポーツ

自動可動域と他動可動域の差の改善を図り，肩甲帯と上肢の協調運動を強化する．各個人の趣味やスポーツ動作で行えないことを中心に，運動パターンの再構築や筋持久力の改善を目的に反復運動を行う．情報収集した点を考慮し，肩甲上腕リズムや正常肩の運動パターンにとらわれることなく，個々の状態に即した身体面へのアプローチを行うことが重要となる．

> **トピックス　術後長期成績**
>
> 　当院の研究ではCTA群はその他の疾患と比較して術後3，6ヵ月の時点では自動挙上，下垂位外旋可動域ともに大きいが，術後12ヵ月では両者における可動域に差は認めなかった[6]．そのため，RSA術後の可動域改善の経過は疾患により異なるが，術後12ヵ月まで改善することを踏まえた理学療法アプローチの必要性が示唆された．一方，Favardら[7]はRSA 527例の長期成績を後ろ向きに調査した結果，術後8年で臨床成績は下降傾向にあったとしている．わが国においても，さらに多くのRSA術後症例の長期経過を検討し，RSAの術後理学療法構築が課題となる．

おわりに

　RSA術後のリハビリテーションは，術前の病態の違い，三角筋の厚みや脂肪変性の違い，残存腱板の有無，術中の処置の状況により術後の回復過程が必ずしも一定ではない．そのため，情報収集した点を理解し，合併症のリスクを考慮すること，通常肩とは関節構造が異なること，残存腱板の機能改善を図ること，三角筋だけでなくその他肩甲骨周囲筋に対して長期的な視点で機能回復に努めることが良好な長期成績を築くうえで重要と考える．

◆文献

1) Wall D, et al：Reverse total shoulder arthroplasty：A review of results according to etiology. J Bone Joint Surg 89：1476-1485, 2007
2) Bohsali KI, et al：Complications of shoulder arthroplasty. J Bone Joint Surg 99：256-269, 2017
3) Roren A, et al：Kinematic analysis of the shoulder complex after anatomic and reverse total shoulder arthroplasty：A cross-sectional study. Musculoskelet Sci Pract 29：84-90, 2017
4) Walker D, et al：Scapulohumeral rhythm in shoulders with reverse shoulder arthroplasty. J Shoulder Elbow Surg 24：1129-1134, 2015
5) 八木茂典ほか：腱板機能からみた肩関節インピンジメント症候群に対する運動療法　その評価と治療のコツ．臨スポーツ医 30：449-454，2013
6) 早坂　仰ほか：リバース型人工肩関節全置換術における疾患別術後関節可動域．肩の運動機能研究会，2016
7) Favard L, et al：Reverse prostheses in arthropathies with cuff tear：Are survivorship and function maintained over time? Clin Orthop Relat Res 469：2469-2475, 2011

4）肩関節不安定症
①診断と手術のポイント

渡海守人・菅谷啓之

1 病態

　肩関節は人体の関節の中で最も可動域が広い関節であると同時に，最も脱臼の多い関節である．初回脱臼後に，再び脱臼を繰り返す状態を反復性肩関節脱臼とよび，脱臼方向は97〜98％が前方に生じる．初回前方脱臼後に生じた下関節上腕靱帯（inferior glenohumeral ligament：IGHL）−関節唇複合体の剝離（Bankart病変）が治癒せず，靱帯の機能不全が残存し反復性肩関節脱臼へと移行する（図1）．初回脱臼の生じた年齢が若いほど反復性肩関節脱臼となる確率は高くなり，40歳以上では10％程度なのに対し，10歳代は80〜90％と非常に高率である．

　合併症としては，IGHLの伸張や損傷，たとえばHAGL（humeral side avulsion of inferior glenohumeral ligament）損傷や関節包断裂などの損傷や腱板断裂がある．腱板断裂の合併は，高齢者の肩関節初回脱臼に多くみられ，年齢の上昇に伴って高率に合併する．40歳代では48％，50歳代では73％，60歳代では75％，70歳代では100％と我々は報告している[2]．

2 臨床症状

　肩関節可動域制限を認めることはないが，脱臼に対する恐怖心のため挙上や外旋動作で不安感を訴える．徒手検査では脱臼不安感テスト（apprehension test）があり，肩関節を外転位から外旋させて脱臼不安感を確認する．

　高齢者脱臼では，前述したように腱板断裂が高率に合併しているため，不安定感・インピンジメント症状・筋力低下などの腱板断裂と肩関節脱臼で生じる症状が，双方，または片方のみ認められる．

　近年，肩脱臼の既往歴がなく，不安定感と痛みの症状があり，画像検査にてBankart病変を認めるunstable painful shoulder（UPS）という病態も報告されている[3]．

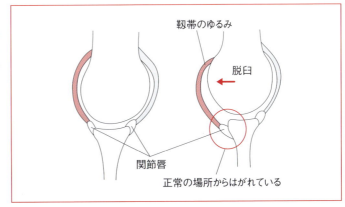

図1 反復性肩関節脱臼
通常は関節唇と靱帯により頭骨が支えられている（安定化されている）．

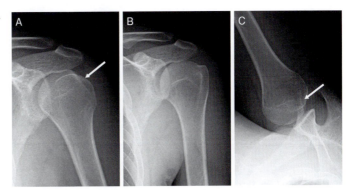

図2 肩関節X線像：Hill-Sachs病変（矢印）

3 画像検査

　単純X線，CT，関節造影MRIがあり，手術方法を決定するのに必須である．単純X線は，スクリーニング検査として有用で，我々は腋窩撮影に類似した方法でかつ比較的正確に関節窩前縁の骨形態が描出できる新撮影法を用いている（図2）．CT，特に3D-CTでは，肩甲骨関節窩の形態，上腕骨頭後面に生じた骨挫傷（Hill-Sachs病変）の大きさ・深さを評価でき（図3），関節造影MRIではIGHL・関節唇・関節包など軟部組織の弛緩性や損傷の程度を診断できる（図4）．現在我々は，造影剤は使用せず生理食塩水20 mlを関節内に注射しMRIを行っている．

4 治療

　反復性肩関節脱臼の根治療法は手術である．主病変であるBankart病変を修復することが手術の基本的な目的となる．我々は，関節窩の骨形態，Hill-Sachs病変の大きさ，関節の弛緩性，スポーツ種目，手術時年齢などを考慮し鏡視下Bankart修復術を行っている．

　さらに病態に応じて，腱板疎部縫合・Hill-Sachs remplissage法などの補強措置

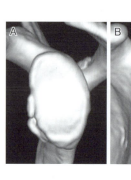
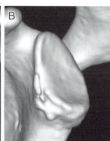
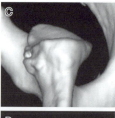
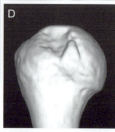

図3 肩関節3D-CT像

関節窩前方部から前下方部にかけて骨性Bankart病変が確認できる（A, B, C）．また，上腕骨頭後上方部には大きなHill-Sachs病変が確認できる（D）．

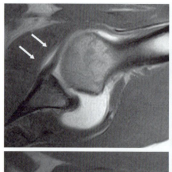
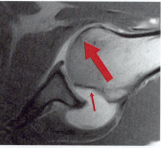
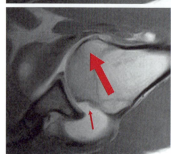
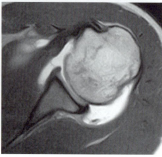

図4

ABER位（上段および下段左）では，下関節上腕靱帯の弛緩（上段左，白矢印），上腕骨頭の前方変位（上段右および下段左，大矢印）およびHill-Sachs病変（上段右および下段左，小矢印）が明らかである．これに対し，下垂位水平断像ではあまり有用な情報は得られていない（下段右）．

を追加しているが，腱板疎部縫合は，投球側肩関節脱臼と中・高齢者，UPSには基本的に行わない．またHill-Sachs remplissage法とは，Hill-Sachs病変があり，25歳以下のコリジョンスポーツとコンタクトスポーツ，特に男子では10歳代のラグビーおよびサッカー選手，女子では同じく10歳代のバスケットボール選手のように術後再受傷のリスクの高い症例に，Hill-Sachs病変の大きさには関係なく棘下筋腱および小円筋腱と後方関節包をHill-Sachs病変骨陥凹部にスーチャーアンカーを用いて圧着させ前方への移動を抑制する方法である（図5）．合併症が少なく，補強措置として非常に有効な手技であるが，我々の手術症例では，わずかに可動域の改善に時間がかかる傾向があり，特に90°外転位外旋角度が約10％程度術前より低下していた．

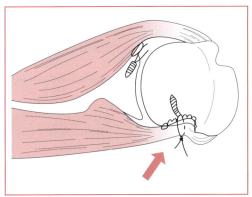

図5 Hill-Sachs remplissage 法（矢印）

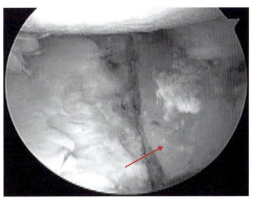

図6 腸骨移植術（前方鏡視画像）
矢印：移植骨

図7 Bristow-Latarjet 法

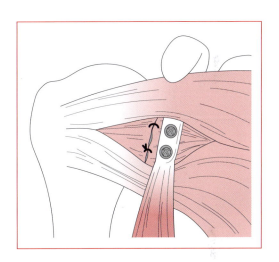

　3D-CT における関節窩の骨形態が悪い症例（骨欠損率が 20〜25％以上）には腸骨移植術を（図6），さらに関節包の質が悪く損傷が激しい症例には，烏口突起を関節窩骨に移植する Bristow-Latarjet 法を行っている（図7）．

5 手術方法

　全身麻酔下で，ビーチチェアーポジション（70°程度の起座位）にて，関節鏡視下に手術を行う．出血はほとんどなく，手術侵襲の極めて少ない手術である．関節鏡や手術器具を挿入するポータルは，5mm 程度の皮切で後方と前方，前上方の3ヵ所に作成する．先端が鈍なラスプ類を用いて，関節唇靱帯複合体（以下複合体）の関節窩頚部からの剥離を前方から下方さらには後方にかけて複合体が完全にフリーになるまで十分に行う．これらの操作により弛緩した下関節上腕靱帯の再緊張化を確実にかけることが可能となる．スーチャーアンカーを関節窩辺縁よりやや内側の

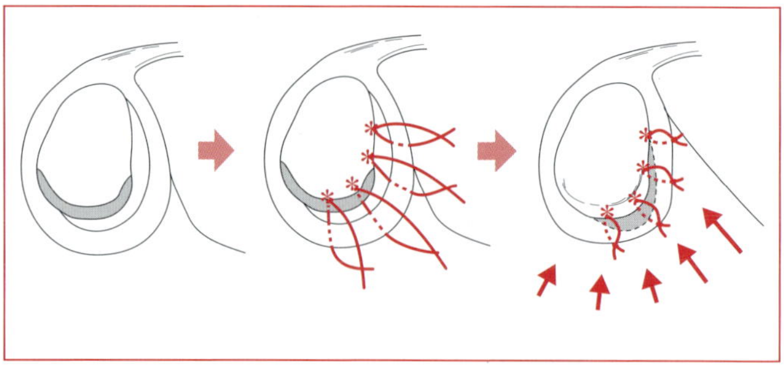

図8 Bankart修復のイメージ（右肩）

関節窩の3時〜7時半付近は，関節窩面上の軟骨も除去しておく（グレーの部分）．修復後は，この部分に複合体が乗り上げるようになり，下関節上腕靱帯に十分な緊張がかかる（右）．
＊印：アンカー刺入位置

関節窩面上に，原則として4個挿入して，縫合糸を複合体に装着し縫合する（図8）．

腱板疎部縫合は，Bankart修復を行った後に肩甲下筋と上関節上腕靱帯（superior glenohumeral ligament: SGHL）を，最大外旋位でstrong sutureにて2〜3ヵ所縫合する．

Hill-Sachs remplissage法は，上腕骨頭の骨欠損部にアンカーを2個ないし3個挿入し，棘下筋と小円筋腱性部，その間の関節包の厚い部位の3ヵ所を関節鏡にて確認しながら縫合糸を通しておき，Bankart修復や腱板疎部縫合を行った後にremplissageの縫合糸を縫合する．

6 後療法

術後3週間装具固定を行う．術翌日より肩周囲筋の筋緊張の除去を行いつつ，上腕骨頭の関節窩に対する求心性が取れるように肩甲帯や腱板機能を調整する．肩甲上腕関節の良好なアライメントが保たれれば関節可動域は無理なく改善される．

通常，術後6週頃から日常生活に不自由がなくなり，術後3ヵ月より軽い運動開始，術後6ヵ月より強い負荷のかかる運動や作業を開始としている．

◆文献

1) 菅谷啓之：反復性肩関節脱臼に対する鏡視下バンカート法．整形外科 Surgical Technique 1：63-80，2011
2) 大西和友：中高年の反復性肩関節前方脱臼の特徴と手術治療成績．肩関節 38：456-459，2014
3) Boileau P, et al：The unstable painful shoulder (UPS) as a cause of pain from unrecognized anteroinferior instability in the young athlete. J Shoulder Elbow Surg 20：98-106, 2011

4) 肩関節不安定症
②外傷性肩関節不安定症
―総論―

黒川　純

1 この疾患をリハビリテーションとしてどう捉えるか

　肩関節不安定症（shoulder instability）のなかでも，特にスポーツ選手では外傷を契機として発症する外傷性肩関節不安定症（traumatic glenohumeral instability）が多数を占める．外傷性肩関節不安定症には前方不安定症，後方不安定症や上方関節唇（superior labrum anterior and posterior：SLAP）損傷などがあげられるが[1]，なかでも前方不安定症が圧倒的に多く，その治療は手術を要することが多い．当院では外傷性肩関節不安定症に対する手術療法としては全例関節鏡視下手術を行っている．鏡視下に骨軟部破綻部位の修復を行い，スポーツ活動性を含む症例個々のリスクに応じた補強処置を加えている．手術に関しては前項を，各スポーツ種目の競技特性を考慮したリハビリテーションについては「肩・肘のスポーツ外傷・障害」の項（p.225～404）を参照していただき，本項では，外傷性肩関節前方不安定症の術後理学療法としてメディカルリハビリテーション期（術直後～術後6ヵ月）を中心に述べる．

　外傷性肩関節不安定症の術後競技完全復帰のためには，局所の治癒，局所の機能改善だけでなく全身機能の改善および脱臼への恐怖心の克服が必要である[2]．局所の治癒は手術療法にて，局所の機能改善，全身機能の改善，脱臼への恐怖心の克服は理学療法にてアプローチしていく．当院では術翌日より理学療法が開始され，術後早期より疼痛や術後のリスク管理をしながら可動域訓練，筋力トレーニングを積極的に行っている[3]．

2 必要な評価と情報

❶ 術前の脱臼肢位・脱臼方向と頻度

　外傷性肩関節脱臼（traumatic dislocation of shoulder joint）は前述したように前方脱臼が圧倒的に多いが，まれに後方脱臼を呈する症例もある．そのため，脱臼肢位と方向を必ず聴取する．また，初回脱臼からの期間と頻度，自己整復の可否とその際の疼痛を聴取しておくことで術後の脱臼への恐怖心克服とリスク管理へとつな

げていく．

❷ 術中所見

　当院では外傷性肩関節前方不安定症（traumatic anterior glenohumeral instability）に対し，全例鏡視下手術が行われるが，後療法を行ううえで，手術内容の把握が必須である．具体的には，アンカー刺入位置や腱板疎部縫合の有無，腱板疎部縫合の際は縫合時の外旋角度，Hill-Sachs remplissage の有無，腸骨移植の有無，また合併病変として SLAP 病変，humeral avulsion of glenohumeral ligament（HAGL）病変，関節包断裂の有無などの術中所見や処置について情報を共有し，術後の経過を予測しながら後療法にあたっている．当院では再発リスクの高いコリジョン・コンタクトアスリートに対し，補強処置として腱板疎部縫合を行っている．60°を目安に下垂位最大外旋位で縫合しているため，術後しばらくの間筋緊張が亢進し可動域の回復が遅れる場合があるが，おおむね1年以内に改善する[4]．オーバーヘッドアスリートに対しては，原則として腱板疎部縫合は加えないが，10歳代の女性などで関節弛緩性の強い症例は，80°以上の最大外旋位で行っている[1]．Hill-Sachs 病変が深くて大きい場合で，コリジョン・コンタクトスポーツ症例では Hill-Sachs remplissage を施行している．関節窩骨欠損が25％以上の症例や骨欠損が比較的大きい再手術症例も適応となるが，オーバーヘッドアスリートには原則としては行っていない．骨欠損が大きい場合は腸骨移植も補強手術として適応としている．これらの補強措置に加えて，前述した合併損傷の修復の有無も術後の経過に影響する因子となるため，後療法にあたり把握しておく必要がある．

❸ 術後疼痛

　術後疼痛は numerical rating scale（NRS）を用いて評価していくが，術直後を除き，疼痛の強さだけでなく，どの動作でどこが痛いのかを重要視する．その動作と術前の脱臼肢位との関連性を検討し，その後の後療法の指針とする．

❹ 術後可動域

　外傷性肩関節前方不安定症に対する術後可動域測定は，術前脱臼肢位と術後期間を考慮し，少なくとも前方挙上（屈曲），外方挙上（外転），外旋（下垂位および外転90°），水平外転を評価する．

❺ 術後筋力

　術後筋力は早期から腱板筋群，肩甲帯周囲筋群の評価を行っていく．特に腱板筋群への抵抗負荷をかけた際に肩甲骨の代償動作を見逃さないようにし，必要に応じ

て肩甲骨他動固定での出力の変化を評価する．

3 リハビリテーションの実際

　外傷性肩関節不安定症の理学療法では徹底した疼痛管理，関節可動域の早期獲得，各筋機能の獲得が重要である．それらが整った後に各競技におけるパフォーマンスを考慮し適切な可動域，筋機能を高めていく．最終目標であるスポーツ動作を意識するあまり，局所の機能改善および日常生活動作の獲得が遅れることがあってはならない．競技復帰には肩関節複合体としての機能改善が必要であり，可動域獲得に加え，筋の質的向上（最大筋力，瞬発力，持久力，協調性など）が重要である[5]．また，仕事や競技復帰の目安を表1に示す．

❶ 腱板機能訓練

　外傷性肩関節不安定症術後の腱板機能は，術中の侵襲はないにもかかわらず外固定期間や疼痛などから術後その機能は低下する．そのため術後早期からの inner muscles 強化は必須である．棘上筋は inner muscles として骨頭を関節窩に対して求心位に保持する作用と，肩関節外転外旋位にて棘下筋，小円筋とともに前方安定化の作用を持つ[6]．また，棘上筋の強化だけでなく，棘下筋・小円筋・肩甲下筋も強化することにより腱板筋群の相互の同調した筋収縮が得られる．Mochizuki らは，大結節の大部分に棘下筋が停止しており，従来考えられていた棘上筋の機能は，棘下筋が担っていると報告した[7]．そのため術後の理学療法においても，棘下筋の機能向上は必須である．また，inner muscles と outer muscles が協調することで肩関節の円滑な関節運動が行われるため，術後は術後期間や症例個々の病態に合わせ，等尺性運動・等張性運動・遠心性運動といったさまざまな収縮様式とスピードで機能改善を図っていく．また，腱板機能訓練は術直後だけでなく，メディカルリハビリテーション期，アスレティックリハビリテーション（アスリハ）期にて欠かせない訓練である．

❷ 肩甲胸郭訓練

　腱板機能を十分に発揮するためには，その土台となる肩甲骨を胸郭に固定することが重要となる．実際に肩甲骨を他動的に固定することで腱板筋群の出力が向上することは少なくない．また，脱臼を防止するためには固定性だけでなく肩甲上腕関節の動きに合わせた肩甲骨の追従性が必要である．訓練としては上方回旋不足にならないよう前鋸筋を意識したリーチ動作をさまざまな方向へ行っていく．また，肩甲骨内転動作と肩甲骨固定筋として働く僧帽筋中部・下部線維を考慮した壁を利用したボール押し訓練（図1）を行う．メカノレセプターからのフィードバック機構

表1　復帰目安

desk work	1ヵ月
軽作業	3ヵ月
重労働	6ヵ月
競技復帰	6ヵ月～1年
完全復帰	10ヵ月～1年

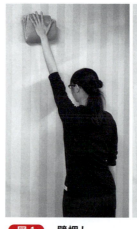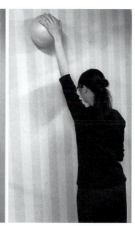

図1　壁押し

僧帽筋中部・下部への介入として挙上位にて壁押しを実施する．ボールを押すことでより協調性が必要となる．

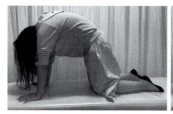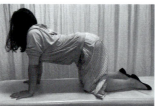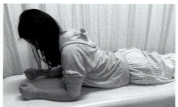

図2　CKCを用いたアプローチ

CKCを用いメカノレセプターを介したフィードバック機構へアプローチする．

を考慮し，荷重下でのエクササイズも用いる（図2）．術前から介入可能な場合は術前から脱臼のリスクマネージメントを行いながら肩甲胸郭訓練を実施し，術後のリハビリテーションにつなげていく．

❸ 術後リハビリテーション

　当院では術後後療法をメディカルリハビリテーション期とアスリハ期の大きく2期に分け，メディカルリハビリテーション期をさらに初期・中期・後期の3期に細分化している（図3）．スポーツ競技で十分なパフォーマンスを発揮するためには，高いレベルでの柔軟性，筋力，持久力，瞬発力などの回復が必要であり，各競技の特性を考慮したプログラムを取り入れた理学療法を実施する．各時期の設定と理学療法内容を以下に述べる．

〔メディカルリハビリテーション〕

（1）初期

　術後翌日より理学療法を開始し，当院では装具除去を術後3週としている．こ

前日	手術	術後1日	3週	3ヵ月	6ヵ月
術前評価		メディカルリハビリテーション期			アスリハ期
		<初期>	<中期>	<後期>	
		疼痛管理 ・装具装着 ・良肢位指導 ・スパズム除去 joint play 確保 手指〜肘関節 　自動・他動運動 頚部／肩甲胸郭運動 （内外旋等尺性運動） **退院：術後翌日**	3〜4週目安に装具除去 等尺性運動 ↓ 等張性運動 協調性訓練 リーチング	腱板：抵抗運動 協調運動 肩複合体 機能改善 CKCエクササイズ	積極的抵抗運動 ・インナー ・アウター 運動連鎖

図3 プロトコル

の装具装着時期をメディカルリハビリテーション初期とする．この時期の理学療法の目的は徹底した疼痛コントロールである．そのためには装具装着時のアライメントが重要であり，良肢位の指導が必須である．装具装着時の注意点は，左右の肩の高さが均等であり，前腕を装具に乗せ，脱力した状態で上肢の重さを装具が支えられているかを確認する．夜間痛については臥位での不良姿勢が深く関与している．術直後では手術による炎症症状によって夜間痛が発生するが，不良肢位により過剰な筋緊張をきたし，疼痛を増大させる．

> **ワンポイントアドバイス**
>
> 装具装着期間の臥位の不良姿勢として特に注意を要するのは，重力の影響で肘が下がることによる肩関節伸展位である．肩関節伸展位では関節内圧が上昇することはすでに報告されており，これが夜間痛を増大させる．枕やクッションを用いる場合，肩関節を保護するよりも，肘を軽度屈曲位になるように高くするために使用する．
> 装具装着によって手指の浮腫みや上腕二頭筋・前腕筋群の stiffness が生ずることが多く，肘関節・手関節・手指の自動運動を促す．また，肩甲帯の可動性および筋緊張改善のため装具を装着した状態でシュラッグ運動や頚部筋のストレッチを実施する．肩甲上腕関節の可動域訓練に関しては他動運動から開始する．セラピストは骨頭の動きを考慮して愛護的に行い，装具除去時期の術後3週までに肩甲上腕関節の内転制限が残存しないようにアプローチしていく．内転制限が残存している症例は，手製装具などを用いる．腱板機能は等尺性の運動が中心となるが，手術による腱板筋群への侵襲はないため，疼痛に合わせて自動介助運動や自動運動へと進めていく．

（2）中期

装具除去から術後3ヵ月までをメディカルリハビリテーション中期としている．この時期は組織の治癒・修復に重要な期間であり，当院では患部に過剰なストレス

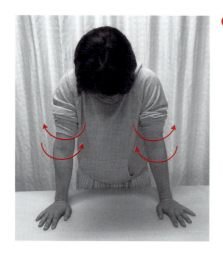

図4 CKC肘伸展位腱板訓練
座位では手を膝の上において実施することができる．

がかかる動作は禁止することを医師と理学療法士の共通認識としている（3ヵ月ルール）．この時期の理学療法の目的は，不良姿勢や過剰な筋緊張による疼痛を改善し関節可動域・筋機能を高めて日常生活動作を獲得することである．可動域に関しては他動と自動の差が存在し，筋の柔軟性と機能低下を認めることが多い．腱板訓練も可動域と筋機能改善に伴い机上での無負荷内外旋運動，外転運動からチューブを利用した腱板訓練や empty-can position での訓練へ移行していく．また机上に手を付き肘関節伸展位にて前腕の回内外運動を行わせることにより，閉鎖性運動連鎖（closed kinetic chain：CKC）での腱板機能訓練も行っている（図4）．これらのように腱板訓練はさまざまなものを取り入れているが，どの時期にどの訓練と画一的に決めるのではなく，各症例に対し最も腱板筋群の収縮が得られるものを選択する．この時期の，肩関節複合体の機能改善を目的とした訓練としてはストレッチポールを使用し，肩甲骨内外転や肩外転運動などを実施し，肩甲胸郭関節と肩甲上腕関節の運動を引き出していく．座位でバルーンを用い前方，斜前方，側方へリーチ動作を行う．さらにCKCエクササイズでの負荷量を3ヵ月に向け徐々に増やしていき，関節内のメカノレセプターからのフィードバック機構を促し，骨頭に対する肩甲骨の追従性向上を図っていく．

（3）後期

術後3ヵ月からアスリハへ移行する6ヵ月までの期間をメディカルリハビリテーション後期とする．この時期は，日常生活上の動作は獲得され，各競技のパフォーマンスを考慮しアスリハへ移行する準備期間である．

当院の術後成績によると，肩関節屈曲角度は術後6ヵ月で術前と同程度の可動域を得られている[8]．アスリハ期へとつなげるためには競技特性に合わせたさまざまな関節可動域の獲得を目指していく．

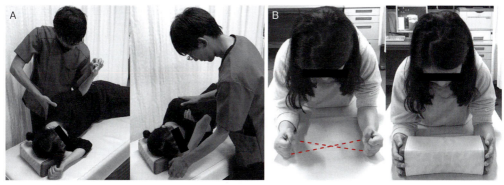

図5 腱板エクササイズ
A：側臥位．側臥位にて下垂位，屈曲90°にて棘下筋，小円筋を促通する．
B：肘付き荷重位．肘を付き荷重しながら輪ゴムや枕・箱を用い，腱板筋群を促通する．

当院の術後6ヵ月時にBIODEX社製System 3を用いた等尺性収縮の筋力測定では，下垂位内・外旋が健側の90％以上，90°外転位での内・外旋が健側の90％と良好な成績を得ている[8]．われわれが評価しうる肩関節の筋機能・筋力は肩関節複合体としての機能・筋力であり代償を伴っていることも多い．重要なのは肩甲骨を他動的に固定した状態での筋出力の変化であり，肩甲骨を他動的に固定して出力が向上する場合は肩甲胸郭関節固定筋の筋機能・出力の低下が考えられ，他動的な固定で出力が低下する場合は腱板機能低下を代償的に肩甲骨で補っており，腱板の機能不全が考えられる．また，腱板筋群は筋線維の走行が異なるためさまざまな肢位（肩甲上腕関節の関節角度）で行っていく（図5）．

〔アスレティックリハビリテーション（アスリハ）〕

競技復帰に向けて，肩甲上腕関節単独の運動ではなく，肩関節複合体－体幹－下肢の運動連鎖を導き，ハイレベルなパフォーマンスへとつなげることで，局所（手術部位）への負荷軽減につながる．投球障害を例にあげると，体幹下肢の身体機能低下は上肢（すなわち肩関節）へのストレス増大となる[9]．

当院では6ヵ月以降をアスリハ期とし，競技特性を考慮したうえでより高度なパフォーマンスを得るための柔軟性・筋力・持久力・瞬発力を獲得させ，実際のスポーツ動作を段階的に行っていく時期である．詳細は「肩・肘のスポーツ外傷・障害」の項（p.225～404）を参照していただきたい．また，外傷性肩関節前方不安定症術後症例では再脱臼に対する恐怖心の克服も重要な課題であり，アスリハ期での心理面でのアプローチも必須である．外傷性肩関節前方不安定症の術後後療法についてメディカルリハビリテーション期を中心に述べた．競技復帰へは競技特性に合わせたアスリハ期に入る前までに再脱臼に注意を払いながら局所の機能改善から肩関節複合体としての機能改善と下肢・体幹や上肢の末梢からの運動連鎖を考慮したアプ

ローチが重要である．競技復帰へ向けては段階的に目標時期を決めて訓練を行い，肩複合体機能や全身機能の改善に加えて心理面（恐怖心の克服）を症例ごとに獲得していくことが重要である．

◆文献

1) 菅谷啓之：外傷性肩関節不安定症に対する手術治療．臨スポーツ医 22：1391-1398，2005
2) 高橋憲正ほか：反復性肩関節脱臼 鏡視下法．臨スポーツ医 29：431-445，2012
3) 菅谷啓之ほか：鏡視下手術における肩関節術後理学療法の進めかた．整・災害 48（4月臨増）：573-583，2005
4) 高橋憲正ほか：反復性肩関節前方不安定症に対する鏡視下手術 補強手術としての鏡視下腱板疎部縫合術の有用性．関節鏡 30：57-60，2005
5) 高村　隆：外傷性肩関節不安定症の術後後療法とアスレチックリハビリテーションのポイント．関節外科 29：1314-1321，2010
6) 横山茂樹ほか：肩不安定症の運動療法．理学療法 15：365-368，1998
7) Mochizuki, T et al：Humeral insertion of the supraspinatus and infraspinatus. New anatomical findings regarding the footprint of the rotator cuff. J Bone Joint Surg Am 90：962-969, 2008
8) 高村　隆ほか：肩関節不安定症におけるアスレティックリハビリテーションの実際．実践すぐに役立つアスレティックリハビリテーションマニュアル，福林　徹編，全日本病院出版会，東京，31-39，2006
9) 嘉陽　拓ほか：投球障害肩に対する理学療法．実践すぐに役立つアスレティックリハビリテーションマニュアル，福林　徹編，全日本病院出版会，東京，17-25，2006

4）肩関節不安定症
③非外傷性肩関節不安定症
—総論—

黒川　純

1 この疾患をリハビリテーションとしてどう捉えるか

　非外傷性肩関節不安定症（non-traumatic glenohumeral instability）とは，明らかな外傷がなく肩関節の不安定性を呈するものの総称であり，後方不安定症と，前方・後方・下方など多方向への不安定症を呈する多方向性不安定症（multidirectional instability：MDI）がある．非外傷性肩関節不安定症の基本的な病態は肩甲上腕関節容量の大きさすなわち関節包の弛緩である．ただし，肩甲上腕関節が緩い人すべてが不安定症の症状を呈するわけではなく，姿勢不良や体幹筋力不足などからくる肩甲胸郭関節機能低下や腱板機能低下などの機能的問題を伴って発症していることが多い．治療としては理学療法を中心とする保存療法が第一選択となる．症例によっては加齢とともに治癒に至ることもある一方，保存療法にて症状寛解を得られずに手術療法となる症例もある．

2 必要な評価と情報

❶ 肩甲上腕関節安定性評価

　非外傷性肩関節不安定症の病態は前述したように肩甲上腕関節容量の大きさすなわち関節包の弛緩である．そのため肩関節周囲の筋収縮の調整にかかわる関節包に存在するメカノレセプターを介した神経生理学的フィードバック機構の破綻が認められ，不安定性を呈する．病態が関節包の弛緩であるため，肩甲上腕関節の不安定性の評価としては整形外科的テストを用いるが，本項ではそれ以外に筆者が行っている評価方法を述べていく．

（1）視診
　一般的に外傷性肩関節不安定症（traumatic glenohumeral instability）は前方不安定性を呈することが多いため，安静座位・立位での肩甲上腕関節のマルアライメントは認められない．一方非外傷性肩関節不安定症，特に下方不安定性が強い症例では，安静時に脱臼・亜脱臼位を呈している場合がある（図1）．その際脱臼・亜脱臼

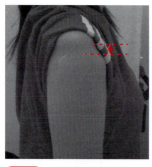
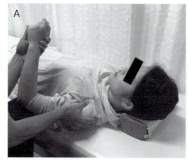

図1　安静時下方脱臼
安静下垂位での骨頭下方脱臼の程度を肩峰からの距離で評価する．

図2　軸圧の有無による骨頭異常運動評価
A：肩甲骨の動きに惑わされないように，示指を棘上筋，中指を肩甲棘，母指を烏口突起，環指・小指を棘下筋にあて母指球・手掌全体で骨頭の異常運動を確認する．
B：セラピストの腹部や胸部を用い上腕骨長軸方向への軸圧を加え評価する．

の程度を評価するため肩峰から何横指下制しているか評価する．

（2）骨頭下方亜脱臼を他動的に整復可能か？

視診にて骨頭の下方亜脱臼を認める症例に対して，セラピストが他動的に骨頭を求心位へ整復可能かどうかを評価する．また，整復時の疼痛の有無や抵抗感を評価する．不安定性が強い症例では他動的に整復しようとすると肩甲上腕関節，肩甲胸郭関節ともに不随意運動を呈する場合もある．

（3）肩甲上腕関節運動に伴う不安定性を評価する

後述する関節可動域でも述べるが，非外傷性肩関節不安定症では他動運動，自動運動ともに肩甲上腕関節の動きに伴い骨頭が関節包内で異常運動を呈する．他動運動では肩甲上腕関節可動域の最終域で，自動運動では動かし始めの初期と最終域で骨頭の異常運動を呈しやすい．さまざまな肢位，関節運動で評価すべきであるが，少なくとも背臥位肩甲骨面上軽度外転位での肩甲上腕関節回旋運動にて評価を行う（図2）．

（4）抵抗運動時の不安定性を評価する

自動運動時の評価と関連性が高いが，抵抗運動時の骨頭の異常運動を評価する．臨床では骨頭の異常動作を評価しやすいように等尺性にて実施し，背臥位肩甲骨面上軽度外転位だけでなく，下垂位や外転90°，屈曲90°でも評価する．

２　肩関節複合体機能評価（肩甲上腕関節と肩甲胸郭関節）

肩甲上腕関節の評価として関節可動域，腱板機能を評価する．肩関節不安定症では肩甲上腕関節の過可動性を呈するが，さらに不安定性が強い症例では骨頭がslippingや前後方向の動揺を示すため，骨頭を触診しながら可動域測定を行うことが重要となる．さらに，西川が推奨する肩甲上腕関節の可動性に着目した可動域測定を用いることで，肩甲上腕関節の解剖学的なゆるさの因子（軟部組織の状態）を

図3 肩甲骨固定の有無による上肢挙上位保持機能

他動的に肩甲骨面上挙上位とし保持させる．安定性が低い場合や，自覚的に脱臼恐怖心や力が入らない感覚がある場合は，セラピストが他動的に肩甲骨を固定し，変化を確認する．

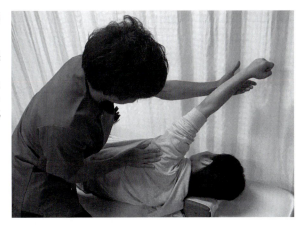

推察する[1]．肩甲上腕関節の回旋可動域は肩甲骨面上軽度外転位にて評価を行い，必ず骨頭を触診しながら実施する．可動域制限（肩関節拘縮）を有する症例では肩甲上腕関節の回旋が最終域に達すると肩甲骨が代償的に動きだす．一方，不安定性を呈する症例では肩甲骨の代償よりも骨頭の異常運動を触知することができる．その際，どの方向に異常運動を呈するかを確認しておく．次に，他動的に骨頭を求心位に保持するように上腕軸方向へ軸圧を加えた状態での回旋運動を実施し，骨頭の異常運動が消失するかどうかを評価する．

関節可動域と同様に，腱板機能評価においても骨頭の異常運動を見逃さないことが重要である．腱板機能評価の詳細については他項を参照していただきたいが，非外傷性肩関節不安定症では肩甲骨の他動固定または上腕骨長軸方向への軸圧を加えることで骨頭の異常運動が消失または軽減するかを評価する．

トピックス

非外傷性肩関節不安定症では安静時，動作時ともに肩甲上腕関節が求心位を保てない状態である．理学療法アプローチの方向性を決めるためには，肩甲上腕関節をどのように操作すれば求心位を保てるのかを症例ごとに評価し，それにかかわる機能を推察し評価・治療を進めることが重要である．

肩甲胸郭機能は肩関節における土台であり，腱板機能を発揮するためには十分な固定性を必要とする．非外傷性肩関節不安定症では肩甲上腕関節の動きや筋収縮に際し，肩甲骨が固定できず肩甲上腕関節の位置異常を助長していることが多い．また関節弛緩性が強い症例などでは上肢の動きや疼痛，位置異常に対して不随意的に肩甲骨が過剰に動く場合もあるため，上肢挙上位での肩甲骨安定性も重要である（図3）．

❸ 体幹・下肢機能

　肩甲骨は脊柱と直接連結を持たず，複雑な筋活動により固定性と可動性の両面を満たしている．特に前鋸筋は肩甲骨を上方回旋させる重要な筋である．前鋸筋を効率よく働かせるためには肋骨の固定が必要であり，腹壁筋群のなかでも外腹斜筋と筋尖をかみ合わせており肋骨固定に作用する．そのため肩甲骨の働きは胸郭の固定性によって大きく左右される[2]．

　非外傷性肩関節不安定症では全身性関節弛緩症（general joint laxity：GJL）や関節型エーラスダンロス症候群（Ehlers-Danlos syndrome：EDS）を基礎疾患として有している場合があり，肩関節のみならず他関節にも関節不安定性を呈していることもある．その場合，立位で下肢・体幹を安定させることができないために肩甲胸郭機能低下を助長し肩関節の不安定性を呈する．評価は体幹・下肢機能をそれぞれ行っていくが，筆者はスクリーニング目的に片脚立位と動的姿勢評価として下肢を床面から離した軀幹座位にて上肢を胸の前で組んだ状態で左右坐骨へウェイトシフトした際のカウンターアクティビティーを評価している．

❹ 上肢機能

　非外傷性肩関節不安定症に対して，肩関節複合体や体幹機能に加え，上肢とくに手関節・手指機能を評価している．スクリーニングとして可動域を評価する際に手関節・手指にも着目する．不安定症だけではないが肩関節疾患症例において挙上動作時，尺屈位を呈していることがある．臨床での評価としては手指の屈伸，いわゆるグーパーをさせる．手指屈曲時（グー）の特徴としては尺屈に加え，母指CM関節の尺側内転である．手指伸展時（パー）の特徴は手関節尺屈・掌屈と示指から小指のMP関節の伸展である（図4）．この特徴は他の評価および運動療法時にも確認される．また，意識下で修正可能かどうかを評価しておく．

> **ワンポイントアドバイス**
> 腱板訓練の際も手関節・手指に注意する．肩甲下筋促通のため内旋に抵抗をかける際，セラピストの示指を軽く握るようにさせる．その状態でセラピストの前腕・肘の位置を変えることで手関節肢位をコントロールすることができる（図5）．

3 リハビリテーションの実際

　非外傷性肩関節不安定症に対するリハビリテーションの基本的な考え方は外傷性肩関節不安定症と同様であり，肩甲胸郭関節と腱板機能改善が重要である．評価結果を基にどのようにすると肩甲上腕関節が求心位を保てるかを常に念頭に置き，リ

健常肩

肩関節不安定症

手指屈曲位（グー）
・尺屈位
・母指CM関節尺側内転位

手指伸展位（パー）
・掌屈・尺屈位
・示指〜小指MP関節伸展位

図4 手関節・手指機能

図5 腱板訓練

セラピストの示指を軽く握らせ，セラピストの前腕位置を変えることで，手関節肢位を誘導できる．同時に母指尺側内転の収縮も確認できる．

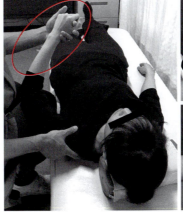
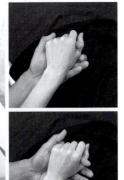

ハビリテーションを進めていく．また，メカノレセプターによるフィードバック機構を促すことが重要であり，閉鎖性運動連鎖（closed kinetic chain：CKC）による荷重刺激や運動課題をダブルタスク，トリプルタスクと徐々に増やしていくことで神経筋を促通していく．

❶ 体幹・下肢機能

体幹・下肢機能として外腹斜筋を中心とした下部肋骨の固定性向上と下部体幹・

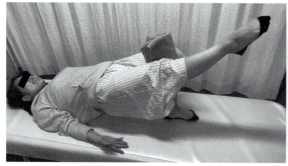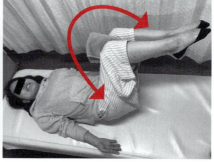

図6 体幹・下肢機能訓練
A：片脚ヒップリフト，B：タオルを挟んで腹筋（回旋）
肩甲骨後傾・内転を意識することで，より肩甲帯の安定性向上を図ることができる．

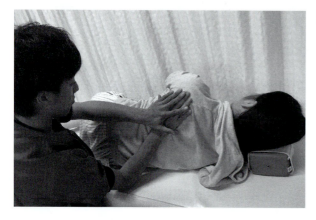

図7 肩甲骨固定性へのアプローチ
上肢下垂位にて肩甲骨安定性向上を図る．抵抗の方向・強さに合わせた出力調整を意識させる．

下肢の安定性向上を図っていく．股関節内転筋群を収縮させることで腹圧を高め下部体幹安定性を向上させる．背臥位膝立位にて膝の間にタオルを入れた状態でお尻を上げるヒップリフトやその状態から片脚の膝を伸ばす片脚ヒップリフト，腹斜筋群を賦活するためにタオルを挟んだまま股関節・膝関節屈曲90°にて骨盤を回旋させる（図6）．また，動的姿勢評価で行う軀幹座位でのウェイトシフトもセラピストが誘導しながらエクササイズとして実施していく．

② 肩関節複合体と上肢機能

　非外傷性肩関節不安定症の肩関節複合体へのアプローチの方向性を決めるのは，肩甲骨の他動固定や骨頭の上腕骨長軸方向への圧縮で不安定性が軽減または肩甲上腕関節機能が向上するかどうかである．肩甲骨他動固定にて症状・機能が改善傾向を示すようであればまずは肩甲上腕関節下垂位にて肩甲骨固定性を向上させていく．前述した体幹・下肢機能の項目であげた運動療法も肩甲骨内転・後傾を意識させるだけで肩甲骨固定性向上へつながっていく．徒手療法としては側臥位上肢下垂位にて肩甲骨への徒手抵抗で等尺性収縮から実施する（図7）．側臥位下垂位外旋訓練に

図8 肩甲骨固定性へのアプローチ

外旋位や外転外旋位にて肩甲骨安定性向上を図る．手関節・手指運動を加えることで運動課題を増やしていく．

下垂位　　　　　　　外転外旋位

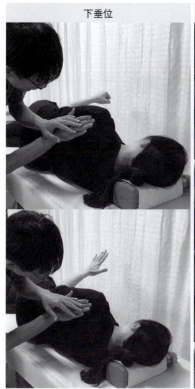
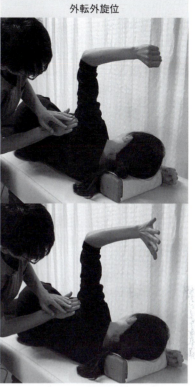

て棘下筋を促通する際にも肩甲骨固定を意識させるだけでなく，セラピストによる肩甲骨への抵抗負荷を加え肩甲骨固定と肩甲上腕関節外旋運動のダブルタスクとしていく．同様に脱臼のリスク管理をしながら肩関節90°外転，90°外旋位でも同様に肩甲骨への抵抗負荷を加える．さらに上肢機能として手関節・手指をグーパーさせることでトリプルタスクとしていく．この際，肩甲上腕関節の位置異常が生じないように注意をし，手関節・手指がいわゆる機能的肢位である軽度背屈・橈屈位を保持したままできているかも確認する（図8）．

側臥位にて肘を伸ばしながらのリーチ動作やリーチ肢位から肘を曲げながらの肩伸展動作も行っていく．この際にも手関節の機能的肢位を保てているかどうかが重要であり，必要に応じてセラピストの介助・抵抗をかける部位や持ち方を変える必要がある（図9）．

前鋸筋機能改善には背臥位両膝立位にて天井へ向けてリーチ動作を実施する．肘関節の伸展を伴いながら手が一直線上に肩関節直上へ動いていくかどうかを確認する．また最終域では肩甲骨の挙上や前傾など代償動作がみられ前鋸筋による上方回旋が不足することが多い．リーチ肢位を保持したまま両膝を左右にゆっくり倒し骨盤回旋させることで外腹斜筋と前鋸筋の活動を促す．左が患側の場合，膝を左に倒して骨盤左回旋位が保持の難易度が高くなる．リーチ肢位でグーパーに動かすこと

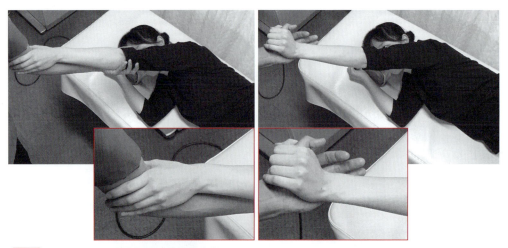

図9 側臥位リーチ動作時の手関節肢位
重力による上肢重量負荷を軽減するため前腕をセラピストの前腕にのせ，上腕遠位部を押させると手関節は尺屈位を呈しやすい．目的によるが，尺屈位を呈することで上肢・肩関節複合体の動きが誘導できないようであれば，手部抵抗とし手関節肢位をセラピストがコントロールする．

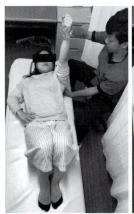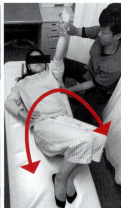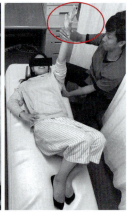

図10 背臥位リーチ＋体幹回旋
前鋸筋と腹斜筋群の機能改善を図る．手関節・手指運動を加え，運動課題を増やしていく．

で末梢側を動かす際の中枢側固定のために肩甲骨周囲筋や腱板筋群の活動を高めることができる．また，これらを組み合わせることでトリプルタスクとすることができる（図10）．

　上腕骨長軸方向への圧縮にて症状・機能の改善がみられる場合は積極的に CKC エクササイズを取り入れていく．訓練としては，肩甲骨の stability に関与する前鋸筋の機能を考慮し，on elbow，on hands などの訓練を実施していく．その際も輪ゴムやセラバンドなどを用いた腱板筋群の促通も加えることでダブルタスクとしていく．またセラピストによる肩甲骨への抵抗運動や前鋸筋を働かせたまま上半身を左右に動かすことでトリプルタスクとしていく（図11）．

　肩甲骨内転動作と肩甲骨固定筋として働く僧帽筋中部・下部線維に関して腹臥位

図11 CKCを用いたアプローチ

CKCを用いメカノレセプターを介したフィードバック機構へアプローチする．肩甲帯への抵抗や，上半身を左右に動かすことで運動課題を増やしていく．

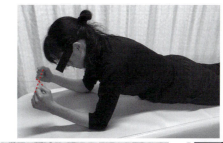
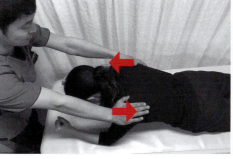
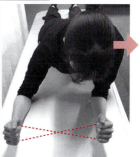

にて筋力強化を実施していくが，この際にも最終域で手関節・手指を動かすことでタスクを増やしていく．また壁を利用したボール押し訓練も実施していく．

トピックス

　肩関節疾患において消炎鎮痛目的に関節内注射が施行されるが，非外傷性肩関節不安定症症例では注射後の症状に注意が必要である．非外傷性肩関節不安定症は関節包の弛緩によりメカノレセプターを介したフィードバック機構が破綻している状態であり，そこに関節内注射を行うと，関節内圧に変化をきたすためか位置覚・運動覚異常が助長され，易脱臼性を呈することを経験する．関節内注射当日や2，3日後までは理学療法中のみならず日常生活上でも注意が必要であり，患者への指導を忘れてはならない．

　非外傷性肩関節不安定症は理学療法を中心とした保存療法が第一選択となる．肩関節複合体と体幹・下肢機能に加え，末梢の手関節・手指機能も評価する必要がある．また，CKCによる荷重刺激や運動課題をダブルタスク，トリプルタスクと徐々に増やしていくことでメカノレセプターによるフィードバック機構を促すことが重要である．

◆文献

1) 西川仁史：可動域測定 測定上のポイント．PTジャーナル 33：123-124，1999
2) 高村　隆ほか：非外傷性肩関節不安定症に対するリハビリテーション．MED REHABIL 73：17-23，2006

5）肩鎖関節炎・肩鎖関節脱臼

①診断と手術のポイント

竹内康剛・高橋憲正

1 診断

　肩鎖関節は上肢と体幹とを連結する唯一の関節であり，肩の機能を維持するのに重要な関節である．肩鎖関節は鎖骨外側端と肩峰前内側面からなり，関節包と肩鎖靱帯（後上方線維と前下方線維）で覆われていて，関節内には関節円板が存在する．また三角筋，僧帽筋，烏口鎖骨靱帯（円錐・菱形靱帯）が肩甲骨，鎖骨に付着し安定化している．福田ら[1]は肩鎖靱帯が生理的な運動範囲での安定性と後方安定性，菱形靱帯が肩鎖関節に直接圧迫が加わらないように働き，また円錐靱帯が垂直方向の制動だけでなく水平方向の安定性に対して重要な働きを有していると報告している．これらの構造物が損傷されることで肩鎖関節脱臼（acromioclavicular dislocation）が生じ，損傷した部位により重症度も異なる．

　肩鎖関節脱臼は自転車・バイクの事故やスポーツ，特に柔道やラグビーなどのコンタクトスポーツの現場において比較的多く遭遇する．受傷機転は上肢内転位で肩峰外側部分を打撲する直達外力が多い．臨床症状は疼痛，圧痛，挙上困難，腫脹，変形，軋轢音，piano key sign（鎖骨遠位端を上方より圧迫すると整復され，離すと再脱臼する）などを認める．

　受傷機転や臨床症状より診断は容易であるが，肩鎖関節二方向のX線撮影（図1）が必須である．当院では下方ストレス（5kg）を加え，撮影しているが，後方への転位はX線では評価困難な場合もあり，CT撮影（図2）を追加することも多い．またX線にて脱臼がなくても関節円板の損傷がMRIなどで診断可能となることもある．

　当院ではRockwood分類[2]を用いて靱帯損傷の部位，程度を考慮している．分類は図3のとおりである．

2 治療

　急性肩鎖関節脱臼の治療は一般的にRockwood分類のtypeⅡ以下では保存治療が選択され，typeⅣ以上は絶対的手術適応とされている．typeⅢに対する治療法

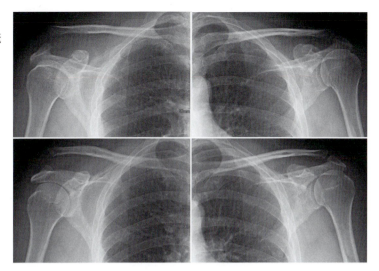

図1 右肩鎖関節脱臼
鎖骨遠位の上方転位を認める.

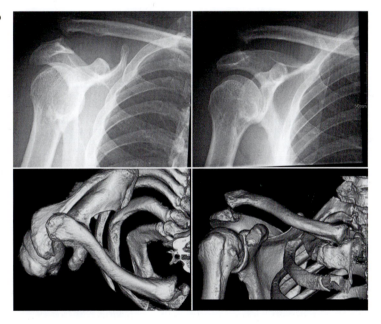

図2 後方転位を認める症例

の選択に関しては意見が分かれる[3,4]が，保存治療では肩甲帯周囲の鈍重感や鎖骨遠位部突出という美容上の問題が残るため，スローイングアスリートや重労働者，労災患者などに対して患者の希望も考慮して手術治療を行っている．どちらの治療を選択してもリハビリテーションの役割は大きい．

保存治療の場合は疼痛が強い間は三角巾固定する場合もあるが，疼痛が少なく不要な場合もある．急性期より介入しリラクゼーション，疼痛改善傾向を認めれば肩鎖関節に負担をかけない範囲で三角筋前方線維のトレーニングや肩甲上腕関節の拘縮予防などの運動療法を開始する．基本的に3～4週間程度は挙上・外転90°までに制限することが多い．

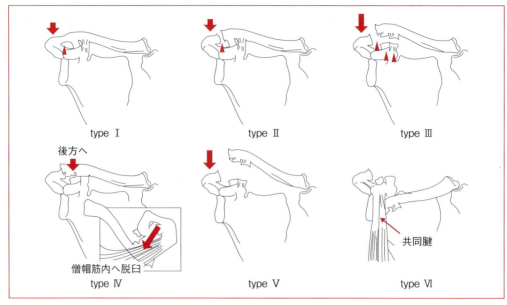

図3 Rockwood 分類

type Ⅰ：肩鎖関節捻挫．肩鎖靱帯および烏口鎖骨靱帯は正常．
type Ⅱ：肩鎖関節亜脱臼．肩鎖靱帯は断裂，烏口鎖骨靱帯は正常．
type Ⅲ：肩鎖関節脱臼．肩鎖靱帯および烏口鎖骨靱帯は断裂，鎖骨の上方転位（烏口鎖骨間距離）は健側に比べ25〜100％まで増加．三角筋・僧帽筋は鎖骨遠位で一部剥離．
type Ⅳ：肩鎖関節脱臼．肩鎖靱帯および烏口鎖骨靱帯は断裂，鎖骨遠位端は後方へ脱臼し，僧帽筋へ転位．X線では上方転位が軽度で後方脱臼はわかりにくいことがある．
type Ⅴ：type Ⅲより転位が増加．鎖骨の上方転位（烏口鎖骨間距離）が100％以上に増加する．
type Ⅵ：肩鎖関節脱臼．鎖骨遠位端が肩峰下や烏口突起下に脱臼する．

　肩鎖関節脱臼に関する手術法は数多く報告されており，Beitzel ら[5]は160もの方法があると報告している．当院では鏡視下一重束烏口鎖骨靱帯再建術（図4）を2014年から施行している．この方法は関節鏡を併用し，ダブルボタンシステムと高強度糸を使用することによって術後早期からの鎖骨と肩甲骨のサスペンションメカニズムの再獲得を図り，破綻した烏口鎖骨靱帯自体の治癒を期待するものである．当院では，損傷転位した関節円板や鎖骨遠位端が整復障害因子となる場合があるため全例に鎖骨遠位端切除（5mm程度）を併用しているが，現在まで術後関節症症状をきたした症例は経験していない．

　当院では2014年からこの方法を行っているが，19例中2例が術後成績不良であった．この2例では術後2年で整復位損失もなかったが，3D-CTにて明らかな後方転位が残存しており，再手術（鏡視下授動術，鎖骨遠位端追加切除）を施行した（図5）．Scheibel ら[6]はRockwood分類type Ⅴに対して二重束再建術を施行した症例の43％に水平方向の不安定性を認め，これらの症例では臨床成績が優位に低くなったと報告している．また烏口鎖骨靱帯再建に肩鎖靱帯再建を追加すること

図4 鏡視下一重束烏口鎖骨靱帯再建術

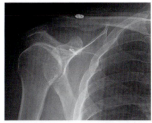
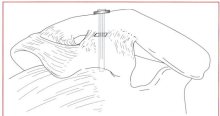

図5 術後成績不良例
3D-CTにて鎖骨遠位の後方転位を認めていた．上方転位はないが鎖骨遠位に引いた実線を健側と比較すると明らかに後方に転位している（手術時に鎖骨遠位端切除施行）．

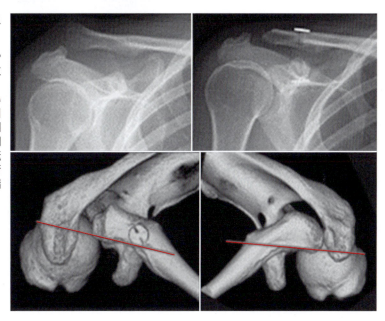

で水平方向の安定性も得られるという報告[7]や，肩鎖靱帯が後方転位を制動するという報告[1]もあるため，今後の対策として肩鎖関節自体の安定性を得ることが必要と思われる．

　術後リハビリテーションについては基本的に保存治療と同様であるが術後3週間は軽度外転位装具を使用している．術後翌日よりリラクゼーション，疼痛改善傾向を認めれば肩鎖関節に負担をかけない範囲で三角筋前方線維のトレーニングや肩甲上腕関節の拘縮予防などの運動療法を開始する．基本的に4週間程度は挙上・外転90°まで制限することが多い．

陳旧性肩鎖関節脱臼

　陳旧性肩鎖関節脱臼の症状として易疲労感や鈍痛，変形があり，保存治療後にも症状が残存する場合は患者希望も考慮して手術を検討する．手術では鎖骨遠位端切除のみ施行する場合と烏口鎖骨靱帯再建術を施行する場合がある．鎖骨遠位端切除の適応としては，肩鎖関節部の鈍痛を主症状とする症例で，関節円板損傷やRockwood分類で

type ⅠやⅡの転位の少ない症例がある．Rockwood分類typeⅢ以上で鎖骨遠位の上方転位により症状をきたしている症例においては鎖骨遠位端切除のみで対応可能な場合もあるが，烏口鎖骨靱帯再建術を要することもある．急性期と異なり，陳旧例では烏口鎖骨靱帯の修復は期待できないため，当院では長掌筋腱と人工靱帯を用いた二重束再建術を施行している．急性期と同様に肩鎖靱帯部に対する追加処置についても必要があれば行っている．術後リハビリテーションに関しては急性期の術後リハビリテーションと同様のプログラムで施行している．

◆文献

1) 福田公孝ほか：肩鎖関節の安定性に対する肩鎖靱帯と円錐，菱形靱帯の役割．肩関節 9：40-45, 1985
2) Rockwood CA Jr : Injuries to the acromioclavicular joint. Fractures in Adults, 4th ed, Saunders, Philadelphia, 1341-1413, 1996
3) 黒川正夫ほか：肩鎖関節脱臼の予後調査―手術療法と保存療法の比較．肩関節 21：437-440, 1997
4) Larsen E, et al : Conservative or surgical treatment of acromioclavicular dislocation. A prospective, controlled, randomized study. J Bone Joint Surg Am 68：552-555, 1986
5) Beitzel K, et al : Current concepts in the treatment of acromioclavicular joint dislocations. Arthroscopy 29：387-397, 2013
6) Scheibel M, et al : Arthroscopically assisted stabilization of acute high-grade acromioclavicular joint separations. Am J Sports Med 39：1507-1516, 2011
7) Saier T, et al : Value of additional acromioclavicular cerclage for horizontal stability in complete acromioclavicular separation: a biomechanical study. Knee Surg Sports Traumatol Arthrosc 23：1498-1505, 2015

5) 肩鎖関節炎・肩鎖関節脱臼
②リハビリテーションのポイント

小野寺 萌

はじめに

　肩鎖関節脱臼（acromioclavicular joint dislocation）後のリハビリテーションでは，肩鎖関節の解剖学・運動学を理解したうえで進めることが重要である．当院では，保存・手術療法ともに，肩鎖関節にストレスをかけないようにし，早期ADL動作獲得，早期スポーツ復帰を目指しリハビリテーションを実施している．本項では肩鎖関節脱臼後，運動療法を進めるうえで必要な基本的な解剖学・運動学に加え，理学療法評価，プロトコルおよびリハビリテーションについて述べる．

1 この疾患をリハビリテーションとしてどう捉えるか

❶ 肩鎖関節の解剖学・運動学

　肩鎖関節の静的安定化機構として，関節を囲む関節包および肩鎖靱帯と，肩甲骨の烏口突起と鎖骨をつなぐ烏口鎖骨靱帯（菱形靱帯・円錐靱帯）がある（図1）．肩鎖靱帯は鎖骨の上昇や後方移動を制御している．また肩甲骨外転時は後方線維が，肩甲骨内転時は前方線維が緊張する．烏口鎖骨靱帯の機能は，①鎖骨の挙上防止，②肩甲骨の懸垂作用，③棘鎖角の制御である（烏口鎖骨メカニズム）．棘鎖角とは肩甲棘と鎖骨の長軸がなす角であり，肩関節の屈曲・外転で増加し，下垂位で約56°，150°外転位で約70°とされている．肩鎖靱帯の前方線維および菱形靱帯は棘鎖角の減少（肩甲骨の内転・下方回旋）を，肩鎖靱帯の後方線維および円錐靱帯は棘鎖角の増大（肩甲骨の外転・上方回旋）を制動している[1]．

　動的安定化機構として，肩鎖関節上方に付着する三角筋前部線維・僧帽筋上部線維があり，それに加え鎖骨内方に胸鎖乳突筋，大胸筋鎖骨部線維，鎖骨下筋（図2）が付着し均衡を保っていると考えられる[2]．

　肩鎖関節の可動性はわずかであり，それにより肩鎖関節は鎖骨の動きを肩甲骨に伝達し，肩甲骨回旋運動の支点となることが可能となっている．上肢挙上の際，肩鎖関節を介して肩甲骨は約60°上方回旋する．この時鎖骨は胸鎖関節を軸として挙上・後退・後方回旋する．鎖骨はクランク状の形状から，上下移動を伴う約30°

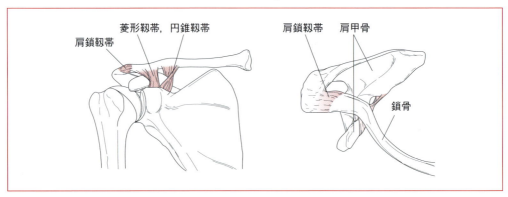

図1 肩鎖関節の静的安定化機構

肩鎖靱帯は鎖骨の上昇や後方移動を制御する．烏口鎖骨靱帯は外側の菱形靱帯，内側の円錐靱帯からなり，共同して鎖骨の挙上防止と肩甲骨の懸垂作用を担っている．菱形靱帯は肩甲骨の内転・下方回旋を，円錐靱帯は外転・上方回旋を制動している．
（文献1より引用）

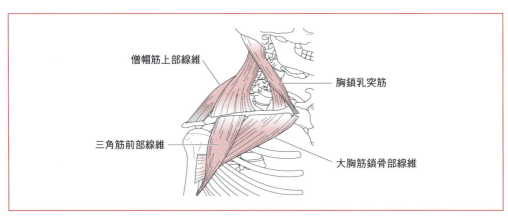

図2 肩鎖関節の動的安定化機構

鎖骨頭側には僧帽筋上部線維，胸鎖乳突筋が，鎖骨尾側には三角筋前部線維，大胸筋鎖骨部線維，鎖骨下筋が付着し均衡を保っている（鎖骨下筋は表示していない）．
（文献2より作成）

の回旋と約20°の前後方向への可動性があり，この複合運動によって肩甲骨の上方回旋を可能にしていると考えられる．また下垂位より90°屈曲位で鎖骨の後方移動と肩甲骨の上方回旋が起こり，150°屈曲位ではそれが進む[3]．

肩鎖関節脱臼では，これらの解剖学的・運動学的破綻が生じる．保存療法・手術療法どちらにしても，肩甲骨の下制・下方回旋，鎖骨遠位端の挙上，肩関節伸展・内旋（結帯）は肩鎖関節に開大ストレスが，水平内転は圧迫ストレスが生じると考えられる．また肩関節90°以上の屈曲・外転においても肩鎖靱帯・烏口鎖骨靱帯の緊張が高まると考えられ，それらを念頭におき，リハビリテーションを進める．

2 必要な評価と情報

❶ X線・3D-CT所見（Rockwood分類）

脱臼のtypeにより軟部組織の損傷度合いが異なるため，必ず確認する．また当院では術後定期的にX線撮影を行っているので，再脱臼の有無を確認する．3D-CT画像では鎖骨の三次元的位置を把握でき，鎖骨の後方転位を確認できる．特にtype Ⅴの術後は，鎖骨の再後方転位が生じることもあり，術前にその程度を把握する．

❷ 手術所見

肩鎖関節脱臼の術式は，ゴールドスタンダードとなるものがなく，各施設で異なる．術式によりリスク管理，後療法も異なるため手術記録の確認は必須である．当院においても急性期・亜急性期症例と，陳旧例では術式が異なる場合があり，担当医と連携を取っていくことが重要である．

❸ 視診・触診

熱感・腫脹の程度や，外観上の変形，ピアノキーサイン，術後は，再脱臼が生じていないか確認する．陳旧例では長期に渡るアライメント異常から，肩甲骨下方回旋位や，翼状肩甲を呈している場合もある．

❹ 疼痛検査

夜間時痛・安静時痛・動作時痛のNumerical Rating Scale（NRS）を聴取し，炎症の程度を把握する．肩鎖靱帯，烏口鎖骨靱帯の圧痛や，三角筋前部線維・僧帽筋上部線維・大胸筋鎖骨部線維の圧痛，収縮時痛，伸張時痛を確認し，損傷部位の回復過程を推察する．保存症例では肩鎖関節周囲や頚部の鈍重感，挙上位動作時の易疲労感を訴えることもある．

❺ 徒手検査

(1) horizontal adduction test（図3a）

患者は立位で肩関節90°屈曲・最大内転位にし，検者はその肢位からさらに水平内転方向に圧迫を加える．肩関節上面，肩鎖関節付近に痛みを訴えれば陽性とする．

(2) high arc sign（図3b）

他動的に160°〜最大前方挙上を行い，肩鎖関節部に疼痛が誘発される場合は陽性とする．

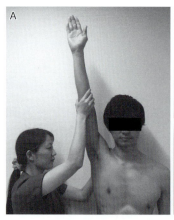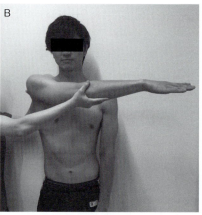

図3 徒手検査
A：horizontal adduction test
B：high arc sign

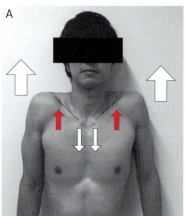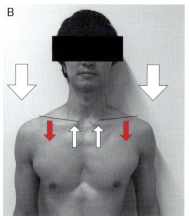

図4 シュラッグ
A：肩甲骨挙上時，鎖骨は挙上し，鎖骨胸骨端は下方へ滑る．
B：肩甲骨下制時，鎖骨が下制し，鎖骨胸骨端は上方へ滑る．

6 静的アライメント

肩鎖関節・胸鎖関節の位置や，鎖骨・肩甲骨の静的アライメントを確認する．姿勢による変化や，前額面・矢状面・水平面上の左右差を確認する．

7 筋緊張検査

脱臼による関節不安定性が生じ，動的安定化機構である僧帽筋上部線維や三角筋前部線維に筋スパズムが生じていることがある．

8 関節可動域

肩甲骨挙上・下制時の肩鎖・胸鎖関節，鎖骨の動きや（図4），上肢挙上・外転時の肩甲上腕リズムや棘鎖角の左右差を比較する．僧帽筋上部線維や肩甲挙筋の影響を把握するために頚部の関節可動域も確認する．陳旧性症例では，まれに肩関節拘縮を起こしていることもある．

❾ 筋力検査

　三角筋前部線維・僧帽筋上部線維・大胸筋鎖骨部線維の筋力左右差を比較する．その他，前鋸筋といった肩甲骨周囲筋群の筋力が他動的な体幹固定により変化するか確認する．腱板筋群の筋力左右差も比較する．

3 リハビリテーションの実際

❶ 保存療法（Rockwood 分類 type Ⅰ，Ⅱ，およびⅢの一部）

　急性期・亜急性期症例の保存療法では，損傷した肩鎖靱帯や烏口鎖骨靱帯の瘢痕化による機能再建を期待するため，受傷直後は疼痛に応じ三角巾やテーピングで固定を行う．陳旧例の場合は損傷組織の瘢痕化や外観上の変形治癒は期待できないため，固定を行わず，疼痛に合わせて積極的に肩関節機能の再獲得を目指す．

　また保存療法では，急性期症例・陳旧例にかかわらず，靱帯損傷により鎖骨の肩甲骨懸垂作用が低下したことによる肩甲骨不安定性や下方転位（下制や下方回旋）の改善と，肩鎖関節の動的安定性を獲得することが重要だと考える．

　Rockwood 分類 type Ⅰ，Ⅱでは受傷後，疼痛コントロールが良好で肩甲骨の安定性が得られれば，後療法が長期化することは少なく，スムーズに ADL 動作を獲得しスポーツ復帰している．

　Rockwood 分類 type Ⅲでは肩鎖靱帯と烏口鎖骨靱帯が損傷し，鎖骨外側端は上後方へ，肩甲骨は下方へ転位する．よって受傷後から，アイシングやテーピングで疼痛管理しながら，鎖骨頭方に付着している僧帽筋上部線維，胸鎖乳突筋や，肩甲骨下方回旋筋である小胸筋・菱形筋群・肩甲挙筋の筋スパズムを抑制し，静的アライメントを整えることは有用である．また，鎖骨を引き下げると考えられる三角筋前部線維や大胸筋鎖骨部線維のエクササイズを，筋の損傷の程度を確認しながら取り入れる（図5）．その後，疼痛や圧痛の程度に応じ，肩関節可動域獲得を目指す．肩関節挙上・外転可動域訓練時に鎖骨の浮き上がりが生じる症例には，徒手的に鎖骨の挙上を抑制しながら実施する（図6）．また，鎖骨は上方だけではなく後方に転位している場合もある．肩甲骨の内転可動性を改善し，鎖骨に対する肩甲骨の動的アライメントを整えることも効果的である（図7）．肩鎖関節に圧迫ストレスのかかる水平内転時に疼痛を訴える場合は，棘下筋や小円筋，三角筋後部線維の柔軟性改善や，胸鎖関節のモビライゼーションを行い，ストレスを減らす．肩関節可動域訓練と同時に肩甲骨の下方転位を抑えるため，シュラッグエクササイズも開始する．その際，僧帽筋上部線維が過収縮すると鎖骨遠位端が引き上げられるので注意する（図8）．肩甲骨上方回旋筋である前鋸筋や僧帽筋下部線維のエクササイズも重要である．

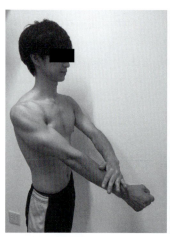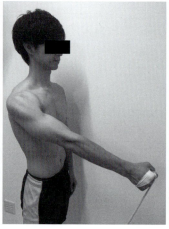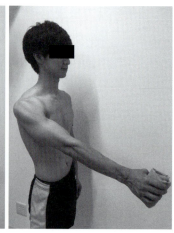

図5 三角筋前部線維のエクササイズ

等尺性収縮から開始し，チューブや重錘を用い段階的に負荷量を上げていく．

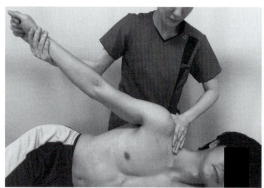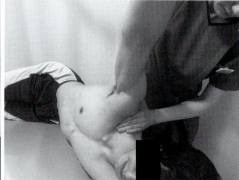

図6 鎖骨・肩甲骨を把持しながらの外転可動域訓練

挙上・外転時に鎖骨の浮き上がりが認められる場合は，療法士が鎖骨を押さえながら外転や挙上可動域訓練を実施する．

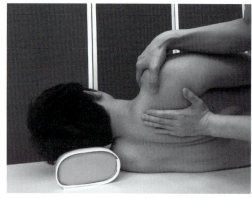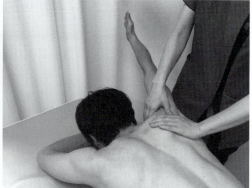

図7 肩甲骨内転エクササイズ

側臥位から実施し，目的に応じ肢位を選択する．母指で肩甲棘を，示指で鎖骨を，手掌面で肩鎖関節を触診し棘鎖角を確認しながら実施する．

図8 シュラッグエクササイズ

自重から始め，段階的にチューブや重錘を用い実施する
A：手を体側から離した僧帽筋優位のシュラッグ．
B：手を体側につけたまま実施し，菱形筋や肩甲挙筋を収縮させた状態でのシュラッグ．

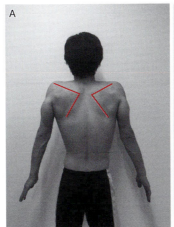
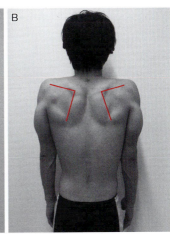

　陳旧例で，靱帯損傷により肩甲骨に対する懸垂作用の機能が低下し，かつ肩甲骨の不安定性が強い場合では，肩甲骨周囲筋の過緊張を生じ，鈍重感が残存していることが多い．肩甲骨の下方転位の状態が続き二次的な胸郭出口症候群症状を引き起こしている場合や，肩鎖関節の安定性を得るため，三角筋前部線維や僧帽筋上部線維に筋スパズムが生じている場合もある．肩甲骨周囲筋群の筋力強化や協調性改善を図っていくことが必要である．腱板エクササイズも重要であるが，肩甲骨不安定性が強い症例に実施する際は，徒手的に肩甲骨を押さえて行うことが望ましい．

> **ワンポイントアドバイス　僧帽筋下部線維のエクササイズ（図9）**
>
> 腹臥位上肢挙上エクササイズで僧帽筋下部線維の収縮が入りにくい症例には，徒手的介助にて最終域からさらに僧帽筋下部線維の起始・停止を離すように誘導すると自覚的な収縮感を得られることがある．

> **ワンポイントアドバイス　保存症例で最終挙上時に痛みを訴える症例へのアプローチ（図10）**
>
> 鎖骨挙上を抑制するテーピング．痛みが軽減する場合があり，評価・治療の一助となる．

❷ 手術療法（Rockwood 分類Ⅲの一部，Ⅳ～Ⅵ，陳旧例）

　当院では，術当日または術後1日退院となる．手術療法では鏡視下烏口鎖骨靱帯再建術により解剖学的修復を行い，損傷靱帯の瘢痕化も期待する．よって術後3週間は肩関節外転装具を用い，自動・他動挙上および外転角度は90°までに制限している（三角筋縫合を行った場合はさらに制限を強くする）．術後3週間が経過した後は，組織の治癒が得られる術後3ヵ月までを機能訓練前期，術後3ヵ月以降を機能訓練後期とし，早期に肩関節機能を獲得するように進める．

　手術療法では靱帯再建術による機能回復がなされる．再脱臼に注意し，肩鎖関節

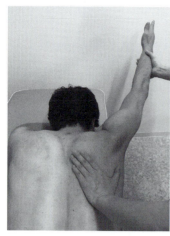
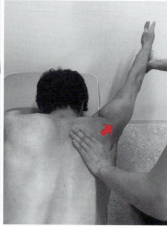

| 図9 | 僧帽筋下部線維のエクササイズ |

腹臥位上肢挙上エクササイズで三角筋が過収縮し，僧帽筋下部線維の収縮が入りにくい症例には，徒手的介助にて最終域からさらに僧帽筋下部線維の起始・停止を離すように誘導すると自覚的な収縮感を得られる．

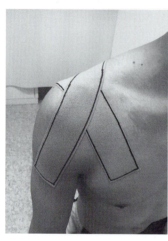
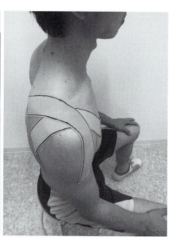

| 図10 | テーピング |

鎖骨挙上を抑制するテーピング．痛みが軽減する場合があり，評価・治療の一助となる．

を支点とした肩甲骨運動や肩鎖関節の動的安定性を獲得させることが重要である．

(1) 装具装着期（術後3週まで）

　術後早期は疼痛管理が重要であり，寒冷療法や電気刺激療法といった物理療法，ADL指導・ポジショニング指導を行う．特に外転装具は3週間装着しているため，装具装着時にリラクゼーションが得られるように調節する．肩鎖関節脱臼の術後は，比較的疼痛が少ない症例もあり，自己判断にて装具を外すことがある．上肢の重量による肩峰の下方牽引力が加わらないよう，装具装着の重要性を説明する．

　この時期はまず肩甲帯を中心に静的アライメントを整える．特に肩鎖関節に離開ストレスが加わらないよう，鎖骨頭方に付着している僧帽筋上部線維や胸鎖乳突筋，肩甲骨下方回旋筋である小胸筋，肩甲挙筋，菱形筋群の筋スパズムに対して徒手治療を行い，セルフストレッチも指導する．肩甲骨のアライメントは胸郭の形状や脊柱のアライメント，体幹機能にも影響されるため，この時期から体幹捻転運動，骨盤前後傾，腹式呼吸なども取り入れる．

図11 肩甲上腕関節の内転可動域獲得のためのアプローチ

内転制限が残存しないよう，肩鎖関節を触診しながら，療法士が肩甲骨を上方回旋させる．

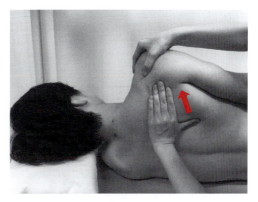

　肩甲上腕関節の拘縮予防に，stoopingエクササイズを取り入れる．実施する際は徒手的に鎖骨や肩甲骨を押さえる．リラクゼーションが得られていない症例では，シュラッグ動作を伴うことがあるので注意する．肩甲上腕関節の内転制限の残存は，肩甲骨が相対的に下方回旋位となり，アライメント不良を生じる．装具除去時に内転制限が残存しないように，徒手治療（図11）や棘上筋・三角筋中部線維の筋スパズムを抑制する．また，肩甲上腕関節の下垂位回旋運動は，肩甲骨を固定して実施すれば肩鎖関節の運動は伴わないと考えられ，疼痛や炎症に応じ早期から行うことが拘縮予防のために重要である．他動運動から開始し，徐々に自動介助，自動運動へと進めていく．この時，外旋しているように見えても，実際は肩甲骨内転運動で代償している場合があるので注意する．また，この時期に疼痛コントロールがうまくいかず，下垂位回旋可動域訓練が行えないと，その後の肩甲上腕関節の可動域獲得に難渋することがある．早期から回旋可動域訓練を行える環境を作ることは重要である．腱板訓練は等尺性運動から開始するが，三角筋などの outer muscle の収縮が入りやすい症例では，等張性運動から開始する．疼痛に応じ三角筋前部線維の等尺性エクササイズも取り入れる．

> **ワンポイントアドバイス　装具装着時期の ADL 指導の工夫**
> 術後早期からデスクワーク中心に職場復帰する症例には，不良姿勢や眼精疲労による頸部筋群の過緊張を防ぐため，1時間に一度，パソコンから眼を，キーボードから手を離すように指導している．

(2) 機能訓練前期（術後3週～3ヵ月まで）

　装具を除去し関節可動域訓練の許可にて，自動・他動肩関節可動域を改善させていく．肩甲上腕関節の回旋可動域制限が残存した状態で肩関節挙上・外転運動を行うと，肩甲胸郭関節優位の運動になり肩鎖関節部にもストレスが生じると考えられる．そのため肩甲上腕関節の回旋可動域は下垂位だけではなく，90°外転位，90°挙上位でも早期に獲得することが重要である．この時，肩甲骨の代償が入らないよ

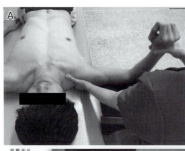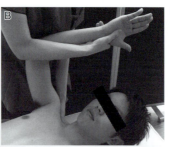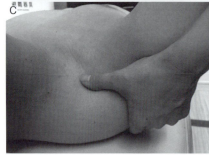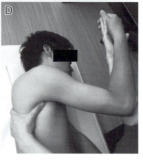

図12 肩鎖関節の動きを考慮した肩甲上腕関節，肩甲上腕リズムへのアプローチ

A，B：90°外転位，90°挙上位での外旋可動域訓練
C：母指で鎖骨を，示指から小指で腱板の収縮や肩甲骨の動きを，手掌面で肩鎖関節および上腕骨頭の動きを触診し実施する．
D：肩甲上腕リズム獲得のアプローチ．肩甲骨の動きが先行する場合は徒手的に押さえながら挙上練習を実施する．

うに鎖骨と肩甲骨をしっかりと把持し実施する（図12A～C）．水平内転は肩鎖関節に圧迫ストレスを，水平外転や伸展・内転（結帯）では開大ストレスをかけると考えられるため，早期から積極的には行わない．

　肩甲胸郭関節に対しては，疼痛の生じない範囲で，肩鎖関節を支点とした肩甲骨の運動を側臥位で療法士が誘導し動かす．肩甲上腕関節の回旋可動域や肩甲胸郭関節の十分な可動域が得られてきたら，肩甲上腕リズム再獲得を目指し，肩甲骨が上腕骨頭の動きに追従できるよう進めていく．その際，側臥位や腹臥位で行うと肩甲骨を誘導しやすい（図12D）．肩関節可動域は機能訓練後期に向けて，この時期までに獲得していることが望ましい．

　筋力訓練は，疼痛や肩関節可動域の獲得状況に応じて段階的に負荷を上げる．三角筋前部線維の等尺性収縮運動から開始し，その後チューブや重錘，マシーンを用い大胸筋鎖骨部線維を含めて段階的に進めていく（図5，13）．ウォールプッシュエクササイズは立位から始める．肩甲骨の下方転位を防ぐため，シュラッグエクササイズを自重から開始し，その後チューブや重錘を用い実施する．肩甲骨の安定性獲得のため，前鋸筋や僧帽筋下部線維のエクササイズも開始する．腱板訓練は，自重や輪ゴムを用い低負荷から開始する．その後セラバンドを用いさまざまな肢位で行う．

図13 チェストプレス

訓練初期では肩関節軽度屈曲・外転位から開始し，肩甲骨内転・外旋位にならないよう注意する．

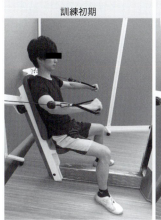
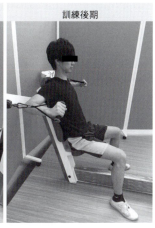

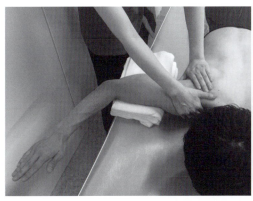
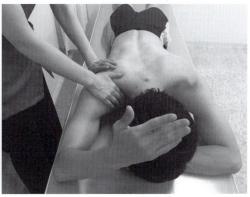

図14 90°外転位，挙上位での腱板エクササイズ

腱板エクササイズ時に肩甲骨の代償運動が生じる場合は，腹臥位で実施すると療法士は肩甲骨を固定しやすい．

> **ワンポイントアドバイス ● 腱板訓練方法**
>
> 腱板訓練時に肩甲骨の代償がみられる場合は，腹臥位で行うと療法士は肩甲骨を固定しやすい（図14）．

(3) 機能訓練後期（3ヵ月以降～）

　この時期からは積極的な筋力訓練を行う．フロントブリッジやサイドブリッジ，片手腕立て伏せや手押し車など，肩甲骨周囲筋や，体幹を含めた複合的なエクササイズを進める（図15）．スポーツ復帰が目標の場合は，アジリティデスクを用いたエクササイズや，肩鎖関節に開大ストレスのかかる水平外転位や伸展・内転位でリアクショントレーニングを行う．

　組織の治癒過程を考慮し，術後3ヵ月時にスポーツ部分復帰，術後6ヵ月時にスポーツ完全復帰，重量物の運搬が許可される．しかしあくまで原則であり，急性期・

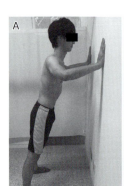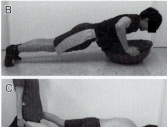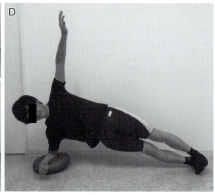

図15　複合的エクササイズ

A，B：プッシュアップエクササイズ．術後早期では立位で壁を使用し，段階的に膝つき，腕立て伏せ，片手腕立て伏せやBOSUなどを用いた腕立て伏せへと進める．
C：手押し車
D：サイドブリッジ

亜急性期症例の手術療法後は早期復帰する場合も多い．陳旧例では比較的原則通りになることが多い．

◆文献

1) 林　典雄：運動療法のための機能解剖学的触診技術上肢，改訂第2版，青木隆明監修，メジカルビュー社，東京，112-113，120-121，2011
2) Complete Anatomy － 3D4MEDICAL（https://3d4medical.com）
3) 壇　順司ほか：肩鎖骨関節脱臼の機能解剖学的病態把握と理学療法．理学療法 30：673-681，2013
4) Kapandji IA：肩．カパンディ関節の生理学Ⅰ上肢，第6版，塩田悦仁訳，医歯薬出版，東京，42-43，2006

1) スポーツ外傷（不安定症）

①診断と手術のポイント

高橋憲正

1 反復性肩関節脱臼とは

　肩関節は軟部組織に支えられていることで，柔軟な動きを得る一方，関節の不安定性を生じやすく，人体の関節のなかで最も脱臼の多い関節である．肩甲骨が体幹に対し約30°前傾しているため，肩関節の関節窩は軽度前開きになっている．したがって肩関節脱臼の97〜98％は前方に生じ，前方脱臼によりBankart病変とHill-Sachs病変が生じる．初回脱臼後にBankart病変が治癒せず，靱帯の機能不全が残存すると反復性肩関節脱臼（recurrent shoulder dislocation）へと移行する（図1）．反復性肩関節脱臼へと移行した症例に対する根治療法は，手術が必須で，剝離した下関節上腕靱帯-関節唇複合体，つまりBankart病変を修復することが根本的な治療となる．

2 診断と治療の進め方

　多くの症例は脱臼・亜脱臼の自覚があり，その愁訴に沿って画像診断を進めていく．X線でHill-Sachs病変を認めれば，脱臼の既往を示唆させる．また3D-CTで関節窩の摩耗や骨片を認めた場合も，肩関節の不安定症が示唆される．本疾患の根治治療は手術療法でありその目的は肩関節の安定化である．一方で，脱臼の既往が明らかでなくスポーツ活動における肩の痛みを愁訴に来院する患者のなかで，外傷後の不安定性に起因した痛みが主病態である選手も存在する（unstable painful shoulder）ため注意を要する[1]．

　肩の不安定性を愁訴に来院する患者の多くは，スポーツ活動を行っており，当院の調査では80％以上の患者が何らかのスポーツ活動を行っていた．その内容は，相手と衝突や接触を要するスポーツが多くまたスキーやスノーボードといった高速で転倒のリスクのあるスポーツが多かった．それらのスポーツが初回脱臼の原因となっていることが多く，特にコリジョンスポーツと呼ばれるラグビーやアメリカンフットボール選手は，ほぼ全例その競技中に受傷していた（図2）．スポーツによって特徴的な受傷機転がありこれらを理解しておくことは，術後の再発予防につなが

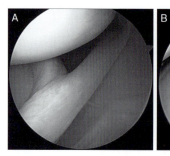
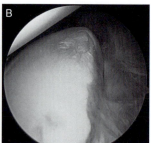

図1 関節鏡所見（左肩前方鏡視）
A：正常の下関節上腕靱帯
B：Bankart 病変

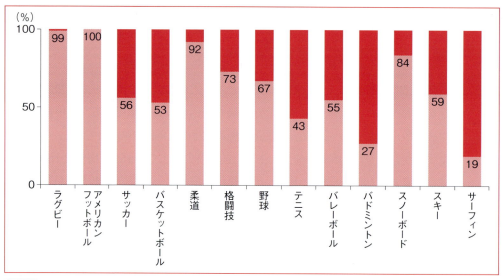

図2 スポーツ中に生じた初回脱臼の割合

表1 スポーツ種目別の頻度の高い受傷機転

スポーツ種目	受傷機転
ラグビー・アメリカンフットボール	タックル
サッカー	相手とコンタクトして転倒
格闘技	組手争いなどの競技中の上肢の接触
柔道	投げられて手をつく
バスケットボール	ボール争いでの接触，パスカットなどの非コンタクト
野球・ソフトボール	ヘッドスライディング，ダイビングキャッチ
バレーボール	フライングレシーブ
テニス・バドミントン	スマッシュ，サーブ
スノーボード・スキー	転倒

ると考えている（表1）[2]．一方で，オーバーヘッド競技者の手術症例も多い．これは利き手側に不安定性があると，脱臼肢位に近い外転外旋位が取れなくなり，スポーツ活動に支障をきたすためだと考えられる．術後に行うスポーツ活動は多岐にわたり，競技特性に応じた肩の強度や柔軟性が必要であると考えている．また性別や年齢によって柔軟性に差があり，個々の症例の関節弛緩性を全身麻酔下に評価している．

3 競技に応じた術式

❶ 若年者のコリジョン・コンタクトスポーツ

　コリジョン・コンタクトスポーツ群は，スポーツ活動なしの群に比べ骨性Bankart，上方関節唇（superior labrum anterior to posterior：SLAP）病変，関節包病変の頻度が有意に高く（図3），術後も再受傷のリスクが高いと考えられている．われわれは2012年から若年者のラグビー，サッカー，女子バスケ選手を中心にBankart修復に加えHill-Sachs病変へ棘下筋と小円筋の腱成分を縫着する鏡視下remplissageを行っている[3]（図4）．この手技により，棘下筋と小円筋のフットプリントが延長され関節腔が減少する効果が期待できる．またremplissageに加えて腱板疎部縫合を行っている．これは肩甲下筋腱に糸をかけ，中～上関節上腕靱帯を含み前方の関節包を一塊として縫縮する手技である[4]．これにより前方の関節腔を減らしうると考えており，われわれはリスクの高いと考えられる症例にルーチンに加えている（図5）．そのほか，コリジョン・コンタクトスポーツ競技者に対してはLatarjet法やBristow法といった烏口突起の移行術を選択する報告も多い．

❷ 投球競技の利き手側の手術

　野球やソフトボールなどの投球競技へ復帰を希望する選手の投球側への手術については細心の注意を払っている．投球肩は外転外旋位での十分な可動域が必要なので，原則として腱板疎部縫合は行っていない．一方，外転外旋位にて下関節上腕靱帯（inferior glenohumeral ligament：IGHL）全体で上腕骨頭を受けるために，IGHL全体の再緊張化が必要でありわれわれは，右肩7時から2時まで関節唇を剥離し，6時から2時に4個のアンカーを挿入して靱帯縫合を行っている．

❸ その他のオーバーヘッド競技

　野球やソフトボール以外では，バレーボール，ハンドボール，テニス，バドミントンなどの利き手側も同様に広い可動域を要する．しかし，バレーボールやハンドボールは相手と接触したりコートにダイビングする可能性があり，10歳代の特に女子選手には腱板疎部縫合を追加する場合が多い．柔道の釣り手側も可動域が必要なため，外旋の可動域を確保するように注意している．Bankart修復が終了した時点で，下垂位の外旋可動域を確認し，不十分な場合は2時付近の関節包を切離し外旋を出す処置を加えている．最終的に得られた可動域を手術記録に記載して，療法士と情報を共有している．

まとめ

　反復性肩関節脱臼の症例は，スポーツ活動が発症原因となっていることが多く競

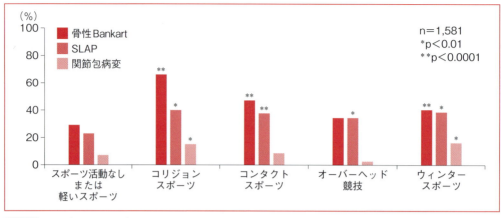

図3　スポーツタイプ別の関節内合併病変の割合

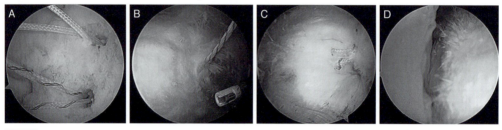

図4　remplissage の鏡視像（左肩）

A：Hill-Sachs 病変にアンカーを挿入する，B：棘下筋腱と小円筋腱に糸を装着する，C：肩峰下滑液包鏡視で縫合する，D：縫合後の関節内像．Hill-Sachs 病変が腱板で被覆される．

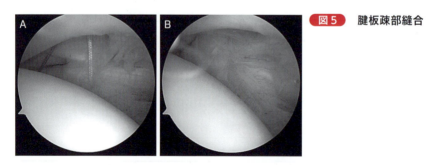

図5　腱板疎部縫合

技種目により特徴的な受傷機転が存在する．それらを認識し予防していくとともに，手術においては競技特異性に基づいた肩にする必要がある．

◆文献

1) Boileau P, et al：The unstable painful shoulder (UPS) as a cause of pain from unrecognized anteroinferior instability in the young athlete. J Shoulder Elbow Surg 20：98-106, 2011
2) 高橋憲正ほか：反復性肩関節脱臼 鏡視下法．臨スポーツ医 29：431-445, 2012
3) 高橋憲正ほか：反復性肩関節脱臼に対する Hill-Sachs Remplissage を加えた鏡視下手術法と競技復帰．臨スポーツ医 32：34-39, 2015
4) 高橋憲正ほか：反復性肩関節前方不安定症に対する鏡視下手術 補強手術としての鏡視下腱板疎部縫合術の有用性．関節鏡 30：57-60, 2005

1) スポーツ外傷（不安定症）
②ラグビー選手における メディカルリハビリテーション

宮坂祐樹・高村　隆

1　ラグビーでの反復性肩関節脱臼

　コリジョンスポーツにおける肩関節脱臼は競技者のパフォーマンスを著しく制限する要因となる．ラグビーにおいては，外傷により関節機構が破綻することで反復性肩関節脱臼（recurrent dislocation of shoulder joint）へ移行するケースが多数であり，長期的に競技から離脱する原因となる[1]．反復性肩関節脱臼に移行した症例の多くは，手術療法が選択される．術後のリハビリテーションは関節可動域（range of motion：ROM）と筋機能の獲得はもちろん，タックル時の再受傷を予防するリハビリテーションが重要である．本項では対人コンタクトを開始するまでのリハビリテーションを中心に述べる．

❶ ラグビーの競技特性と体力特性

　球技でありながらタックル等の激しいコンタクトプレーが主要となる格闘性の高い競技とされる．1ゲームを通じての総ランニング距離は6〜8kmであり，ポジションごとに違いはあるが1選手当たり約10〜25回のタックルが発生する[2]．フォワード（FW）は反則後のスクラム，ボールがタッチラインを割った後に行われるラインアウトのセットプレーにも参加しなければならない．また，ラックやモールなどの密集でのボール争奪プレーも行われる．
　90分の試合中に，実際にプレーが継続される時間は約30分程度であり，その間さまざまなプレーを間欠的に繰り返すことが必要とされる．また，コンタクトプレーやランニングプレーでは主に筋力やスピードが必要になり，ゲーム中に継続して発揮するために有酸素性持久力がベースとして求められる．

❷ ラグビーの傷害特性

　2012年4月から2016年12月までの間に当院を受診したラグビー選手に関して調査した．全傷害件数809件であり，部位別傷害割合は肩関節・肩甲帯が26％，膝関節が24％，足関節・足部が18％，腰部が10％の順で多かった．ラグ

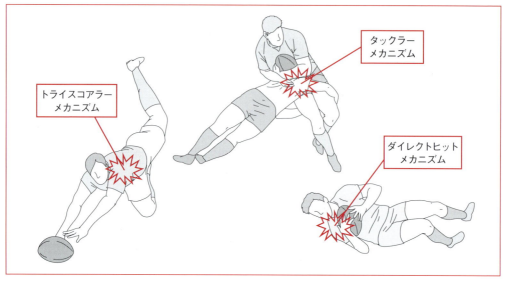

図1 受傷機転

ビーにおける多くの傷害調査では下肢の傷害が多いことが報告されていることから，肩関節傷害が多いのは当院の特色と言える．また，肩甲帯・肩関節の傷害の50％が反復性肩関節脱臼であった．

❸ ラグビーにおける肩関節脱臼の受傷機転

受傷機転の多くはタックル動作中に発生していると指摘されている．当院の反復性肩関節脱臼術後患者を対象とした調査においても，初回受傷の53.5％がタックル時に受傷していた[3, 4]（図1）．

❹ 鏡視下 remplissage 法

当院では，鏡視下 Bankart 修復術と腱板疎部縫合に加えて，Hill-Sachs 病変を呈するラグビー選手には補強措置として Hill-Sachs 病変へ棘下筋と小円筋の腱成分を縫着する鏡視下 remplissage 法を併用している．

2 必要な評価と必要な情報

❶ 問診

(1) 年齢（学年），(2) 競技歴，(3) ポジション，(4) 初回脱臼の受傷機転，(5) 脱臼回数，(6) 現在の練習参加状況，(7) トレーニングの環境（トレーニング頻度，実施種目，設備面），(8) アスレティックトレーナー（AT）もしくはストレングス＆コンディショニングコーチ（SC コーチ）によるトレーニングサポートの有無，(9)

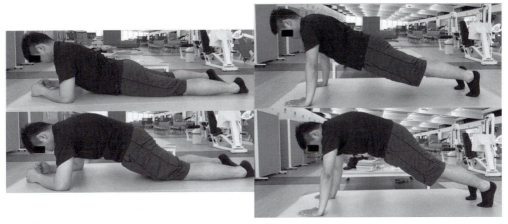

図2 筋機能評価
左：on elbow 肩甲骨内転・外転
右：on hands 肩甲骨内転・外転

大会スケジュール等の問診を行う．(7)と(8)に関しては，術後3ヵ月以降のトレーニング開始時において，専門家によるトレーニングサポートの有無は非常に重要なポイントであり必ず聴取する．

❷ 術前のROM

屈曲，外転，下垂位外旋，結帯動作，外転90°での外旋および内旋の自動可動域に不安感を確認する．その際，自動運動に伴う疼痛および脱臼恐怖心の有無や，肩甲骨の動的アライメントも評価する．

❸ 術前の筋機能

ラグビーでは競技特性上，高負荷での筋出力を求められることから，高負荷環境下での腱板・肩甲帯機能まで評価する必要がある．一般的な腱板機能評価に加えて，肩甲骨内転・外転運動を on elbow から on hands で行い，動的な肩甲骨上方回旋・内転可動性，翼状肩甲の有無等を確認する（図2）．肩甲帯機能不全がある場合，負荷が高まると症状が顕著に出現しやすい．

3 リハビリテーションの実際

当院のラグビーにおけるリハビリテーションプロトコルを示す（表1）．
当院では術後後療法をメディカルリハビリテーション期とアスレティックリハビリテーション準備期，アスレティックリハビリテーション期の3期に分け，メディカルリハビリテーション期を前期・後期の2期に細分化している．本項ではアス

表1 術後プロトコル

	期間	患部（上肢帯および体幹機能）	練習	ウェイトトレーニング（下肢機能・レジスタンストレーニング）
メディカルリハビリテーション期	装具固定期（0〜3W）	muscle spasm, 軽減, 患部のクーリング, grip-ex, 肩・肘・主関節のROM-ex, 腱板ex (isometric), エアロバイク	炎症コントロール	股関節柔軟性改善（静的柔軟性）
	装具除去期（3〜4W）	肩・肘・主関節のROM-ex 肩甲帯・胸郭・骨盤エクササイズ 腱板ex (isometric→isotonic)	2W〜有酸素運動（自転車エルゴメータなど） *3Mまでは過剰に肩へ負担のかかる動作禁止	胸椎伸展・胸郭可動性 股関節柔軟性改善（特に動的柔軟性） 自重スクワット, ランジ, デッドリフト（筋緊張コントロール下）
	後期（3W〜3M）	1M〜 ROM-ex 腱板ex (isotonic [背臥位→座位→立位]) 肩甲胸郭関節ex（自重での前鋸筋, 僧帽筋中下部強化） 2M〜 抵抗負荷での腱板ex（輪ゴム→チューブex） 肩甲胸郭関節ex（チューブex）	1M〜 患部外トレーニング (core stability exercise), タックル基本姿勢の確認 2M〜・ジョギング許可→全力疾走・ダウンを伴わない有酸素性フィットネス・その場パス, ランニングパス（近距離）	1〜2M〜 ネックトレーニング 片脚自重スクワット 上肢の動作を伴わない下肢レジスタンストレーニングと下肢プライオメトリックトレーニング
アスレティックリハビリテーション準備期	後期（3〜5M）	3M〜 CKC体幹ex ROM-ex（挙上最終域, 外転・外旋位, 水平内転） 荷重下での腱板ex 4M〜 タックル基本姿勢での体幹ex CKC姿勢での腱板ex	3M〜 パスやランニングパス許可（タッチフットやグリッド練習など） *スクラムハーフパス, ラインアウトのスローイングは4ヵ月以降から徐々に開始・基本姿勢作り（スクラムやタックル姿勢をバルーンなどで）・姿勢保持した状態でのレッグドライブ, FWユニット（制限付き練習） ✓スクラム：1 on 1などの基本練習に限定 ✓ラインアウト ✓キャッチング（ジャンプなし） ✓リフト（メディシンボールなど） ✓スロー（その場キャッチボール） BKユニット（制限付き練習） ✓バックスライン練習（コンタクトなし） ✓アタックライン, ディフェンスライン練習	3M〜 レジスタンストレーニング開始 *上肢レジスタンストレーニングは①ロウイング, ②プルダウン, ③エレベーション, ④プレスの順で開始 *下肢レジスタンストレーニングはクイックリフト種目, バックスクワット以外は開始. 4M〜 バックスクワット, チンニング, ベンチプレスを軽負荷から開始 *開始基準は表2を参照
アスレティックリハビリテーション期	5M以降	5M〜 肩甲胸郭関節と体幹の協調性を高める（特に僧帽筋中部, 下部, 広背筋強化） ラグビー練習を段階的に進めていき, 徐々に練習参加を増やしていく. 不足している機能に対して再評価・再プログラム作成 6〜10M インナー／アウターマッスルのアンバランス修正 *最終可動域でのインナーマッスル促通 インパクト時の体幹安定性強化 *体幹筋群の共同収縮による体幹の剛体化	5M〜・対人コンタクト練習開始 FWユニット（制限付き練習） ✓スクラム：マシーン（対人はまだ不可） ✓ラインアウト ✓キャッチング（ジャンプあり） ✓リフト（対人練習） ✓スロー（ポッド相手） BKユニット（制限付き練習） ✓バックスライン練習（ホールド） ✓アタックライン, ディフェンス練習 6〜10M・チーム合流練習, 試合復帰 FWユニット（制限付き練習） ラインアウト・スクラム・モール・ラック BKユニット（制限付き練習） ✓バックスライン練習（コンタクトあり） ✓アタックライン, ディフェンスライン練習 ✓モール・ラック練習 次項を参照	5M〜 クイックリフト種目再開（パワークリーン, クリーン＆ジャーク, スナッチの順で開始） 両手での上肢プライオメトリックトレーニング 高負荷種目によるバックマッスル強化 不安定な姿勢または負荷をつけた体幹エクササイズ 6〜10M レジスタンストレーニング制限なし *受傷前と同等の負荷量を扱える 片手での上肢プライオメトリックトレーニング

レティックリハビリテーション準備期までの取り組みを中心に述べる.

❶ メディカルリハビリテーション前期

　装具除去をするまでをメディカルリハビリテーション前期とする．当院では装具除去を3～4週と設定している．詳細は肩関節不安定症の一般総論を参照頂きたい．

　ラグビー選手においては，競技動作を再開していくにあたり前鋸筋および僧帽筋中部・下部機能が重要になることから，特に代償動作のない肩甲骨内転と上方回旋動作を獲得しておくことに留意する．腱板機能に関しては術中の直接的な侵襲はないため，装具装着時期より肩関節等尺性運動を中心とした低負荷のエクササイズを可能な限り早期から開始する．術創部が安定する抜糸後から患部外エクササイズを開始する．ラグビー選手の場合，特に股関節自動ROMの制限が見られることが多く，タックル動作で上体を前傾した状態で股関節を可動する機能は，正しいタックル姿勢を保持する上で重要となる．トレーニング経験が乏しい症例は，上体を前傾する動作が不得意であることも多いため早期から介入し，股関節の静的ストレッチを開始していく．痛みなく下垂位をとれる状態が出来次第，主に端坐位姿勢での胸郭可動性改善エクササイズ，「draw in」等求心性収縮による体幹エクササイズを開始する．また，動的に股関節を屈曲する動作練習として，自重のスクワット，ルーマニアンデッドリフト等を開始して，タックル動作の基本姿勢をとるための準備を行う．加えて，体力要素の低下を最小限に留める目的でエルゴメータ等により積極的に有酸素運動を行っていく．

❷ メディカルリハビリテーション後期

(1) リハビリテーション

　装具除去から術後3ヵ月までをメディカルリハビリテーション後期としている．ラグビー選手の場合，腱板エクササイズに加えてこの時期に頚胸椎を中心としたマルアライメント改善，前鋸筋および僧帽筋中部・下部を中心とした肩甲骨周囲筋群エクササイズを段階的に開始していく（図3）．体幹エクササイズは頚胸椎マルアライメント改善と合わせて頚部筋群のエクササイズも行っていく（図4）．片脚スクワットを十分に低くしゃがみ込める下肢柔軟性及び筋力強化トレーニング，上肢の反動を使わないスクワットジャンプや立ち幅跳び，ダウンスクワット等のプライオメトリックトレーニングを開始することで，タックルのスティック動作において必要なトリプルフレクションおよびトリプルエクステンションを取り入れた内容を行っていく[5]．

(2) 練習参加

　疼痛やROMに合わせて術後2ヵ月以上でジョギングが許可される．状態に応じて，全力疾走（6～7割程度のスピード）・ダウン動作を伴わない有酸素性ランフィット

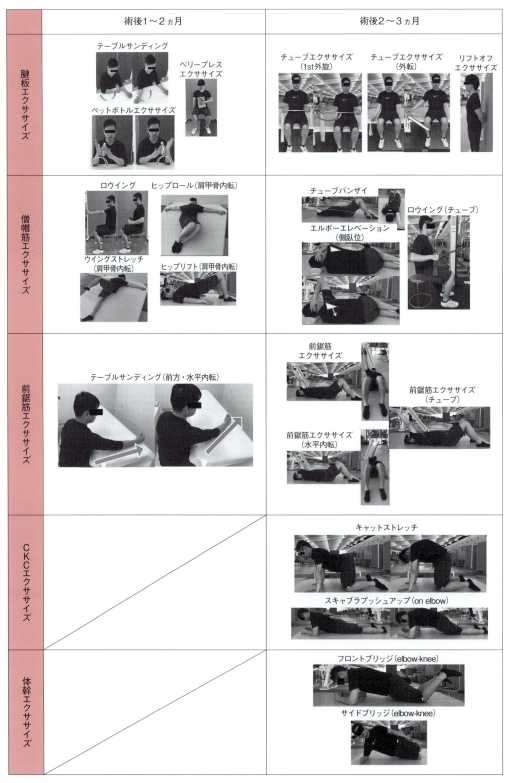

図3　メディカルリハビリテーション後期のトレーニング

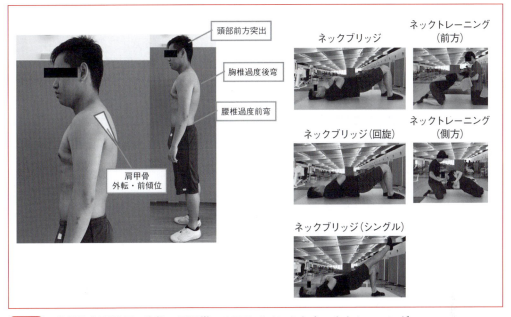

図4 典型的な頭頸部・胸椎，肩甲帯マルアライメントとネックトレーニング

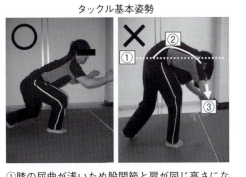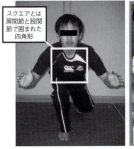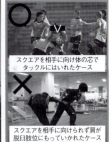

① 膝の屈曲が浅いため股関節と肩が同じ高さになっている．この状態では，前かがみで倒れ込み危険な姿勢である．
② 頸部屈曲位では胸椎の後弯が強くなり肩甲骨が外転し，上腕骨頭が前方へ移動し，肩関節の可動域が制限．さらに肩関節外旋方向へストレスが加えられると脱臼好発肢位となる．
③ 視線が相手から外れ，頭部や頸部を損傷しやすい．

ボールキャリアの動きに合わせてスクエアを相手に向けることで体の芯で相手を捉えることができる．

図5 タックル基本姿勢

ネスも開始する．また，この時期からタックルの基本姿勢・動作の確認を行っていく[6]（図5）．

> **ワンポイントアドバイス　肩甲帯筋群強化の重要性**
>
> 僧帽筋中下部および前鋸筋の筋力低下はタックル時の肩甲帯不安定性の原因となる．そのため，肩甲帯のトレーニングは僧帽筋中下部および前鋸筋エクササイズを中心に行う．

❸ アスレティックリハビリテーション準備期

術後3〜5ヵ月までの期間はメディカルリハビリテーションと並行して可能な範囲でアスレティックリハビリテーションを開始する．術後5ヵ月以降に対人コンタクトを開始するための準備を行う．また，チームにATもしくはSCコーチがいる場合は，トレーニング内容に関してしっかりとコミュニケーションを取る必要がある時期となる．

(1) リハビリテーション

全可動域の獲得が目標となる．特にパス動作で必要となる下垂位外旋，水平内転ROMの獲得は重要となる．この時期より徐々に筋の瞬発力，持久力，協調性等，質的な向上が中心となる．よりダイナミックな動作を伴う自重を使用したCKCエクササイズを実施していく（図6）．術後3ヵ月より患部も含めた上半身への負荷が伴うトレーニングが開始となる．セラピストは，現在の状態に応じて過負荷にも抑制的にもならない適切なトレーニング内容を提示する必要がある．上半身のトレーニングはロウイング，プルダウン，プレス（腕立て伏せ等），エレベーション（ショルダープレス等），それぞれの運動方向でトレーニングを大きく分類して考え，患部の状態に応じて徐々に開始していく．開始手順としては，まずはロウイング・プルダウン系種目から開始して，ROMと特に腱板機能に合わせてプレス・エレベーション系種目を開始していく（図7）．特にロウイング・プルダウン系の種目は再脱臼予防として重要視しているバインド動作に関わってくるため必ずトレーニングに組み込む．ベンチプレス・バックスクワット・チンニングに関しては，痛みや不安感を訴えやすい種目であるため，開始の時期には注意する（表2）．

> **ワンポイントアドバイス　トレーニング負荷のコントロール**
>
> ラグビー選手は，競技特性上高負荷のトレーニングを行う必要があるため，アウターマッスルとインナーマッスルのアンバランスが生じやすい．トレーニング内容のコントロールをすることと，アンバランスの確認方法として，リハビリテーション開始前に肩甲上腕関節の回旋運動を確認して代償動作が増悪していないかをみる．

1）スポーツ外傷（不安定症） ②ラグビー選手におけるメディカルリハビリテーション

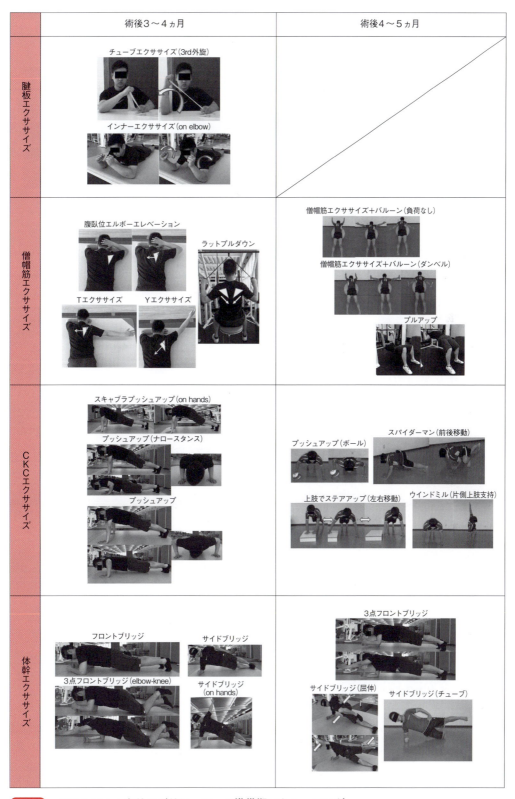

図6　アスレティックリハビリテーション準備期のトレーニング

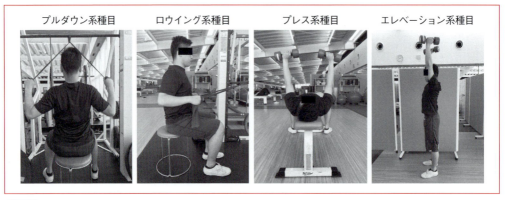

図7　トレーニング種目分類

表2　トレーニング再開基準

バックスクワット・ベンチプレス・懸垂再開基準

種目	チェック項目	✓
バックスクワット	エルボーエレベーションが代償なく可能	
	下垂位外旋チューブエクササイズが最終域まで代償なく可能	
	自動外旋・外転90°が痛みなく取れる	
ベンチプレス	プッシュアップが可能	
	リフトオフエクササイズが可能	
懸垂 順手	ラットプルダウンが可能	
	1st外旋チューブエクササイズが最終域まで代償動作なく可能	
	リフトオフエクササイズが可能	
逆手	自動外転が最低140°まで代償動作なく取れる	

クイックリフト系種目再開基準

種目	チェック項目	✓
パワークリーン	フロントスクワットが可能	
ジャーク	自動外旋が最終域まで代償なく取れる	
	オーバーヘッドスクワットが可能	
スナッチ	オーバーヘッドスクワットが可能	
	パワークリーンが可能	

(2) 練習参加

　実際の競技練習として，ボールを用いたパスやランニングパスが許可（タッチフットやグリッド練習）され部分的な練習参加が可能となる．この時期からコンタクトの際の姿勢保持機能の評価も行っていく（図8）．術後4ヵ月以降から，ポジションに応じてリハビリテーションの内容を分けて考える．図9はアスレティックリハビリテーション準備期までのポジション別練習参加内容を記載した．アスレティックリハビリテーション期に関しては次項で詳細を述べる．大きくはバックス（BK）とFWに分けて練習参加の範囲を拡大していく．コンタクト練習に関してはパワー

1）スポーツ外傷（不安定症）　②ラグビー選手におけるメディカルリハビリテーション

A　タックル姿勢での体幹機能評価

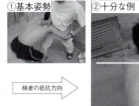
①基本姿勢

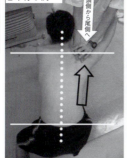
②十分な例

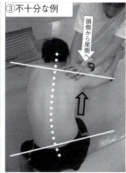
③不十分な例

選手は①の通りタックルの基本姿勢を取る．両手で選手の肩甲帯を把持し，矢印の通り頭側から尾側へ徒手抵抗をかける．
②は体幹筋力が十分な例であるが，③は徒手抵抗に負けて脊柱が側屈し体幹筋力が不十分な例である．

B　タックル姿勢での肘屈曲・水平内転筋力強化

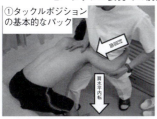
①タックルポジションの基本的なパック

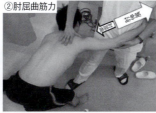
②肘屈曲筋力

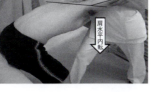
③肩水平内転筋力

図は選手がタックルポジションでパックする際の上肢筋力評価の方法である．
①は基本的なパック時の上肢の力を入れる運動方向である．肘屈曲と肩水平内転の筋力評価を行う．
②は選手の肘屈曲力が，検者の肘伸展力に負けて肘が伸展強制されパックが不十分な例である．
③は選手の肩水平内転筋力が不十分なため，肩が水平外転強制されている例である．

C　タックル姿勢の脱臼肢位における筋力強化

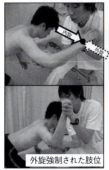
①肩外旋テスト

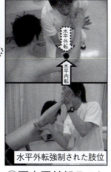
②肩水平外転テスト

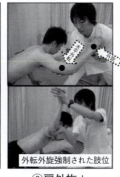
③肩外旋＋水平外転テスト

脱臼肢位での内旋筋力，水平内転筋力をタックルポジションにて測定する．

図8　タックル姿勢での評価

2　肩・肘のスポーツ外傷・障害

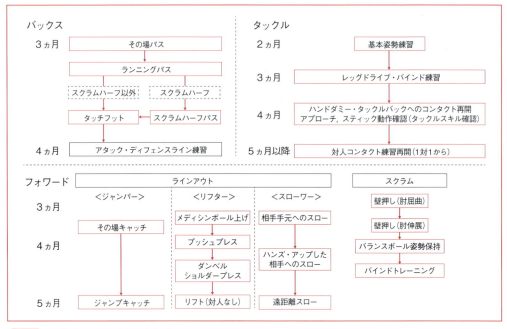

図9　ポジション別練習参加表

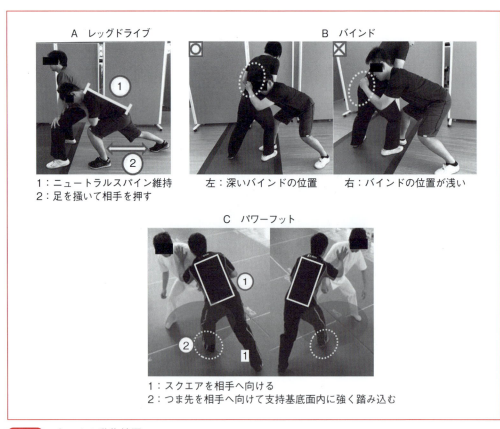

図10　タックル動作練習

フットの確認，レッグドライブやバインドトレーニングを徐々に開始していく[5]（図10）．5ヵ月以降のアスレティックリハビリテーション期より対人のコンタクトが開始できるように，スケジューリングに注意しながらリハビリテーションを行っていく．

おわりに

ラグビー選手の反復性肩関節脱臼術後のリハビリテーションでは，高負荷のトレーニングを行うため，アウターの過緊張による筋機能アンバランスを常に意識しておくことが必要である．早期に有酸素性フィットネスを再開して，全身持久力およびアウターの筋力低下を最小限に留めることが非常に重要である．

◆文献

1) Roberts SL, et al：Epidemiology of time-loss injuries in English community-level rugby union. BMJ Open 3(11)：e003998, 2013
2) 小林寛和ほか：ラグビーフットボール選手の体力特性．理学療法 22：314-324, 2005
3) Crichton J, et al：Mechanisms of traumatic shoulder injury in elite rugby players. Br J Sports Med 46：538-542, 2012
4) 中山貴文ほか：ラグビー選手に対する鏡視下バンカート修復術後のスポーツ復帰について．千葉スポーツ医研会誌(7)：17-22, 2010
5) 太田千尋：現場コーチが考える肩のコンディショニングと外傷・傷害予防．臨スポーツ医 32：70-76, 2015
6) 山田睦雄：コンタクトアスリートにおける外傷性肩関節前方不安定症 ラグビー選手のタックルと外傷性肩関節不安定症について―正しいスキルとアスレティック・リハビリテーション―．臨スポーツ医 25：709-718, 2008

1) スポーツ外傷（不安定症）

③ラグビー選手における アスレティックリハビリテーション

中山貴文・高村　隆

1 この疾患をリハビリテーションとしてどう捉えるか[1, 2]

　術後5ヵ月以降をアスレティックリハビリテーション期（p. 232の表1）とし，高いパフォーマンスでの競技復帰に向けて，競技特性をより考慮した運動機能の獲得を進めていく．ラグビーは，タックルやスクラムなど激しいコンタクトプレーを伴うコリジョンスポーツであり，肩関節脱臼（dislocation of shoulder joint）などの外傷も多くみられ，また再受傷も生じやすい競技である．このため，外傷予防・再受傷予防の取り組みは，選手やチームにとってきわめて重要である．近年，ラグビーの傷害予防におけるコンセプトは「Good technique is safe technique.（正しく高い技術は安全な技術である）」であり，未熟な技術は外傷を引き起こす可能性を高くする．当院の術後再受傷例の特徴は，いずれも復帰時の身体機能に大きな問題がなかったにもかかわらず，競技経験年数が浅くタックル技術が未熟な高校生であった[3]．すなわち，この時期は患部を含め肩甲胸郭関節と体幹の協調性などさらなる機能向上を図り，競技に特化したウエイトトレーニング（S&C）に加えて，コンタクトのなかでも再受傷が多いタックルや，ラグビー特有のプレーであるスクラム，ラインアウトなど，競技スキルの評価と再獲得のためのプログラムを組み込みながら，段階的に練習参加や競技復帰を進めていくことが重要である[4]．また，術後5ヵ月から対人コンタクトの練習再開が許可され，競技復帰に向けた実践的な練習参加の時期となる．アスレティックリハビリテーション準備期から，対人コンタクト開始時期を予測しながら可能なトレーニングや練習を段階的かつ計画的に実施しておくことが，スムーズな競技復帰につながる．

2 必要な評価と情報

　ラグビーは，FW（8人）とBK（7人）というポジションに大別されるが，FWやBKのなかでも各々ポジションによって求められるプレーや役割が異なるため，ポジション別に動作特性を考慮したアプローチが必要である（図1）．

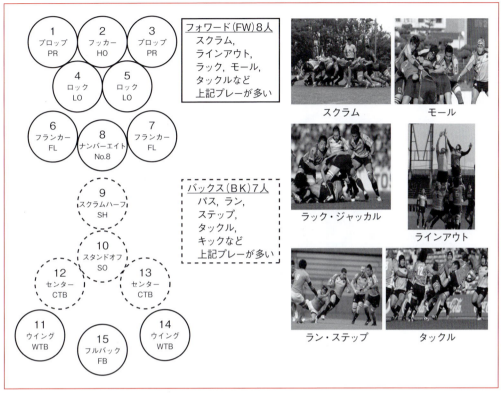

図1 ラグビーのポジションによる役割とプレーの違い

❶ 関節可動域と筋機能の評価

　この時期は，試合復帰に向けて段階的かつ加速的に練習参加を進めていく．選手はトレーニングや練習などフィールドで過ごす時間が長くなるため，できる限りフィールドにおいて選手の状態をチェックすることが望ましい．難しい場合は，チームスタッフ（トレーナー・コーチなど）や選手本人と密に連携し選手をサポートしていく．関節可動域（range of motion：ROM）や筋力も徒手筋力テスト（manual muscle testing：MMT）やROM測定だけにとどまらず，実際のプレー動作を観察し，選手の訴えを詳細に聴取する必要がある．特に，術後5ヵ月時点では，関節可動域制限や筋力低下など機能障害が残存している場合もあり，練習参加と同時期に肩の違和感や痛みを訴える選手が多い．違和感を訴えるプレーがあれば，プレー動作を局面ごとに評価する．ここでは，プロップの選手で右肩関節脱臼術後と仮定し，バインディングポジションの評価の一例をあげる（図2）．スクラムは8人対8人で組むが，最前列の3人（プロップ2人，フッカー1人）が相手の最前列3人と組み合う．スクラムにおけるプロップ1の右肩関節バインディング肢位を示す（図2A）．フッカーと上肢を交叉させバインディングするが，右肩関節可動域は比較的小さく痛みや違和感を訴える選手は少ない．しかし，プロップ3は相手プロップ1のジャージを

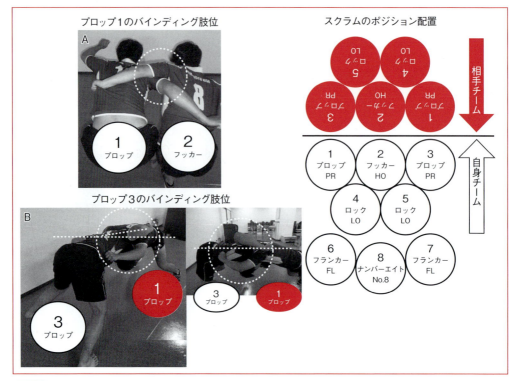

図2 スクラムでプロップ1とプロップ3に求められる右肩関節可動域の違い
A：プロップ1は右肩関節可動域は比較的小さい．
B：プロップ3の右肩関節は，外転90°外旋位と水平外転肢位となる．

掴むバインディングポジションとなる（図2B）ように，右肩関節は外転90°外旋位かつ水平外転位に近い肢位となり，脱臼肢位にも近づくため，痛みや違和感，不安感を訴えるケースがある．同じプロップというポジションでも，プロップ1，プロップ3では，スクラムの組み方やバインディング肢位が全く異なる．

ラインアウト（図3）では，ジャンパー（ジャンプしてより高い位置でボールをキャッチするため制限の少ない肩挙上可動域が重要），リフター（ジャンパーを持ち上げるため，肩挙上位でジャンパーを安定して支持できる機能が必要），スローワー（ボールを投げるため2nd外旋可動域が必要）などプレーによって肩関節機能がそれぞれ異なる．このように，ポジション別に実際のプレーを再現し，競技動作のなかで関節可動域や筋力などを総合的に評価する視点が重要である．

❷ 正しいタックルスキルの評価（図4）[5,6]

ラグビーの肩関節脱臼の受傷機転はタックルが多い．未熟なタックルスキルが受傷機転となることが多いので，アスレティックリハビリテーション準備期（4ヵ月前後）からタックルスキルを評価し，正しいタックルスキルに対する選手の意識向

1）スポーツ外傷（不安定症） ③ラグビー選手におけるアスレティックリハビリテーション

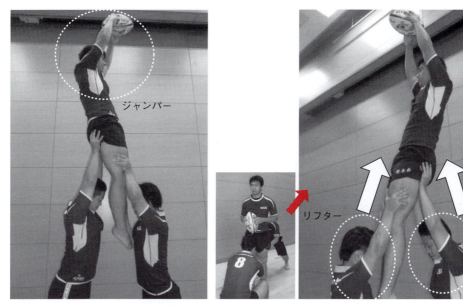

図3　ラインアウトで必要な肩関節機能（ジャンパー，リフター）

ジャンパー：より高い位置でボールをキャッチするため肩挙上可動域が必要．
リフター：ジャンパーを持ち上げ支持するため肩挙上可動域と挙上位での支持機能が必要．

上やタックルスキル獲得は，傷害予防・パフォーマンス向上の観点から重要である．

山田[5,6]は，外傷および再受傷予防としてのタックルスキルの要素として，①姿勢，②スクエアを向ける，③上肢の肢位，④視線，⑤シュラッグ，⑥パワーフット，⑦頭部の位置，⑧パック（両側の上肢で相手を抱え込む），⑨レッグドライブをあげている．

以下，タックルの基本スキルについて説明する（図4A）．まずタックルの基本姿勢が重要である．肩関節を股関節より上に保ち，頭部から体幹にかけて真直ぐに保ち，下から上に突き上げるタックルが理想である（①）．また，不良なタックル姿勢（図4D）では，脊柱円背が増強し肩甲胸郭関節の不安定性を引き起こす．これにより，両上肢で相手下肢を掴まえる力強いパック（⑧）もできなくなり，相手の外力に負けて上肢が脱臼肢位に持っていかれるリスクが増えるため注意を要する．そして，ヘッドダウンすれば視線が相手から外れ，ボールキャリアの動きについていけないためタックルポイントをずらされ，肩関節脱臼肢位に近いアームタックルとなり危険である（図4D）．そのため，視線はターゲットに向け（④），頭部の位置はボールキャリアの殿部の外側にくるようにし（⑦），顎を軽くすくめ頚部から肩にかかる部位をこわばらせるシュラッグを行う（⑤）．これにより頭頚部の支持性を高め，頭部から体幹までを強固に固定することができ，さらに下肢や体幹の緊張が高まり，タックルする際に力を有効に伝えることができると報告されている[5,6]．

245

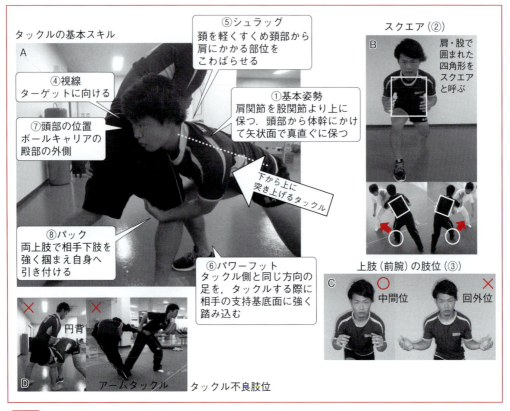

図4 タックルスキルの確認

（文献5, 6より作成）

さらに，タックル側と同じ方向の足を，タックルする際に相手の支持基底面に強く踏み込むパワーフットを行えば（⑥），相手の体の芯に対してタックルすることが可能になり，アームタックルの肢位を防ぐことができる．

相手の体の芯にタックルするための重要なポイントは，スクエア（両側の肩関節と股関節を結んだ四角形）を常に相手に向けることである（図4B）．スクエアを常に相手に向けてタックルすれば，相手からタックルポイントをずらされず，自身の体の芯で相手を捉えることができる（②）．これもアームタックルを予防するスキルの一つである．前腕肢位も注意深く観察し，前腕中間位を取ることを徹底して指導する（図4C）．タックルポイントをずらされたときに前腕回外位で相手の動きを止めようとすると，肘が外反方向へ誘導され，結果として肩関節が外旋方向へ誘導され脱臼肢位に近づくので注意をする（③）．

❸ 肩関節の深部感覚とボディイメージの評価（図5）

基本的なタックルスキルは前述したが，筆者がタックルスキルを評価する際に注意深く観察している点を，実際の右肩関節脱臼術後患者のタックル肢位で説明する．

図5 肩関節の深部感覚とボディイメージ

A：非術側（左肩）のタックル肢位：患者の身体はPTと重なって見えない．相手の芯を捉えている．相手に密着している部位は広いと認知している選手が多い．
B：術側（右肩）のタックル肢位：患者の身体が半分見える．相手の芯を捉えていない．相手に密着している部位は，非術側に比べて30〜50％狭いと訴える選手が多い．

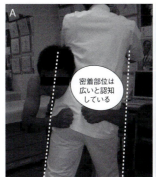
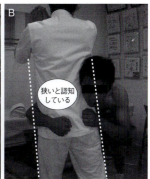

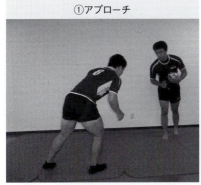
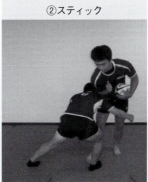
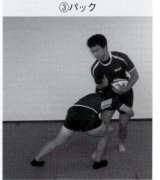

図6 頚肩周囲の密着部位が狭いと訴える選手のタックル練習の方法

一般的な方法：①→②→③ で行う．
密着部位が狭い選手の場合：③→②→① の順で徐々に距離を離して実施する．

　患者は，自分の肩（首の付け根と肩の間）を相手の体に密着（スティック）させ，両腕で相手の体を締め付け（パック），タックル肢位を再現し非術側と術側で比較する．非術側（左肩）は体の芯でタックルできているため，選手と相手の体がほぼ重なっているが，術側（右肩）は選手の左半身が見えており，つまり体の芯でタックルできていないことを示している．このとき，タックラーが相手選手と密着する頚肩周りの密着部位の広さの問診をすると，非術側に比べて術側の密着部位（スペース）を30〜50％狭く感じている選手が非常に多い．受傷していない選手に対しては，得意なタックル側と不得意なタックル側で比較すると，不得意側が狭いと訴える選手が多い．狭く感じている側でタックルする選手は少なく，広く感じる片側でタックルすることが多くなると逆ヘッドなど危険なタックルになり傷害につながるケースもあるため注意を要する．

　一般的なタックル練習の方法は（図6），① アプローチ→② スティック→③ パックの順で行うことが多いが，頚肩周囲の密着部位の狭さを感じている選手や，ボディ

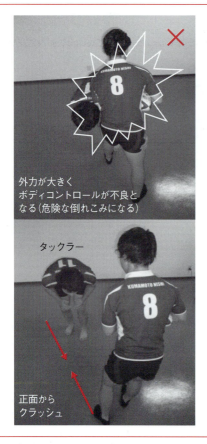
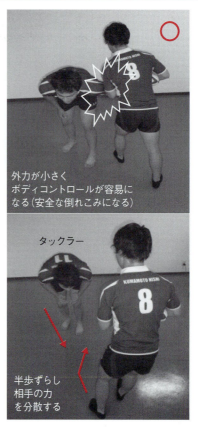

図7 肩傷害予防に必要なボールキャリアのスキル

（文献5より作成）

イメージのズレを感じている選手は，③ パック（パックポジションで自分の肩と相手の体の密着する部位をしっかり学習する）→② スティック→① アプローチのように，逆の順番で徐々に相手選手までの距離を離しながら本格的なタックル練習に移行したほうがよい．ボディイメージのズレが残存したままタックル練習を継続しても正しいタックルスキルの向上につながりにくいと感じている．

4 ボールキャリアのスキル評価（図7）

　肩関節脱臼予防には，「タックルされる側＝ボールキャリア」のダイレクトヒットメカニズムにおける受傷を回避することも非常に重要な点である[5]．

　肩関節脱臼はタックラーより，タックルを受ける側のボールキャリアのほうが多いというBohuらの報告[7]もあり，ボールキャリアのスキルについても重要視されている．タックルされた場合に，ボディコントロールが不良な選手は，予期しない方向に不良な体勢で地面に倒れこむことになる．その際，上肢の外転外旋肢位が強

1）スポーツ外傷（不安定症） ③ラグビー選手におけるアスレティックリハビリテーション

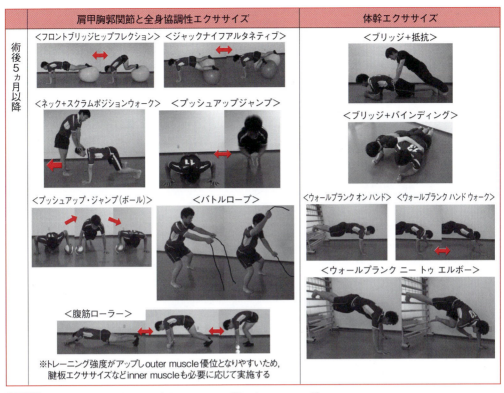

図8　アスレティックリハビリテーション期のトレーニング

制され脱臼してしまう選手が多い（ダイレクトヒットメカニズム）．これを予防するためには，コンタクト時のタックラーの外力を少なくするためにヒットポイントを外側にずらし「＝半歩ずらす」，相手より優位な形でコンタクトし，良好なボディコントロールで地面に倒れ込むことが重要である．ボールキャリアも肩関節外傷が多いという認識を持つ必要がある．

3 リハビリテーションの実際

① アスレティックリハビリテーション期のトレーニング（p.232の表1術後プロトコル，図8）

　ラグビーは常に立った状態でプレーすることはなく，ぶつかり，地面に倒され，起き上がり，走り始めるなど，上肢を地面に着けた動作を頻繁に行う（上肢CKC動作）．また，スクラムやラインアウトのセットプレーからプレーが開始されたあと，ラック，モールなどでいったんプレーが止まるように見えるがすぐに次のプレーが開始され，一次，二次，三次とアタックやディフェンスが入れ替わり目まぐるしく試合が進む．そのため，短時間の高強度運動を何度も反復するコンディション（間欠的持久能力）も非常に重要で，この能力が低い選手は，試合の後半に外傷が増え

249

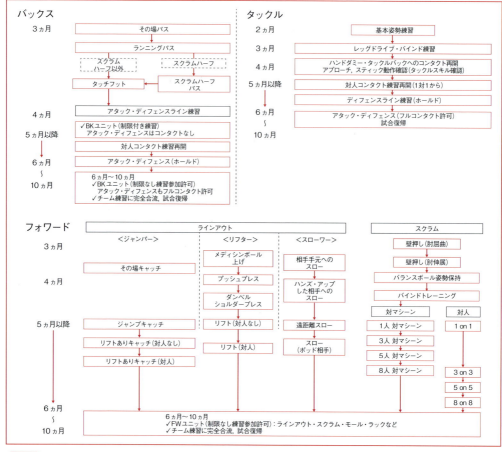

図9 ポジション別練習参加表

るといわれている．また，コリジョンスポーツの特徴であるが，圧倒的なコンタクトプレーで相手にプレッシャーをかけ，ゲームを支配することは戦術的にも重要な要素である．そのためには，爆発的なパワーを発揮する身体能力の獲得も視野に入れトレーニングを実施する（プライオメトリックトレーニング，ウエイトトレーニング）．以上のようなラグビーの競技特性と，選手のポジションで必要とされるプレーを理解し，トレーニングのメニューを作成する．

> **ワンポイントアドバイス** outer muscle と inner muscle の協調性
>
> トレーニングが高強度となる5ヵ月以降から試合復帰するまでのアスレティックトレーニング時期においては outer muscle 優位のトレーニングメニューが多くなる．肩周囲の高強度トレーニングを進めるうえでは肩甲上腕関節の求心位を保つ機能が重要であり，腱板エクササイズなどの inner muscle に対するエクササイズも継続して実施する．激しいコンタクトで爆発的なパワーを発揮するプライオメトリックトレーニングやクイックリフト系トレーニングで効率的に力を発揮するためにも，outer muscle と inner muscle の協調的な機能は非常に重要である[8]．

❷ ポジション別練習参加

術後5ヵ月は対人コンタクト練習再開が許可されるため,選手の練習参加が加速する時期である.試合復帰は最短で6ヵ月となっており,選手の状態に合わせて6ヵ月から10ヵ月の試合復帰を目標とする.試合に復帰するためには,アタックディフェンスと呼ばれるフルコンタクトの試合形式の練習に参加が必須となる.そのためには,バックス練習,フォワード練習(ラインアウト,スクラム),タックル練習を段階的に練習参加を進めていく(図9).

おわりに

コリジョンスポーツであるラグビーの競技特性上,肩関節を受傷した選手は練習や試合復帰に対して恐怖心や不安を抱いていることが多い.この不安感を取り除きスムーズに復帰まで導くことがアスレティックリハビリテーション期において重要なポイントになる.そのためには,再受傷予防のためのタックルスキルなどの確認,患部を含めた身体機能の回復とコンタクトプレーに対応できる強靱な肉体を作り上げるための段階的なトレーニング指導,そして計画的な練習参加など,選手が安心して復帰できる道筋を提示していくことが重要である.

◆文献

1) 鈴木 智ほか:病院理学療法士が考える Hill-Sachs Remplissage 法術後のリハビリテーションと競技復帰.臨スポーツ医 32:44-52, 2015
2) 菅谷啓之ほか:コンタクトアスリートにおける外傷性肩関節前方不安定症 ラグビーおよびアメリカンフットボール選手における外傷性肩関節前方不安定症 鏡視下手術とスポーツ復帰.臨スポーツ医 25:731-737, 2008
3) 中山貴文ほか:ラグビー選手に対する鏡視下バンカート修復術後のスポーツ復帰について.千葉スポーツ医研会誌 7:17-22, 2010
4) 高村 隆ほか:鏡視下 Bankart 術後のラグビー選手に対するリハビリテーション.復帰を目指すスポーツ整形外科,宗田 大編,メジカルビュー社,東京,464-468, 2011
5) 山田睦雄:外傷および再受傷予防としてのタックル技術.臨スポーツ医 32:78-89, 2015
6) 山田睦雄:コンタクトアスリートにおける外傷性肩関節前方不安定症ラグビー選手のタックルと外傷性肩関節不安定症について 正しいスキルとアスレティック・リハビリテーション.臨スポーツ医 25:709-718, 2008
7) Bohu Y, et al:The epidemiology of 1345 shoulder dislocations and subluxations in French Rugby Union players: a five-season prospective study from 2008 to 2013. Br J Sports Med 49:1535-1540, 2015
8) 高橋憲正ほか:上肢のスポーツ損傷 反復性肩関節脱臼 鏡視下法.臨スポーツ医 29:431-445, 2012

1) スポーツ外傷（不安定症）

④柔道：
受け身・釣り手・投げ技動作の獲得

大石敦史

1 この疾患をリハビリテーションとしてどう捉えるか

　柔道は，その競技特性からコンタクトスポーツ（コリジョンスポーツ）に分類される．また攻撃と防御を同時に行うため，外傷を生じやすい[1]．よって一度脱臼が生じると，強い外力によって再脱臼を繰り返し手術となる場合が多い．本項では，柔道選手の鏡視下 Bankart 修復術後におけるリハビリテーションについて，受け身と釣り手動作獲得を中心に述べる．

① 柔道の競技特性と体力特性

　柔道の投げ技では，組み手によって攻撃や防御に有利な場所を掴み，相手のバランスを崩して自分が投げやすい状態に仕向け，相手を投げることが目的となる．その際かなりの体力を消耗する．柔道競技では数十秒間にわたる中〜高強度運動を競技中繰り返して行うため，骨格筋の局所的な筋力のみならず，筋持久力，呼吸循環器系の全身持久力も必要となる．また技を仕掛けたり防御する際には，爆発的な筋力の発揮や，高い敏捷性，バランス能力，柔軟性など，さまざまな体力要素が必要となる．よってリハビリテーションは，局所改善のみならず各要素の強化を考慮して取り組む必要がある．

② 柔道の傷害特性

　2013 年 4 月〜2015 年 3 月の 2 年間に当院を受診したアマチュアレベル以上の柔道選手は 364 例であり，部位別では肩関節と膝関節がともに 97 例と最多であった．肩関節では，反復性肩関節脱臼（recurrent shoulder dislocation）が 47 例，肩鎖関節捻挫・脱臼（acromioclavicular sprain・acromioclavicular displacement）が 11 例，鎖骨骨折が 8 例であった．どの部位においても骨折や靱帯損傷などの外傷が多くみられ，これは柔道の競技特性上の特徴が現れた結果となった．

❸ 柔道における肩関節脱臼の受傷機転

　柔道で相手に投げられる際には，腕や足全体で畳をたたく「受け身」によって衝撃を分散させ体を保護する[1]が，実際の競技では自分の背中が畳に付かないよう手を付いて受傷する場合が多い．また選手が互いに技を仕掛けた際など，相手ともども崩れる場合も受傷しやすい．当院にて鏡視下 Bankart 修復術を施行した柔道選手では，初回の肩関節脱臼機転は受け身動作が 47％と最も多く，うち 65％が相手の仕掛けた技をこらえるために手を付いて受傷した[2]．

❹ 柔道の競技復帰に必要な肩の機能と柔道復帰のリハビリテーション

　当院にて鏡視下 Bankart 修復術を施行した柔道選手において，競技復帰時に困難だった動作は，90°外転位で内外旋が強制される寝技と関節技の防御動作が最も多く，次いで背負い投げ・払い腰，内股をかける際の釣り手動作，引き手動作の順に多かった[2]．柔道選手における術後の肩関節可動域は，外転位外旋（2nd 外旋）可動域が 85°以上の選手は術前と同等レベル以上に復帰しているとの報告がある[3]．また当院の鏡視下 Bankart 修復術施行患者では，柔道の乱取り復帰時における外転位外旋（external rotation）可動域は 74.6°，完全復帰時では 79.0°であり，約 90％の症例が完全復帰していた[2]．よって柔道の競技復帰には，外転位外旋可動域を十分に確保するとともに，攻撃や防御，受け身動作において関節に生じる外力が，関節の支持機構を上回らないための腱板機能が必要である[4]．

❺ 鏡視下 Bankart 修復術

　ここでは，柔道の袖を持つ手である「釣り手」を受傷した場合における，Bankart 修復術および腱板疎部縫縮（RI closure）後のリハビリテーションについて説明する．

2 必要な評価と情報

❶ 術中所見（手術記録）

　術中所見については，「外傷性肩関節不安定症 総論」（p. 191）を参照していただきたい．

❷ 関節可動域（range of motion：ROM）

　肩関節は関節複合体として運動しているため，肩甲上腕関節のみならず，肩甲胸郭関節や脊柱などの運動も考慮し評価を行っていく．特に柔道競技では，肩甲上腕関節の可動性が低下している場合には肩甲胸郭関節による代償が生じるため，注意が必要である．

❸ 腱板機能と肩甲胸郭機能の評価

　柔道では相手の攻撃を防ぐ際や受け身動作を行う際，大きな外力に耐えうる身体機能が必要となる．そして肩関節では腱板と肩甲胸郭関節の機能が重要となる．腱板機能評価は，腱板筋群それぞれに対する筋力テストにて機能障害を選択的に検証していく．腱板機能が十分に働かない場合，その原因が肩甲骨安定筋群の機能不全であることが多い[5]．腱板筋群の起始部である肩甲帯はすべての肩関節運動の基礎となり，体幹との静的・動的安定性が必要となるからである．

❹ 受け身動作・投げ動作のフォームチェック

　各動作において肩の水平伸展など，肩の前方組織が過剰に伸張されるような動きが生じていないか確認を行う．また肩関節に機能異常が生じると，動作時における肩甲骨の位置に変化が生じる[5]．肩甲胸郭関節と肩甲上腕関節がともに動かせているか，肩甲胸郭関節に winging などの異常動作がみられないかについても確認を行う．

3 リハビリテーションの実際

❶ 初期（術後1日～3週）

　装具装着中である術後3週間までは，安楽肢位の確保と徒手療法にて筋スパズムを可能な限り除去する（図1）．また柔道競技では前腕回内外と手関節橈尺屈の円滑な動きが必要となるため，肘関節や前腕・手関節の自動運動によって全方向への可動域を確保する．腱板筋群の促通は肩の痛みに留意しながら等尺性収縮にて行う[4]．

　装具除去の時期では肩甲帯に対し筋緊張と可動域の改善を行いつつ，肩甲上腕関節に対しては，骨頭の動きを考慮した愛護的な ROM エクササイズ（図2）と，痛みや抵抗感のない可動範囲内で，弱い負荷での等尺性収縮か等張性運動による腱板筋群の促通（図3）を行う．柔道選手は上肢の重量が他の競技選手と比べ重く，装具除去時に「腕が重い」と訴える場合が多い．そのため肩甲帯の筋収縮や腱板筋群の促通は入念に行う．

❷ 中期（術後3週～3ヵ月）

（1）ROM エクササイズ

　この時期では肩関節に対する積極的な可動域の獲得と肩甲帯・腱板機能の向上を目指す．不安定肩の筋による支持機構は，肩関節周囲筋が最大伸張する最終可動域付近では十分に機能しない[4]．またこの期間は術後拘縮が起こりやすい[4]．よって早期における十分な ROM の確保を目指す．ただし修復した組織が成熟するまでの

1）スポーツ外傷（不安定症）　④柔道：受け身・釣り手・投げ技動作の獲得

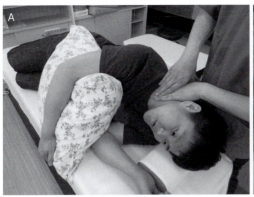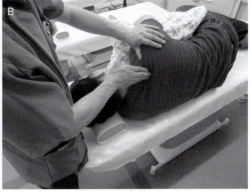

図1　安楽肢位とスパズム除去
　A：枕を抱えた安楽肢位による，斜角筋のスパズム除去
　B：安楽肢位での菱形筋スパズム除去

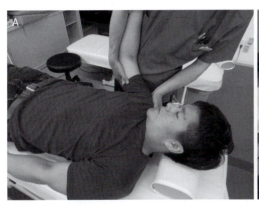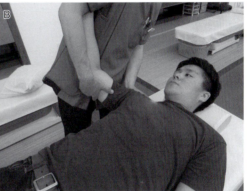

図2　骨頭のすべりと転がり運動を考慮したROMエクササイズ
　A：骨頭を滑り込ませながらの外転ROMエクササイズ
　B：骨頭を軽く押し込みながらの屈曲ROMエクササイズ

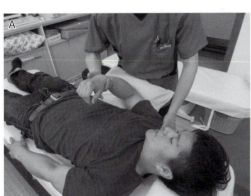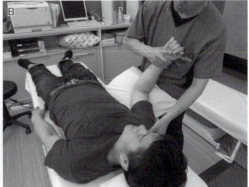

図3　弱い負荷での等尺性収縮による腱板筋群の促通
　A，B：scapulae plane上さまざまな内旋角度における肩甲下筋の促通．いずれも肩関節伸展を防ぐため，肘の下に枕を敷き，上腕の高さを調整して行う．

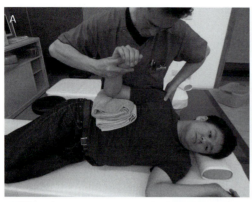 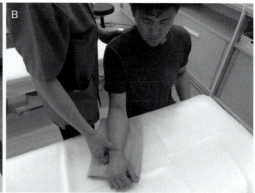

図4 さまざまな肢位における低負荷での腱板促通
A：側臥位での下垂位外旋（棘下筋の促通）
B：座位での下垂位内外旋（棘下筋と肩甲下筋の促通）
いずれも上腕の軸がぶれないよう注意して行う．

術後3ヵ月以内では，外転位外旋（2nd外旋）のような患部に過剰なストレスがかかる動作は禁忌である．

(2) 不安定肩の支持機構改善

不安定肩の支持機構改善には，どの肢位においても腱板筋群が十分に機能する必要がある．そのためには下垂位，外転位，屈曲位などさまざまな肢位にて低負荷による内外旋の筋収縮を促す（図4）．また肩甲上腕関節に生じる外力を軽減させるためには，肩甲胸郭関節の可動性と安定性も必要となる．柔道競技において肩甲骨の可動性が低下すると，投げ・受けともに肩甲上腕関節に生じる外力が増大する．さらに肩甲骨の安定性が不十分だと，投げる際に必要な力を十分に伝達できない．よって肩関節屈曲90°が獲得できた時点で，背臥位や側臥位にて前鋸筋や僧帽筋中・下部に対する促通を開始する（図5）．さらに前鋸筋を働かせた状態で肩甲上腕関節の内外旋による腱板機能の促通も行う（図6）．

(3) 肩甲上腕リズムの獲得

肩甲上腕関節と肩甲胸郭関節を含めた，肩関節屈曲120°以上の可動域が確保されたら，肩甲上腕リズムをはじめとした，肩甲胸郭関節と肩甲上腕関節の連動した運動を引き出す．これは，open kinetic chain（OKC）にて行う．側臥位での肩屈曲運動自動介助運動は，肩甲上腕リズムを整えながら筋収縮を促すことができる（図7）．

(4) 患部外トレーニング

床上で行うスポーツでは，肩の運動はすべて床から体幹を通る運動連鎖のなかで作用している[5]．よって肩の治癒過程において下肢と体幹のトレーニングも十分に行っておき，柔道競技の部分復帰時から運動連鎖の基礎を完成させておく．具体的

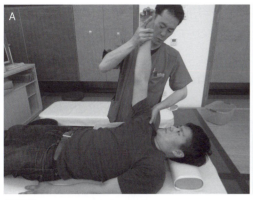
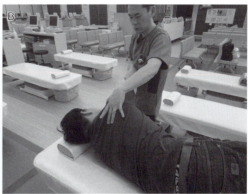

図5　肩甲帯周囲筋の促通
　A：肩甲骨前方突出による前鋸筋の促通
　B：肩甲骨内転運動による僧帽筋中部線維の促通

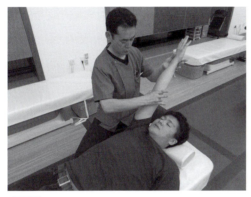

図6　前鋸筋収縮下での腱板機能促通
肩甲骨を前方突出させたまま，さまざまな肩関節屈曲角度にて，棘下筋と肩甲下筋の収縮を促す．

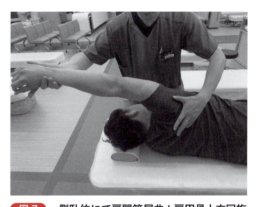

図7　側臥位にて肩関節屈曲＋肩甲骨上方回旋
僧帽筋下部や広背筋の収縮を促通し，肩屈曲時における肩甲骨上方回旋を促す．

には，下肢や体幹など患部外の機能を落とさないために，エアロバイク，レッグプレス，スクワット，ランジなどによる筋力トレーニングを積極的に行うとともに，足さばきなど柔道における下肢の動作についても，動作の衝撃で肩に痛みが生じなければ積極的に行う．

3 後期（術後3～6ヵ月）

(1) ROMエクササイズ

　この時期では修復組織が成熟し十分な強度が獲得されるため，今まで禁忌であった水平外転方向や外転・外旋位へのROMエクササイズ，closed kinetic chain（CKC）など負荷の強い運動を開始する．ここでは柔道選手の競技復帰に必要な，外転位外

旋（2nd外旋）可動域85°以上[3]の獲得を目指す．肩甲上腕関節に過剰なストレスがかからないよう，最終域付近におけるストレッチには十分留意して行う．

(2) 腱板機能と肩関節の安定性

腱板機能に対しては，この時期から積極的に負荷をかけて強化を行う．ゴムチューブを用いた内外旋動作を，下垂位，外転位，屈曲位などさまざまな肢位で行う．さらに壁に手を付いた状態でpush-upなどのCKCによる筋収縮を促し，さまざまな肩関節外転角度における肩関節水平内転の筋力強化を開始する．これは無理な体制で技を掛けた場合や体制を崩して床に手を付いた際，再脱臼のリスクが高い肩関節外転位で水平伸展方向[4]に無理な力が加わりやすいからである．最初は肩関節45°外転位から始め，60°，75°，90°と徐々に外転角度を増やして行う（図8）．

(3) 肩甲帯の安定性と肩甲帯を含めた全身の協調性獲得

この時期から上肢荷重位でのトレーニングを開始する．肩甲帯のトレーニング方法は四つ這いでの肩甲骨内外転運動による前鋸筋の求心性・遠心性収縮の切り返し運動を行う（図9A）．また四つ這いでの上肢挙上運動や肩甲骨内転運動（図9B,C）を行うことにより，肩甲上腕関節と肩甲胸郭関節の協調性を高め，手術部位に機械的ストレスが集中しにくい動作方法を習得する．

> **ワンポイントアドバイス ◆ 肩甲帯のトレーニング**
>
> 肩甲帯機能異常が存在すると，四つ這いにおける肩甲骨内側や肩甲骨下角のwinging，菱形筋の過剰収縮，そして上肢挙上や外転動作における肩甲骨の動きの左右差などがみられる．リハビリテーションではこれらを引き起こす筋の柔軟性や筋力，筋収縮の協調性を改善させていく．

❹ 競技復帰移行期（術後6ヵ月以降）

この時期では，柔道の競技特性を考慮したうえでより高度なパフォーマンスを得るための身体機能を獲得し，実際の動作を段階的に練習する．具体的には，柔道で必要な，①受け身動作，②崩し動作，③投げ技動作，を獲得し，④攻防をパターン化した約束練習，⑤実践に近い乱取り，の順序で練習内容を実際の競技へ近づける．

(1) 脱臼予防に必要な「受け身」動作の獲得

競技復帰のためには，技を仕掛けて返された場合や相手ともども崩れる場合でも安全に受け身できる技能が要求される．投げられた際にはなるべく背中が畳に付かないよう，前方へうつ伏せに近い状態で受け身を行う必要もある．さらに相手の仕掛けた技に対し手を付いてこらえた場合でも，肩関節の安定性が確保されなければならない．これらの状況で生じる筋肉の収縮様式に合わせて，段階的に負荷と難易度を上げたトレーニングを行う．

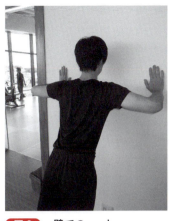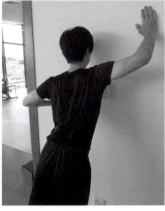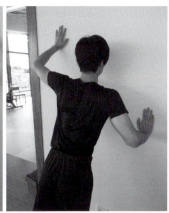

図8 壁でのpush-up

さまざまな肩関節外転角度にて，肩甲骨水平内転筋の筋収縮を促す．

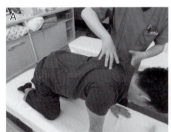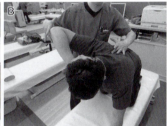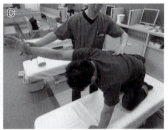

図9 四つ這いによる肩甲帯周囲筋の促通
A：肩甲骨内外転運動による前鋸筋の促通
B：肩甲骨内転運動による僧帽筋中部線維の促通
C：上肢挙上と肩甲骨上方回旋による僧帽筋下部と広背筋の促通

　前方への受け身は，手と前腕を床に付いた状態で，肘関節屈曲と肩関節伸展0°までの遠心性収縮を，肩関節外転角度を徐々に広げながら行う（図10）．これは肘伸展位で手を付くような，衝撃を「点」で受けることなく，どんな状況でも前腕などの「面」で受け，さらに肘や肩の遠心性収縮によって衝撃を吸収する技能が必要となるからである（図11）．最初は反対側の手で支持しながらの部分荷重で行い，徐々に荷重量を増やす．さらに倒れ込みながら手を付いて上記の動作を行う．その際肩関節の過伸展を防ぐため，肩甲胸郭関節の動きも意識しながら行う．

(2) 「組み手」と「崩し動作」の獲得

　投げ技を行う際には，組み手によって相手のバランスを崩し，相手の姿勢や相手との間合いを自分が投げやすい状態に仕向ける必要がある．柔道競技は投球動作と違い，手の袖や襟を持った状態，つまり末梢が固定された状態で肩・肘・手首を操作するといったCKCの要素が強い．また組み手では，相手の攻撃を防御するために，早い動きに対応する能力も必要となる．よって，相手からの外力に対応する遠心性

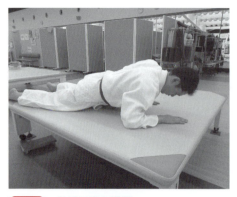

図10 前受け身の準備

肘関節屈曲と肩甲骨内転を伴う，肩関節伸展0°までの遠心性収縮運動．肩関節はさまざまな外転角度にて行う．

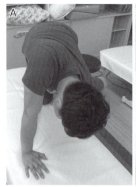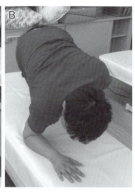

図11 手を付いた際の危険な肢位と安全な前受け身

A：肘関節伸展位で手を付いた場合，手関節と肩関節に外力が集中し怪我を生じる．
B：肘関節屈曲位での前受け身は，肩関節と肘関節の遠心性収縮によって外力を吸収できる．

収縮の要素が必要となる．柔道の競技復帰には，どのような外力に対しても肩の安定化メカニズムが自動的に働くコンディションを確保できるよう，さまざまな肢位にてCKCによる肩甲上腕関節と肩甲胸郭関節の求心性・遠心性トレーニングを入念に行う．

(3) 投げ技動作の獲得

釣り手動作は相手を投げるために最も重要な動作の一つである．これは肩関節外転位での水平内転と前腕回内外，手関節掌屈などの動作が必要となるが，投げ技の種類によっても必要な関節角度や運動方向が異なる（図12）．そのため，技を仕掛けるために必要な関節可動域を十分に確保するだけでなく，患者には実際に投げる直前までの動作を行ってもらい，どの状況下のどの肢位にて肩に違和感を生じるか確認する．さらにその肢位から肩関節をわずかに他動運動させ，投げ動作においてどの運動方向へのストレスが症状を引き起こすか確認する．そして制限される運動方向に対しROMエクササイズを行い，症状を誘発する可動域制限を改善させる．また投げ動作の肢位における腱板機能と表層筋を含めた筋力強化も必要となる．肩の安定性を向上させるためには，求心性・遠心性の双方のトレーニングを，筋力と持久力が向上するまで入念に行う．

(4) 段階的な競技復帰方法

柔道競技の手順として，まず受け身練習とともにゆっくりとした動作での打ち込み練習を開始する．打ち込み練習では正しい技を正確に反復して行う．柔道のケガや事故の多くは強引な技や無理な体勢での防御が原因であるため，打ち込みは一回一回の技を正しい崩しや体捌きを意識して行う．打ち込み練習が問題なくできたら，

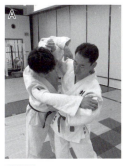 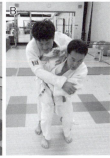 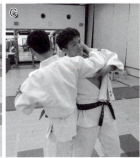 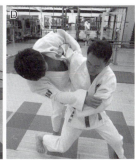

図12 技の違いによる釣り手動作の位置

A：内股・払い腰など，B：背負い投げ，C：大外刈り，D：体落とし
釣り手に必要な関節角度は技によって違いがある．また選手の体格や攻撃パターンによっても違いがある．

打ち込みで身に付けた技を用い，攻防の行い方をパターン化した約束練習を行う．この練習を行わずに乱取りを行うと，無理な体勢での攻防による事故が生じやすくなる[6]．約束練習を不安なく行うことができたら，攻撃と防御を表裏一体で行う実践練習の「乱取り」を行う．乱取りを何度も繰り返し行い，安全に技を仕掛け受け身ができた時点で競技の完全復帰を行う．

◆文献

1) 井上康生監：心・技・体を強くする！柔道 基本と練習メニュー，池田書店，東京，2013
2) 鳥居扶吉子ほか：柔道選手に対する鏡視下Bankart修復術後の競技復帰について．臨整外 51：1149-1153，2016
3) 内山善康ほか：Overhand sports 選手と柔道選手の反復性肩関節前方不安定症術後の外旋制限が競技復帰に与える影響（Modified Inferior Capsular法）．肩関節 22：537-541，1998
4) 菅谷啓之：実践反復性肩関節脱臼 鏡視下バンカートのABC，金原出版，東京，2010
5) Buekner P, et al：Clinical Sports Medicine 3rd ed，McGraw-Hill，Australia，2006（籾山日出樹ほか訳：肩の痛み．臨床スポーツ医学 第1版，医学映像教育センター，東京，235-279，2009）
6) 全日本柔道連盟編：事故をこうして防ごう 柔道の安全指導，第4版，全日本柔道連盟，東京，2015

1) スポーツ外傷（不安定症）

⑤野球：投球側スローイング動作の獲得

鈴木　智

1 この疾患をリハビリテーションとしてどう捉えるか

　野球は，その競技特性からオーバーヘッドスポーツとして分類されるが，走塁や守備などで上肢を挙上した状態でグラウンドに接触する機会をしばしば認め，肩関節の外傷が生じることは少なくない．野球では，走塁や守備を行う際に時として手から飛び込むスライディング（ヘッドスライディングやダイビングキャッチ）を用いることがあり，これが肩関節脱臼の原因となる場合が多い[1]．実際に米国の高校野球競技者における肩の外傷・障害に関する報告[2]によると，手術が必要となった肩損傷の第1位骨端線離開，第2位滑液包炎で第3位が肩関節脱臼であったと述べている．本項では，投球側のスローイング動作獲得までの段階的なリハビリテーションを踏まえ，投球開始時およびピッチング開始時に必要なリハビリテーションのポイントについて紹介する．

❶ 野球の競技特性と体力特性

　野球というスポーツの大きな特徴は攻撃と守備が明確に分かれていることである．守備では，投手がより速い球速や球種を変化させながら，正確なコントロールで相手打者にボールを投げる投球が要求される．野手では打者の打ち返したボールをグローブで正確に捕球し味方選手にボールを投げる送球が必要となる．攻撃では，打者が投手の投げたボールをより速いスイングスピードで，正確にバットの最適打撃点でとらえ強い打球を打ち返すといった複雑な技術的要素に加え打ち返した後の走動作が必要となる．野球における投球・送球を含めたスローイング動作と打撃を中心とした身体運動では，並進運動と回旋運動の良好なコンビネーションが重要であり，それが破綻することで身体各部位の局所的なストレスが生じやすくなる．

❷ 野球における肩関節脱臼の受傷機転[3]

　2004年1月〜2010年4月までの間に当院スポーツ外来を受診し，外傷性肩関節前方不安定症に対して鏡視下Bankart法を施行した974例のうち，術前に何ら

1) スポーツ外傷（不安定症）⑤ 野球：投球側スローイング動作の獲得

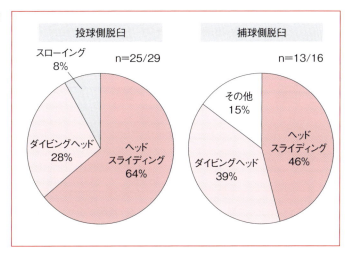

図1 野球中における肩関節脱臼の初回受傷機転

かのスポーツ活動を実施していた症例は748例であり全体の約80％を占めていた．スポーツ競技も多岐にわたるが，コリジョン，コンタクト，オーバーヘッドスポーツなどの頻度が高く，競技別でみると術前に野球を実施していた症例が80例と最も多い結果であった．このうち中学以上のチームに属し競技レベルで野球を実施していた症例で，術後1年以上経過観察であった45例を対象に初回肩関節脱臼受傷機転を調査した．

内訳は，投球側脱臼29例（手術時平均年齢18.1歳），捕球側脱臼16例（手術時平均年齢16.9歳）であり投球側に多い結果であった．詳細な受傷機転が不明な3例を除き，投球側25/29例，捕球側13/16例が野球競技中の受傷であった．投球側ではヘッドスライディング16例，ダイビングヘッド7例，スローイング動作2例であり，捕球側ではヘッドスライディング6例，ダイビングヘッド5例，不慮の外傷2例であった（図1）．

3 野球における投球動作

投球動作は分析方法や着眼点の相違により，異なる分類が報告されている．ここでは比較的よく用いられている投球動作の5相分類について解説する[4]．

ワインドアップ期，早期コッキング期，後期コッキング期，加速期，フォロースルー期の5相からなる（図2）．特に野球選手の鏡視下Bankart修復術後では，後期コッキング期から加速期に移行する際，投球側肩関節の肩関節水平外転からの最大外旋位（maximum external rotation）が必要となり，肩甲上腕関節の外旋運動だけでなく，胸椎伸展運動に伴う胸郭開大，肩甲骨後傾など肩複合体として大きな関節運動が要求される．

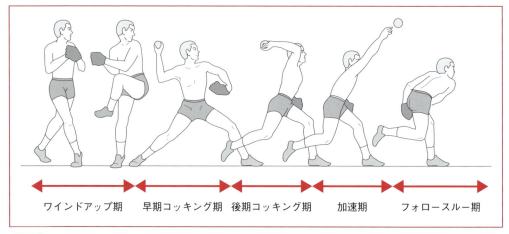

図2　投球動作5相分類

ワインドアップ期　早期コッキング期　後期コッキング期　加速期　フォロースルー期

④ 野球選手の投球側における鏡視下 Bankart 修復術[5,6]

野球選手の投球側脱臼では，高率に SLAP 病変を認めており，病変部位や範囲に応じて切除または修復を行っている．また，当院における投球側の鏡視下 Bankart 修復術では原則として腱板疎部縫合を行っていない．前述した野球選手の肩関節脱臼 45 例の競技復帰について，非投球側群（16 例）は平均 3.6 ヵ月で投球を開始し，6.4 ヵ月で試合または試合形式の練習に復帰した．投球側群（26 例）では平均 4.4 ヵ月で投球を開始し，10.3 ヵ月で試合または試合形式の練習への復帰となり，非投球側群と比べて試合復帰まで 4 ヵ月余計に期間を要していた[7]．

2 必要な評価と情報

❶ 関節可動域・柔軟性の評価

（1）肩甲上腕関節・肩甲胸郭関節の可動域制限（図3）

肩甲上腕関節・肩甲胸郭関節の関節可動域制限を見極めるうえでは，肩甲骨と上腕骨の相対的な位置関係を理解しておくことが重要であり，その可動域制限が肩甲上腕関節に起因するものか，姿勢アライメントに関与する肩甲胸郭関節や胸椎可動性などに起因しているものかを正確に判断しなければならない．投球側肩関節では内旋可動域（2nd・3rd position）や水平屈曲可動域制限を認める場合も少なくない[8,9]．特に CAT（combined abduction test），HFT（horizontal flexion test），肩関節内旋可動域を重要と考えている．また投球動作で最も重要となる肩関節外転位での外旋可動域については注意深く経過を観察していく必要がある．

（2）体幹・下肢の筋力低下・可動域制限

投球動作において，特に並進運動・回旋運動の根幹を担う股関節屈曲や伸展，内

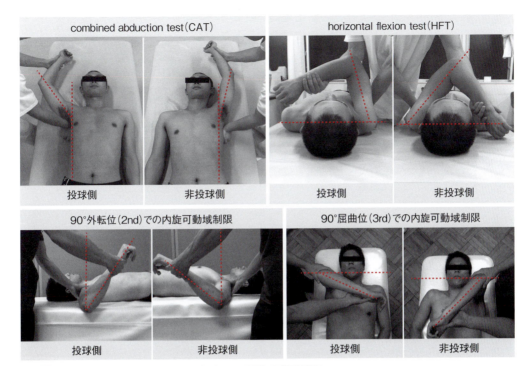

図3　投球障害肩で見られる柔軟性低下・関節可動域制限

旋・内転，体幹における伸展・回旋・側屈の可動域制限は，投球動作全体に影響を及ぼし，局所である肩関節へのオーバーワークを惹起する可能性が高くなる．これら可動域制限の多くが筋の柔軟性低下に起因しており早期からの柔軟性向上が求められる．

❷ 腱板機能評価

投球動作時には関節窩から上腕骨頭が逸脱しようとするストレスに対する動的安定化，すなわち上肢が空間上でいかなる関節角度や運動速度であっても適切に上腕骨頭が関節窩に適合している「求心位保持機能」と「遠心性筋活動」が求められる．さらには，ボールリリース時おける肩甲下筋を含む内旋筋活動，また，フォロースルー時には肩関節に体重と同等の牽引力が加わり[10]，その負荷を小円筋や棘下筋，三角筋後部線維で吸収される[11]など，投球動作に必要となる選択的な腱板機能向上も重要と考えられている．

❸ 肩甲骨胸郭機能の評価

投球障害肩では僧帽筋下部線維の筋力低下は多くの症例に認められており，競技復帰時における重要な徴候のひとつと考えている（図4）．僧帽筋中部・下部線維や菱形筋は投球動作の減速期，前鋸筋はレイトコッキング期において高い遠心性筋活

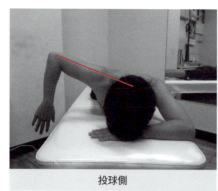
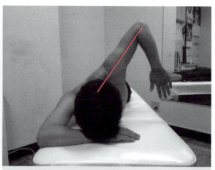

投球側　　　　　　　　　　　　　非投球側

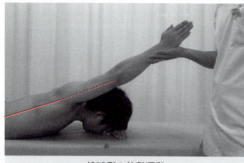
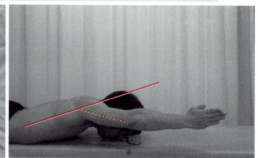

投球側の他動運動　　　　　　　　投球側の自動運動

図4　肩甲骨周囲筋（僧帽筋中部・下部線維）の機能不全
上段：胸郭・肩甲骨可動性を含めた肩甲骨内転運動（僧帽筋中部線維）．
下段：肩甲骨周囲筋は左右差だけでなく，他動最大挙上と自動最大挙上を比較することで機能不全の程度を判定していく．

動を認めると報告されている[8]．これら肩甲骨周囲筋の機能不全は肩甲骨可動性や安定性を低下させ，肩甲上腕関節の水平伸展や水平屈曲などの過剰な運動を誘発し，結果的に肩甲上腕関節の機能障害が惹起されることになる．

❹ 投球フォームチェック

　投球動作に関連する肩関節痛の根底には，投球動作に関連する体幹・下肢の筋力低下や柔軟性の低下など身体機能低下に加え，技術的な未熟さや疼痛回避による投球フォームの乱れを認める場合も少なくない．不適切な投球フォームが原因となり結果的に肩関節障害を引き起こすこともあり，投球許可前までに投球フォームチェックを実施することが望ましい．

> **ワンポイントアドバイス　ピッチングとスローイング**
>
> ピッチングとは，一般に投手（ピッチャー）が打者（バッター）または捕手（キャッチャー）に対しての投球を総称して用いられる場合が多く，野手はスローイング（または送球）と呼ばれる場合が多い．投手に限らず野手においても力強いスローイングを行う際には，上肢に依存した運動から体幹・下肢を十分に活用した投球動作の再獲得が重要となる．

1）スポーツ外傷（不安定症） ⑤野球：投球側スローイング動作の獲得

表1 野球選手の鏡視下 Bankart 修復術後リハビリテーションプロトコル

	期間	エクササイズ	野球練習・その他
メディカルリハビリテーション	初期 装具固定期 0-2週	muscle spasm 軽減 患部のクーリング・物理療法 肘・手関節・手指の ROM エクササイズ	炎症コントロール
	装具除去期 2-3週	肩甲骨エクササイズ，肩 ROM エクササイズ 有酸素運動，腱板エクササイズ	患部エクササイズ 患部外トレーニング （コアスタビリティエクササイズ）
	中期 機能訓練期 3週-3ヵ月	肩 ROM エクササイズ，腱板エクササイズ バイオフィードバックトレーニング 肩甲胸郭関節トレーニング	
	後期 3-4ヵ月〜	肩関節協調性トレーニング closed kinetic chain トレーニング	・シャドーピッチング ・トスバッティング ・ティーバッティング
アスレティックリハビリテーション	5ヵ月〜	※トレーニング強度を徐々に上げる ・肩甲胸郭関節と体幹の協調性を高める 　↓ 　特に僧帽筋中部・下部，広背筋強化 ・徐々に野球の実戦的練習を増やす ・野手／投手に分けて練習開始 ・完全復帰に向けて不足している機能のトレーニング ※5ヵ月以降は身体機能に応じて強度を段階的にアップさせていく	・キャッチボール：50％ ・フリーバッティング ・キャッチボール：70％
	6ヵ月〜		・キャッチボール：塁間全力 ・1塁-3塁間：70％
	7ヵ月〜		・1塁-3塁間：全力 ・遠投：70％
	8ヵ月〜 9ヵ月 10ヵ月 12ヵ月		【野手】 ・遠投：全力 ・全ての練習に参加 ・試合参加 　　【投手】 ・ブルペン立ち投げ ・キャッチャーを座らせて70％ ・全力投球 ・試合参加 ・完全復帰

3 野球選手の術後リハビリテーションプロトコル

　競技復帰まで期間を要する投球側の術後リハビリテーションでは，術後3～4ヵ月までに関節可動域や筋力などの確実な身体機能の再獲得が必要であり，円滑に術後5ヵ月以降のアスレティックリハビリテーションへと繋げていくことが重要となる．術後5ヵ月目より競技復帰を目的に段階的なスローイング練習を行い，術後10～12ヵ月で完全復帰を目指す（**表1**）．

❶ メディカルリハビリテーション前期（装具装着時期）

　術後翌日よりリハビリテーションを開始し，当院では装具除去を3～4週と設定している．この時期のリハビリテーションの目的としては筋緊張および疼痛のコントロールである．装具装着時や就寝時のアライメント不良が生じる安静時痛や夜間痛を増大させる要因となるため十分な指導が必要となる．患部外エクササイズは術創部が安定する抜糸後より徐々に開始していく．

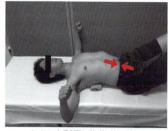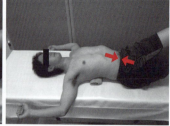

タオルを利用し胸椎伸展位での外旋運動と肩甲骨後傾の組み合わせ

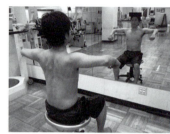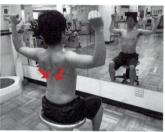

視覚的フィードバックを利用した座位での外旋運動と肩甲骨後傾の組み合わせ

図5 上肢外転外旋位での複合運動

❷ メディカルリハビリテーション中期（術後4週～3ヵ月）

術後3ヵ月までは組織の治癒に重要な期間と考えているため，患部に過剰なストレスがかかる動作は禁止している．この時期のリハビリテーションの目的としては，関節可動域の獲得，筋力の回復，筋バランスの改善を行い，術後3ヵ月までには日常生活動作に支障のない肩関節機能を獲得していくことである．特に投球動作に必要となる股関節の動的安定性向上を目的とした下肢のCKCエクササイズや体幹の安定性向上を目的としたトレーニングは早期から行っていく．さらに，疼痛や関節可動域の状態をみながら術後2ヵ月以降でジョギングが許可される．

❸ メディカルリハビリテーション後期（3～5ヵ月）

この時期はアスレティックリハビリテーションへ移行する準備期間と位置づける．関節可動域では投球動作で必要となる挙上・外転可動域，さらには上肢挙上位での複合的な回旋可動域の獲得が目標となる．この時期より大きな可動範囲での自重を利用したCKCエクササイズを開始する．投球動作の獲得に向けて肩甲上腕関節単独の運動ではなく，肩関節複合体—体幹を十分に利用した肩関節回旋運動の獲得が必要不可欠である（図5）．また，実際にボールを使用する練習の準備段階として，大きなサイズのボールを利用した両側肩関節挙上位のスローイングエクササイズから運動速度やスローイング角度に変化を加えることで，筋持久力トレーニングや神経筋協調性トレーニングとして実践していく（図6）．

1）スポーツ外傷（不安定症） ⑤野球：投球側スローイング動作の獲得

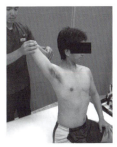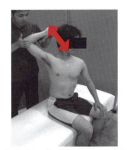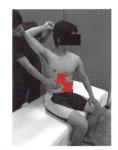

"しなり動作"を能動的にコントロールすることではじめて投球時の肩・肘の負担を軽減することが可能となる．

下部体幹は静止性収縮にて固定した状態とし，上肢，肩甲帯に対して求心性収縮と遠心性収縮を誘導しながら促す方法．

上肢をニュートラルな関節位置で静止性収縮にて固定した状態とし，腹斜筋群を求心性収縮と遠心性収縮にコントロールする．

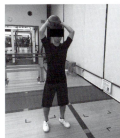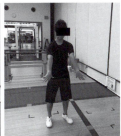

挙上位での両側上肢でのスローイング

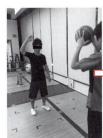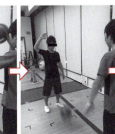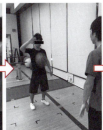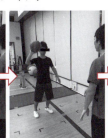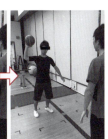

挙上位での片側上肢でのスローイング／キャッチング

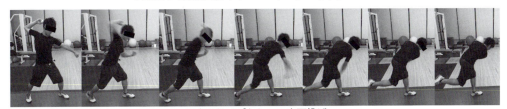

エクササイズとしての真下投げ

図6 上肢挙上位での協調性エクササイズ

ワンポイントアドバイス● 動的安定化としての遠心性エクササイズ

この時期には，患部となる肩関節機能向上を目的にさまざまな肢位で上肢外転位での内旋からの外旋運動を繰り返すことが重要であり，その際は求心性筋収縮だけでなく実際の投球動作で用いられるような遠心性筋収縮を利用して肩関節の動的安定化を図ることが望ましい．

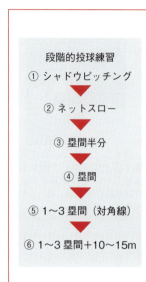

図7 段階的投球復帰プログラム

4 アスレティックリハビリテーション（5ヵ月以降）

　肩甲上腕関節・肩甲胸郭関節の安定性が得られれば，競技復帰に向けたアスレティックリハビリテーションを段階的に強化していく．投球動作のパフォーマンスを向上させるための最も効率的なトレーニングは，目的とする動作の練習（スキルトレーニング）ということになる．投球復帰前までに個々の身体機能の正常化を図ったうえで，シャドーピッチングをトレーニングとして反復することで，投球動作に必要となる関節運動・神経筋協調性・筋出力の強化を図ることが可能となる[12]．特に投球動作に必要な上肢・下肢の遠心性筋収縮トレーニングとして有効であると考えている．そのため，トレーニングとしてシャドーピッチングを実施する際は可能な限り全力で実施することが望ましく，同時に適切な投球フォームにあるかも確認していく必要がある．また，ポジション特性を考慮してステップ動作後のスローイング，座った姿勢からの素早いスローイングなども併せて指導していく[13]．

　ボールを使用したキャッチボールでは，投球時の疼痛や不安定感と投球距離・強度をもとに独自の段階的基準を作成し各選手に合わせて具体的な指導を行っている[14]（図7）．投球再開後も局所的な疲労やオーバーユースに伴い，順調に回復してきた肩関節を含めた全身の身体機能が一時的に低下を認める場合が少なくない．これらの変化は，運動負荷が増加することで生じる当然の反応であり，選手本人や指導者には対処法も含めて事前に指導しておくことが望ましい．

> **ワンポイントアドバイス　術後に求められる肩関節機能**
>
> 術後リハビリテーションでは，腱板機能や肩甲帯の安定化を再獲得することが目標となるが，投球動作では高速で上肢をコントロールする能力が求められる．特に加速期からボールリリース期までの肩関節外旋制動力すなわち肩関節内旋筋活動の向上，またボールリリース期からフォロースルー期における肩関節後方に加わる過剰ストレスの軽減を目的に十分な筋力トレーニングを実施していく必要がある．

◆文献

1) 高村　隆ほか：野球．スポーツ理学療法学 競技動作と治療アプローチ，陶山哲夫監修，メディカルビュー社，160-181，2014
2) Krajink S, et al：Shoulder injuries in US high school baseball and softball athletes, 2005-2008. Pediatrics 125：497-501, 2010
3) 渡海守人ほか：野球選手の投球側の脱臼と不安定症．臨スポーツ医 32（臨時増刊）：201-206，2015
4) Jobe FW, et al：An EMG analysis of the shoulder in throwing and pitching. Am J Sports Med 11：3-5, 1983
5) 山上直樹ほか：投球側における外傷性肩関節前方不安定症－鏡視下手術とスポーツ復帰－．臨スポーツ医 25：751-756，2008
6) 菅谷啓之：反復性肩関節脱臼に対する鏡視下バンカート法．整形外科 Surg Tech 1：63-80，2011
7) 髙橋憲正ほか：競技レベルの野球選手に対する反復性肩関節脱臼の治療成績．肩関節 36：367-371，2012
8) 鈴木　智ほか：高校野球選手における投球障害と CAT・HFT の関連性．第 8 回肩の運動機能研究会誌 37，2011
9) Takamura T, et al：Abduction, Horizontal flexion, and Internal Rotation in Symptomatic and Asymptomatic Throwing Athletes. 4th International Congress of Shoulder and Elbow Therapist, 234, 2013
10) Werner SL, et al：Relationship between throwing mechanism and shoulder distraction in professional baseball pitchers. Am J Sports Med 29：354-358, 2001
11) Digiovine NM, et al：An electromyographic analysis of the upper extremity in pitching. J Shoulder Elbow Surg 1：15-25, 1992
12) 鈴木　智ほか：野球による肩障害：関節可動域制限に対するアプローチ．臨スポーツ医 31（臨時増刊）：87-94，2014
13) 鈴木　智ほか：スポーツ整形外科最新の治療 投球障害肩に対するリハビリテーション．整・災外 59：743-756，2016
14) 鈴木　智ほか：野球選手のコンディショニングと障害予防：病院における取り組み．臨スポーツ医 29：1215-1223，2012

1) スポーツ外傷（不安定症）

⑥バレーボール：スパイク動作の獲得

桐内修平・高村　隆

1　この疾患をリハビリテーションとしてどう捉えるか

　バレーボールは，その競技特性からオーバーヘッドスポーツとして分類されるが，レシーブの際に上肢を挙上した状態で床に接触する機会があり，肩関節の外傷が生じることは少なくない．通常のレシーブでは拾うことができないボールを手から飛び込むフライングレシーブを用いることがあり，これが肩関節脱臼（dislocation of shoulder joint）の原因となる．その後の後遺症でフライングレシーブのたびに亜脱臼を繰り返す場合や，スパイクを強く打てないなどのパフォーマンスに支障がある場合は，画像所見（3D-CT，MRA），理学所見を総合的に判断し，手術となる場合がある．術後のリハビリテーションでは，選手が復帰する際に段階的なスパイク動作の獲得が必要となる．そこで，本項ではバレーボール選手の鏡視下Bankart修復術後のアスレティックリハビリテーションについて，スパイク動作獲得を中心に述べる．

❶ バレーボールの競技特性と体力特性

　バレーボールはジャンプの機会が非常に多く，1ゲームあたり約100回のジャンプが行われる[1]．スパイクはジャンプを行いながらできる限り高い位置でボールを捉えることが重要となり，スパイク本数はエース級の選手で1ゲームあたり約20本となる．ブロックはスパイクに対する守備の要であると同時に，スパイクを跳ね返す攻撃的な面もある．このように，バレーボールには跳躍力がパフォーマンスに直結するといった競技特性がある[2]．

　体力特性に関して，バレーボールを含め4競技を比較した調査によると，身長および垂直跳びにおいて有意に高値を示した（表1）．これはバレーボールが跳躍力，高さを要求されるという競技特性に即したものである．また，背筋力の強さは空中でのスパイクに必要な要素と考えられる[3]．

❷ バレーボールの傷害特性

　2012年4月から2017年4月までの間に当院スポーツ外来を受診したバレーボー

表1 種目別体力特性

	身長(cm)	体重(kg)	体脂肪率(%)	垂直跳び(cm)	WBI	ベンチプレス(kg)	背筋力(kg)
バレーボール	181.7	68.4	10.4	63.3	1.05	58.3	152.8
野球	169.7	62.1	12.2	54.6	1.25	57.5	125.8
サッカー	170.5	60.1	13.2	56.4	1.04	46.4	117.3
アメリカンフットボール	172.9	68.4	15.7	52.3	1.15	56.2	116.1
平均値	173.7	64.8	12.9	56.7	1.12	54.6	128

ル選手・愛好家について傷害調査を実施した．全傷害件数1,091件（男性276件・女性815件），平均年齢24.1歳（男性24.1歳・女性31.1歳）であった．部位別傷害割合は，膝関節32％，肩関節18％，腰部13％，足関節12％，下腿部6％の順で多かった．特に肩関節傷害が多いのは当院の特色といえる．バレーボールにおける肩傷害はオーバーヘッド動作時の肩関節の疼痛を主訴とするバレーボール肩が41％と多くを占め，次いで腱板損傷（rotator cuff injury）14％，反復性肩関節脱臼（recurrent dislocation of shoulder joint）11％，関節唇損傷4％と続く．

❸ バレーボールにおける肩関節脱臼の受傷機転

上記期間中に当院を受診し，肩関節脱臼の診断を受けた16件中，初回脱臼がバレーボール中によるものが13件であった．受傷原因としてはフライングレシーブ9件，片手レシーブ1件，アタック1件，転倒1件，接触1件であった．初回脱臼は打球側の受傷が10/13件であり，その原因がフライングレシーブによるものが8割にも及ぶ．これは，利き腕でフライングレシーブをする傾向が強いためと考えられており，バレーボールにおいて最も肩関節脱臼のリスクが高いプレーといえる．

❹ バレーボールのスパイク動作

スパイク動作は助走，踏み切り，スイング，着地の4つの局面に分けられる．さらにスイングは，バックスイング，フォワードスイング，ボールインパクト，フォロースルーからなる（図1）．バレーボール選手の鏡視下Bankart修復術後では，特にスイングの局面が重要となり，バックスイング時の肩関節水平外転，肩甲骨内転可動域やボールインパクト時の肩甲帯の安定性が必要となる．

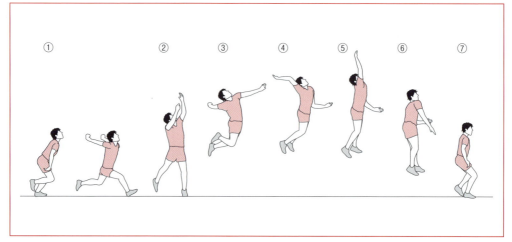

図1 スパイク動作
①助走，②踏み切り，③バックスイング，④フォワードスイング，⑤ボールインパクト，⑥フォロースルー，⑦着地

⑤ 鏡視下 Bankart 修復術

外傷性肩関節前方不安定症（traumatic shoulder instability）に対する鏡視下手術の最大の特徴は，肩甲下筋腱を切離損傷せずに，関節窩前下方部の Bankart 病変を修復すると同時に関節唇靱帯複合体を再建できることにある[4]．最近では骨性 Bankart 症例などの関節窩骨欠損が大きな症例に対しても良好な術後成績が報告され，術後スポーツ復帰率も良好となった[5]．

2 必要な評価と情報

① 関節可動域・柔軟性の評価

肩関節は関節複合体として運動しているため，肩甲上腕関節のみならず肩甲胸郭関節や脊柱などの運動も考慮し評価を行っていく．特にアスレティックリハビリテーション期以降では，スパイクにおいて重要な水平外転可動域（図2）や，ブロックに必要な肩屈曲・肩甲骨最大挙上可動域（図3）の評価は重要である．

> **ワンポイントアドバイス　全身関節弛緩性**
>
> 鳥居らによると全身関節弛緩性とその後の主要関節の外傷発生との関連性を調査したところ，肩と膝において関連性が示唆されたと報告している[6]．実際の医療現場でも肩関節不安定症患者において関節の弛緩性が認められる症例が多く，関節可動域評価に合わせて全身関節弛緩性を確認することが重要となる．

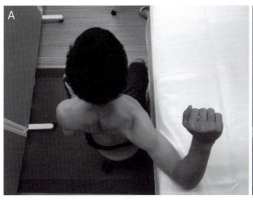 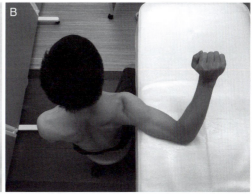

図2 肩関節複合体としての水平外転可動域の評価
A：肩甲上腕関節単独ではなく，肩甲骨内転を伴った運動となっている．
B：肩甲上腕関節単独の運動となり過外転位となっている．

図3 肩関節屈曲・肩甲骨最大挙上可動域の評価

バレーボールのブロック動作では，より高さを引き出すためにBのような肩関節屈曲位での肩甲骨最大挙上可動域が必要となる．

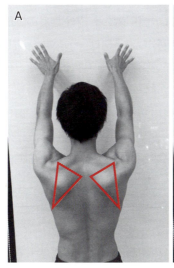 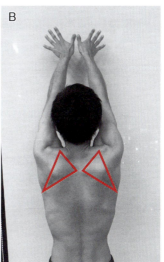

❷ 腱板機能評価

　腱板機能の評価では，バレーボール選手に多くみられる棘下筋萎縮の有無を注意深く確認しつつ，腱板筋群それぞれに対する筋力テストを利用しながら機能障害を選択的に検証していく．肩で発揮される筋力は肩甲胸郭関節で補っていることが多い[7]．他動的な肩甲骨固定により発揮筋力が低下する症例では腱板の機能低下を肩甲胸郭関節で代償していることが疑われる．一方，肩甲骨固定で発揮筋力が増加する症例においては肩甲胸郭関節の機能障害とくに肩甲骨の固定性の低下が疑われる[8]．また，アスレティックリハビリテーション期以降では，スパイク動作の最高到達点を想定した肩屈曲位での回旋筋力が重要となる．

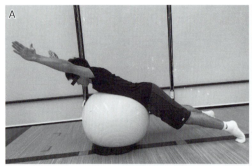 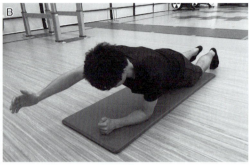

図4　体幹・下肢機能を使用しながら行う肩甲帯機能評価
A：バルーン上で体幹・下肢機能を使用した僧帽筋下部線維の機能評価.
B：体幹を使用した肩甲骨の固定性・動的安定性の機能評価.

③ 肩甲胸郭機能の評価

　肩甲胸郭機能の評価は，肩甲骨の固定性および動的安定性といった二つの視点で捉える必要がある．肩甲骨の固定性は，前述した通り，他動的に肩甲骨を固定する操作を加えることで判断できる．肩甲骨の動的安定性は，上肢挙上，外転抵抗運動において，肩甲骨の上方回旋が十分に行えているかを確認する．肩甲骨の上方回旋不良例では，前鋸筋・僧帽筋などの筋機能不全，肩甲挙筋・菱形筋・小胸筋などの短縮または過緊張といった機能障害が複雑に絡み合っている可能性がある．また，スパイク動作では体幹が不安定な状態での肩甲骨の固定性が求められる．評価の際には体幹筋力などを含めた肩甲骨固定性・動的安定性の評価も行っていく（図4）．

④ スイングフォームチェック

　バレーボールにおいて肩関節傷害が生じた選手では，バックスイングでの肩甲上腕関節過外旋やボールインパクトの位置に誤りがあることが多い．そのため，バックスイングの際に肩甲上腕関節単独ではなく肩甲骨内転・後傾運動が伴っているか，ボールインパクト時には体幹に対してボールが後方へかぶっていないかについて観察していく（図5, 6）．

ワンポイントアドバイス　スイングフォーム

スイングフォームにはストレートアームスイング，ボウ・アンド・アロー・アームスイング，サーキュラーの三つのタイプがある（図7）．最も強いスパイクが打てるスイングはサーキュラーであるが，跳躍力が必要となり男子競技者に多い．女子競技者ではボウ・アンド・アロー・アームスイングが一般的である．また，ストレートアームスイングはミドルブロッカーに多くみられる．それぞれのフォームの主体とする関節運動を理解し，関節可動域を引き出していくことが復帰への近道となる．

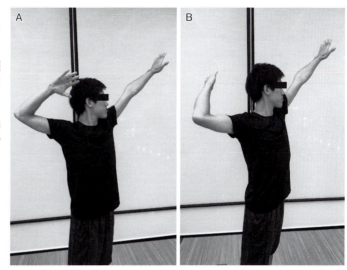

図5 スイングフォームチェック(バックスイング)

A:肩甲骨内転・後傾運動が引き出されており骨頭が求心位に保たれている．
B:肩甲上腕関節が過外旋となり骨頭が求心位を逸脱しやすい．

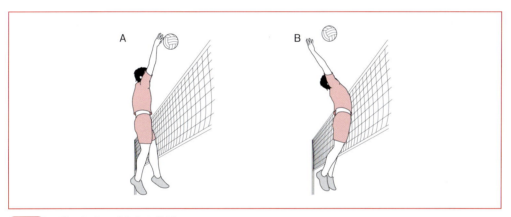

図6 ボールインパクトの位置

【かぶる】とはボールインパクトにおいてボールが頭部よりも後方にあること．
A:かぶることなく頭部よりも前方でボールを捉えられている．
B:トスとのタイミングが合わず頭部よりも後方でボールを捉えている．

3 リハビリテーションの実際

　外傷性肩関節脱臼後の症例は，外傷に伴う解剖学的損傷による関節安定化機構の破綻，その後の日常生活やスポーツ活動の継続に伴う二次的な機能障害が重なっていることが多い．術後の理学療法は損傷による機能障害の改善だけではなく，損傷部位以外の機能障害に対してもアプローチすることが重要となる．当院では，症例に応じた介入が必要となるためあくまで目安となるが，術後5ヵ月までの期間をメ

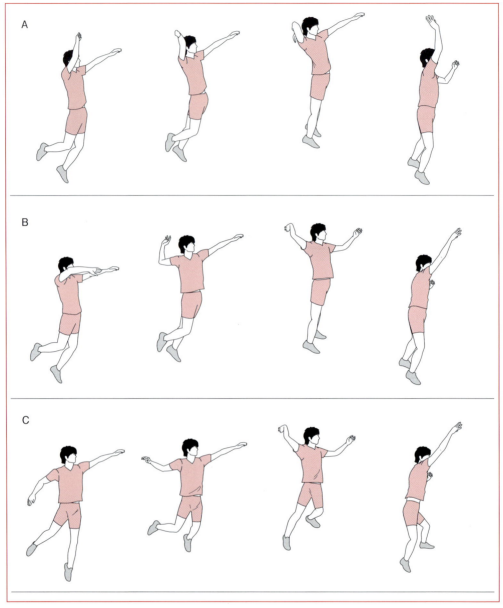

図7　スイングフォームの種類

A：ストレートアームスイング．体幹の伸展・屈曲運動を主体とする．
B：ボウ・アンド・アロー・アームスイング．体幹の回旋運動を主体とする．
C：サーキュラー．体幹の回旋を主体とする．肘の軌跡が円を描くように動き，投球動作に似ている．

ディカルリハビリテーション期（初期・中期・後期），5ヵ月以降をアスレティックリハビリテーション期としている．復帰までに期間を要するスパイク側の術後リハビリテーションでは，アスレティックリハビリテーション期に入る5ヵ月目以降から段階的な練習を行い，術後10～12ヵ月での完全復帰を目指す（**表2**）．

1) スポーツ外傷（不安定症） ⑥ バレーボール：スパイク動作の獲得

表2 バレーボール選手の鏡視下 Bankart 修復術後リハビリテーションプロトコル

	期間	エクササイズ・機能目標	バレーボールの練習・その他	
メディカルリハビリテーション期	装具固定期 0〜2W	患部のクーリング, muscle spasm 軽減, 肘のROM ex, grip ex, 電気療法	炎症コントロール	
	装具除去期 2〜3W	肩甲帯エクササイズ, ROM ex, 腱板トレーニング (isometric ⇒ isotonic)	有酸素運動（自転車エルゴメーターなど） ＊3Mまでは過剰に肩へ負担のかかる動作禁止	
	中期 3W〜3M	ROM ex, 筋促通 ex, 筋力トレーニング バイオフィードバックトレーニング 肩甲胸郭関節トレーニング 肩関節協調性トレーニング	1M〜・患部外トレーニング（バランスボール上での腹筋運動・上肢を使った運動） 2M〜・ボールプッシング（壁押し） ・ジョギング許可（3Mまでにダッシュまであげていく） 3M〜・フロント・サイドブリッジ, ロウイング動作（低負荷）開始 4M〜・平地腕立て伏せ, ラットプルダウン, BOSU 上でのフロント・サイドブリッジ	
	後期 3〜5M	＊CKC トレーニング開始 ＊トレーニング強度を徐々にあげる ●ROM 90%, 　外旋筋力 80%以上	・スイング練習・ブロック練習（助走〜ジャンプを含めて） ・キャッチボール（片手スローイング, スローイング, バウンディング） ＊ボール打ちは 5M 以降から徐々に開始 ・壁トス・アンダー姿勢でメディシンボール保持 ＊5M 以降すべての練習でソフトバレーボールから徐々にバレーボールに移行していく	
アスレティックリハビリテーション期	アスリハ期 5M 以降	肩甲胸郭関節と体幹との協調性を高める（特に僧帽筋中部, 下部, 広背筋強化）	【アタッカー】 立位での床打ち⇒壁打ち アンダーハンドパス⇒オーバーハンドパス	【セッター】 トス⇒ジャンプトス⇒バックトス⇒2段トス ＊1, 2歩の移動範囲から開始し, 徐々に広い範囲へ
	7M	＊バレーボール練習を徐々に多くする ●外旋筋力 90%以上	ネットを挟んで投げ上げスパイク練習（台上ジャンプなし⇒台上に BOSU を乗せて不安定な状態で⇒ジャンプしてスパイク） ＊アンカーホールの閉鎖	
			対人レシーブ, シートレシーブ ＊フライングレシーブ, 片手レシーブは禁止	
	9M	●ROM・外旋筋力 90%以上	【アタッカー】 スパイク練習（セミトス⇒オープントス⇒クイック⇒バックアタック⇒2段トス）	
			【レシーバー】 サーブレシーブ, スパイクレシーブ（アンダー⇒オーバー）	
	10M	●指尖到達左右差なし ●ROM・筋力 100% ●腕立て伏せジャンプ可能	・ブロック練習（台上ジャンプなし ⇒ 台上に BOSU を乗せて不安定な状態で⇒垂直ジャンプ⇒クロス・サイドステップ）＊ダイレクトブロックから開始し徐々に強打を当てていく ・サーブ練習（フローターサーブ⇒ジャンプフローター⇒ジャンプサーブ） ・片手レシーブ, フライングレシーブ	
	12M		競技完全復帰	

❶ メディカルリハビリテーション初期（装具装着時期）

術後翌日よりリハビリテーションを開始し, 当院では装具除去を3〜4週と設定している. この時期のリハビリテーションの目的としては筋緊張および疼痛のコントロールである. 装具装着時や就寝時のアライメント不良が生じると過剰な筋緊張を助長し, 安静時痛や夜間痛を増大させる要因となるため十分な指導が必要となる.

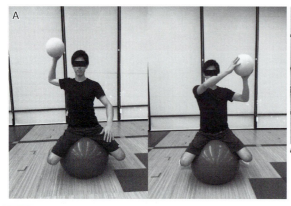
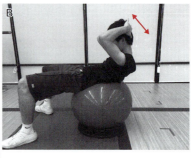

図8 患部外エクササイズの例

A：バルーン上で上肢を使った体幹トレーニング．バルーン上で座位となり体幹を安定させる．可能であれば軽めのスローイング，ボールキャッチを行い体幹を安定させた状態で上肢の運動を行う．
B：バルーン上での腹筋エクササイズ．腹筋の求心性・遠心性収縮を意識し行う．上肢可動域拡大に伴い上肢を挙上し行っていく．

　肩甲帯のエクササイズは肩甲骨周囲筋のリラクゼーション，肩甲帯の可動性向上を目的とし，装具装着時から積極的に行う．腱板機能に関して肩関節等尺性運動を中心に低負荷のエクササイズから実施していく．肩甲上腕関節の関節可動域（range of motion：ROM）は骨頭の動きを考慮し愛護的に他動運動から開始する．また，心肺機能の低下を最小限にとどめる目的で，術創部が安定する抜糸後から装具装着のままエルゴメーターによる有酸素運動を開始していく．

❷ メディカルリハビリテーション中期（装具除去～3ヵ月）

　術後3ヵ月までは組織の治癒に重要な期間と考えているため，患部に過剰なストレスがかかる動作は禁止している．この時期のリハビリテーションの目的としては，関節可動域の獲得，筋力の回復，筋バランスの改善を行い，日常生活動作を獲得していくことである．肩甲上腕関節の運動は，肩甲胸郭関節などの代償により正確な運動域を把握しにくいので，姿勢や肩甲骨の位置に注意し，運動を行っていく．腱板エクササイズは上腕骨頭を把持し，関節窩に対して骨頭が求心位を保持できていることを確認しながら行う．運動速度や運動肢位についても段階的に変化させていく．また，骨頭の転がり－滑り運動が円滑に行われ関節複合体として筋力を十分に発揮するためには，inner muscleとouter muscleのアンバランスを防ぎ，同調した筋収縮獲得も必要となる．この時期より競技復帰に必要な動作を獲得するための準備として患部外エクササイズ（図8）を開始していく．スパイク動作は，空中でのさまざまな状況下で体幹を安定させ腕を振る能力が必要となるため，体幹筋力が

図9 挙上位での内旋エクササイズ

チューブを用い最大挙上位での肩関節内旋運動行う．スパイク（特にインナーコースへの打ち分け，ボールがかぶってしまっているとき）やブロックにおいて肩関節内旋位での肩甲帯の安定性は重要となる．

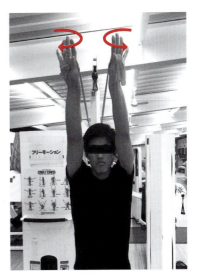

重要とされている[9]．体幹の安定性向上を目的としたトレーニングは早期から行っていく．さらに，疼痛や関節可動域の状態をみながら術後2ヵ月以降でジョギングが許可される．

③ メディカルリハビリテーション後期（3〜5ヵ月）

この時期はアスレティックリハビリテーションへ移行する準備期間と位置付ける．関節可動域ではスパイク動作で必要となる挙上・外転可動域や回旋可動域の獲得が目標となる．この時期より徐々にトレーニング強度を上げ自重を利用した閉鎖性運動連鎖（closed kinetic chain：CKC）エクササイズなどを開始する．競技復帰に向けて肩甲上腕関節単独の運動ではなく，肩関節複合体－体幹－下肢の運動連鎖が不可欠で，体幹・下肢筋を使用しながら上肢機能訓練を行うことで，パフォーマンスの向上，局所への負荷を軽減させることができる．患部機能においてはボールを使用する練習の準備段階として，肩関節挙上位での内旋エクササイズを取り入れ，ブロック，スパイクでのボールインパクトに耐えうる肩甲帯機能に強化していく（図9）．術後4ヵ月以降には壁トス練習，アンダー姿勢でのメディシンボール保持などを行う．アタッカーにはスイング練習やキャッチボールなどを許可し，フォームチェックも取り入れていく（図4, 5）．また，下肢機能の維持・向上を目的とし，助走からジャンプを含めたスイング練習やブロック姿勢のチェックなども行っていく．

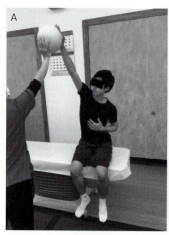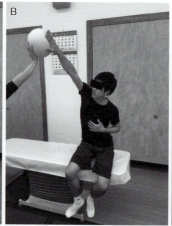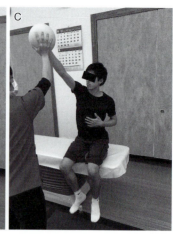

図10 空中姿勢を意識した肩甲帯エクササイズ

一方向だけでなくクロス（A），インナー（B），ストレート（C）をそれぞれ意識したエクササイズを取り入れる．特にインナースパイクはボールコンタクトの位置により過度な肩関節内旋が生じ肩関節の負担となりやすい．

> **ワンポイントアドバイス　ゼロポジションについて**
>
> 肩甲骨面上で肩甲棘と上腕骨が一直線上になる角度をゼロポジションという．この肢位はオーバーヘッドスポーツにおける障害予防に重要となる．選手のなかでも一般的に用いられている用語であり，キャッチボール，スパイクにおいてゼロポジションを意識させていく．

❹ アスレティックリハビリテーション（5ヵ月以降）

　肩甲上腕関節・肩甲胸郭関節の安定性が得られれば，競技復帰に向けたアスレティックリハビリテーションを段階的に強化していく．肩関節に負担の大きいレシーブ練習やスパイク練習はアンカーホールが閉鎖する6ヵ月以降から開始する．機能的には，ROM・回旋筋力90％以上の獲得にてスパイク，レシーブ練習へと進めながら練習参加を拡大していく．スパイクの準備段階として，肩甲帯のエクササイズは肩甲帯単独ではなく体幹・下肢機能も加えたトレーニングを行っていく（図10）．スパイク練習への参加は回旋筋力90％以上の獲得にて床打ち，壁打ちから開始し，徐々に台上からの投げ上げスパイク練習を許可する．セッターを付けた練習ではセミトスから開始し，段階的に参加させていく．また，スパイクコースの振り分けにおいても十分な肩関節可動域が獲得されてから行う．全力スパイクを行う時期には最終調整が必要となる．インパクト時には突然ボールをヒットするため，肩関節周囲筋は求心性収縮と遠心性収縮が瞬時に入れ替わる非生理的な動きが繰り返される．

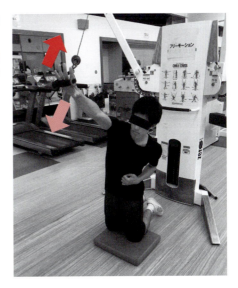

図11 ボールインパクトを意識した肩関節伸展方向への求心性・遠心性運動

ケーブルマシンを用いて後上方から肩関節屈曲方向へ負荷をかけ，それに耐えうるように求心性・遠心性運動を繰り返す．
⬅：ケーブルマシンによる抵抗
⬅：上肢の運動方向

　ボールインパクトを想定し，ケーブルを用いてゼロポジションでの求心性，遠心性収縮を繰り返す．これはインパクト時の衝撃に耐えうる肩甲帯機能を作ることを目的としている（図11）．ブロック動作は衝撃の強さと不確定な衝撃が考えられるため最後とし，指尖到達距離に左右差がなくなった際に参加させていく．最も衝撃が強いサーブやフライングレシーブは，可動域・回旋筋力100％，十分な肩甲帯機能が獲得されてから参加させる．

　以上のようにバレーボールのスパイク動作は空中で行われるため体幹筋力がパフォーマンスに大きく影響を与える．スパイク動作へのアプローチは肩関節単独へのアプローチだけでなく，体幹を基盤として肩甲胸郭関節の機能を高め，上肢全体を使用したアプローチが必要となる．

◆文献

1) 岡野憲一ほか：バレーボール国内男子トップリーグの試合中における跳躍頻度に関する研究．バレーボール研究 18：27-31, 2016
2) 黒川貞夫：バレーボールの競技力向上に資するスポーツ科学の成果．21世紀と体育・スポーツ科学の発展 2：88-97, 2000
3) 佐藤謙次ほか：バレーボール選手の体力特性．理学療法 22：286-292, 2005
4) 菅谷啓之：外傷性肩関節不安定症に対する手術治療．臨スポーツ医 22：1391-1398, 2005
5) Sugaya H, et al：Arthroscopic osseous Bankart repair for chronic recurrent traumatic anterior glenohumeral instability. J Bone Joint Surg Am 87：1752-1760, 2005
6) 鳥居　俊ほか：大学アメリカンフットボールにおける主要関節外傷と全身関節弛緩性との関係．体力科学 53：503-507, 2004
7) 伊藤信之：肩不安定症 その動態解析．理学療法 15：357-364, 1998
8) 山口光圀：肩の深部筋トレーニングの理論と実際 腱板機能に着目して．徒手的理療 3：35-38, 2003
9) 吉松俊紀ほか：オーバーヘッド動作に要する肩・体幹の筋力特性 バレーボールと野球の競技種目別特性の検討．肩関節 30：369-373, 2006

1) スポーツ外傷（不安定症）

⑦体操：SLAP損傷後の肩関節機能の獲得

関口貴博

1 この疾患をリハビリテーションとしてどう捉えるか

❶ SLAP損傷の疫学と復帰状況

　肩関節に愁訴を持つ体操選手は多く，過去10年間（2007～2016年）に当院を受診した体操選手2,682件（男子1,206件，女子1,476件）のうち肩関節疾患は323件（男子246件，女子77件）と腰部疾患に次いで多い傾向であった．さらに関節造影MRIにて上方関節唇（superior labrum anterior to posterior：SLAP）損傷と診断された選手は91件（男子70件，女子21件）と肩関節疾患の28％を占めていた．体操選手のSLAP損傷は受傷機転が明らかなものと，反復する機械的刺激により徐々に症状が増悪するものがあるが，前者が多い傾向である．治療方針は医師により愁訴に一致する画像所見があるか否かを確認した後，患部のみならず全身の機能改善を目的としたリハビリテーションを実施し，機能改善が得られた後にも症状が残る症例に対して手術療法を選択している．当院の競技復帰状況を調査した結果，保存療法はリハビリテーションを中心に平均4.4ヵ月，手術療法は低侵襲で早期復帰が可能な鏡視下手術により平均6.0ヵ月で全症例全種目復帰していた．

> **トピックス　当院の競技復帰状況**
>
> 　手術療法例の初診時の主訴は「肩が抜けそう」，「ずれる感じ」などの不安定感が多く，保存療法例は全例「肩が痛い」であり，不安定感を訴える選手はいなかった．競技復帰は患部に負担の少ないあん馬や平行棒など支持系種目から復帰し，症状の増悪がないことを確認した後に鉄棒，つり輪など懸垂系種目の練習を開始していた．完全復帰時においても一部のつり輪や鉄棒の高負荷の技では疼痛が残る選手がみられた．

❷ SLAP損傷の治療コンセプト

　体操選手のSLAP損傷が生じる原因は不良姿勢での技の反復と捉えるべきであり，リハビリテーションのポイントはその不良姿勢の修正にある．不良姿勢を強いられる要因の一つに筋力低下や関節可動域（range of motion：ROM）低下などの機能的問題があるが，体操選手の肩関節機能は特徴的[1]であり一般的に用いられる機能評

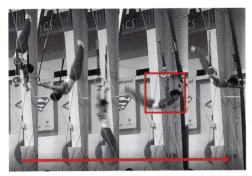

図1 つり輪の前方車輪
（赤枠部分を図4で拡大表示）

左端の倒立姿勢から前方へ倒れるように回転し，再び倒立姿勢に戻る技．

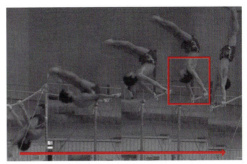

図2 鉄棒のアドラー
（赤枠部分を図5で拡大表示）

左端の逆手懸垂位から肩関節を転位して大逆手懸垂になる技．

価だけでは問題を抽出できないこともある．そのため競技特性を理解していないセラピストは「機能的な問題はない」と判断し，「体操は肩の正常可動域を逸脱した動きを繰り返しているから痛みが生じても当然」と理解していることがある．これは誤った解釈であり，競技に必要な機能と適切な動きが獲得できれば痛みなく競技復帰できることは多い．機能的問題は局所に限らず，患部外の要因も大きく，腱板機能や肩甲骨の可動性や安定性に問題がなくても胸肋，肋椎関節など胸郭の機能に問題があれば局所機能が十分に発揮できずに疼痛の要因となりうる．また，体操選手の肩関節を診る際に野球など他競技と捉え方が異なる点として健側肩に求められる機能がある．体操は左右対称の動きが多く，健側肩の機能低下が患側肩に大きな影響を与えるため，体操選手のSLAP損傷は両側損傷が多いことも報告されている[2]．そのためリハビリテーションもこれを考慮して早期から左右同時に進める．さらに選手の競技レベルによって求められる動きが異なるため，獲得すべき肩関節機能も異なることを理解しなければならない．

> **ワンポイントアドバイス　SLAP損傷の受傷機転になりやすい技**
>
> SLAP損傷の受傷機転となりやすいつり輪の前方車輪（図1），鉄棒のアドラー（図2），は一定レベル以上の選手が実施する技である．これらの技は競技経験が浅い選手には実施が難しい技であり，逆に競技レベルが高い選手はさらに高い肩関節機能を求められる技を実施することも多い．セラピストは身体機能だけでなく，競技レベルを考慮して対応する必要がある．

2 必要な評価と情報

❶ SLAP損傷の部位と程度

SLAP損傷の治療，目標設定をするためには疼痛や不安定感などの臨床症状を整

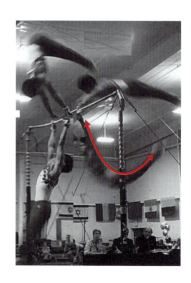

図3 鉄棒の「抜き」

「抜き」は力を抜く瞬間のことを意味するが対極する「締め」や「押し」と呼ばれる動作も同時に求められる．すなわち，抜きは全身の脱力ではなく，鉄棒を押して，体幹の締めも同時に行う．不良動作ではただ単に脱力することで肩関節に過剰な可動性が求められる動作を繰り返すため，障害の発生につながる．

理し，関節唇損傷の範囲やSLAP分類などの術中所見や画像所見と照らし合わせることが重要である[3]．しかしSLAP損傷は画像所見と臨床症状が一致しない症例も多く[4]，患部外機能や選手の周囲環境など多くの要素に依存して発症する[5]ため，情報収集を十分にしたうえで広い視野で治療方針を検討しなければならない．例として，同じ保存療法例であってもtype Ⅰで疼痛が主訴の選手がリハビリテーションにより無症候になれば，ある程度の高負荷，高頻度の練習を段階的に進めることが期待できる．しかしtype Ⅴで不安定感が主訴の選手であれば，リハビリテーションによって無症候の状態まで改善しても，高負荷の技を回避した演技構成の指導や練習量の調整が長期間必要となる可能性がある．

2 受傷機転，誘因となった技とその技に必要な機能

体操は男子6種目，女子4種目，さらにそれぞれの種目にはA〜Iまで9段階の難度に分類された数多くの技があり，セラピストはSLAP損傷の受傷機転，または誘因となりうる技とその不良動作，理想の動作を把握しなければならない．さらにその技に必要な肩関節機能がそれぞれの技により異なることを考慮して評価を進めていく．そのため肩甲胸郭関節，肩甲上腕関節の評価はもとより，体操は遠位の手関節機能の影響も大きい[6]ため全身の機能とその技に必要な機能も把握しておく必要がある．

不良動作の反復によりSLAP損傷の誘因となりやすい技としては「抜き」（図3）と呼ばれる初心者レベルの選手でも実施する基本動作のほか，つり輪の前方車輪の振り上げる瞬間（図4）や鉄棒のアドラーで肩転位をする瞬間（図5）などがある．いずれも不良動作によって肩甲上腕関節へのストレスが大きくなることが誘因となる．

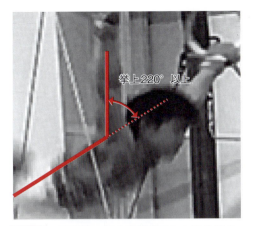

図4 吊り輪の前方車輪(図1の赤枠部分の拡大)

肩関節は最大内旋位を保持したまま瞬間的に軽度外転位ながら挙上角度は 220°以上になる．この技に必要な機能は体幹の安定性，肩甲骨上方回旋位での内転，肩甲上腕関節の前方安定性である．機能不全に伴う不良動作では肩甲骨の内転不全に伴い，肩甲上腕関節の前上方への不安定性が生じやすい．

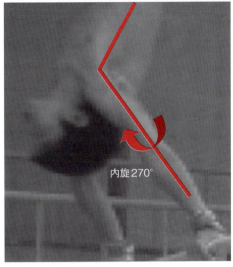

図5 鉄棒の前方回転浮き腰倒立(図2の赤枠部分の拡大)

挙上位で肩関節が転位した瞬間は上肢全体で 270°内旋位となる．肩甲上腕関節だけで上肢の回旋をしないように肩甲骨上方回旋位での内転，さらに前腕回内 ROM も必要となる．

③ 肩関節機能

SLAP 損傷は特徴的な理学所見がないため，単一の機能評価で病態を明確にすることは難しい[7]．そのため肩関節の機能を評価する際はまず初めに汎用性の高い ROM，徒手筋力テスト(manual muscle testing：MMT)，スペシャルテストなどを用いて幅広く評価し，その後の体操特有の評価，治療を実施するための最低条件の確認をする．肩関節 ROM は制限よりむしろ過可動性が問題となることも考慮し，肩甲上腕関節と肩甲胸郭関節を分けて評価することで問題点が明確になる．肩甲胸郭関節は体操選手にとって大きな ROM が必要となる重要な関節であり，肩関節挙上および伸展最終域などで肩甲骨のあそび，すなわち joint play が十分にあるかを評価する(図6)．あそびが十分であることは機能的関節窩を拡大することを意味し，肩甲上腕関節の求心性を高めることに繋がる．

肩甲上腕関節の ROM 評価は挙上および外転最終域などで肩甲骨を固定して評価する(図7)．筋力も挙上位での評価が重要であり僧帽筋による肩甲骨下制内転位での安定性や肩甲下筋による肩甲上腕関節の前方制動作用[8]の確認が重要である．スペシャルテストは他競技，他疾患と同様に CAT(combined abduction test)，HFT(horizontal flexion test)などの肩甲胸郭関節の機能評価のほか，インピンジメントテスト，不安定性テストなどを行い，治療の効果判定や競技復帰可能な状況であるかを確認する．

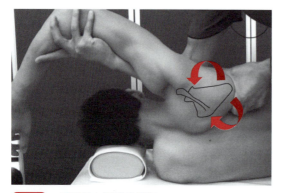

図6 肩甲骨の可動性評価

挙上位にて肩甲骨の上方回旋, 下方回旋の可動性を確認する. 上腕骨の位置を一定にして, 肩甲骨可動性の左右差を評価する.

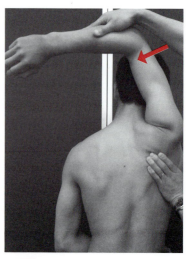

図7 肩甲上腕関節の可動性評価

肩甲骨を上方回旋位で固定して肩甲上腕関節の外転角度を評価する. 肩甲骨の位置を一定にして左右差をみることで制限および過可動性が明確となる.

4 目標の試合時期と演技構成

　安全に競技復帰するためには, 目標となる試合当日まで個々の演技構成に合わせた段階的な練習調整をしなければならない. 競技レベルにより異なるが, トップレベルの選手は試合の3ヵ月前には制限なく練習可能な状況まで復帰し, 残りの3ヵ月で調整するようなケースもある. セラピストは試合までの練習調整に関する情報を選手と共有して, いつまでに制限なく練習可能な状況にしなければならないかを整理しておく. さらにその演技構成に関する情報も重要であり, それぞれの技に必要な機能改善をさせる計画を立てなければならない.

> **ワンポイントアドバイス** 競技レベルに合わせた復帰時期の目安
>
> 初心者レベルの技である鉄棒の順手車輪やつり輪のスイングなどは術後4ヵ月前後で可能になるが, トップレベルの選手は鉄棒のアドラーやつり輪の前方車輪, さらに高難度の技も実施するため完全復帰まで6ヵ月前後の期間をかけて段階的に進めていく.

3 リハビリテーションの実際

　体操選手のSLAP損傷特有のリハビリテーションを実施する時期はADLに問題がなくなり, ROMが受傷前の状況まで改善した後である. 術後の症例であれば3ヵ月前後までは高負荷動作を避けてその他スポーツと共通のメディカルリハビリテー

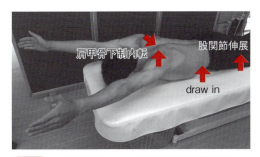

図8 肩関節挙上位で肩甲骨下制内転運動

つり輪の前方車輪の姿勢をイメージして腹部は draw in，股関節は伸展しながら実施する．

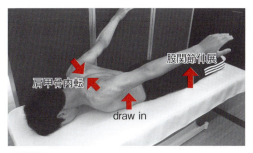

図9 肩関節伸展位で肩甲骨内転運動

鉄棒のアドラーの姿勢をイメージして腹部は draw in，股関節は伸展しながら実施する．

ションを実施し，術後3ヵ月以降に体操特有のアスレチックリハビリテーションを段階的に取り入れていく．アスレチックリハビリテーションは獲得目標とする技の類似動作を用いて段階的に負荷をあげていくこと，さらに現場での技の練習自体も段階を踏むことが重要となる．以下に復帰時期に問題となりやすいつり輪前方車輪の類似動作，鉄棒アドラーの類似動作の段階的リハビリテーションを紹介する．

・肩関節挙上位で肩甲骨下制内転運動（図8）
・肩関節伸展位で肩甲骨内転運動（図9）
・チューブを使用して肩関節挙上位から肩転位して伸展位へ（図10）
・チューブを使用して肩関節伸展位から肩転位して挙上位へ（図11）
・長座位にてチューブを使用して伸展位から肩転位して挙上位へ（図12）

類似動作で十分にリハビリテーションを実施し，機能改善および不良動作の修正が確認できた後，SLAP病変へのストレスを考慮して患部にストレスの少ない技から段階的に復帰を進める．

> **ワンポイントアドバイス　段階的な競技復帰**
>
> 段階的な復帰の一例として，鉄棒はまず順手懸垂にて前後への小さなスイングから開始し，徐々にスイングを大きくした後に順手車輪へと進める．次に逆手車輪，順手から逆手への持ち替え技，降り技の順に段階的に復帰を進める．つり輪は懸垂姿勢から徐々に前後へのスイングを大きくし，後方車輪，前方車輪の順に進める．

◆文献

1) Cools AM, et al：Isokinetic scapular muscle performance in young elite gymnasts. J Athl Train 42：458-463, 2007
2) De Carli A, et al：The gymnast's shoulder MRI and clinical findings. J Sports Med Phys Fitness 52：71-79, 2012
3) Wilk KE, et al：Current concepts in the recognition and treatment of superior labral (SLAP)

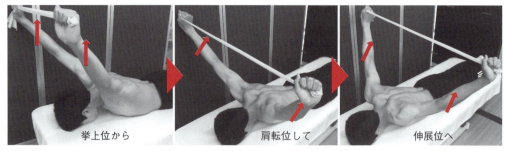

図10 チューブを使用して肩関節挙上位から肩転位して伸展位へ

図8が正確にできるようになった後，さらにつり輪の前方車輪に類似した動作を実施する．

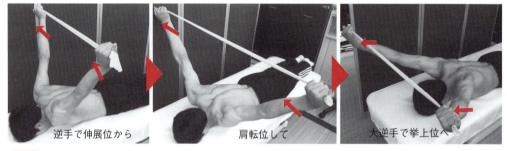

図11 チューブを使用して肩関節伸展位から肩転位して挙上位へ

図9が正確にできるようになった後，さらに鉄棒のアドラーに類似した動作を実施する．

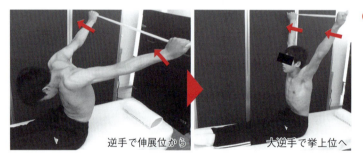

図12 長座位にてチューブを使用して伸展位から肩転位して挙上位へ

図11が正確にできるようになった後，さらに鉄棒のアドラーに類似した動作を実施する．長座位で実施することで脊柱の伸展が抑制され，より実際の技の動きを再現できる．

    lesions. J Orthop Sports Phys Ther 35：273-291, 2005
4) Barber A, et al：Biceps tendon and superior labrum injuries：decision-marking. J Bone Joint Surg Am 89：1844-1855, 2007
5) Park HB, et al：Return to play for rotator cuff injuries and superior labrum anterior posterior (SLAP) lesions. Clin Sports Med 23：321-334, 2004
6) McLaren K, et al：Impact shoulder angles correlate with impact wrist angles in standing back handsprings in preadolescent and adolescent female gymnasts. Int J Sports Phys Ther 10：341-346, 2015
7) Gismervik SØ, et al：Physical examination tests of the shoulder: a systematic review and meta-analysis of diagnostic test performance. BMC Musculoskelet Disord 18：41, 2017
8) Perry J：Anatomy and biomechanics of the shoulder in throwing, swimming, gymnastics, and tennis. Clin Sports Med 2：247-270, 1983

2)投球障害肩
①診断と手術のポイント

菅谷啓之

はじめに

　投球障害においては肩と肘に症状が出ることが多いが、発症早期においては肩や肘自体に問題があることはむしろ稀である。この投球障害の原因としては、フォームや体の使い方など技術的要素が原因となっている場合と、肩肘以外の身体機能に異常がある場合の2通りが考えられる。前者は現場での考え方であり、現場で対処できない場合は病院に来ることになる。病院で選手を診察すると、ほとんどの選手が身体機能の異常を呈しており、肩甲胸郭関節機能異常とともに肩や肘の症状を訴える。したがって、病院での治療の基本は身体機能を修正して肩や肘に負担の少ないフォームに戻すことで、パフォーマンスを損なわずに競技復帰を目指すことが基本となる。肩や肘の局所の問題で機能不全を修正しても症状が取れない場合に限り手術が必要になる。ただし、小学生から高校生くらいまでは、体の使い方や投球動作に対するイメージの問題が身体機能にも悪影響を与えて肩や肘の症状をもたらしているケースが少なくないので、フォームからのアプローチも重要となる[1]。

1 投球動作のメカニズム

　投球動作は一般的に、ワインドアップ、コッキング、アクセレレーション、フォロースルーまでの4つのフェーズに分けられるが、コッキングフェーズは踏み出し足の着地によってアーリーコッキングとレイトコッキングに、フォロースルーはボールリリース直後を減速期と呼び、残りのフォロースルーと区別すると6つのフェーズに分けられる（図1）[2]。

　一方、これらの動作は大きく下肢の並進運動および上体の回転運動と腕の振りに大別されるが、下肢の並進運動はワインドアップからレイトコッキングで、上体の回転運動と腕の振りはレイトコッキング以降に行われる。これらのうち、上体と腕の動作は肩甲骨と胸郭の柔軟性と肩甲骨の可動性が特に重要となる。アーリーコッキングで腕がトップポジションの位置に入ってからは、下肢体幹肩甲帯など中枢側の動きで腕はむしろ受動的にMER（maximum external rotation）に導かれ、これ以

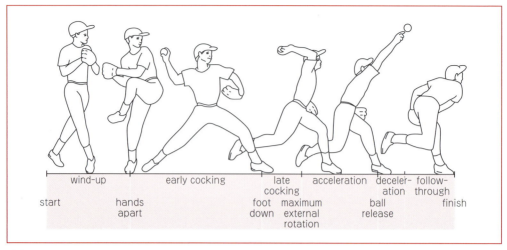

図1 投球動作の諸相
（文献2より引用改変）

降も体幹と下半身のリードのまま溜められたパワーがボールリリースで一気にボールへ伝えられる．この一連の動きの中で，肩甲骨は上腕骨の動きに合わせて動き，上腕骨頭の関節窩への求心性を保つ必要があり，この身体機能が投球動作においてきわめて重要なポイントとなる[3]．この肩甲骨の動きは，胸郭の形状と柔軟性に左右されるため，肩甲胸郭関節機能の維持は野球選手にとって生命線といえる（図2）[4,5]．

　加速期におけるMERからボールリリースにおいては，上腕骨の回旋平面と肘関節の伸展平面が同一平面上にある single plane が理想とされる．これは，肩や肘に負担がかかりにくいだけでなく，正面から見るとボールリリース前に肘から末梢が見えないため，打者からもボールの出所が見えにくく打ちにくい投球フォームといえる（図3）．これを達成するためには胸郭と肩甲骨の可動性が不可欠である[6,7]．一方，肩甲骨と胸郭の可動性が不十分な場合，両者は同一平面上にはならないため，加速期からボールリリースにかけて，肘関節が急激に伸展される際に，single plane ではほとんど必要のない肩甲上腕関節の内旋動作（過剰な内旋運動）を無意識に行ってボールの出る方向を修正する動き（いわゆる"腕の横ぶり"）が入るため，肩甲上腕関節や肘関節にさまざまなストレスをもたらす．具体的には肘関節では外反ストレスが増大し，内側障害，小頭障害，後方障害が起こる．加速期の肩甲上腕関節の過剰な内旋運動により減速期での遠心性筋収縮の強制により，棘下筋萎縮（腱板損傷）や関節唇損傷が起きる．また加速期で大胸筋優位の動きになるため，肩甲上腕関節に剪断力が働き骨頭の求心性が不良となり関節唇損傷の原因ともなる．大胸筋優位な運動のリスクは，同じ内旋作用をもつ腱板である肩甲下筋の筋出力が低下するためにフォロースルーでの上腕骨の内旋不足が起こり，肘頭がロックしやす

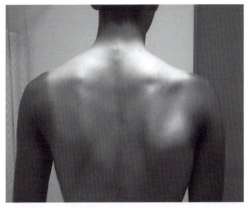

図2 典型的な肩甲胸郭関節機能障害の野球部高校生

右肩甲骨は下制，下方回旋，前傾位となっており，棘下筋の萎縮も著明である．
（文献1より転用）

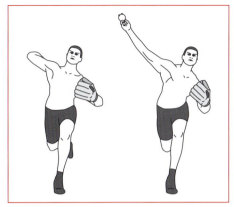

図3 single plane での投球動作のイメージ

理想的な投球フォームでは，MERからフォロースルーまでの上腕の通過する軌道と肘関節が屈曲から伸展に至る平面が一致するため，肘の伸展動作が入る前は肘関節から末梢が上腕に隠れて正面（打者の方）から見えない．
（文献1より転用）

表1 double plane での加速期における軌道修正局面による肩・肘への影響

●加速期の肘伸展局面での"横ぶり"によって…
① 肘関節外反ストレス増大⇒肘関節内側障害，小頭障害（成長期），後方障害，尺骨神経障害
② 肩甲上腕関節の内旋運動→減速期の遠心性筋収縮強制⇒棘下筋萎縮（腱板損傷），関節唇損傷
③ 大胸筋優位の運動→肩甲上腕関節に剪断力→上腕骨頭の求心性不良⇒関節唇損傷
　　　　　　　　　→肩甲下筋出力低下→フォロースルーでの上腕骨内旋不良⇒肘頭障害

くなることで肘頭疲労骨折などの肘頭障害の大きな要因となり得る（表1）．ボールリリースからフォロースルーにかけての上腕骨の内旋や前腕の回内は，投球動作後半における体幹回旋などによる受動的な自然な動きである．しかしながら，肩甲胸郭関節の可動性が不十分な場合に誘発される加速期からボールリリースまでの間に起こる早期の過剰な肩甲上腕関節の内旋運動（結果的に上腕骨が内旋する）は障害のリスクとなる．同じ上腕骨内旋運動でも両者は異なり，何が肩関節にストレスになるかを理解する必要がある．

2 肩甲胸郭関節機能不全と腱板機能不全

肩甲胸郭関節機能不全とは，肩甲骨が上記の投球動作に適応できずに正しく動けない状態になっていることをいう．通常，肩甲骨が動けなくなるときには胸郭，すなわち胸椎と肋骨の可動性が低下している．胸椎と肋骨の動きが低下し，図2のように位

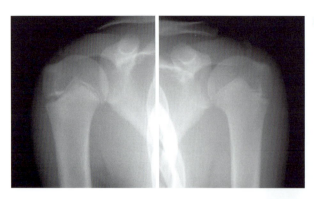

図4 リトルリーグショルダー（13歳，男子中学生）

上腕骨近位端骨端線離開が健側（右）に比べ患側（左）で明らかである．
（文献1より転用）

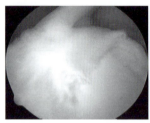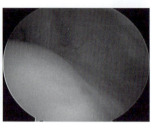

図5 上方関節唇損傷と腱板関節面断裂

左：社会人野球投手（24歳）にみられたSLAP病変タイプⅡ．
右：プロ野球投手（29歳）にみられた深い腱板関節面断裂．
（文献1より転用）

置異常などで肩甲骨がきちんと動けなくなっている状態が肩甲胸郭機能不全である．

　腱板機能不全は肩甲骨と上腕骨を連結する腱板（肩甲下筋，棘上筋，棘下筋，小円筋）が機能低下をきたしている状態であり，上腕骨頭の肩甲骨関節窩面に対する求心性が乱れている場合に（多くは前上方にわずかにずれている），肩甲下筋などの腱板筋群の筋力低下をみることが多い．ただし，実際は上腕骨頭との動きに対して，腱板筋群が収縮することで肩甲骨が関節窩面を上腕骨頭に合わせるように動くため[3]，まず肩甲骨が自由に動ける環境が必要となる．すなわち，肩甲胸郭機能不全のある状態で腱板機能不全を修正することは困難で，まず肩甲胸郭機能不全の修正を行い，肩甲骨が自由に動ける環境にあることが良好な腱板機能を得るための必要条件となる．外来でよく見られるリハビリテーションをやっているのに良くならない典型的なケースが，肩甲骨が動けない状態（肩甲胸郭機能不全）のまま腱板機能訓練を繰り返している場合で，治療効果はほとんど期待できない．

3 投球障害肩の病態

　投球障害の局所的病態に関しては，胸郭・肩甲骨・腕の振りがスムーズに行われなくなり，上記のdouble planeになってしまうことにより起こる肩肘の局所的変化であるが，骨端線閉鎖前と骨端線閉鎖後では病状が異なる．骨端線閉鎖前は，上腕骨近位骨端線離開（リトルリーグショルダー）（図4），骨端線閉鎖後には関節唇損傷や腱板関節面断裂（特に棘下筋）などが問題となる（図5）．

リトルリーグショルダーは，フォームの異常あるいは身体機能不全による肩甲上腕関節への過剰な負荷が，成長期に組織学的に強靭な関節包や腱板組織にではなく，力学的に脆弱な上腕骨近位骨端線にかかるために起こるものである．X線上は上腕骨近位骨端線離開が特徴的であるが，健側との比較が重要である．ただ，初期には画像上の変化を確認できないことも少なくないが，フォーム修正と理学療法が重要で，通常後遺症なく完治せしめることが可能である．

上方関節唇損傷に関しては，海外ではスーチャーアンカーでしっかりと固定する医師がほとんどであり，スポーツ復帰率も低い[8]．本邦では前上方のみ固定して後上方はクリアランスを確保する手術法が主流になりつつあり，結果も出てきている．ただし，腱板断裂に関しては手術適応もさることながら，術後の競技復帰率も極めて低い．術式を含めて今後さらなる検討を要する項目である．

おわりに

近年，多くの若手医師やセラピストの野球障害の知識に対する貪欲な熱意の賜物で，セミナーや勉強会が多く開催されているし，野球肘検診も全国的な広がりを見せている．その甲斐あってか，投球障害肩や肘の機能的な問題や局所病態に関する理解に関しては，かなりコンセンサスが得られてきたと思う．しかしながら，こと治療に関してはどうであろうか？ 肩甲胸郭関節機能障害を如何に理学療法で改善させるか？ 局所に異常を認める選手の手術適応は？ 残念ながら，現状では，これらの問題に関しては治療者間でコンセンサスが得られているとは言い難い．今後は，日本全体の治療者の底上げを図ると共に，世界的にみてもレベルの高いわが国の理学療法技術やコンセプトを米国など海外に伝えていくことも急務である．

◆文献

1) 菅谷啓之：Ⅳ 投球障害の病態と治療方針．投球障害の全体像．野球の医学～競技現場のニーズに応じた知識と技術，菅谷啓之ほか編，文光堂，東京，114-119，2015
2) Meister K：Injuries to the shoulder in the throwing athlete. Am J Sports Med 28：265-275, 2000
3) 山口光國ほか：上腕骨位置を基本とした肩甲帯の運動許容範囲．肩関節 33：805-808, 2009
4) 菅谷啓之：上肢のスポーツ障害に対するリハビリテーション．関節外科 29(4月増刊号)：148-158, 2010
5) 菅谷啓之ほか：I．コンディショニングの概要 医学的診断・治療に有用なコンディショニング関連情報．上肢．臨スポーツ医 28(臨時増刊)：21-27, 2011
6) 瀬戸口芳正ほか：アスリートの反復性肩関節脱臼に対する後療法および再発予防 1．スローイングアスリートの運動連鎖と不安定性．臨スポーツ医 27：1359-1368, 2010
7) Sayde WM, et al：Return to play after Type Ⅱ superior labral anterior-posterior lesion repairs in athletes：a systematic review. Clin Orthop Relat Res 470：1595-1600, 2012

2) 投球障害肩
②少年：野球肩

鈴木　智

1 この疾患をリハビリテーションとしてどう捉えるか

　骨端線閉鎖前の野球選手における肩関節の障害は成人の障害とは大きく異なる特徴をもつ．

　小・中学生に生じる上腕骨近位骨端線閉鎖前の投球障害肩で注意が必要なのが，投球側上腕骨近位骨端線障害（little leaguer's shoulder）である．一般に骨端症とは，成長期における骨端部（成長軟骨部である骨端線）の阻血性壊死をきたす疾患群の総称である．上腕骨近位骨端線障害では投球動作により上腕骨近位骨端線に回旋のストレスと遠心力を伴う牽引ストレスにより大きな負荷が加わり，この動作が何度も繰り返されることで骨端症を引き起こすと考えられる．小学校高学年から上腕骨近位の骨端線が閉鎖する以前の中学生に多く認められ，その約半数は投手であると報告されている[1]が，まれに高校生になって再発するケースも散見される．

　野球選手の上腕骨近位骨端線障害のリハビリテーションを捉える上では，一般的な投球障害肩へのアプローチに加え，骨端線障害という病態特有の問題点に対する配慮や，発育・発達段階を十分に理解した治療展開が必要となる．

❶ 子どもの骨格の特徴

　子どもと大人の骨格で最も大きな違いは発育を生み出す骨端軟骨（いわゆる成長軟骨）の存在である．上腕骨や大腿骨など典型的な長管骨では骨間中央の骨化についで両端に骨化中心（骨端核）が出現し骨化が進行するにつれて骨幹中央の骨化部との隙間（骨端線）が狭くなっていく．骨端軟骨の消失時期は部位ならびに骨により違いを認め[2]，一般には末梢側で早く中枢側で遅いという特徴があると理解されている（図1）．

　この骨端線は力学的に長軸方向へのストレスには強いが，剪断力に対してはきわめて弱いという特徴を有している[3]．

❷ 成長期に伴う身体的特徴

　成長期における身体的特徴として，骨端線閉鎖前のgrowth spurt期（10～15歳）

図1 骨端線閉鎖時期

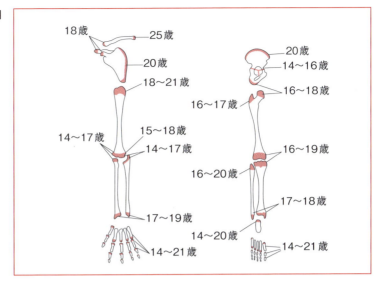

は長幹骨すなわち身長が急速に成長する時期である．特に女子では11歳前後，男子では13歳前後に peak height velocity（PHV）があり，男子では小学校高学年から中学生にかけて，女子では小学校高学年で身長の伸びがピークに達することで急激な身体的要素の変化が生じる．この時期にパワー系能力，バランス系能力，スプリント能力が向上する[4]と考えられている一方で，骨の長軸方向の成長に筋腱の伸張性が追いつけず，相対的に筋・腱などの柔軟性の低下が生じてしまう時期である[5]．これらの筋腱の柔軟性低下は骨の成長同様に，身体末梢に位置している筋肉から早い時期で柔軟性低下が始まり，中枢側に位置する腸腰筋などは比較的遅い時期に柔軟性低下をきたすと考えられる．

❸ 学童期における投球フォームと投球障害肩

不良な投球フォームは投球障害肩と密接に関連しており，投球フォームの改善は治療だけでなく障害予防を考える上でも大変重要と考えられている[6〜9]．我々は学童期における不良な投球フォームは，筋力低下や柔軟性低下などコンディショニング不良と同等，またはそれ以上の関連性があると考えている．

不良な投球フォームを判断するうえで重要なポイントと考えられるのが，① 疼痛回避のために結果的にその投げ方しかできない，② 投球に必要な身体各部位のコンディション不良のためその投げ方になってしまう，③ 他の関連する要因がなく根本的に投球フォームが悪い（または，良好な投球フォームを知らない）である．特に①，②については，原因となる問題点を解決することで投球フォームの改善する可能性が高くなるが，③についてはやはり肩関節や肘関節に負担の少ない投球フォームを指導することが最重要ポイントとなる．

2 必要な評価と情報

❶ 画像所見

　正確な診断・治療には単純X線検査が非常に有用と考えられている．その際，大切なことは必ず左右を撮影して比較することである．また，臨床所見から骨端線障害が疑われるが初診時における左右差が見られない時には1ヵ月後に再診させて確認することが重要であり，骨化障害がハッキリと現れるまでに時間差があることに留意しなければならない．

　上腕骨近位骨端線障害では一般に兼松らの分類が用いられている[10]（図2）．診断には肩関節外旋位が有用であり上腕骨近位骨端線の離開，近位骨幹端の脱灰，骨硬化像を認める．

　CTやMRIは分解能が高いためにX線検査よりは早期に病変を発見することができ，3次元で骨端線の障害を捉えることが可能である．また，超音波検査でも左右の骨端線の幅を比較することができるが，骨端線全体を捉えることができないので治療経過を見るには限界があると述べている[13]．

❷ 問診

　医療面接に合わせて，いつどのような経緯で症状が発症したのか，疼痛部位や程度，疼痛が強く出現する動作（投球相など）を聴取し，あわせて圧痛部位を明確にしていく．上腕骨近位骨端線障害では，徐々に肩周辺にこわばりや痛みを感じはじめ最終的には投球ができないくらいの状況に至っているケースが多い．そのため，1日の練習時間や頻度などをオーバーユースに関連する内容を含め詳細に評価する必要がある．また，ポジション（投球頻度の高い投手・捕手），投球，打撃が左右どちらなのかもあわせて聴取していく．

> **ワンポイントアドバイス　学童期の問診ポイント**
>
> 特に初診時の問診では，不安や緊張から一見すると非協力的と思われるような態度を取る場合が少なくない．そのためできるだけ不安や緊張を取り除くことができるようなコミュニケーションを心がける必要がある．セラピストはバーバル（言語的）コミュニケーションよりも，表情やしぐさ，声の強弱やリズムなどノンバーバル（非言語的）コミュニケーションに配慮しながら情報収集を行うことが望ましい．また，病歴聴取や治療方針などについては可能な範囲で家族など同伴者と一緒に実施することで，本人だけでなく家族に対しても理解と思いやりの態度を示していくことが重要と考える．

❸ 姿勢アライメント（図3）

　この時期の運動パフォーマンスは，姿勢アライメント影響を大きく受ける．特に小学校高学年から中学生では成長に伴う筋のアンバランスにより姿勢変化が強くな

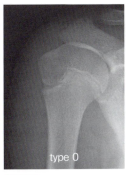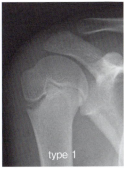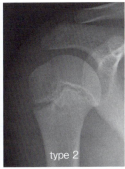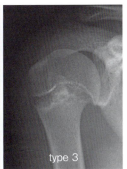

図2 兼松分類（type 1〜3）

type 0：非投球側と差がない，type 1：骨端線外側の部分的拡大，type 2：骨端線全体の拡大，type 3：亡りを伴ったもの．
（文献 11, 12 より引用）

図3 典型的な姿勢アライメント

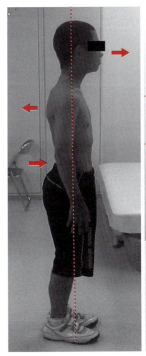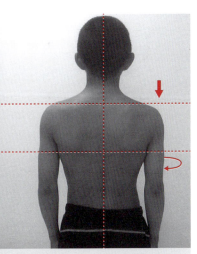

左図は矢状面からの姿勢観察．肩峰部に垂線を合わせると頭部前方偏位，胸椎部の過剰な後弯，腰椎部の過前弯を認める．右図は前額面（後方）からの姿勢観察．後頭隆起に垂線を合わせると側弯などは認められない．右肩甲骨の下方回旋，右上腕骨外旋偏位を認める．

り良好な姿勢アライメント保持が困難となる．この姿勢で全身運動を繰り返していくことが股関節や肩関節を含めた肩甲帯・胸郭など筋の緊張亢進を助長し，タイトネスの原因になると考えられる．

4 触診・圧痛の確認

投球障害肩ということではじめに一般的な肩関節周囲の触診から実施していく．

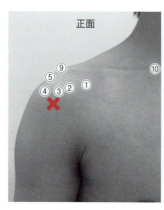
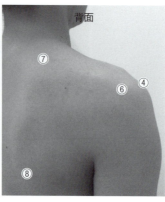

図4 肩関節周囲の触診
① 烏口突起，② 小結節，③ 結節間溝，④ 大結節，⑤ 肩峰前角，⑥ 肩峰後角，⑦ 肩甲骨上角，⑧ 肩甲骨下角，⑨ 肩鎖関節，⑩ 胸鎖関節，×が圧痛部位

　上腕骨近位骨端線障害では上腕骨近位部に沿った圧痛（特に大結節下部の圧痛）は多くの症例に認められる所見であり（図4），なかには明らかな腫脹を伴う場合も少なくない．

　また，損傷部位の付近を走行している三角筋や上腕二頭筋，大胸筋など肩関節前方筋群の過緊張を多くの症例で認める．そのため上腕骨近位部の圧痛なのか，緊張している筋肉が圧迫されて生じる痛みなのかを区別して捉える必要がある．

5 疼痛誘発テスト

　上腕骨近位骨端線障害は投球時または投球後の肩関節痛が主な症状であり，日常生活における疼痛はあまり多く認めない場合が多い．臨床上で特徴的な症状としては，肩関節90°外転位での外旋における疼痛（図5）が挙げられる．また，肩関節水平屈曲位や上肢挙上最終域における疼痛も多くの症例で認められる．圧痛と合わせてこれらの疼痛誘発テストの継時的変化をNRS（Numerical Rating Scale）などの主観的評価を用いて確認していく．

　圧痛と疼痛誘発テストは競技再開の目安となるだけでなく，競技の中断を判断する上で重要な指標となりうる．競技復帰後も定期的にフォローアップしながら確認することが望ましい．

6 関節可動域テスト・筋力テスト

　関節可動域低下や筋力低下については骨端線閉鎖後の投球障害肩と類似しており，肩甲帯周囲筋のタイトネスを中心とした肩甲胸郭機能異常と股関節機能異常を有している．必ず左右差の程度を確認しておく必要がある．投球側肩関節では特にCAT（Combined Abduction Test），HFT（Horizontal Flexion Test），肩関節内旋・外旋可動域（2nd，3rd肢位）が重要と考えている[14〜16]．これらの肩関節制限は肩甲骨自

図5 疼痛誘発テスト（肩関節90°外転位での外旋）

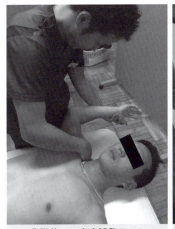
背臥位での疼痛誘発テスト

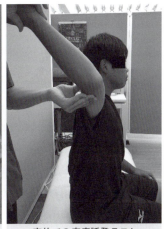
座位での疼痛誘発テスト

体の可動性低下が原因となって生じている場合もある．また，前述したように骨端線閉鎖前の growth spurt 期の障害であるため，下腿三頭筋の柔軟性や SLR テスト，立位体前屈から股関節可動域など成長期の身体的変化を理解した上で体幹・下肢を含めた可動域を確認することが望ましい．

　筋力検査では MMT に代表されるような1回の瞬間的な筋出力だけでなく，複数の関節による共同運動としての筋力，さらには筋持久力，筋協調性，筋出力特性を加味した複合的な筋機能評価が必要となる．特に学童期では自分自身の身体をしっかりと操作できる筋力，すなわち片脚立位バランス，スクワット動作やランジ動作の習得など他関節運動連鎖を意識した筋協調性を中心とした動作の中で問題点を抽出していくことが重要と考える．投球障害ということで腱板・肩甲骨周囲筋群は必ず検査しておく必要がある．

❼ 投球フォームチェック

　上腕骨近位骨端線障害は，コッキング期からフォロースルー期までの間で骨端線に過度なストレスが加わるような投球フォームが要因と考えられる．特に投球時の肩最大外旋時に水平外転が増大する「Hyperangulation」[17]は，肩関節前方への関節間力を増大させ[18]，上腕骨近位骨端部へのストレス増大につながる不良な動作と考えられている．Hyperangulation を引き起こす要因として，投球時の体幹の過剰な側屈や体幹の早期回旋が指摘されており，体幹側屈の増大は肘外反，肩外旋モーメントの増大[19]，体幹の早期回旋も肘外反モーメントの増大[20]や肩の過外旋を引き起こす[21]と報告されている．野球経験のないセラピストでも容易に判別可能な投球フォームの5つのチェックポイントを活用している[22]（p.385参照）．

3 上腕骨近位骨端線障害のリハビリテーションの実際

　上腕骨近位骨端線障害は保存的治療すなわちリハビリテーションによく反応し，比較的予後の良好な障害である．一般的にはX線画像上で骨端線の幅に左右差がなくなるまで安静のみで治療は十分であるとされているが，当院では安静期間中より積極的にリハビリテーションを実践し，競技への早期復帰ならびに再受傷予防に努めている．

　一般にtype Ⅰ，Ⅱは，一定期間の保存療法により症状が軽快するが，type Ⅲでは症状改善までに期間を要する場合が多い．リハビリテーションは初診時から開始され，肩関節の局所症状（圧痛・運動時痛）が消失するまでの一定期間は投球禁止とし，投球禁止期間中から投球復帰の際に必要になると予測される肩関節・肩甲帯機能，ならびに体幹・下肢の柔軟性や筋出力向上に向けて重点的に進めていく．肩関節局所の圧痛・運動時痛消失と身体機能異常の陰性化に伴い投球動作再開が許可され，可及的早期に投球フォームチェックを実施する．その際，疼痛出現の有無ならびに不適切な投球フォームの問題点を明確化していく．シャドーピッチングなどの投球動作の練習を段階的にクリアしたのちに投球再開の指示は医師によって判断される．

　通常1ヵ月程度の投球制限とリハビリテーションにより投球再開が可能となり，2〜3ヵ月で後遺障害を残すことなく競技復帰ができている．X線画像による治癒には，通常約3〜6ヵ月程度かかるといわれているが，理学療法を中心とした保存療法により短期間のうちに競技復帰可能となるため，必ずしも画像的治癒を待つ必要がないことを強調したい[3, 23]．

❶ 患部の機能改善エクササイズ

　上腕骨近位骨端線障害における患部の機能改善エクササイズは，いわゆる成人の投球障害肩と同様の治療コンセプトで治療アプローチを行っている．しかし対象が学童期である場合も多いためエクササイズ内容や設定回数などは異なってくる．腱板や肩甲帯エクササイズなどは，正しい動作を繰り返し行うことができる最低の負荷量を設定することが重要となる．また，三角筋や広背筋，大胸筋や上腕二頭筋などの持続的ストレッチ（図6）については同伴される家族や指導者にもしっかり理解してもらい，医療機関以外の自宅やチーム内でも同様の内容で指導できるよう協力してもらうことが望ましい．

❷ 患部外エクササイズ

　患部外の柔軟性や機能的安定性は，円滑で効率的な投球動作に欠かすことができないと考えている．growth spurt期における下肢筋群は常に相対的な短縮・緊張状態にあるため，荷重時における関節の独立した運動が困難となり，例えば膝伸展運動では骨盤後傾運動，膝屈曲運動では骨盤前傾運動といった非独立的な共同運動（代

図6　上肢筋群の持続的なストレッチ

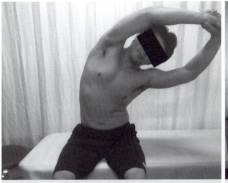
広背筋の持続的ストレッチ

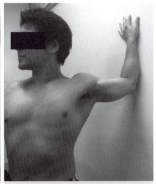
大胸筋の持続的ストレッチ

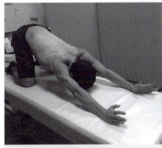
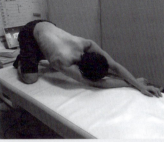
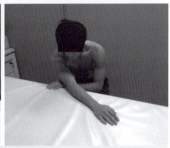

CKC（閉運動連鎖）を用いた複合的な肩関節後方筋群の持続的ストレッチ
（上肢位置を変化させることで異なる部位の伸張が可能）

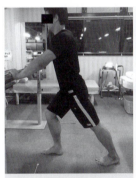
下腿三頭筋

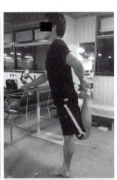
大腿四頭筋

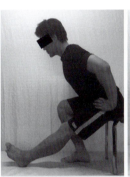
ハムストリングス

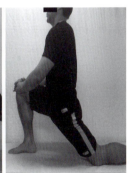
腸腰筋

図7　下肢筋群の持続的なストレッチ

筋・腱が伸張されるポイントで身体を静止させ，反動を使わずに関節の可動域を段階的に増していく．筋肉が伸ばされた状態を保持し（15～30秒間），それを数回繰り返し行う．

償運動）を引き起こしてしまう．非独立的な関節運動は，関節安定化として作用する単関節筋の効率的な働きを阻害し，長期化するにつれ単関節筋・二関節筋ともに機能低下を引き起こしかねない．まずは優先的に下肢・体幹の柔軟性向上を目的とした持続的ストレッチから開始し（図7），柔軟性向上と並行して荷重位でのエクササイズ（図8）を実践していく．

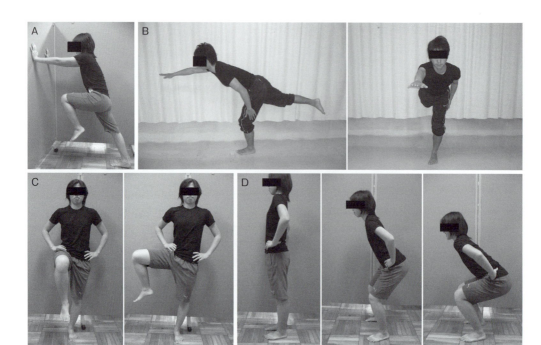

図8　投球動作を目的とした荷重位での患部外エクササイズ

A：腸腰筋エクササイズ．壁に両手をついたままの状態で股関節屈曲運動を実施していく．この時に骨盤後傾や体幹屈曲，支持側下肢の屈曲の代償運動が出ないように実施していく．

B：リーチバランスエクササイズ．同側の手足を伸ばし，片脚立ちで前方へと上肢・体幹を前傾させていく．ゆっくりと元の片脚立位への位置に戻っていきこの動作を繰り返す．十分に骨盤前傾を維持しながら行うことで，殿筋群やハムストリングスの収縮を促す．

C：荷重位外転筋エクササイズ．片脚立位の状態から反対側股関節の外転運動および開排運動を行う．骨盤中間位を保持し，体幹が左右に傾斜しないように行うことで外転筋・回旋筋群の収縮を得ることが可能となる．

D：1/4スクワット〜ハーフスクワット．立位から骨盤中間位を保持したまま，殿部を後方へ突き出すように股関節，膝関節を屈曲させる．このとき膝関節はつま先よりも前方へ出ないよう注意して行う．エクササイズ導入時は1/4スクワットまでとし，運動習熟に合わせてハーフスクワットまで実施していく．

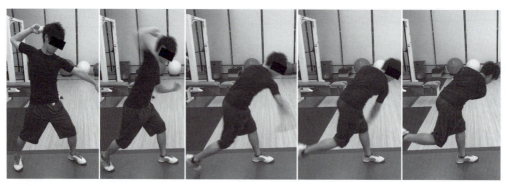

図9　投球動作への介入

エクササイズとして「真下投げ」を繰り返し行うことで肩・肘に負担の少ない動作を習得していく．

3 投球フォームへの介入

　一定期間の投球禁止とリハビリテーションにより，圧痛消失・身体機能異常の陰性化により投球フォームチェックを行っていく．特に学童期では，明らかに投球フォームに不良を認める場合には，積極的に投球フォームへの介入を実践していく．具体的には選手個々の投げ方に合わせて個別指導を行っていくが，著しく投球フォームが崩れている場合には，「真下投げ」[24] から指導していくことで，学童期においても肩・肘に負担の少ないフォームを学習することができると考えている（図9）．

◆文献

1) 中川照彦ほか：成長期の投球障害肩．MB Orthop 11：33-39，1998
2) Ogden JA：Skeletal Injury in the Child, Lea & Febiger, Philadelphia, 41-58, 1982
3) 岩堀祐介：リトルリーガーズショルダーの診断．復帰を目指すスポーツ整形外科，メジカルビュー社，東京，6-13，2011
4) Philippaerts RM, et al：The relationship between peak height velocity and physical performance in youth soccer players. J Sports Sci 24：221-230，2006
5) Micheli LJ：Overuse injuries in children sports. Clin North Am 14：337-360，1983
6) 渡會公治ほか：投げ方の指導による成長期の野球肩．野球肘の治療．臨スポーツ医 12：981-989，1995
7) 柚木 脩：無理のない正しい投球フォームについて．野球障害予防ガイドライン，日本臨床スポーツ医学会整形外科学術部会編，文光堂，東京，153-175，1998
8) 岩堀祐介：野球とスポーツ障害・外傷．MB Orthop 20：39-51，2007
9) 山野仁志ほか：運動連鎖と理学療法．スポーツ障害の理学療法．理学療法 MOOK 9：51-65，2001
10) 兼松義二ほか：少年野球における上腕骨近位骨端線障害．中部整災誌 32：1810-1812，1989
11) 河合伸昭：リトルリーグショルダーの病態と治療法．肩と肘のスポーツ障害，菅谷啓之編，中外医学社，東京，175-180，2012
12) 髙橋憲正：野球肩の分類と部位別治療方針－骨年齢と部位による違い－．新版 野球の医学，文光堂，東京，135-142，2017
13) 柏口新二：成長期の投球障害－上腕骨近位骨端線障害（リトルリーグショルダー）－．新版 野球の医学，文光堂，東京，170-172，2017
14) 鈴木 智ほか：野球による肩障害：関節可動域制限に対するアプローチ．臨スポーツ医（臨時増刊）31：87-94，2014
15) 鈴木 智ほか：スポーツ整形外科最新の治療 投球障害肩に対するリハビリテーション．整・災外 59：743-756，2016
16) 鈴木 智ほか：野球選手のコンディショニングと障害予防：病院における取り組み．臨スポーツ医 29：1215-1223，2012
17) Davidson PA, et al：Rotator cuff and posterior superior glenoid labrum injury associated with increased glenohumeral motion：a new site of impingement. J Shoulder Elbow Surg 4：384-390，1995
18) Takagi Y, et al：Increased horizontal shoulder abduction is associated with an increase in shoulder joint load in baseball pitching. J Shoulder Elbow Surg 23：1757-1762，2014
19) Oyama S, et al：Effect of excessive contralateral trunk tilt on pitching biomechanics and performance in high school baseball pitchers. Am J Sports Med 41：2430-2438，2013
20) Davis JT, et al：The effect of pitching biomechanics on the upper extermity in youth and adolescent baseball pitcher. Am J Sports Med 37：1484-1491，2009
21) Oyama S, et al：Improper trunk rotation sequence is associated with increased maximal shoulder external rotation angle and shoulder joint force in high school baseball pitchers. Am J Sports Med 42：2089-2094，2014
22) 髙村 隆ほか：野球．スポーツ理学療法学 競技動作と治療アプローチ，陶山哲夫監修．メジカルビュー社，東京，160-181，2014
23) 橋口 宏：Little leaguer's shoulder の治療成績．整スポ会誌 24：40-43，2004
24) 伊藤博一：野球 真下投げの有効性．臨スポーツ医 24：529-535，2007

2) 投球障害肩
③成人：腱板断裂

澤野靖之・藤原由起・東　圭佑

はじめに

　投球障害肩の原因も多岐にわたるが，本項では腱板断裂（cuff tear，腱板損傷ともいう）に焦点を絞る．

　肩のスポーツ障害においてみられる腱板損傷は，一般の腱板断裂に比べ若年者に多く，関節面の不全断裂が多いという傾向がある．最も特徴的なものは野球，テニス，バレーボールなどの throwing athletes にみられる棘上筋，棘下筋移行部を中心とする腱板関節面不全断裂（articular-side partial rotator cuff tears）である[1]．これはおそらく1回の外力で発症するのではなく繰り返す投球動作のなかで徐々に拡大，進行していくと考えられており，internal impingement とも密接に関連していると報告されている[2]．本項ではスポーツと一般腱板断裂の比較をするとともに，投球障害に対するリハビリテーションについて述べる．

1 この疾患をリハビリテーションとしてどう捉えるか

　スポーツにおける腱板不全断裂は，投球障害肩，すなわち野球やバレーボール，テニスなどのオーバーヘッドスポーツに多く認められ，なかでも非外傷性腱板不全断裂の占める割合がほとんどである．投球障害肩は筋疲労やオーバーユースなどで身体上のいずれかの部位に機能障害が生じると，肩甲上腕関節における上腕骨頭の肩甲骨関節窩への求心位が保持できず肩関節の疼痛が出現し，やがて腱板や関節唇などに解剖学的破綻が進行していく．よって投球動作やオーバーヘッドスポーツを全身的に診ることと，動作の連動（波及）を考慮することが重要となる．ある程度の解剖学的な破綻が生じても，身体上の機能異常を起こしている部位を修正し，正常な運動連鎖を獲得することでスポーツ現場へ復帰することは可能である．したがって投球障害における腱板断裂の基本は，あくまで残存腱板機能の向上と全身機能の再構築を中心とした保存療法である[3〜5]．当院においても保存療法が第一選択される．保存療法に反応しない選手や根治を望む選手には手術療法に移行することもあるが少数である．また手術に移行しても，鈴木らは腱板不全断裂の手術療法では，

断裂の深さが 5 mm 以上のものについては腱板修復を行うことで良好な成績が得られたと報告している[6]．

　投球障害における腱板断裂に対するリハビリテーションの目的を，鈴木らは，「患部の安静により肩関節内外の炎症を抑え二次的な組織損傷や機能低下を抑制する事」「傷害発生の原因となる身体機能異常の是正と残存機能向上」「再受傷予防に必要な身体運動連鎖やパフォーマンススキルの獲得」と述べている[6]．安静時期の理解に関しては，選手はもちろん監督，コーチへの理解も必要となってくる．傷害発生の原因となる身体機能異常の是正と残存機能向上を目的としたコンディショニングを行うことで安静に伴う患部周辺や患部外の二次的な機能低下を抑制すること，競技復帰までの期間を短縮させることを説明し，選手のモチベーション維持にも配慮をすることが必要である．よって医師，療法士が同じ見解で監督，コーチや関係者と情報を共有し治療にあたっていくことが望ましい．

2 必要な評価と情報

❶ 当院腱板断裂状況

　2012 年 4 月より 2014 年 12 月までに当院を受診し，肩専門医に腱板断裂と診断された 1,786 例について詳細を調査した．その内訳は平均年齢 64.57 歳（16～96 歳），男性 907 例，女性 879 例であった．スポーツ活動の関与がないものを一般腱板断裂群，あるものをスポーツ腱板断裂群とし比較する．腱板断裂の 79％が一般腱板断裂群 1,419 例（平均年齢 66.34 歳，男性 674 例，女性 745 例），21％がスポーツ腱板断裂群 367 例（平均年齢 58.2 歳，男性 233 例，女性 134 例）であった．スポーツ腱板断裂群の内訳はゴルフ，テニス，水泳，野球，バレーボール，柔道・レスリング，スキー・スノーボード，剣道，卓球，バドミントン，ソフトボール，サーフィン，器械体操の順であった（図 1A，B）[7]．

　スポーツ腱板断裂群は 60 歳代→70 歳代→50 歳代→40 歳代→30 歳代→20 歳代→80 歳代→10 歳代の順で，60 歳代・70 歳代で好発しているが，10 歳代（約 1％）・20 歳代（約 5％）・30 歳代（5％）と合計で 11％が 30 歳代までには受傷しており，一般腱板断裂と比し特徴的なものであった（図 1C）[7]．

　スポーツ腱板断裂群の種目で多かったゴルフ，テニス，水泳，野球，バレーボールを 40 歳未満，40～60 歳未満，60 歳以上で特徴をみると，ゴルフ，テニス，水泳は 40 歳未満が 0％であるのに対し，野球は 34％，バレーボールは 12％が 40 歳未満の比較的若い年齢で受傷していた（図 2）[7]．

　当院では，スポーツの有無にかかわらず，腱板断裂と診断されても，まずは保存療法を選択し，理学療法に効果が得られなかったときのみ手術に移行する．手術移

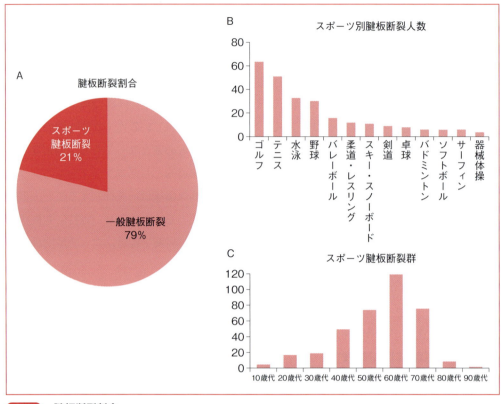

図1 腱板断裂割合

行は1,786例中968例（54％）で内訳は，一般腱板断裂群は1,419名中797例（56％），スポーツ腱板断裂群367名中171例（47％）が手術適応となっていた．スポーツ腱板断裂も50歳以上のスポーツ愛好家での手術が多く，いわゆるトップアスリートの手術でも6％と少なかった．

❷ 問診（スポーツに関する内容）

　年齢や現病歴，既往歴などのアスリートの基本的情報を中心に確認していく．競技種目や競技レベル（レクリエーション，学生スポーツ，社会人，プロ）の確認を行い，競技歴やポジション，練習頻度や1日の練習量や試合の頻度，同時にウォーミングアップやクールダウン，トレーニング内容に関しても把握しておく必要がある．また受傷機転に関しては，オーバーユースにより徐々に進行してきたのか，またはオーバーユースを背景に一球のエピソードがあるのかを確認する．そのなかで投球相のどの時期（相）の傷害かを調査する．

❸ 複合損傷や合併損傷の有無の確認

　スポーツ活動に伴う腱板断裂は，単一損傷ではなく肩峰下滑液包や関節唇・関節

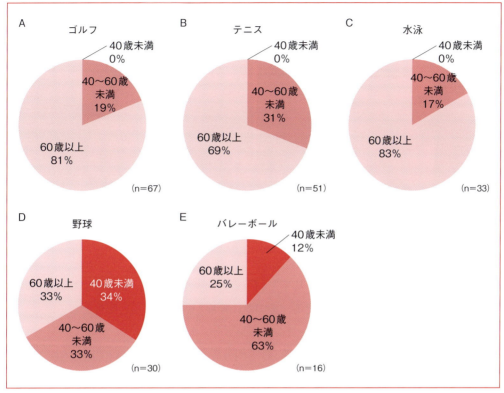

図2 スポーツ別における年代別割合

包複合体，上腕二頭筋長頭腱などの複数部位を同時に損傷していることが多く存在する．よってどの症状かの鑑別を，医師の画像診断とともに，療法士は理学所見を確認することが重要となる．

④ 姿勢アライメント評価

姿勢アライメントに関しては，可能であれば周囲の環境に配慮し，上半身は裸で確認することも重要となる．腱板断裂では棘上筋や棘下筋の筋萎縮を伴うためその確認を行うことと，腱板断裂患者に合併してみられる肩甲骨固定筋の低下によるwingingや肩甲骨の下方回旋位などの確認を合わせて行うためである．

⑤ 疼痛誘発テスト

投球障害に伴う腱板断裂は急性期以外では日常生活動作では疼痛の訴えがないこともあるため，さまざまなpositionにて検査を行い，疼痛を確認する必要がある．特に投球パフォーマンスに近いpositionでの評価は競技復帰のうえで重要となってくる．

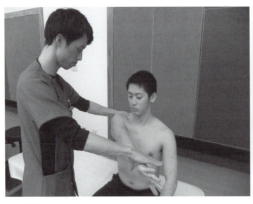 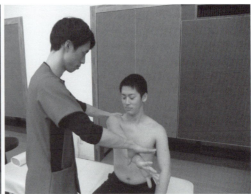

図3　疼痛誘発テスト（O'Brien テスト）

(1) Neer インピンジメントテスト
　検者は患者の後方に立ち，片手で肩甲骨の回旋を固定し，反対の手で患肢を他動的に挙上させ肩峰に衝突させる．その際に疼痛が誘発されると陽性となる．

(2) Hawkins-Kennedy インピンジメントテスト
　肘関節屈曲90°での肩関節屈曲90°・内外旋0°から他動的に肩関節を内旋させる．疼痛が誘発されるものを陽性とする．

(3) O'Brien テスト（図3）
　肩関節90°屈曲，10〜15°水平内転位，肘関節伸展位での肩内旋位，前腕回内位を開始肢位とし，検査者は上肢に対して下方に抵抗をかける．次に肩外旋位，前腕回外位として同様の手技を行う．最初の手技で肩関節内部にクリックや疼痛が誘発され，次の手技で症状が軽減する場合に陽性とする．

6　可動域・柔軟性検査

　投球障害に伴う腱板断裂は，肩甲上腕関節のみならず，肩甲骨や脊柱など上肢運動に関与するすべての部位について測定を行う．腱板断裂に伴う可動域制限や柔軟性低下は，腱板や肩甲胸郭関節機能異常により上腕骨頭と肩甲骨関節窩の適合不全，すなわち求心位が保てないことが多くみられる．

　実際には肩甲上腕関節は通常の可動域に加え，肩甲骨を固定しながら CAT（combined abduction test），HFT（horizontal flexion test）の柔軟性の左右差を確認するようにしている．また投球障害に代表される腱板不全断裂では全身の運動連鎖が破綻して起こることもあるため，股関節を含めた下肢の柔軟性もチェックしておく必要がある．

2) 投球障害肩　③ 成人：腱板断裂

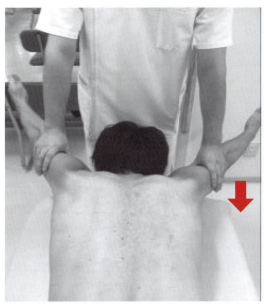
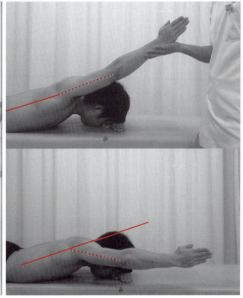

図4　肩甲骨周囲筋テスト

腱板損傷を有する症例では僧帽筋下部の機能不全を伴っている場合が多い．健側では肩甲骨の後傾・内転を伴う上肢挙上が可能となるが，患側では十分な肩甲骨運動が認められない．特に上肢挙上が必要なスポーツ競技では，体幹機能を含めた能動的な最大挙上が必要となる．他動最大挙上と自動最大挙上を比較することで，僧帽筋を含めた機能不全を確認することができる．

❼ 腱板機能検査

投球障害にみられる不全断裂の場合はわずかな筋力低下にとどまることも多いため，より繊細な抵抗量にて左右差を確認することが必要となる．腱板は各動作に対して棘上筋，棘下筋，小円筋，肩甲下筋個別に検査していく．

> **ワンポイントアドバイス　腱板機能検査時の肩甲骨固定有無**
>
> 腱板機能テストを行う際に，肩甲骨を固定した状態と肩甲骨非固定にて行い，肩甲骨の固定力（固定筋）の機能低下か，腱板自体の機能低下かを明確にすることが必要である．腱板機能と肩甲骨固定機能が両者とも低下している可能性も頭に入れておくことも重要である．

❽ 肩甲骨周囲筋テスト

肩甲骨固定力に関しては，前鋸筋と僧帽筋中部線維・下部線維は必ず確認しておきたい項目である（図4）．

❾ 体幹筋評価

体幹機能としては，回旋を伴う投球動作であるため，腹斜筋機能の確認を行っている．腹斜筋の機能も左右存在するものや，トップアスリートでもかなり低下して

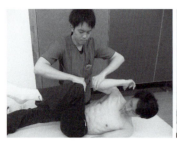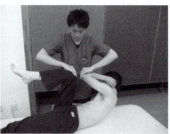

図5 腹斜筋機能
腹斜筋機能は左右行い，その差を診ることが重要．また腹筋力の機能低下か，背部筋のtightnessによる制限かも考慮して評価する．

いる選手もよく経験する（図5）．

3 リハビリテーションの実際

実際のリハビリテーションに関してはメディカルリハビリテーション期とアスレティックリハビリテーションの2期に分けている．またメディカルリハビリテーション期はさらに急性期と回復期の2期に分けリハビリテーションにあたっている．

❶ メディカルリハビリテーション期：急性期

この時期の目的は，炎症症状の鎮静化と二次的な組織損傷や機能低下の抑制と考える．病態の改善を最優先とし，組織損傷や炎症による疼痛の程度を的確に判断し，腱板断裂部位や肩甲下滑液包などの炎症を起こしている肩関節に過度の機械的刺激を与えないことが重要となる．実際には日常生活レベルでの疼痛が存在する時期のため，スポーツ活動は練習中止や限定した練習参加にとどめる．リハビリテーションでは夜間痛などに関しては，不良姿勢の改善やポジショニング指導，テーピング指導（図6），肩関節周囲筋の過緊張に対して徒手的操作による筋緊張の正常化，リラクセーション，物理療法（アイシング，超音波，高周波などを行い），局所に負担のかからない範囲であれば積極的に患部外エクササイズを取り入れるようにしている．

❷ メディカルリハビリテーション期：回復期

この時期の目的は，傷害発生の原因となる身体機能異常の是正と残存機能向上と考える．疼痛が出現しない範囲において肩関節の日常生活動作における基本的な上肢運動の獲得に努める．病態の改善や疼痛の鎮静化に合わせて肩甲帯から肩甲上腕関節へと局所へのアプローチについても段階的に進めていく．

肩甲骨アライメントの正常化（左右均等化）から開始し，肩甲骨の可動性を他動的，自動的に獲得させ，さらに固定性の向上に努める．肩甲骨の自動運動は運動方向の

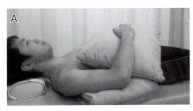
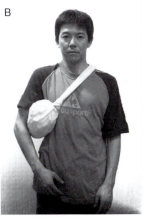
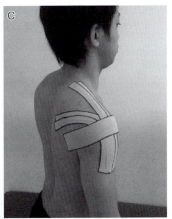

図6 良肢位指導とテーピング
A：就寝肢位の指導.
B：手製装具にて安静.
C：テーピングにてストレス軽減.

　理解が困難なことが多いため，治療者の適切な誘導やテクニックが必要となる．この際に鏡などを利用することも治療効果を向上させる一つの手段と考える．

　関節可動域制限において，外傷性腱板断裂ではしばしば関節拘縮を伴うが，非外傷性腱板断裂では不安定症を伴う機能的な可動域制限が多く，特に関節包を含めた肩後方軟部組織（棘下筋，小円筋，三角筋後部線維など）や肩甲下筋，小胸筋などの柔軟性改善に伴い可動域が拡大していく傾向にある（図7）．これらはCATやHFTにも関与してくるため，この柔軟性は重要となる．

　腱板エクササイズに関しては，断裂部位や大きさ，深さなどの病態を医師と相談しながら行うことが望ましい．完全断裂では腱の連続性が断たれているため，断裂部へのストレス軽減と残存腱板機能の向上が主目的となる．不全断裂では上肢挙上位でのオーバーユースを基盤とした損傷で機能障害の改善が主目的となるため，疼痛軽減に伴い比較的早期より腱板エクササイズが開始される．実際には，上腕骨が臼蓋に求心力として最も作用する肩甲骨面上45°での徒手抵抗の等尺性運動より開始し，等張性運動に移行することが多い．またエクササイズは背臥位から開始し，座位，立位へと，抵抗も徒手抵抗からゴムやチューブへと状態に合わせレベルアップを図る．投球動作では上肢挙上位での素早い動作が必要となるため，僧帽筋中部，下部線維の機能もきわめて重要と考える．投球動作に関与する上肢，肩甲帯，体幹，骨盤帯，下肢と一連の連鎖も考慮したアプローチも加えていく（図8）．

> **ワンポイントアドバイス◆等尺性運動から等張性運動へ**
> 腱板へのストレスを考えると，等張性運動が負荷が少なく，等尺性運動のほうがストレスがかかるが，関節運動を伴うことで疼痛が出現する際には等尺性運動の低負荷での促通よりアプローチすることもある．

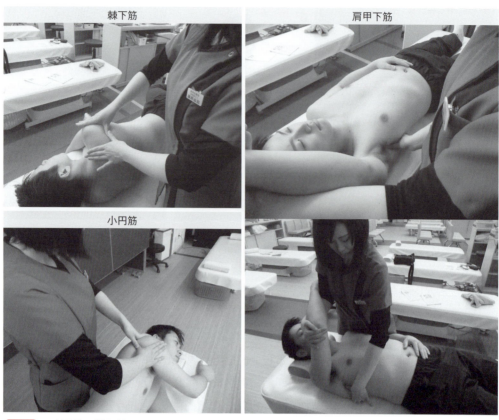

図7 小円筋 / 棘下筋 / 肩甲下筋 D-stretch

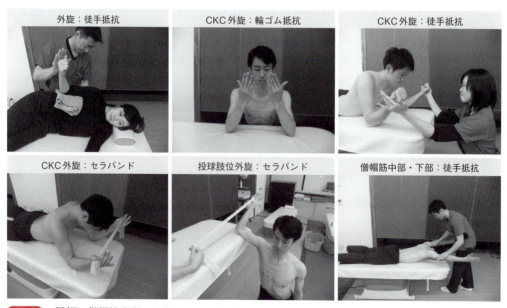

図8 腱板，僧帽筋中部・下部エクササイズ

2）投球障害肩　③成人：腱板断裂

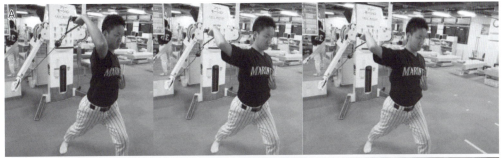
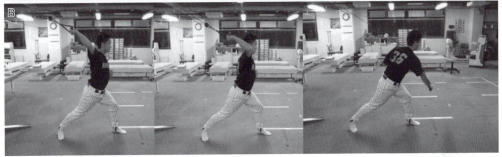

図9　アスレティックリハビリテーション
A：ケーブルを下方から肩関節外転外旋方向へ引っ張らせる（遠心性収縮）．
B：ケーブルを上方から投球動作同様に振り下ろす．

❸ アスレティックリハビリテーション期

　この時期は競技復帰に向け投球類似動作により，運動連鎖を考慮した動作のなかでの機能改善を主目的とし治療を展開していく．特に投球動作を獲得するためには，筋に対する遠心性収縮，等尺性収縮，求心性収縮での運動学習や重力環境を考慮したさまざまな肢位やスピードでの学習を促すことが重要と考える（図9）．

> **トピックス**　投球（cocking〜acceleration 期の切り返し動作の獲得）
>
> 　腱板損傷にて，投球動作での切り返し動作時に疼痛やひっかかり感を訴える選手は少なくない．筆者は棘下筋斜走線維に加え，棘下筋横走線維の D-stretch を用い症状が緩和することを経験している．棘下筋横走線維は肩甲棘に折り返すように付着しているため，図10 の肢位にて D-stretch を行っている．

まとめ

　腱板断裂に伴う投球障害は，その多くが保存療法にて対応し，腱板のみならず投球に必要な機能を獲得することで競技復帰を目指す．また今回述べた評価自体が治療に直結することもあるため，評価を詳細に行い，どの運動連鎖の破綻が受傷に結び付いたかを理解することが重要で，選手にもその旨を伝えることで治療効果が高

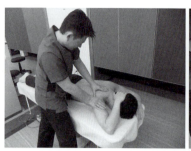 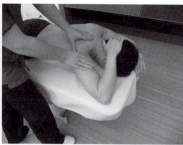

図10 棘下筋横走線維 D-stretch

腹臥位にて治療側の手を頭に当てた状態で，治療者は，肩甲棘を下方から押し上げてえぐるように，D-stretchを行う．

まり，かつ再受傷予防につながると考える．

◆文献

1) 菅谷啓之ほか：投球障害肩に対する鏡視下手術．関節鏡 25：17-21, 2000
2) Paley KJ, et al：Arthroscopic findings in the overhead throwing athlete：evidence for posterior internal impingement of the rotator cuff．Arthroscopy 16：35-40, 2000
3) 菅谷啓之：投球障害に対する腱板断裂手術．MB Orthop 20：52-58, 2007
4) 菅谷啓之：肩スポーツ障害に対する機能診断と鏡視下手術 投球障害を中心に．骨・関節・靱帯 19：847-856, 2006
5) 菅谷啓之：肩関節のみでなく，全身をみる 内部構造が破綻する前に，機能訓練を．トレーニング・ジャーナル 325：12-15, 2006
6) 鈴木 智：肩腱板損傷のリハビリテーション．上肢急性外傷のリハビリテーションとリコンディショニング．福林 徹ほか監，文光堂，東京，123-140, 2012
7) 澤野靖之ほか：肩腱板損傷の発生メカニズム．理学療法 32：214-221, 2015

2) 投球障害肩

④上方関節唇損傷

高村　隆・岡野大樹

1 この疾患をリハビリテーションとしてどう捉えるか

　関節唇の機能にはバンパー効果があり，肩甲骨側で関節唇-靱帯複合体が剝離し，内側転移すると関節唇により形成されていた関節窩部のバンパーがなくなり，関節窩の凹面が減少する．

　SLAP（上方関節唇）とは superior labrum both anterior and posterior の略で，Snyder によって命名され，上腕二頭筋長頭腱付着部を含む後上方から前上方にかけての関節唇のさまざまな損傷を総括したもので形態的に4型に分類されている[1]（図1）．

　SLAP 損傷は，上肢挙上位で転倒し上腕二頭筋長頭腱の起始部に上腕骨頭の圧迫力が加わって生じる場合と，投球などで上腕二頭筋長頭腱起始部に繰り返し牽引力が加わって生じる場合と大きく二つの発症機序が考えられている．受傷機転として多くの場合，外傷によるものよりもオーバーヘッドスポーツに多く，内外旋の反復性の運動により受傷をきたすことが臨床上多くみられる．明らかな肩関節不安定症（脱臼，亜脱臼）の結果として前方関節唇損傷を起こすことは知られているが，その損傷が上方関節唇に及ぶこともまれではない．SLAP 損傷の評価では医師による診断を基に，責任病変をできるだけ絞り込むことと，それが肩関節不安定症に続発

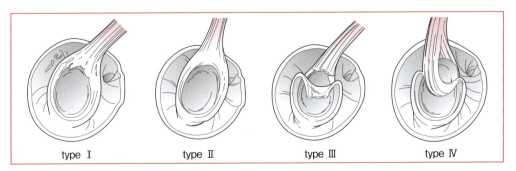

図1　SLAP lesion
type Ⅰ：けば立ち（fraying），type Ⅱ：付着部断裂（detachment and floating），type Ⅲ：バケツ柄断裂 bucket-handle tear，type Ⅳ：上腕二頭筋長頭腱も含む損傷（degeneration）
（文献1より引用）

したものであるかどうかを十分に検討することが重要である．

　上腕二頭筋長頭腱-関節唇複合体と不安定症との関係について，Itoi らは上腕二頭筋長頭腱は外転・外旋時における anterior stabilizer であり，肩の安定性が失われた状態ほどその役割は増大すると報告した[2]．O'Brien らは上方関節唇が完全に剝離されると前後方向および上下方向への上腕骨頭の偏位が増大すると述べた[3]．二頭筋長頭腱の anchor の部分である上方関節唇が完全に剝離すると，上腕骨頭の偏位はあらゆる方向へ増大するといえる．

2 必要な評価と情報

❶ 問診

　どの投球相や動作で疼痛が出現し，肩のどの部位に疼痛が出現しているのか，疼痛の性質や持続時間，ポジションやチームにおける立場や状況，試合や大会の日程などを確認する．そのほか，受傷機転についても聴取し，繰り返し投球したことでのオーバーユースによる症状の有無や，明確な外傷によるものかなど，詳細を確認する．受傷機転はオーバーヘッドスポーツにおける繰り返し行われる回旋動作による機械的な刺激が原因となることが多く，その根源には身体的機能不全から障害が出現していることが多い．投球相のなかでは多くの場合，レイトコッキング〜アクセレレーションの肩関節最大外旋位での疼痛を訴えることが多く，関節内での不安定性によって引き起こされる引っかかり症状を訴えることが多い．

❷ 医師からの情報

　X 線画像では，骨頭の上方変位や scapula-Y 撮影での骨頭の前方偏位の有無，挙上位撮影にて骨頭の slipping を確認し，肩甲上腕関節の不安定性の有無を確認する．肩甲骨が下方回旋位であると，相対的に骨頭は外転，上方偏位となりやすく，正面像から肩甲骨のアライメントを確認しておくことも重要である．MRI では，上方関節唇の剝離の有無や腱板損傷の有無を確認することや，T2 画像の高輝度所見による，炎症の有無を確認する．関節唇損傷の有無に関しては MRA 画像があればより有効である．画像所見を十分把握し，構造的破綻と理学所見が一致するか確認を行う．

❸ スペシャルテスト

　関節唇損傷の程度や疼痛，引っかかり症状が出現する肢位を確認するうえで重要である（図 2）．

・O'Brien test：肩屈曲 90°，10〜15° 水平内転位，内旋位で，上方からの負荷を加えてその位置を保持させて誘発された疼痛が肩外旋位で同様の負荷を加えた場

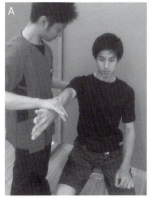 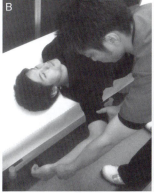 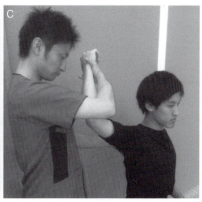

図2 スペシャルテスト

A：O'Brien test，B：hyper external rotation test，C：crank test

表1 各種スペシャルテストの感度・特異度

	感度	特異度	有効度
speed test	5	100	20
90°Abd MER test	70	67	70
O'Brien test	52	100	57
crank test	76	50	57
relocation test	47	33	45

（文献4より引用）

合に疼痛が消失すれば陽性とする．

- HERT（hyper external rotation test）：患者を背臥位にし，外転90°，120°，150°，180°での他動外旋強制にて疼痛が生じるかをみる．
- crank test（Liu test）：外転150〜160°，肘屈曲90°で上腕骨に軸圧を加えながら内外旋して疼痛やクリックが生じるかみる．

上記のように，スペシャルテストは多数存在する．われわれは特異度が高く，簡便であるため，O'Brien test を臨床上用いることが多い．しかし，感度，特異度ともに高いものがない[4]ため，複数のテストを合わせて用いることが望ましい（**表1**）．また，臨床的にHERTが陽性になることも多く，よく使用する．

4 理学所見

(1) 腱板機能評価

可動域が十分な動きがあるにもかかわらず，投球動作での肩甲上腕関節の不安定性で疼痛が発生しているような例も多くみられる．腱板の働きは，肩甲上腕関節の安定性に大きく関与しており，骨頭の求心位保持に重要である．棘上筋に対しては，full can test，棘下筋に対しては，empty can test，肩甲下筋に対しては，belly press

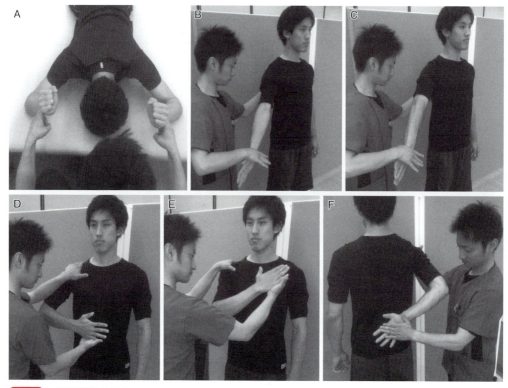

図3 腱板機能テスト

A：zero ポジションの外旋・内旋機能評価．患者を腹臥位にし，zero ポジションで肘屈曲位とし，内旋方向，外旋方向へ抵抗をかけ，その抵抗力の左右差を確認する．このテストでは投球姿勢に近い肢位での腱板機能の評価と考えている．
B：full can test．棘上筋の筋出力テスト．肩関節外旋，軽度外転位とし，内転方向に抵抗をかける．その際の抵抗力の左右差を確認する．
C：empty can test．棘下筋の斜走線維の筋出力テスト．肩関節内旋，軽度外転位とし，内転方向に抵抗をかける．その際の抵抗力の左右差を確認する．
D：belly press test．患者の上肢を腹部に置き，手を支点にして内旋方向に抵抗をかける．
E：bear hug test．患者の対側の肩に手を置き，離れないようにし，検者は手を離すように抵抗を加える．
F：lift off test．患者は手を後ろに回して背中につけ，手を離すように動かす．検者は手を背中の方向に抵抗を加える．

test，bear hug test，lift off test を行い，それぞれ腱板の機能を左右差にて評価することが必要である．また，肩甲骨を他動的に固定した際，非固定の際の出力の違いも確認する．例えば，非固定位では出力が弱く，肩甲骨他動固定位では出力が強い場合，肩甲骨支持機能低下による腱板筋の筋出力低下が考えられる．臨床上，下垂位での筋出力が強いが，上肢挙上位での筋出力が弱い症例も経験する．そのため，下垂位での評価だけでなく，挙上位で投球動作に近い肢位での評価も必要であり，特に外転90°，外旋90°肢位での外旋・内旋方向への筋出力も評価する必要がある（図3）．

図4 肩甲帯機能評価
A：片手プッシュアップ保持（体幹－前鋸筋），B：zeroポジションの抵抗機能（立位）

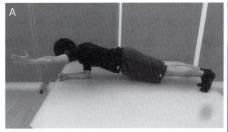
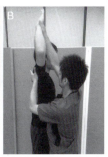

(2) 肩甲帯機能評価

　当院では医師や療法士によりCAT（combined abduction test）やHFT（horizontal abduction test）で肩甲帯の柔軟性の評価を行っているが，このテストでは，それぞれ左右差があり，投球側の角度減少がある場合を陽性所見としている．これは，関節包の拘縮，腱板の筋拘縮，インナーとアウター筋機能バランスの異常などで生じる所見であり，投球障害における疾患に多く存在する．肩甲帯の柔軟性低下は求心位保持機能の評価も担っており，投球障害の評価においても重要である．肩甲骨の支持性は腱板筋を含み，肩甲上腕関節が機能的に働くうえで重要な土台となる機能であると捉えている．この支持性が低下している例では，下垂位で腱板機能が良好であったとしても，投球動作における安定性は低下することが多い．肩甲骨の支持性の評価は，徒手筋力検査法にて僧帽筋中部・下部，前鋸筋の機能の評価や閉鎖性運動連鎖（closed kinetic chain：CKC）での評価では腹臥位で肘を着き，片手プッシュアップをすることで体幹～肩甲骨にかけての支持性の評価（**図4A**），立位で2nd外旋肢位やO'Brien test肢位のような肢位での内旋・外旋からの抵抗による体幹～肩甲骨～肩甲上腕関節の支持性の評価を行っている（**図4B**）．また，これらの評価を行う際に肩甲骨を他動的に固定した際に出力が変化するか確認し，出力が向上するようであれば，肩甲骨の支持性の低下があると判断する．

(3) アライメント

　SLAP損傷の症例では，投球による疼痛や不安定感が生じたまま投げ続けている症例が多く，肩甲骨の不良なアライメントを呈していることが多い．そのほとんどは，肩甲骨が前方位（外転位）を呈しており，関節窩が前方に向く肢位となるため，レイトコッキング肢位のような外転90°，外旋90°肢位では肩甲上腕関節の不安定性が増大し，引っかかり症状が出現する．肩甲骨のアライメントを改善することにより，肩甲上腕関節の求心位保持機能が改善され，肩甲帯の機能改善につながる．

(4) 関節可動域検査

　オーバーヘッドスポーツのSLAP損傷において，肩甲上腕関節の不安定性をきたす要因として，肩甲骨の可動性不良によるものが多く存在している．臨床上，患者は外転最終域でのつまり感，引っかかり感を訴えることが多い．挙上や外転動作のなかで肩甲骨が大きな可動性を得ることで，機能的関節窩が拡大し，肩甲上腕関節の過可動性の抑制，骨

頭求心位保持につながることで肩甲上腕関節は安定し，肩甲上腕関節の機能的可動性も拡大する．そのため，体幹伸展や回旋可動域，上肢下垂位や挙上位で肩甲骨の関節の遊びが十分にあるか評価しておく必要がある．投球動作におけるレイトコッキング相では外転90°，外旋90°での外旋動作，リリース～フォロースルーでは，外旋～内旋の動作が必要となるため，その可動域も評価しておくことが必要である．臨床における簡便な評価として，外転90°，外旋90°動作による疼痛の出現の有無や自動水平内転運動による疼痛の評価を行っており，臨床上において疼痛を訴えることが多く，可動域の改善が図れていても症状が残存することがある．そのような症例では，肩甲骨周囲筋や腱板機能，肩甲骨アライメントの改善が必要であり，引っかかり症状の出現しない可動域の拡大を目指す．

> **ワンポイントアドバイス ● 画像所見と機能評価**
>
> 患部においては，医師と情報の共有を行い，構造的破綻と理学所見の関連を確認することが必要である．また，投球動作は全身を使った動作であるため，患部のみならず全身を評価することが必要となる．身体のどこの機能が低下していることで，肩甲上腕関節の不安定性を呈し，障害が生じているのかを評価し，治療にあたることが重要である．

3 リハビリテーションの実際

　基本的には保存治療での復帰を目指す．肩甲上腕関節の安定した回旋動作の獲得，肩甲骨上方回旋，後傾動作改善による機能的関節窩の拡大を目的に治療を進める．しかし，理学療法の効果が乏しい症例や，画像においてSLAP損傷typeⅡ以降で，CAT・HFTといった肩甲帯機能や筋出力が改善しているにもかかわらず，疼痛が生じている症例などは，手術適応となる．

❶ SLAP損傷術後の経過

　術後早期のリハビリテーションは術後の炎症管理，身体機能改善を目的としたメディカルリハビリテーションを目的とし，基本的には術後3週までアームスリングでの固定を行う．局所の炎症や筋スパズムが改善し，可動域が再獲得される術後2ヵ月ごろから協調的な運動を取り入れる．術後3ヵ月ごろより，医師からの投球開始指示後，段階的な投球参加を行う．術後5～6ヵ月までに肩甲帯および競技動作に関する身体機能の改善を図り，競技力向上・完全復帰を目指す．下記にわれわれが行っている術後時期のアプローチの一例を示す（表2）．

❷ 術後3ヵ月までのリハビリテーション

（1）術後炎症管理

　術後3週まで，アームスリングによる固定を行う．肩関節を軽度屈曲・外転・

表2 術後リハビリテーションの流れ

術後時期	1週			4週				8週				12週	4ヵ月	5ヵ月	6ヵ月
目的	炎症管理			可動域改善・筋機能改善								協調性運動/競技復帰に向けたアプローチ			
アームスリング固定															
アイシング															
筋スパズムコントロール															
肩甲骨・胸椎・胸郭モビライゼーション															
肩甲骨周囲筋トレーニング															
ROMエクササイズ															
下肢・体幹トレーニング															
腱板エクササイズ															
有酸素運動(エルゴメーター/ワットバイク/JOG)															
協調性運動															
競技動作に即したエクササイズ															

（リハビリテーションプログラム）

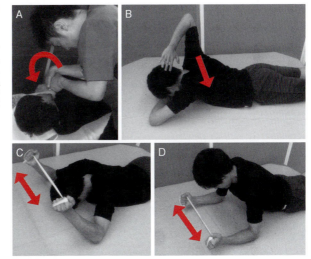

図5 術後3ヵ月までのリハビリテーション

A：肩甲骨 PNF (proprioceptive neuromuscular facilitation)，B：肩甲骨内転エクササイズ，C：腱板エクササイズ (zero ポジション)，D：腱板エクササイズ (プッシュアップ)

内旋位のポジションに保持することで，組織修復の保護を行う．患部へのアイシングを併用し，より早急な患部の炎症改善を図る．

(2) 関節可動域 (range of motion：ROM)

投球障害における SLAP 損傷の発生機序の多くは，反復する機械的ストレスによるものである．故に，そのストレス回避を促すための機能改善として，肩甲胸郭関節の柔軟性改善が重要であると考える．術後装具装着期間より，肩甲胸郭関節，胸椎椎間関節，肋椎関節の可動性改善を図る．炎症症状や疼痛に留意しながら，他動，自動ともに肩甲胸郭関節可動域改善を，特にこの時期に行う（図5A, B）．また，徒手治療を中心に肩甲上腕関節周囲の筋スパズムの改善も図り，肩関節内旋・外旋可動域の確保を行い，腱板が働きやすい環境を整えていくことも重要である．

(3) 腱板機能

上腕二頭筋長頭腱は腱板の補助・共同作用を担うため，腱板機能向上は重要となる．術後早期では，患部の炎症の有無により，腱板へのアプローチ方法が異なる．炎症が残っ

ている時期では，肩甲骨面上肢位での等尺性収縮を中心に行う．炎症改善とともに，求心性収縮，遠心性収縮と腱板の収縮を促し，動作につなげるためにさまざまな収縮形態を促す必要がある（図5C）．また，肩甲上腕関節の不安定性からなる病態のため，徐々にCKCでのエクササイズを入れることで深部受容器にも働きかけを促すことも必要であると考える（図5D）．SLAP損傷は基本的には腱板損傷はないため，機能低下を引き起こさないよう，早期から積極的に腱板エクササイズを行っていく必要がある．

(4) 患部外へのアプローチ

SLAP損傷は比較的年齢が若く，活動量も高い症例が多く，術後〜復帰までの治療期間に基礎体力低下を引き起こすと，競技復帰への遅延が出ることも考えられる．術後炎症や創部の状態が安定した時期から，積極的に有酸素運動を開始し，徐々にその負荷量も増やし，基礎体力の向上を図る．また，投球動作は全身運動となるため，炎症が消失した時期より，体幹，下肢のトレーニングも行う．

(5) 協調性に対するアプローチ

基本的な可動域や筋力が改善した後のこの時期では，上肢，体幹，下肢の協調運動の獲得が必要である．野球における投球動作は運動エネルギーをボールへ伝えるため，下肢→体幹→上肢へと効率よくエネルギー伝達をする必要がある．そのため，肩甲骨や肩甲上腕関節の機能改善が図れていても下肢や体幹を含む全身機能の改善も図らなければ，再発の原因となることもある．

❸ 競技復帰へ向けてのリハビリテーション

術後3ヵ月で医師より投球許可後，徐々に投球に向けたリハビリテーションを行っていく．各関節の協調的な動作の獲得や，いわゆる手投げといわれる肩甲上腕関節の運動に依存せず，全身を使った効率のよい投球動作の獲得とともに，段階的に投球強度を上げていき復帰を目指す時期である．

投球動作にはさまざまなものがあり，投手では，オーバースロー，スリークォータースロー，サイドスロー，アンダースローがある．また，野手に関しては，ボールを捕球してから素早く投げるスナップスローがある．これは，肩の素早い内旋動作により投球する動作である．このようにさまざまな投球動作があるが，投手の投球動作では上記4つの動きの違う投球動作であっても，一般的には肩甲骨〜肩甲上腕関節の動きは大きく変わらないといわれている．そのため，投球フォームによってアプローチ内容が大きく変わることはないが，症例の投球フォームの特徴を捉えることは重要である．

(1) レイトコッキングへのアプローチ

この相では，腱板機能の低下や肩甲骨後傾・内転・外方回旋の可動性低下により，肩甲上腕関節の不安性が生じ，上方関節唇にストレスがかかりやすいことを前提に

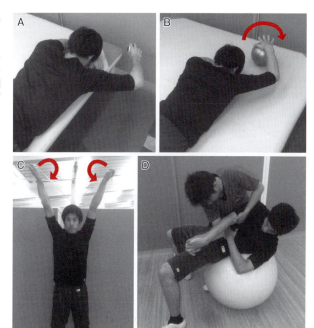

図6 競技復帰に向けたリハビリテーション
A：ボールキャッチ-リリースエクササイズ，B：ボール押しエクササイズ，C：挙上位肩内旋エクササイズ，D：バルーン上でのPNF

アプローチを考える．上記のような肩甲骨の動きを出すためにはまず，肩甲胸郭関節の動きが重要で，特に胸椎の伸展，回旋動作が必要となり，胸椎・肩甲胸郭関節可動性改善とともに体幹機能を含めた，肩甲骨後傾・内転・外方回旋の保持のためのエクササイズも行うことが必要である．また，zeroポジションでの腱板機能改善による骨頭求心位保持機能が必要となり，それらの支持機能の改善を図ることで，肩甲上腕関節のストレス改善を図り，不安定性の改善を図る．そして，段階的に投球動作に近い動きを取り入れたエクササイズへと移行していき，肩甲骨と上腕骨の連動した動きの獲得を目指す（図6）．

(2) リリース～フォロースルーへのアプローチ

リリース～フォロースルーにかけて，肩関節にはきわめて大きな内旋方向の角速度が肩関節にかかるとされており，肩甲骨周囲筋は加速した上肢を減速させながら安定させる機能が求められる．ボールに伝達されないような投球側の余剰な運動エネルギーを分散させ，障害のリスクを最小限にさせる[5]とされ，特に大，小菱形筋は肩甲骨の外転・上方回旋方向への過剰な移動を抑制する[6]．また，肩甲骨外転・上方回旋が十分行われることで上腕二頭筋長頭腱の牽引ストレスの軽減へつながり，肩関節内旋筋群の活動が行われることで，肩甲上腕関節の不安定性の改善を図ることや，antero-superior impingementによる修復部のストレスの軽減を図る[7]．この相では，肩甲骨周囲のみならず，腹斜筋などの体幹の前面筋群の活動により，肩甲骨の安定性や筋出力の向上が期待できると考える．

当院で行っている段階的な投球練習について以下に示す（表3）．

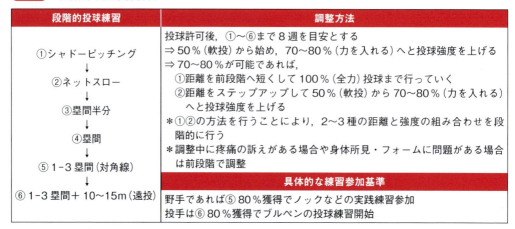

表3 段階的な投球練習表

段階的投球練習	調整方法
①シャドーピッチング ↓ ②ネットスロー ↓ ③塁間半分 ↓ ④塁間 ↓ ⑤1-3塁間（対角線） ↓ ⑥1-3塁間＋10～15m（遠投）	投球許可後，①～⑥まで8週を目安とする ⇒50％（軟投）から始め，70～80％（力を入れる）へと投球強度を上げる ⇒70～80％が可能であれば， 　①距離を前段階へ短くして100％（全力）投球まで行っていく 　②距離をステップアップして50％（軟投）から70～80％（力を入れる）へと投球強度を上げる ＊①②の方法を行うことにより，2～3種の距離と強度の組み合わせを段階的に行う ＊調整中に疼痛の訴えがある場合や身体所見・フォームに問題がある場合は前段階で調整
具体的な練習参加基準	
野手であれば⑤80％獲得でノックなどの実践練習参加 投手は⑥80％獲得でブルペンの投球練習開始	

> **ワンポイントアドバイス ● 術後リハビリテーション**
>
> 術後早期では患部の状態に留意しながら，腱板の機能改善，肩甲胸郭関節，胸椎の可動性，肩甲骨の支持機能を確保することが必要である．競技復帰に向けたリハビリテーションでは，全身の連動した動きの習得を目指し，肩甲上腕関節が求心位から逸脱しない動作を獲得するため，全身からのアプローチが必要となる．

おわりに

　関節唇損傷の多くは引っかかりや痛みを訴えるが，その背景には損傷による不安定性が原因となっていることも少なくない．

　肩関節の引っかかりやつまり感に起因する痛みがある場合には，肩関節の不安定性やアライメント不良にも留意して，肩甲上腕関節の求心位がとれる機能の構築が重要である．

◆文献

1) Snyder SJ, et al : SLAP lesion of the shoulder. Arthroscopy 6 : 274-279, 1990
2) Itoi E, et al : Stabilising function of biceps in stable and unstable shoulder. J Bone Joint Surg Br 75 : 546-550, 1993
3) O'Brien SJ, et al : The active compression test : a new and effective test for diagnosing labral tears and acromioclavicular joint abnormality. Am J Sports Med 26 : 610-613, 1998
4) 武田芳嗣ほか：野球選手の上方関節唇損傷に対する各種徒手テストの有効性．徳島赤十字病医誌 9：6-11, 2004
5) Dillman CJ, et al : Biomechanics of pitching with emphasis upon shoulder kinematics. J Orthop Sports Phys Ther 18 : 402-408, 1993
6) 橘内基純ほか：投球動作における肩甲骨周囲筋群の筋活動特性．スポーツ科学研究 8：166-175, 2011
7) Habermeyer P, et al : Anterosuperior impingement of the shoulder as a result of pulley lesions : A prospective study. J Shoulder Elbow Surg 13 : 5-12, 2004

3) 投球障害肘
①診断と治療のポイント

上田祐輔・菅谷啓之

1 上腕骨小頭離断性骨軟骨炎（OCD）

肘の痛みやロッキング，可動域制限として発症する．上腕骨小頭の圧痛や肘関節肩甲上腕関節最大外旋時から加速期において，肩甲胸郭関節，股関節，体幹機能障害を合併し上腕骨小頭に強い剪断圧迫力が加わるなどの微小外傷が主要な原因と考えられている[1,2]．

❶ 診断

上腕骨小頭や肘関節後方の圧痛，関節可動域の制限などを認めることが多い．野球など投球競技者では上腕骨小頭前方に病変ができるため，単純X線撮影では正面・側面像では感度が低く，肘関節45°屈曲位正面像を用いることが必須である[1]（図1）．逆に体操競技者など上肢荷重スポーツ競技者では上腕骨小頭後方に病変ができるため，X線撮影で病変を認めるが，肘関節45°屈曲位正面像では病変を認めないことがある[1]（図2）．

特に高原ら[3]の定義する骨端線閉鎖前，透亮型，肘関節可動域制限20°未満の安定型の3条件を満たさない場合，CT，MRIの撮影が検討される．CTは病変のサイズおよび遊離体の部位を確認するために有用である．MRIで骨軟骨片と母床の間のT2高信号を認めた場合，保存加療では予後不良である（図3）．また，若年者の早期上腕骨小頭離断性骨軟骨炎（capitellar osteochondral dissecans：OCD）病変では軟骨を主体する遊離体を認めることが多く（図4），不安定型病変ではCTだけでなくMRIを検討すべきである．

❷ 治療

安定型病変では，理学療法での機能改善が予防に非常に重要である．安静時痛があり，関節水腫など関節内の炎症が疑われる場合には局所の安静と消炎鎮痛薬の投与などを行い，安静時痛の軽快に努めると同時に肩甲胸郭関節機能の修正，股関節の関節可動域の再獲得を行う．高原らは明らかに遊離体の症状がある場合や，不安

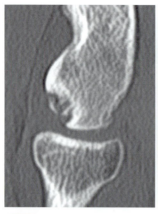 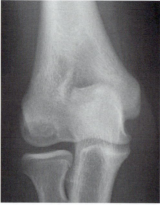 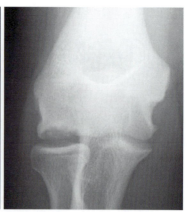

図1 14歳野球選手
野球選手では上腕骨小頭前方にOCDが発生するため（左），単純X線正面像（中央）よりも，45°屈曲位正面像（右）にて病変を評価する必要がある．

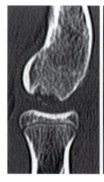 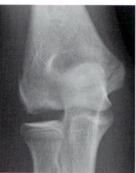 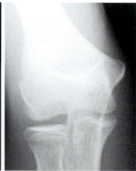

図2 12歳体操選手
体操選手では上腕骨小頭後方にOCDが発生するため（左），単純X線正面像（中央）で病変を認めるが，45°屈曲位正面像（右）では病変が見えない．

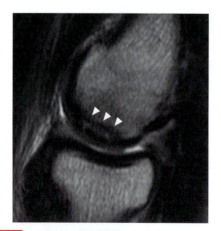

図3 MRI T2強調画像
上腕骨小頭の骨軟骨片と母床の間にT2高信号を認める（矢印）．

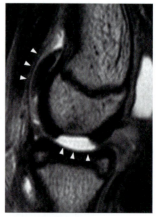

図4 MRI T2強調画像
上腕骨小頭の軟骨を主体とした損傷（矢印）と関節内遊離体（矢印）を認める．

定性骨片による症状が機能改善後も取れない場合は手術を検討する．高原ら[4]の定義する小病変に対して，筆者らは関節鏡視下手術にて遊離体摘出術を行い，術後平均8年で良好な成績を報告している[5]．また，大病変に対しては，肘の適合性修復のために，膝から骨軟骨柱移植術を施行し，術後平均7年で概ね良好な成績を納めている．しかし，大病変の中でも橈骨頭肥大や橈骨頭上方変位が認められるなど，変形性関節症が始まっている症例では変形の進行が危惧されるため適応と手技を慎重に検討する必要がある[6]．小病変に対する関節鏡視下手術にて遊離体摘出術では術後1ヵ月を目安に競技復帰，4ヵ月程度で完全復帰が期待でき，大病変に対する骨軟骨柱移植術では術後3ヵ月を目安に競技復帰，6ヵ月程度で完全復帰が期待できる[5,6]．

2 内側障害および後内側インピンジメント

　肩甲上腕関節最大外旋時，すなわち切り返しでの内側痛やフォロースルーでの後方部痛を訴える．多くの場合では内側側副靱帯を含む内側支持機構の弛緩を伴う．また，内側に緩みがあるため，肘頭後内側部の骨棘過形成をきたし，フォロースルーで肘関節後内側部の痛みを訴える場合もある（肘関節後方インピンジメント）．

1 診断

　多くは少年期に野球肘内側障害を経験しているため単純X線撮影にて内側上顆の肥大や裂離を認める（図5）．内側側副靱帯を含む内側支持機構の弛緩の評価にはストレス超音波撮影を行っている．肘頭後内側部の骨棘評価にはCT撮影が有用である（図6）．

2 治療

　これらの場合も，機能異常を伴っている場合が多く，機能改善を図ることで症状の改善できることがほとんどである．肩甲胸郭関節機能などが改善した後も症状が取れない場合は，肘頭後内側の骨棘が分離して不安定になって伸展時痛が改善しないなどの肘関節後内側インピンジメントであり，関節鏡視下に不安定骨片の摘出（クリーニング手術）を行う．

3 変形性肘関節症

　野球やオーバーヘッドアスリートでは，上腕骨小頭の離断性骨軟骨炎の終末期でその後遺症ともいえる病態であり，中等度以上の可動域制限を伴い肘関節屈曲最終

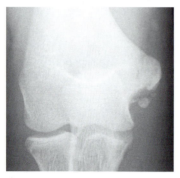
図5 15歳野球選手
単純X線撮影にて右内側上顆の裂離を認める．

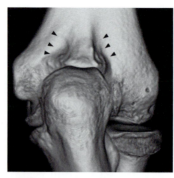
図6 15歳野球選手
肘頭窩内外側の骨棘を認める（矢頭）．

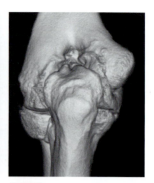
図7 41歳野球競技者
著明な変形性肘関節症を認める．

域もしくは伸展最終域での疼痛を訴えることが多い．このような症例では鉤状突起や鉤状窩および肘頭や肘頭窩には骨棘形成が著明で，多くは遊離体を伴っている．また，離断性骨軟骨炎の既往がなくても内側支持機構の緩みと後内側インピンジメントの関係から，肘頭や肘頭窩を中心とした変形性関節症をきたす．これらは野球経験年数が長いほど変形が強くなる．

❶ 診断

単純X線に加えて，CTにて骨棘の評価，MRIでの遊離体評価が必要となる（図7）．

❷ 治療

肩甲胸郭機能異常などの修正が優先され，理学療法が奏功することが多いが，遊離体による引っ掛かりや，肘関節屈曲最終域での疼痛が改善しない場合には，関節鏡視下にクリーニング手術を行う．

◆文献

1) Kajiyama S, et al：Osteochondritis dissecans of the humeral capitellum in young athletes：Comparison between baseball players and gymnasts. Orthop J Sports Med 5(3)：2325967117692513, 2017
2) Momma D, et al：Long-term stress distribution patterns across the elbow joint in baseball players assessed by computed tomography osteoabsorptiometry. Am J Sports Med 39：336-341, 2011
3) Takahara M, et al：Classification, treatment, and outcome of osteochondritis dissecans of the humeral capitellum. J Bone Joint Surg Am 89：1205-1214, 2007
4) Takahara M, et al：Natural progression of osteochondritis dissecans of the humeral capitellum：initial observations. Radiology 216：207-212, 2000
5) Ueda Y, et al：Arthroscopic fragment resection for capitellar osteochondritis dissecans in adolescent athletes：5- to 12-year follow-up. Orthop J Sports Med 5(12)：2325967117744537, 2017
6) Ueda Y, et al：Osteochondral autograft transportation vs arthroscopic fragment resection for large capitellar osteochondritis dissecans in adolescent athletes - A minimum of 5-year follow-up. Orthop J Sports Med vol. 7, 7_suppl 5, 2019

3) 投球障害肘
②野球選手の離断性骨軟骨炎

仲島佑紀

1 この疾患をリハビリテーションとしてどう捉えるか

　上腕骨小頭の離断性骨軟骨炎（osteochondritis dissecans：OCD）は成長期野球選手にみられる肘外側障害であり，11歳前後での発症が多く，約2％の発症率とされる[1]．内的要因と外的要因により発症する[2]とされ，病期や病巣部位による分類[1]（図1）がなされる．

　小頭OCDの外的要因として，投球動作中の肘外反時に腕橈関節圧迫ストレスで生じるとされるが，症例に聴取すると加速期の肘外反ストレスで疼痛を生じるよりもむしろ，ボールリリースからフォロースルー期における肘伸展・前腕回内動作で引っかかり感や疼痛を訴える．この動作は腕橈関節の圧が高まる[3,4]とされることから，機能評価・アプローチの際に留意するポイントであるといえる．

　リハビリテーションにおいて難渋するのは，肘関節機能の改善もさることながら，病期によっては長期の投球禁止期間を強いられる成長期の子供に対して，その期間をいかに過ごさせるかを慎重に検討しなければならないことである．また，選手のみならず，保護者や指導者からも「痛みがないのになぜ投げてはいけないのか」といった趣旨の質問を受ける．選手とじかにかかわる時間の長い療法士の立場として，疾患の基礎知識やゴール設定が不明瞭にならないよう，医師と十分に協議しながら対応しなければならない．

2 必要な評価と情報

❶ 画像診断情報

　病期・病巣部位における医師の診断情報を確認する．投球禁止の指示については特に患者に遵守させなければならない．小頭OCDでは画像診断のフォローアップが経時的に行われるため，その都度情報を確認する．

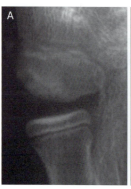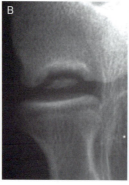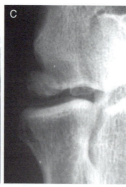

図1 上腕骨小頭離断性骨軟骨炎の病期分類

進行度は左から順に，A：初期（透亮像），B：進行期（分離像），C：終末期（遊離体）

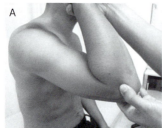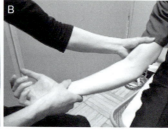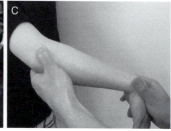

図2 疼痛検査

A：上腕骨小頭の圧痛，B：外反ストレステスト，C：回内・伸展ストレステスト

2 疼痛

　肘屈曲位にて上腕骨小頭の圧痛を左右差で確認する．子供の場合，疼痛の表出があいまいな場合も少なくないので，圧痛を確認する際は表情も合わせて観察するとよい．また，自動屈曲・伸展時の疼痛と，外反ストレステスト，回内動作を伴う肘伸展による外側部痛の再現を確認する（図2）．

3 アライメントチェック

　アライメントチェックは，背臥位にて解剖学的肢位を取らせ上肢帯の位置関係を観察する．肘関節以遠のアライメントを確認するため，上腕骨の回旋に左右差が生じないよう上腕骨内側上顆・外側上顆を把持し，それらを結んだ線が床面と並行となるようにする．野球選手の肘関節アライメントは，投球動作特性によると考えられる肘外反位，前腕回内位のアライメントがよくみられる．肘伸展制限を生じている例では，床面と肩峰との距離に左右差を生じる．立位においても伸展制限や屈曲制限を呈する例では肩甲骨位置偏位が認められる（図3）．

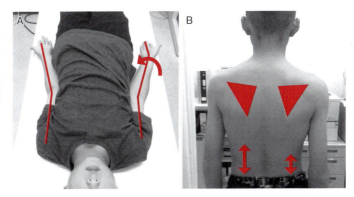

図3 アライメントチェック
A：患側：右．肘外反・尺屈・前腕回内アライメントを呈する．
B：患側：右．肩甲骨の下制と下位胸郭の短縮がみられる．

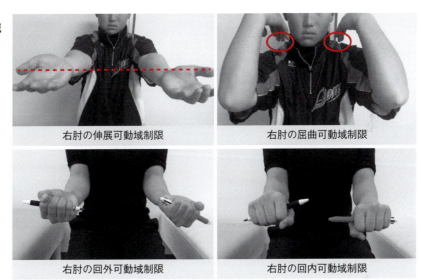

図4 可動域測定

4 肘関節可動域

　小頭OCDでは明らかなロッキングによる可動域制限とアライメント偏位による可動域制限とがある．ロッキングを呈している例では急なエンドフィールを迎えるのが特徴であり，無理な可動域拡大を求めない．

　可動域測定は左右同時に，かつ自動運動で行うほうが臨床的である．肘関節屈曲・伸展は肩の高さで，手掌を上に向けた状態で自動運動を行わせる．肘の伸展制限においては，肩関節外旋と肩甲骨下方回旋などの代償動作を生じる点に留意する．屈曲制限は手指と肩峰との距離を比較する．前腕の回内・回外可動域は両手にペンを持たせ，肘屈曲位で自動運動を行う．ペンの傾きで左右差を確認できるため患者自身にもわかりやすい検査方法である（図4）．

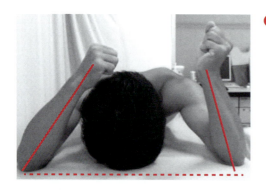

図5 肩関節自動外旋角度の評価

床面と前腕とのなす角度を左右で比較する.

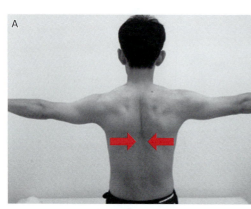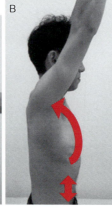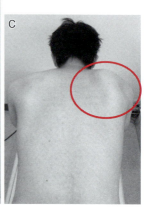

図6 上肢運動と胸郭・肩甲骨運動

A：外転運動は初期より肩甲骨が内転し，角度増加に伴い挙上・上方回旋を行う．
B：挙上動作では初期に肩甲骨は外転し，角度増加に伴い下部胸郭の拡張，上部胸郭の伸展，肩甲骨後傾を行う．
C：四つ這い位で観察される翼状肩甲 (winging)

5 肘関節以外の身体運動機能

　成長期においては急激な骨成長に伴う筋のタイトネスによる柔軟性低下がよくみられる．以下に代表的な身体機能評価を述べる．

(1) 肩関節

　肩関節では主に後面筋群の評価が主となる．CAT (combined abduction test), HFT (horizontal flexion test), 90°外転位での内・外旋可動域, 90°屈曲位での内旋可動域, 伸展位での内旋可動域を確認する．簡便な筋機能検査として，腹臥位・上肢挙上位にて肩関節自動外旋角度を左右で比較する (図5).

(2) 肩甲胸郭関節

　肩甲胸郭関節ではまず，上肢の挙上・外転動作による肩甲骨の追従運動や，胸郭前面・側面の可動性，脊柱・肋骨の可動性をスクリーニングする (図6).
　柔軟性検査は伸展・側屈・回旋の各方向を自動運動で確認する．伸展方向では，

| 図7 | 広背筋テスト |

肘の高さが鼻の高さを超えるかを評価する．超えれば陰性，超えなければ陽性としている．右図のような代償運動に注意する．

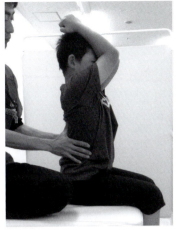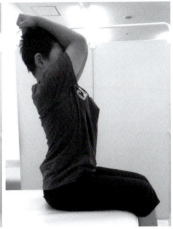

| 図8 | 肩甲胸郭関節の筋機能評価 |

自動運動と他動運動のlagを確認する．

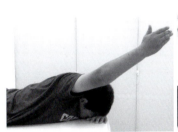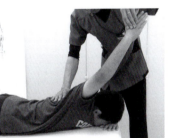

座位または立位にて，両肘を屈曲位にて胸の前で合わせ挙上させる．鼻の高さを超えない場合を陽性とする．広背筋の柔軟性や脊柱の伸展可動性を評価するテストとして用いている（図7）．側屈は座位にて両手掌を頭頂部に置き側屈運動を行う．胸郭側面の拡張を左右で比較し，主に腹直筋や外腹斜筋のタイトネスを評価する．回旋は座位にて，胸の前で腕を組ませ回旋運動を実施する．側屈動作や臀部荷重の偏位などを注意深く観察する．

筋機能検査では，投球動作において重要となる前鋸筋や僧帽筋中部・下部線維の機能を確認する．四つ這い位にて肩甲骨のwingingの観察や，腹臥位上肢挙上，水平外転（肩甲骨内転）における自動運動機能を確認する．機能低下が筋出力に由来するか柔軟性に由来するかを判断するため自動運動と他動運動との差を確認する（図8）．腹筋群では前鋸筋・外腹斜筋をツイストクランチ動作で，また投球側腹筋群の抗重力活動（遠心性収縮）を座位にて実施する（図9）．

(3) 股関節・下肢（図10）

下肢伸展挙上テスト（straight leg raising；SLR），踵臀部距離，股関節内旋，股関節内転の可動域測定やしゃがみ込みテストを実施する．しゃがみ込みテストは両上肢を胸の前で交差させ，臀部が踵部に着くかを確認する．運動機能検査として，片

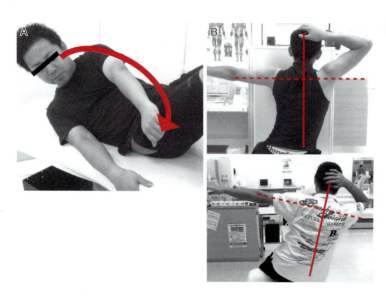

図9　体幹機能評価
A：外腹斜筋・前鋸筋の筋力チェック．末梢部に抵抗を加えて左右差を確認する．
B：上図に比べ下図では投球側での抗重力活動が低下している．

脚立位保持時間，片脚スクワット，サイドジャンプを用いてバランスや動作遂行能力を観察する．軸足・ステップ足で確認する．また成長期特有の疾患であることを加味し，基本的な運動能力として垂直跳びや立ち幅跳び動作，またスキップなどの運動を確認することで，下肢を中心とした運動発達の目安として用いることができる．

> **ワンポイントアドバイス　アライメントチェックの留意点**
>
> 野球選手のアライメントは年齢にかかわらず左右差を生じていることが多い．投球側の肩甲骨が下制している例などは臨床上よく遭遇する．しかし，現場で障害を有しない選手のアライメントを観察しても左右差を生じている．姿勢や左右のアライメントの評価を行う際は，現在の症状と各身体部位の偏位とがどのように関連しているかを見極めることが重要であり，すべての左右差を消失させることが最善であるとはいえない点に留意する．

3　リハビリテーションの実際

小頭OCDの発症自体は内因的な要素が含まれるため，肘関節外側への過負荷を増悪させないことが目的となる．局所においては疼痛管理，アライメントの是正と可動域の改善を，また局所以外においては投球動作において必要な身体機能の獲得を目指す．

❶ 疼痛への対応

投球動作時に強い疼痛を自覚する例では，肘頭外側に腫脹がみられることもある．炎症の鎮静化を目的にアイシングを実施する．また防御性収縮による伸展制限に対

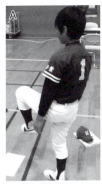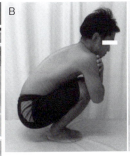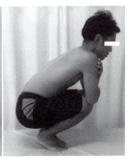
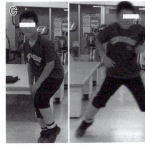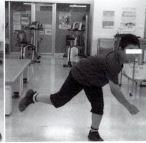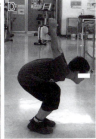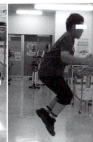

図10　下肢機能検査

A：片脚立位テスト
B：しゃがみ込みテスト．右図のように踵が浮いた場合は不可とする．
C：サイドジャンプテスト．軸足からステップ足着地動作の安定性などをみる．
D：垂直跳び．上肢の振り上げがみられない例．

図11　テーピングの一例

矢印に沿ってテーピングを実施する．肘が「吊られているような」感覚を自覚できるとよい．

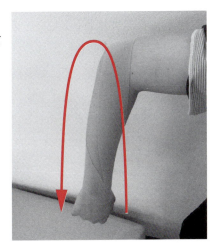

してはテーピングを実施し，リラクセーションを図る（図11）．

❷ 肘関節可動域制限へのアプローチ

　最も留意する点は腕橈関節にかかる圧をいかに軽減しながら可動域拡大を行うか，ということである．腕橈関節において橈骨頭の位置偏位がみられ，先述の肘外反・

前腕回内位を呈する例では腹側に偏位していることが多い．前腕回外制限や肘内側の疼痛を訴える例では，回内屈筋群のタイトネスがみられるが，回内屈筋群のストレッチを優先すると肘外反を助長する結果を招くことがあるため注意が必要である．

まず橈骨頭の可動性を引き出すため，外側軟部組織のストレッチや滑走性を促す．その後，橈骨頭の外背側方向への運動と，前腕をやや内反方向への運動を徒手的に誘導しながら伸展・屈曲自動介助運動を行う．また前腕回内外運動も同様に橈骨頭を誘導し，自動介助運動を行う（図12）．

良好なアライメントと可動域の維持のために，肘関節周囲筋のアプローチを実施する．特に，上腕三頭筋内側頭，尺側手根屈筋など動的な肘外反制動を担う筋群を賦活することで外反アライメントの是正を行う．上腕三頭筋内側頭は腹臥位・肩関節伸展位での等尺性収縮，尺側手根屈筋は尺側握りを反復させる（図13）．

❸ 肘関節以外の運動機能向上（図14）

成長期において柔軟性の改善は重要である．肩後面筋群は右上肢を下にした側臥位にて肩関節内旋ストレッチを実施する．広背筋は，座位または四つ這い位にてストレッチを実施する．胸郭側面や前面はバランスボールやタオルを用いて行う．股関節周囲では下肢後面や股関節内旋のストレッチを実施する．

肩甲骨周囲の筋機能では，四つ這い位にて手掌を後頭部に置いた肢位から胸郭の回旋を実施し，肩甲骨内転・下制を促通する．前鋸筋は on elbow 肢位や四つ這い位で肩甲骨のプッシュアップを実施する．

下肢では荷重位による支持機能エクササイズが中心となる．片脚立位バランスエクササイズを用いて，荷重感覚を促通する．また投球動作時の下肢動作を考慮したサイドリーチ，ウェイトシフトランジなどを用いる．発育期は柔軟性不足と運動発達の途上段階であることを考慮して，いわゆる「筋トレ」というよりはむしろ，バランス練習やジャンプ動作など在宅でも飽きずに実施できるメニューを選択するとよい．

トピックス　野球肘検診

　小頭 OCD はその特徴として予防は難しく，早期発見により無症候のうちに病巣部の修復を待つことが望ましい疾患である．エコー検診の必要性・有効性についても諸家により報告されているが，いまだすべての選手に対して実施できていないのが現状である．そこにはマンパワーの不足や選手・指導者の理解を得ることの困難さが背景にあるといえる．療法士の立場として，医師を中心とした検診事業に参加することは有意義であり，多くの療法士が参加できるような体制作りが広まることが望ましいと考えている．

図12 肘伸展・前腕回内外可動域エクササイズ

A：肘外側軟部組織のダイレクトマッサージ．
B：橈骨頭を後外側に誘導しながら回内させ，長軸方向に牽引する．
C：橈骨頭を背側に誘導しながら回外・伸展させる．伸展はやや内反方向に行う．
D：肘屈曲位での橈骨頭の背側誘導と回外．

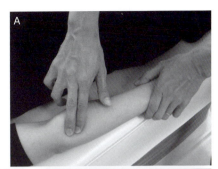
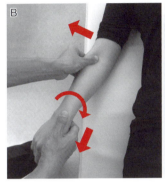
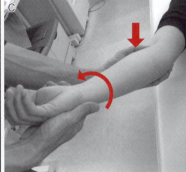
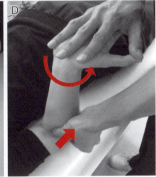

図13 肘外反制動を担う筋群の賦活

A：上腕三頭筋内側頭の選択的収縮
B：環指・小指での握り動作

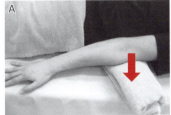
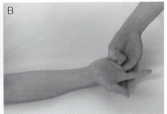

4 投球復帰に向けたリハビリテーションのポイント

投球禁止期間中から，ボールの握りやリリースにおける指先の感覚など，野球経験の浅い成長期野球選手における経験を減じない練習を行うことは可能である．例えば座位で手関節のみを用いて床にボールをリリースする練習などを行わせる（図15）．

投球復帰許可が出たのち，投球の一連動作はシャドウピッチングで確認する．腕の振りやすさや疼痛といった自覚症状と，動作分析においては肘外反ストレス増大の要因となる「肘下がり」や過度な肘伸展動作を惹起する「肘の突き出し」の有無を確認する．可能であれば実際にボールを投げてもらい，その結果により段階的な投球復帰を目指す．

成長期野球選手の肘障害は動作獲得の未熟さなど技術的要素が少なくないため，外来における動作介入は最低限必要だと考えている．

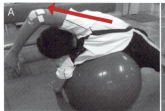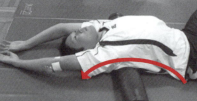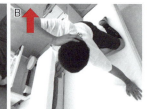
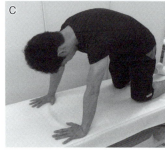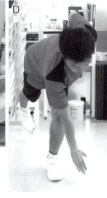

図14 肘関節以外の運動機能エクササイズの一例

A：胸郭側面・前面のストレッチ
B：胸郭回旋の自動運動
C：四つ這い位でのプッシュアップ
D：リーチバランス

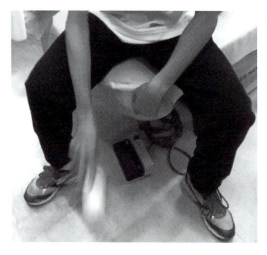

図15 投球禁止期間中でも可能なボールを用いた運動

座位にて前腕を大腿部に置き手関節以遠の動作でボールリリースの感覚を養う．

◆文献

1) 岩瀬毅信ほか：上腕骨小頭骨軟骨障害．整形外科MOOK 54，伊丹康人ほか編，金原出版，東京，26-44，1988
2) 柏口新二ほか：投球による肘障害の成因と病態．MB Orthop 11：1-9，1998
3) Morrey BF, et al：Force transmission through the radial head. J Bone Joint Surg Am 70：250-256, 1988
4) Diab M, et al：The biomechanical effect of radial shortening on the radiocapitellar articuration. J Bone Joint Surg Br 87：879-883, 2005

3) 投球障害肘
③体操選手の離断性骨軟骨炎

室井聖史・大西和友

1 この疾患をリハビリテーションとしてどう捉えるか

❶ 体操競技における肘関節の離断性骨軟骨炎はまれな疾患ではない

当院における肘関節の離断性骨軟骨炎（osteochondritis dissecans；OCD）をスポーツ競技別にみてみると，体操競技は野球に次いで多い．その発症数は当院に受診する体操選手の3％程度だが，年間に約15症例の当疾患の体操選手に携わるわれわれとしては決して少なくない疾患であると捉えている．

❷ 当院の肘OCDに対する治療方針

当院の肘OCDに対する治療方針の第一選択はまず保存療法での競技復帰を目指す．骨端線閉鎖前の症例に対しては特に保存療法を行いX線でOCDの治癒傾向を観察する．病巣の治癒傾向を認め身体機能面の改善が得られれば保存療法を継続しスポーツ復帰を目指す．

経過観察中に病巣が引っかかりなどの症状を呈する症例には鏡視下病巣切除を施行する．

病巣が広範囲に及び，経過中に橈骨頭の肥大や亜脱臼など関節症性変化を認め肘関節可動域が悪化する骨端線閉鎖期の症例には自家骨軟骨柱移植術が適応となる．

❸ 体操選手の肘OCDも厄介な疾患

当院における体操選手の肘OCD症例の平均年齢は13.5歳であり，男子選手14.9歳，女子選手12.3歳と女子選手で有意に低い[1]．病巣が広範囲にもかかわらず骨端線閉鎖前で自家骨軟骨柱移植術の適応とならない選手は，長期間の経過観察と競技の制限が強いられるため非常に過酷な競技生活を送ることとなる．そのためリハビリテーションでは精神面に配慮したサポートも欠かすことができない．

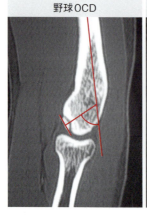 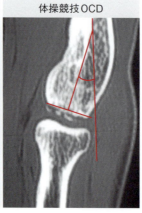

図1 CT矢状断像での野球と体操競技のOCD病巣比較

❹ 体操選手の肘OCDの特徴

(1) 女性選手にも多く発症を認めている

これまでの肘OCDの報告はそのほとんどの症例が男性であり，肘OCDは男児の疾患と捉えられていた．しかし当院の体操選手に限ると55％が女性選手であり，さらに前述したとおり女性選手では男子選手に比べ発症年齢が有意に低い傾向を認めている[1]．

(2) 両側発症を認めることがある

野球の肘OCDの発症のほとんどは投球側すなわち利き手側に発症するのに対し，体操競技では非利き手側でも38％に発症し，さらに両側発症例も17％に認めている．

初診時の病期は，透亮期が約30％，分離期が約40％，遊離期が約30％であり，病期が進行してからはじめて医療機関を受診することも少なくない．

(3) 病巣は上腕骨小頭だけではない

体操競技者の肘OCDの病巣部位をみてみると，上腕骨小頭に70％，まれとされている上腕骨滑車部に20％，そのほか橈骨頭に10％その発症を認めている[1]．

さらに上腕骨小頭のOCDに限れば，野球選手の病巣部位と比較し上腕骨小頭下方に存在することも，体操競技の肘OCDの特徴と捉えることができる[2]（図1）．

❺ 当院の治療成績

保存療法で競技復帰に至った選手は半数以上であり，橈骨頭のOCDに限れば予後良好で全例が保存療法での復帰を果たしている．保存療法における競技復帰までの期間は，平均3.7ヵ月で完全復帰し，復帰率は96％であった．

これに対し手術を要した割合は45.1％である．手術治療では遊離体摘出術で平

均4.5ヵ月での完全復帰を果たし，その復帰率は100％であった．自家骨軟骨柱移植術では，移植骨の骨癒合が得られ可動域の改善が認められる術後3ヵ月ごろから鉄棒や段違い平行棒でのぶら下がりなど懸垂系種目を開始する．その後，上肢筋力など身体機能の向上に合わせて床，跳馬，平均台などの跳躍系種目や，鞍馬，平行棒といった支持系種目を段階的に開始する．おおよそ術後5～6ヵ月での競技復帰を目指している．この自家骨軟骨柱移植術の復帰率に関しては，術前・後の経過観察を他院で行っていた1例を除き，当院で経過観察が可能であった5例は，全例競技復帰を果たしている．

2 必要な評価と情報

❶ 画像所見

野球OCDの病巣は上腕骨小頭に存在し，CT矢状断像において上腕軸長軸に対し57.6±10.7°に病巣を認めた[2]．この病巣と上腕骨小頭のtilting angleを考慮し，病巣部位と正常な後方像が重ならないように肘関節を30～45°屈曲したtangential viewが最も正確なX線所見を反映するとされ，その撮影法が用いられている[3]．

これに対し，体操選手のOCDの病巣はCT矢状断像において上腕軸長軸に対し28±10.7°と，野球選手の病巣部位に対し上腕骨小頭下方部に病巣が認められる特徴がある[2]．そのため，X線所見においても肘伸展位正面像で病巣を捉えることが比較的容易なこともある（図2）．

肘OCDのリハビリテーション介入では医師とのコミュニケーションを十分に図り，X線所見による病巣の状態把握が重要である．セラピストとしても疼痛などの自覚症状だけでなく，画像所見から病巣部を的確に捉え，正確な病期および病巣部の修復経過を把握したリハビリテーション介入が重要となる．

❷ 肘関節の後・外側の圧痛

肘OCDの自覚症状は「痛み」ではないことを多く経験する．しかし自覚的疼痛の訴えがなくても上腕骨小頭の圧痛（図3）の左右差は明確なことが多い．自覚的な疼痛の訴えがない場合でも，罹患部の上腕骨小頭部の圧痛が残存する場合は競技における荷重動作を許可できないことが多いため，適切な判断の一助とする．

❸ 肘関節の可動域

肘OCD罹患者では選手本人が可動域制限を自覚する，あるいは親や指導者に可動域制限を指摘されはじめて医療機関を受診する場合も多い．

体操競技では倒立や懸垂といった基本となる競技動作において，特に肘伸展可動

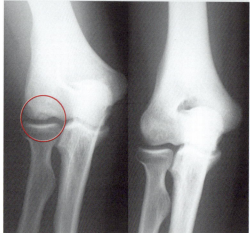 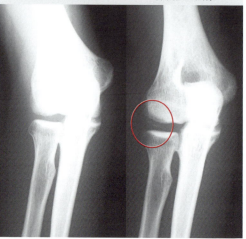

図2 X線における野球と体操競技のOCD

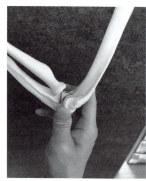 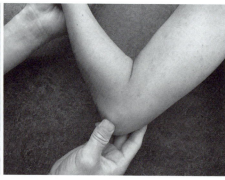

図3 肘関節後・外側の圧痛

肘関節を軽度屈曲し，病巣を把握して圧痛の有無を確かめる．

域が重要となる．リハビリテーションでもその機能改善に努めるが，経過観察中にひっかかりや関節症性変化により可動域制限が悪化する場合には治療方針の変更が余儀なくされることもある．このことから，治療介入時には肘関節可動域を定期的に計測し，経過を把握しておくことも重要となる．

また前腕回内運動に関しては，橈骨頭の回転軸は側方へ移動するため[4]，この動きの乏しさや前方不安定性が生じているか否かを徒手的に感じるように心がけている．回内運動に伴う橈骨頭の前方不安定性は，荷重動作における上腕骨小頭に対する剪断力となり腕橈関節における異常運動とわれわれは捉えている．

4 Thomsen-test

短橈側手根伸筋を主とした前腕伸筋群の機能低下は，握り動作・上肢荷重での橈骨頭の不安定性を誘発し，上腕骨小頭関節面との剪断力を生じさせるものと考えて

いる．われわれは Thomsen-test をその機能評価の一つとして用いている．併せて客観的かつ簡易的な検査として握力測定を行うことも治療介入の一助となる．

⑤ 荷重姿勢

体操競技では上肢の閉鎖性運動連鎖（closed kinetic chain：CKC）による体重制御を考慮する必要がある．Castaing ら [4] や信田 [5] は，肘関節伸展位での手根骨側から加わる腕橈関節の圧力は，前腕回内位で増大することを述べている．実際に上肢荷重姿勢を観察してみると，図4 では右上肢が左上肢に比べ上腕外旋・相対的な前腕回内位となり，図5 では右上肢が肘関節の過伸展で骨性優位の支持が確認できる．これは，骨性に安定を得ているために関節面への負担増大が示唆される．この骨性に安定を得ている肢位を強いられる要因として，さまざまな身体機能低下が考えられるが，特に肩関節内旋制限や上腕三頭筋筋力不足などの関与が大きいと考えている．

(1) 肩関節内旋可動域（図6）

われわれは肘 OCD 患者に対して腹臥位における肩関節 90°外転位での内旋を確認している．この状態で肘頭と床の距離を計測し左右を比較することで肩後方タイトネスの程度を確認することができると考えている．さらに肩甲骨を徒手的に固定することで，より顕著な肩関節内旋制限を確認することができる．

(2) 上腕三頭筋機能

上腕三頭筋筋力を評価するには elbow push test が機能的かつ簡易的である（図7）．elbow push test は上腕三頭筋のみならず肩甲帯・体幹の機能低下を確認しやすい．これに加え肩関節内旋位でのプッシュアップ動作をみることで，CKC としての上肢帯の筋力低下を評価する（図8）．

3 リハビリテーションの実際

体操競技は上肢で身体を支えるというその競技特性から，肘 OCD に生じやすい肘伸展制限の改善に努めることが重要となる．代表的な基本動作は倒立や懸垂，さらには上肢で跳躍的な動きを行うなど，肘関節だけでなく上肢帯すべての機能に着目して評価・プログラムの立案を行うことが必要となる．以下に上肢での荷重制限時期や，上肢荷重動作時の腕橈関節への負担を考慮してわれわれが選手に提供することの多いリハビリテーションプログラムを紹介する．

(1) scapula push up エクササイズ（図9）
(2) 前腕支持での倒立姿勢作り（図10）
(3) 肩関節後方のストレッチ（図11）

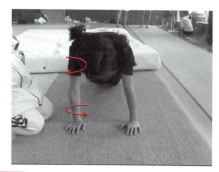

図4 右上腕外旋・前腕回内位の上肢荷重（体操競技選手）

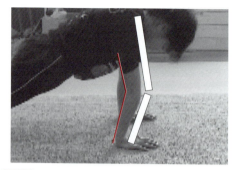

図5 肘関節の過伸展で骨性優位の上肢荷重（体操競技選手）

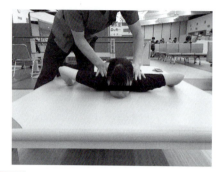

図6 肩関節内旋制限の確認

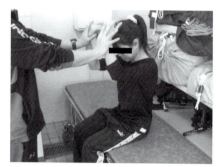

図7 elbow push test

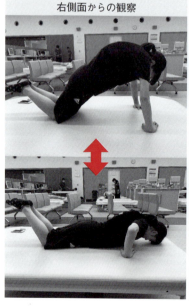
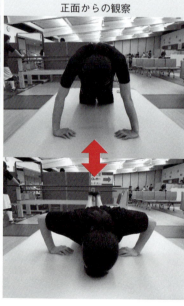

図8 肩関節内旋位でのプッシュアップ動作

（4）上腕二頭筋ストレッチ（図12）
（5）上腕三頭筋トレーニング（図13）

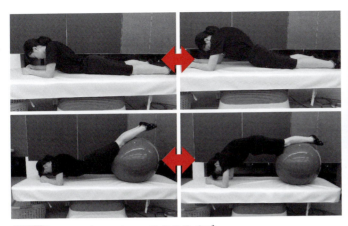

図9 scapula push up エクササイズ

CKC での肩甲帯機能向上を目的に，前腕支持で行うことによって肘関節に加わる荷重を軽減させる．必要に応じて体幹機能の要素を取り入れて行うこともある．

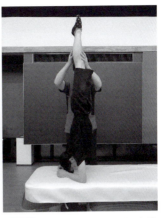

図10 前腕支持での倒立姿勢トレーニング

体操競技での基本動作となる倒立姿勢を前腕指示で行うことによって肘関節に加わる荷重を軽減させる．姿勢保持時間は1分間を基準とし，状態によって時間の増減や回数を考慮すると選手にも受け入れられやすい．

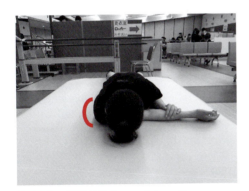

図11 肩関節後方のストレッチ

体操競技の現場で比較的よく行われるセルフストレッチの方法である．体操競技では特に肩関節屈曲位での内旋可動域は十分に確保しておきたい．そのため，肩後方タイトネスを認める選手には必ず取り入れている．

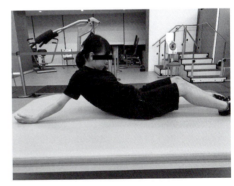

図12 上腕二頭筋のストレッチ

回内運動での橈骨前方不安定性を懸念し上腕二頭筋のストレッチを取り入れている．母指と示指が床面に接する肢位で行うと前腕橈側の伸張感も得られやすい．

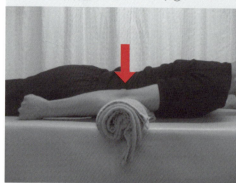
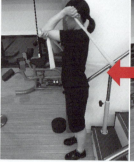
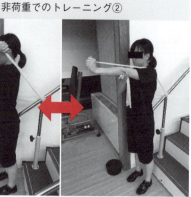
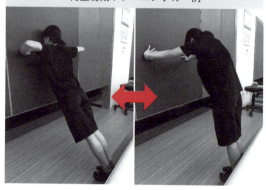

図13　上腕三頭筋のトレーニング

荷重制限時期や術後早期では非荷重でのエクササイズから開始し肘伸展可動域の拡大に努める．医師の指示のもと段階的に荷重量を増加させる．

◆文献

1) 大西和友ほか：体操選手に生じた肘関節離断性骨軟骨炎の特徴．日肘関節会誌 20：115-117, 2013
2) Kajiyama S, et al：Osteochondritis dissecans of the humeral capitellum in young athletes：comparison between baseball players and gymnasts. Orthop J Sports Med 5(3)：2325967117692513, 2017
3) 吉津孝衛：離断性骨軟骨炎の観血的治療．MB Orthop 10：83-95, 1997
4) Castaing J, et al：回内－回外機構の他動的要素．図解関節・運動器の機能解剖 上肢・脊柱編，井原秀俊ほか訳，協同医書出版社，東京，51-59, 1986
5) 信田進吾：肘関節の圧分布様式と三次元有限要素法による応力解析 変形性肘関節症との関連性．別冊整形外科 26：17-21, 1994

3) 投球障害肘

④内側障害：成人 肘内側側副靱帯損傷
―診断と治療コンセプト―

菅谷啓之

はじめに

　野球選手における肘関節内側部は，小児から大人までいろいろな障害に晒されやすい．骨端線未閉鎖の成長期においては，上腕骨内上顆の分節化（裂離）や内側上顆骨端線閉鎖不全などの野球肘内側障害が非常に高頻度で発症する（図1）．肘内側痛の原因としては，肘下がりなどの投球フォーム自体に問題がある場合もあるが，身体機能不全からダブルプレーンの投球となり，肘外反ストレスが増大することによって起こることが多い[1]．成長期では，フォームの修正を図っても修正できない場合は機能不全が背景にあるので，肩甲骨や股関節の機能不全をまず修正していく．一方，成人期では，機能不全が背景にある場合がほとんどであるので，肩甲帯をはじめとする身体機能の修正を試みる．局所的には，内側側副靱帯を中心とした内側支持機構全体に負担がかかり，画像所見としては，内側側副靱帯の変性や部分断裂がみられ時に完全断裂に進展することもある（図2）．症状としては，投球時の肘内側痛，圧痛は靱帯実質部や鉤状結節および回内屈筋群の付着部などに認められることが多い．

1 肘内側側副靱帯の詳細構造と画像所見

　投球動作において，肘尺側側副靱帯（以下，UCL）をはじめとした内側支持機構には大きなストレスがかかる．Fleisigらによれば，投球動作のレイトコッキング期から加速期初期にかけて，肘内側にはおよそ64 Nmもの大きな外反ストレスがかかるとされる[2]．この際，肘内側の軟部組織にはストレスの約50%がかかり（他の50%は骨組織），主な動的スタビライザーは回内屈筋群，静的スタビライザーはUCLと肘内側の関節包である[3,4]．また，回内屈筋群は，尺側手根屈筋（FCU），浅指屈筋（FDS），円回内筋（PT）の順に肘関節外反ストレスに対する動的なスタビライザーとして働いているという[3,4]．一方，Hoshikaらは，肘内側の靱帯構造を詳細に調べ明らかにした．これによると，肘内側の靱帯構造は，肉眼的にはいわゆる前斜走線維（AOL）と呼ばれるようなはっきりとした靱帯構造ではなく，周囲の

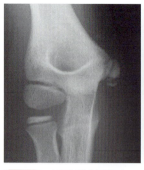
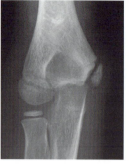

図1　野球肘内側障害
左：内側上顆裂離（12歳，男子），右：内側上顆骨端線離開（13歳，男子）．

図2　高解像度MRIのUCL像
左：正常像，右：完全断裂像．

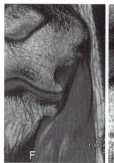
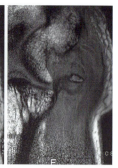

図3　左肘内側の回内屈筋群の構造
MEC：内側上顆，PT：円回内筋，FDS：総指屈筋，FCU：尺側手根屈筋．FDP：深指屈筋．
（文献5より引用）

図4　左肘内側の靱帯・筋膜の構造
図3から筋性部を取り除いたもの．PTとFDS，FDSとFCUの筋膜はUCLと連結して，深層の関節包と共に内側側副靱帯複合体とでもいうべき構造になっている．ST：鉤状結節．
（文献5より引用）

筋膜と内側側副靱帯および関節包が密接に連結しており，これらが肘内側側副靱帯複合体と呼ばれるような構造をなし，回内屈筋群とこれらの深層筋膜，および関節包の全体で肘関節内側の支持性を担っていると報告した（図3，4）[5]．

　画像診断に関しては，エコーやMRIが積極的に行われているが，従来までのMRI撮像法では2スライス程度しか同定できなかったUCLが，高解像度MRIで扇状のスライスを用いて撮像することにより詳細な観察が可能となった（図5，6）[6]．2014年の秋より2017年の秋まで，当院にて高解像度MRIにてUCLを撮像したプロ野球選手65名，社会人野球選手および大学生45名のうち，メディカルチェック目的で受診し投球側肘に症状のなかった71名（プロ58名，社会人・大学生13名）のうち，50名（プロ42名，社会人・大学生8名）に，UCLの異常像（変性，部分断裂，完全断裂）がみられた（表1）[6]．このように精密なMRIで撮像してみると，

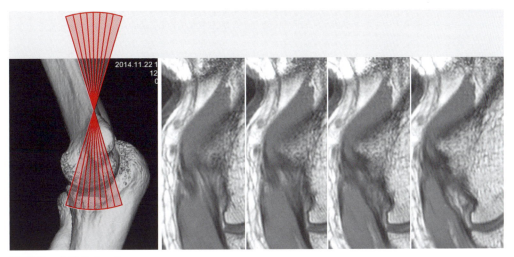

図5 高解像度MRI

左:扇状スライスのイメージ,右:各スライスにおけるUCLの描出.左から右に向けて前方から後方.

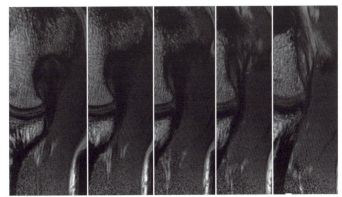

図6 高解像度MRIにおける正常像

右から左に向けて前方から後方.

表1 高解像度MRIによるUCL所見

MRI所見 Grade	プロ野球選手 (n=65)		ノンプロ・大学生 (n=45)		高校・中学生 (n=93)		対照群 (n=53)
	無症状 (n=58)	有症状 (n=7)	無症状 (n=13)	有症状 (n=32)	無症状 (n=13)	有症状 (n=80)	無症状 (n=53)
Ⅰ	16	2	5	14	12	37	53
Ⅱ	27	2	5	12	1	30	0
Ⅲ	11	2	2	2	0	10	0
Ⅳ	4	1	1	4	0	3	0

GradeⅠ:正常,GradeⅡ:変性のみ,GradeⅢ:中等度以上の変性または部分断裂,GradeⅣ:完全断裂に分類し,GradeⅡ以上を異常像とした.色文字はGradeⅡ以上で無症状のもの

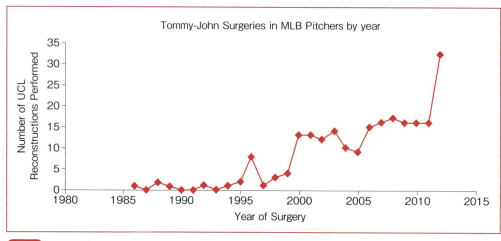

図7 MLB ピッチャーにおける年度別 Tommy-John 手術数
2000 年以降増加が続き，2010 年以降は飛躍的に増加している．
（文献 9 より引用）

多くのプロ野球選手の UCL は変性や部分断裂に陥っているものの，必ずしも有症状となってはいないことがわかる．

2 肘内側側副靱帯損傷

UCL 損傷の病因として，投球時の加速期における外反ストレスによる反復する微小損傷の積み重ねで起こるが，急性外傷によるものや acute on chronic 損傷によるものも少なくない[7]．前述したように，多くの無症状のプロ野球選手に UCL の経年的な劣化がみられることから，我々の経験では，野球選手の肘内側痛に関しては，肩甲胸郭関節などの身体機能を改善させる保存療法が良く奏功する．しかしながら，米国では保存療法の報告は限られ，後ろ向き研究のレビューによれば，診断後平均6ヵ月の保存療法で復帰できた選手は 42 % しかないという報告もある[8]．このような状況下で，近年，米国では肘内側側副靱帯再建術（Tommy-John 手術）が積極的に行われるようになっている．1986 年以降，2012 年までの間に Tommy-John 手術を受けたメジャーリーグ（MLB）投手は飛躍的に増大しており（図7）[9]，同時に再手術数も増加している（図8）[10]．さらに問題といえるのは，高校生など若年者の間ではさらに急速に広まっている点である．Petty らによれば，2003 年には 1986 年のなんと 11 倍の手術が行われていたとのことである[11]．このように現在米国では，わが国では考えられないペースで Tommy-John 手術数および再手術数が増大している．

術式に関しては，オリジナルの Jobe 法[12]，ドッキング法[12]，インターフェアランススクリュー法などがあるが[13]，近年では UCL 修復とインターナルブレース

3) 投球障害肘　④内側障害：成人 肘内側側副靱帯損傷－診断と治療コンセプト－

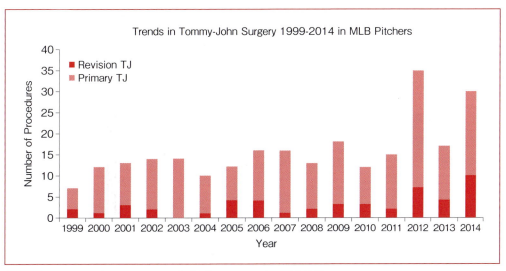

図8 MLB ピッチャーにおける年度別 Tommy-John 再手術数
（文献10より引用）

法が特に若年者を中心に行われるようになってきている（図9）[14]．手術成績に関しては，Jone 法よりもドッキング法が優れているといわれており，近年ではドッキング法やインターフェアランススクリュー法が主流になりつつある[15]．また，一般市民および選手や父兄の間では，Tommy-John 手術を受けることで，①術後の球速があがる，②術後は1年以内でゲーム復帰可能である，③画像上 UCL の異常がなくても手術を受けた方が良いなどという，極端に手術に期待する意見が多いが[16]，実際は，メジャーリーグ投手179名のデータで，83％が少なくともメジャーで1試合はゲーム復帰を果たしており，97％がメジャーもしくはマイナーリーグでのゲーム復帰を果たしていたが，平均ゲーム復帰時期は術後20.5ヵ月であり，メジャーでの稼働年数は術後平均3.9年であった[9]．一方，Makhni らによれば，メジャーリーグのデータベースより1999年から2011年までに Tommy-John 手術を1回のみ受けた147名のメジャーリーグ投手のうち，118名（80％）が少なくともメジャーの試合1試合で，99名（67％）が10試合以上のゲーム復帰を果たしており，29名（20％）がメジャーへのゲーム復帰不可であった．また，術前から元々年間メジャーで10試合以上の登板のあった132名の投手に限ってみると，同じレベルに復帰できたのは92名（67％）であり，17名（13％）は10試合未満の復帰，29名（22％）はメジャーに復帰できていなかった[17]．以上より，メジャーに限ってみれば，投手の同じレベル以上への復帰は，約3分の2程度であり，復帰にも術後20ヵ月程度かかっており，一般市民および選手や父兄が期待するほど良い結果とはなっていない．

353

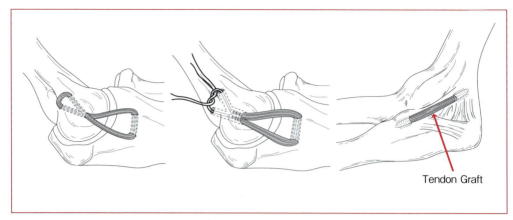

図9 Tommy-John手術の術式
左：Jobe法（文献12より引用），中：ドッキング法（文献12より引用），右：インターフェアランススクリュー法（文献13より引用）

3 日米の違いと今後

　上に述べてきたように，日米の間でもUCL損傷に対する治療法に対しては大きな開きがある．画像診断のクオリティや身体機能に対するアプローチなどの保存療法では，明らかに日本の方が優れていると思われる．米国では極めて容易に手術に移る傾向があり，その分，術式や術後管理，また術後のパフォーマンスに関するデータも豊富である．わが国でも，手術適応に関しては，医師の間でも必ずしもコンセンサスが得られているわけではなく，米国並みの適応で多くの手術を行っている施設も存在する．プロ野球選手では，経時的に肘の変形性関節症性変化も進展するし，関節症性変化の進展に伴ってUCLもMRI上輝度回復がみられる症例も存在する．今後は，どちらが正しいとかではなく，互いに情報を共有して，個々の選手にとって何がベストの方法なのか，最近行われるようになってきている新しい保存療法（PRPや対外衝撃波）も含めて，議論してコンセンサスに向かっていくべきものと考えられる．次項以降では，当院にて行っている本症に対するリハビリテーションにつき詳細に紹介する．

◆文献

1) 菅谷啓之：IV 投球障害の病態と治療方針．投球障害の全体像．野球の医学～競技現場のニーズに応じた知識と技術，菅谷啓之ほか編，文光堂，東京，114-119，2015
2) Fleisig GS, et al：Kinetics of baseball pitching with implications about injury mechanisms. Am J Sports Med 23：233-239, 1995
3) Lin F, et al：Muscle contribution to elbow joint valgus stability. J Shoulder Elbow Surg 16：795-802, 2007
4) Park MC, et al：Dynamic contributions of the flexor-pronator mass to elbow valgus stability. J

Bone Joint Surg Am 86A：2268-2274, 2004
5) Hoshika S, et al：Medial elbow anatomy：A paradigm shift for UCL injury prevention and management. Clin Anat 32：379-389, 2019
6) Hoshika S, et al：Significance of "T-sign" in the ulnar collateral ligament with high quality MRI：Professional baseball pitchers versus normal volunteers. Presented at AAOS Annual Meeting, 2018
7) Erickson BJ, et al：Ulnar collateral ligament reconstruction：anatomy, indications, techniques, and outcomes. Sports Health 7：511-517, 2015
8) Rettig AC, et al：Nonoperative treatment of ulnar collateral ligament injuries in throwing athletes. Am J Sports Med 29：15-17, 2001
9) Erickson BJ, et al：Rate of return to pitching and performance after Tommy John surgery in Major League Baseball pitchers. Am J Sports Med 42：536-543, 2014
10) Liu JN, et al：Outcomes in revision Tommy John surgery in Major League Baseball pitchers. J Shoulder Elbow Surg 25：90-97, 2016
11) Petty DH, et al：Ulnar collateral ligament reconstruction in high school baseball players：clinical results and injury risk factors. Am J Sports Med 32：1158-1164, 2004
12) Paletta GA Jr, et al：The modified docking procedure for elbow ulnar collateral ligament reconstruction：2-year follow-up in elite throwers. Am J Sports Med 34：1594-1598, 2006
13) Ahmad CS, et al：Biomechanical evaluation of a new ulnar collateral ligament reconstruction technique with interference screw fixation. Am J Sports Med 31：332-337, 2003
14) Jones CM, et al：Ulnar collateral ligament reconstruction versus repair with internal bracing：comparison of cyclic fatigue mechanics. Orthop J Sports Med 6(2)：2325967118755991, 2018
15) Watson JN, et al：A systematic review of ulnar collateral ligament reconstruction techniques. Am J Sports Med 42：2510-2516, 2014
16) Ahmad CS, et al：Public perceptions of Tommy John surgery. Phys Sportsmed 40：64-72, 2012
17) Makhni EC, et al：Performance, return to competition, and reinjury after Tommy John surgery in Major League Baseball pitchers：A review of 147 cases. Am J Sports Med 42：1323-1332, 2014

3) 投球障害肘

⑤内側障害：成人 肘内側側副靱帯損傷
－リハビリテーションのポイント－

鈴木　智

1 この疾患をリハビリテーションとしてどう捉えるか

　投球障害において肘関節の占める割合は非常に高く，年齢を問わず内側部に多く発症する．しかし成長期と成人期では構造上の相違があるため同じ内側部の障害でも病態は大きく異なる．

　野球選手における肘内側側副靱帯（ulner collateral ligament：UCL）損傷は，肘関節の疼痛や不安定性を生じてスポーツ活動を著しく障害する．特に肘 UCL 損傷を含めた成人の野球肘内側障害は，複数の要因が病態発生に関連しており，投球のバイオメカニクスを理解することはもちろんのこと，理学所見と画像所見のみならず詳細な問診を実施したうえでリハビリテーションを実践することが肝要である．

❶ 内側側副靱帯の機能解剖

　肘関節は骨以外に靱帯・関節包，筋・腱などの軟部組織で安定性を保持している．UCL には前斜走線維（AOL），後斜走線維（POL），横走線維に分けられ，異なる機能を有しながら肘内側部の安定性に寄与している．骨性の安定性は完全伸展位〜屈曲20°までと屈曲120°〜完全屈曲位までであり，肘関節 20〜120°の範囲における外反ストレスに対して特に AOL が主要な静的安定化機構となる．

❷ 投球バイオメカニクス

　肘関節は投球動作における肘関節の過度な外反ストレスは UCL に非常に大きな負荷が加わることになる．肘関節内側への負荷は，late cocking 期から acceleration 期にかけて約 64 Nm という強大な外反ストレスが作用していると報告されている[1]．さらに投球時の外反ストレスは二峰性を示すと述べられており，肩最大外旋（MER）の直前で肘関節 80〜90°屈曲位で最大ピークとなり，次のピークはボールリリース直後の肘関節完全伸展付近となる．一般にボールリリース直後には肘関節完全伸展はしておらず約 20°屈曲していると報告されている[2]．これら強大な外反ストレスが肘内側部に加わることで，骨端線閉鎖前の成長期には内上顆下端の裂

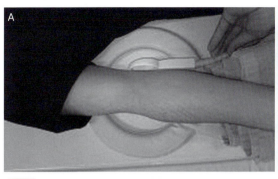 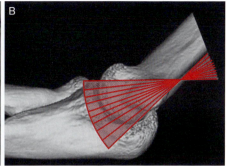

図1 当院におけるUCL損傷に対するMRI撮影
A：小関節用マイクロコイル使用
B：靱帯付着部を考慮した放射状撮影

離・分節，内上顆骨端線離開，さらには尺側の鉤状結節の裂離，骨化進行過程が進むにつれてUCLの付着部損傷が生じることになる．

3 投球動作と肘外反ストレス

Wernerら[3)]は，投球動作時におけるMER時の肘屈曲角度と肘外反ストレスの関連性を調査し，MER時により屈曲角度大きいと肘外反ストレスを減少させると報告した．また，Matsuoら[4)]はいわゆる"肘下がり"と呼ばれる肩外転角度の変化と肘外反ストレスの関係を調査した．その結果，肩外転角度が減少しても増加しても肘外反ストレスは増大すると述べ，肩外転90～100°において肘外反ストレスとなること示した．一般的に投球フォーム不良と言われる「ワインドアップ時の体幹後傾」や「速い身体の開き」，「投球側肘を引きすぎる（肩関節水平過伸展）」投球動作も結果的に最終的には"肘下がり"をきたすことになる場合が多い．さらに投球動作中の体幹・骨盤帯と肘外反ストレスの関連性も指摘されている．Aguinaldoら[5)]は踏み出し脚が接地する前に体幹回旋を開始する投手では肘外反ストレスが大きくなると述べている．また坂田ら[6)]はフォロースルー期での骨盤の早期回旋終了はアクセレレーション期での肘内側部痛の一要因であると指摘している．

2 必要な評価と情報

1 画像所見

野球選手のUCL損傷に対してMRIによる靱帯の質的評価が極めて重要となる．しかし施設によってMRIの撮影方法や解像度，診断精度も異なるのが現状である．当院では1.5T臨床用MRIと小関節用マイクロコイル[7)]（**図1A**）を用いて肘関節の高分解能MR画像を撮像しUCL損傷を評価している．撮像断面の決定について，

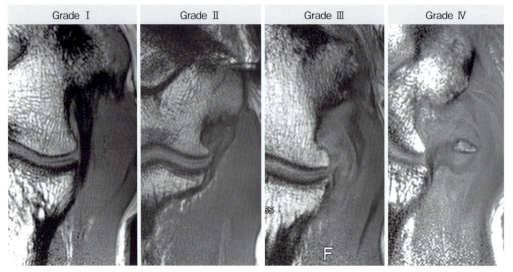

図2 高分解能 MR 画像による grading 評価

Grade Ⅰ：正常，Grade Ⅱ：軽度の輝度変化，Grade Ⅲ：高度の輝度変化，部分断裂，Grade Ⅳ：靱帯の消失

冠状断は上腕骨遠位の軸位断像にて内側上顆と外側上顆を結ぶ線を設定し，その線に平行に設定すると靱帯が見やすい断面になる．しかし，得られる画像は撮像者の技術に影響を受けやすいこと，UCL の付着部位の広がりなどを考慮し，当院では通常の冠状断の他に放射状撮影も用いて評価を行っている[8]（図1B）．UCL 損傷における靱帯評価は靱帯の輝度変化，肥厚，境界の不明瞭，T sign（関節包側部分断裂）の有無などで評価されている[9,10]．当院では高分解能 MR 画像を用いて UCL を4つの Grade に分けて評価している（図2）．

❷ 問診

医療面接に合わせて，疼痛部位や程度，疼痛が強く出現する動作（投球相など）を聴取し，あわせて圧痛部位を明確にしていく．外的要因として，練習時間が長く投球機会の多い者（投手・捕手）に有意に障害の発生していることから，練習時間や頻度などを含め詳細に評価する必要がある．また，ポジション（投球頻度の高い投手・捕手）・投球，打撃が左右どちらなのかもあわせて評価する．

❸ 触診・圧痛の確認

肘関節の触診では，症状を有する肘 UCL から開始し内側上顆，前腕回内屈筋腱を確認していく．肘 UCL 損傷では尺骨神経損傷を伴う場合もあるため Tinel 徴候を確認することも重要となる．

図3 投球を模した肢位での疼痛誘発テスト

この肢位における疼痛誘発テストでは以下の項目を確認することで，肘内側部痛に疼痛変化が生じるかチェックする必要がある．
・肩関節外転角度の変化に伴う疼痛変化
・胸郭や体幹伸展の可動性変化に伴う疼痛変化
・手関節・手指屈筋群の収縮による疼痛変化
・下部体幹の筋収縮の有無による疼痛変化

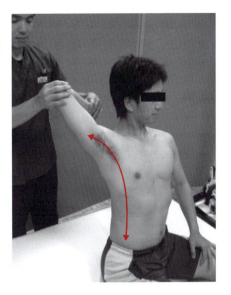

圧痛では肘後方から内側にかけて肘頭（先端部も含む），肘頭窩，上腕骨滑車，内側上顆など骨組織から開始し，筋腱付着部から靱帯など自覚的疼痛部位にかかわらず丹念に確認する必要がある．最終的には実際の投球動作を行ってもらい疼痛の有無・程度を聴取していく．

④ 疼痛誘発テスト

主な疼痛誘発テストとして milking test，moving valgus stress test など肘外反方向へのストレスでの疼痛出現や不安定感を確認する．また，端座位で投球時における肩関節最大外旋位（MER）を模した肢位で肘関節の疼痛の程度や疼痛部位を確認していく（図3）．自動運動における肘関節屈伸動作や疼痛誘発テストに加え圧痛部位や程度などについて継時的変化を NRS（numerical rating scale）などの主観的評価を用いて確認していく．

⑤ 関節可動域（柔軟性テスト）検査

肘関節屈曲・伸展，前腕回内外の関節可動域の他にも上腕二頭筋・上腕三頭筋・広背筋の柔軟性について検査を実施する．局所である肘関節や前腕に加えて肩内旋可動域が著明に減少したり，下肢の柔軟性が低下している傾向があるため，肩関節可動域・体幹・下肢を含めた可動域を確認することが望ましい．特に胸郭可動性や体幹回旋，股関節回旋制限により，投球動作中に過剰な肘関節外反ストレスをきたすと考えられている．ベッド上での他動的な関節可動域に加え，投球動作（またはそれに類似した動作）でダイナミックアライメントとしての関節可動域も確認しておくべきである．

6 筋力検査

　スポーツ障害を捉えるうえで，筋力検査では大きく2つの要素を考えなければならない．1つめは徒手筋力検査に代表される単関節運動としての筋力評価，2つめは複数の関節による共同運動としての筋力，さらには筋持久力，筋協調性，筋出力特性を加味した複合的な筋機能評価が必要となる．スポーツ動作ではこれら両者の関連性が極めて重要となり，どちらか一方に機能低下（筋力低下）があると大きなパフォーマンス低下きたす可能性が高くなると考えている．まずは優先的に肘関節屈曲/伸展，回内/回外など左右差を含め詳細に単関節運動として検査を実施していく．また，投球障害ということで腱板・肩甲骨周囲筋群や体幹・下肢筋群の筋出力は検査すべき項目と考える．

7 投球フォームチェック

　投球障害で認められる身体各部位の機能低下は，最終的に投球フォームへ影響すると考えている．しかしながらUCL損傷を発症する選手の多くは，学童期の未熟な投球フォームが要因となって発症する投球障害肘とは異なり，単なる投球フォームの崩れだけでなく，オーバーユースによる筋収縮速度や求心性収縮/遠心性収縮のタイミングのズレなど質的な要因も含めて「肘下がり」「肘の突き出し」など過度な肘外反ストレスをきたす投球動作を分析していかなければならない．

3 UCL損傷後リハビリテーションの実際

　当院における肘UCL損傷治療の第一選択は保存的治療すなわちリハビリテーションとなる．リハビリテーションを3ヵ月程度実施し，機能改善が不十分または患部・患部外機能の十分な改善が得られた状況であっても疼痛が残存する場合には手術（再建手術）が適応となる場合もある．リハビリテーション開始から肘関節の局所症状（圧痛・運動時痛）が消失するまでの一定期間は投球禁止とし，その投球禁止期間から投球復帰に必要となる肘関節機能ならびに患部外機能改善のエクササイズを開始する．肘関節局所の圧痛・運動時痛消失に伴い投球動作再開が許可され，可及的早期に投球フォームチェックを実施し，疼痛出現の有無ならびに不適切な投球フォームの問題点を明確化していく．最終的には投球動作における過度な肘外反ストレスの軽減をはかり，段階的スローイングプログラムを用いて競技完全復帰へと進めている．

1 患部の機能改善エクササイズ

　炎症を伴う肘関節可動域制限は発症から間もない炎症急性期に多く認められ，可

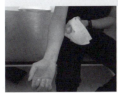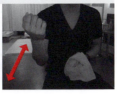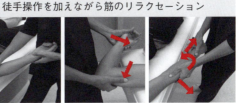

図4 炎症期における患部エクササイズ

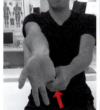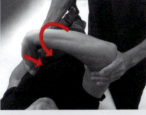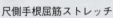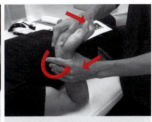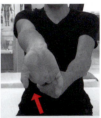

図5 前腕回内・屈筋群の静的ストレッチ

動域終末抵抗感（end feel）より先行して疼痛が出現し関節可動域制限を呈する．この時期には積極的な関節運動を避け，テーピングによる患部の保護や関節運動を伴わない上腕筋群・前腕筋群の持続的ストレッチや肩甲帯のリラクセーション，アイシングなどの物理療法が望ましいと考える（図4）．また，肘関節伸展制限や前腕回外制限を呈する症例では，前腕回内屈筋群の過剰な緊張に由来するものが多く，急性期にはクライオストレッチやクライオキネティクスが有効な手段となる（図5）．さらに上腕三頭筋の伸張性低下では肩関節可動域制限の一要因となり，結果として「肘下がり」の投球動作となることが多いため注意を要する．投球障害肘を有する症例では肘関節伸展筋力低下を認める症例が多く，特に肘関節伸展位付近での筋力低下は代償運動などで見逃されやすいので正確な検査と確実な筋力回復が重要となる．

> **ワンポイントアドバイス　肘外反ストレスに対する動的安定化機構**
>
> 肘外反ストレスの動的安定化機構として尺側手根屈筋や円回内筋，浅指屈筋が注目されている[11,12]．特に浅指屈筋は屈曲回内筋群の中で最も内側維持機構として寄与していると報告されている[12]．今後のUCL損傷後リハビリテーションアプローチとしての有効性が期待されている．

❷ 患部外（体幹・下肢）エクササイズ

UCL損傷など投球動作に関連する障害をきたす要因は，その位相の動作に必要

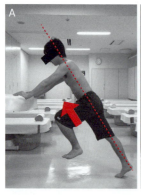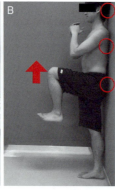

図6 ワインドアップ期での骨盤前傾保持

A：体幹中間位を意識した股関節屈曲運動．股関節屈曲に伴い骨盤後傾や頭部位置異常に注意しながら運動を10～15回程度繰り返す．
B：体幹中間位を意識した片脚立位エクササイズ．体幹中間位を意識するため後頭隆起－第7胸椎棘突起－仙骨後面を壁に接触したまま片脚立位を行う．

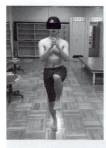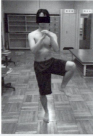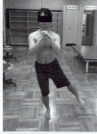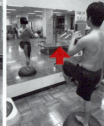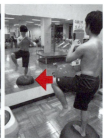

軸脚股関節軽度屈曲位でのエクササイズ　　不安定な環境での片脚バランスエクササイズ（BOSU使用）

図7 骨盤前傾保持での片脚バランスエクササイズ

な運動機能の低下とその動作に連続する前の位相の投球動作の問題にあると考えられている[13]．

　投球動作では特に並進運動・回旋運動が極めて重要な役割を果たしており，並進運動の前の位相，すなわちワインドアップ期や，回旋運動が開始される前の位相である早期コッキング期，において下半身・体幹の柔軟性や機能的安定性は円滑で効率的な投球動作に欠かすことができない．

(1) ワインドアップ期での骨盤前傾保持（図6，7）

　ワインドアップでは安定した片脚支持能力が求められる．片脚立位での前後バランスの乱れは，のちの早期コッキング期におけるステップや体重移動に悪影響をきたし，最終的に投球パフォーマンスの低下を招く大きな要因となる．特にワインドアップ期で体幹後傾位や骨盤後傾位をとることで支持脚での推進力が低下することで効率的な並進運動を妨げることになる．

(2) 早期コッキング期における軸脚の股関節屈曲保持（図8）

　早期コッキング期では軸脚の股関節のコントロール，特に股関節・膝関節を軽度屈曲位保持したままステップ脚を接地すること（フットプラント）が重要となる．不良な肢位でフットプラントを迎えることで体幹後傾・速い開き・投球側の肘下が

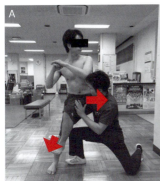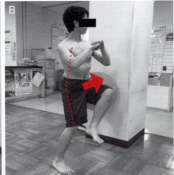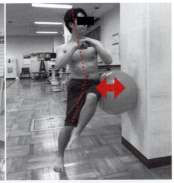
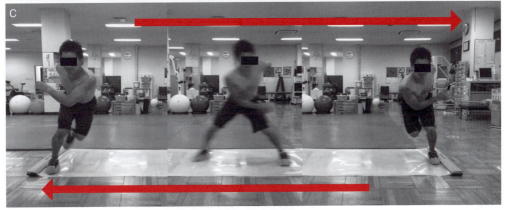

図8 早期コッキング期における軸脚の股関節屈曲保持

A：セラピストによる並進運動への抵抗運動．
B：股関節軽度屈曲位での並進運動（ボールを使用）．
C：スライディングボードを使用した並進運動の強化．軸脚の母趾球荷重から側方への蹴り出しをイメージしながらゆっくりとスライドさせていく．左右とも反復して行うことで下肢内外転筋群の遠心性トレーニングにも有効と考える．

り・肩水平過伸展を誘発する[14]．荷重位で股関節・膝関節が軽度屈曲位で並進運動をコントロールしていくには，前述した骨盤前傾位も重要な役割を果たしている．ワインドアップ期で必要な骨盤帯周囲筋に加え大殿筋や大腿四頭筋，ハムストリングスを活動させながら股関節・膝関節の軽度屈曲を保持したまま内転筋の遠心性筋活動に円滑な並進運動が可能となる．

(3) 後期コッキング期〜加速期での体幹・下肢の回旋運動（図9）

後期コッキング期では肩関節は外旋運動し最大外旋位まで到達する．しかし，この外旋運動は能動的な外旋運動ではなく体幹・骨盤回旋や肩関節水平屈曲運動により上腕および前腕近位端が投球方向に移動しボールを持った手部が後方に残った結果として生じている．この時の肩関節外旋運動ならびに過度の肘外反ストレスは体幹・下肢運動に大きく影響されることになる．また，加速期にかけてステップ脚を接地した後，ステップ脚を回転軸として骨盤が回旋する．つまりステップ脚股関節

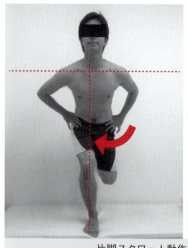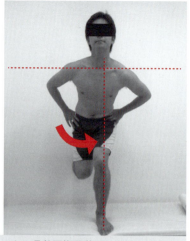

片脚スクワット動作からの骨盤回旋運動

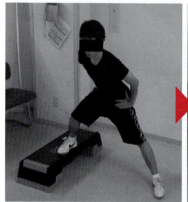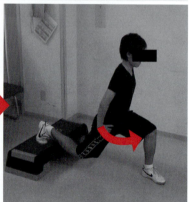

ステップ台を利用した骨盤・体幹回旋運動

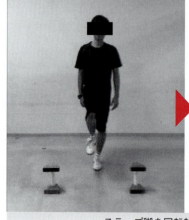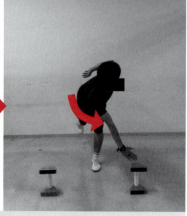

ステップ脚を回転軸としたリーチ動作

図9 ステップ脚を回転軸とした骨盤・体幹回旋運動

が内転・内旋運動を生じながら，同時に体幹は骨盤回旋運動に連動して回旋運動を引き起こす．この時期では体幹・骨盤回旋可動性や股関節内転・内旋可動性に加えて，ステップ脚の安定性，すなわち股関節内転・外転筋，さらには大腿直筋・ハムストリングスなどの動的安定性が必要となる．

◆文献

1) Fleising GS, et al：Kinematics of baseball pitching with implications about injury mechanisms. Am J Sports Med 23：233-239, 1995
2) Sabick MB, et al：Valgus torque in youth baseball pitchers：A biomechanical study. J Shoulder Elbow Surg 13：349-355, 2004
3) Werner SL, et al：Relationship between throwing mechanics and elbow valgus in professional baseball pitchers. J Shoulder Elbow Surg 11：151-155, 2002
4) Matsuo T, et al：Influence of shoulder abduction and lateral trunk tilt on peak elbow varus torque for college baseball pitchers during simulated pitching. J Appl Biomech 22：93-102, 2006
5) Aguinaldo AL, et al：Correlation of throwing mechanics with elbow valgus load in adult baseball pitchers. Am J Sports Med 37：2043-2048, 2009
6) 坂田 淳ほか：内側型野球肘患者の疼痛出現相における投球フォームの違いと理学所見について．日整外スポーツ医会誌 32：55-62, 2012
7) Yoshioka H, et al：High-resolution MR imaging of the elbow using a microscopy surface coil. Skeletal Radiol 33：265-271, 2004
8) Hoshika S, et al：Correlation between MRI Findings of Ulnar Collateral Ligament and Ligament Laxity in Asymptomatic Professional Baseball Pitchers AAOS, 2017
9) Mirowitz SA, et al：Ulnar collateral ligament injury in baseball pitchers：MR imaging evaluation. Radiology 185：573-576, 1992
10) Ford GM, et al：Return-to-play outcomes in professional baseball players after medial ulnar collateral ligament injuries：Comparison of operative versus nonoperative treatment based on magnetic resonance imaging findings. Am J Sports Med 44：723-728, 2016
11) Park MC, et al：Dynamic contributions of the flexor-pronator mass to elbow valgus stability. J Bone Joint Surg Am 86：2268-2274, 2004
12) Udall JH, et al：Effects of flexor-pronator muscle loading on valgus stability of the elbow with an intact, stretched, and resected medial ulnar collateral ligament. J Shoulder Elbow Surg 18：773-778, 2009
13) 宮下浩二：投球障害に対する競技現場でのリハビリテーションとリコンディショニングの実際．Skill-Up リハビリテーション＆リコンディショニング．投球障害のリハビリテーションとリコンディショニング，山口光國編，文光堂，東京，187-202, 2010
14) 岩堀裕介：成長期における上肢スポーツ障害の特徴と治療．Skill-Up リハビリテーション＆リコンディショニング．投球障害のリハビリテーションとリコンディショニング，山口光國編，文光堂，東京，91-117, 2010

3) 投球障害肘
⑥後方障害

鈴木 智

1 この疾患をリハビリテーションとしてどう捉えるか

　成長期の後方障害の発生メカニズムは，投球相におけるコッキング後期から加速期での valgus extension over road[1] や投球終末相である mechanical door stop action[2] ともいわれる肘関節外反・伸展ストレスによる骨・軟骨性衝突と過労性骨・骨端線障害が挙げられる．成人期の投球動作における肘後方障害でも発生メカニズムは成長期と同様と考えられており，主な病態は腕尺関節後内側インピンジメントを主因とした肘頭や肘頭窩の骨棘形成が特徴的である．

❶ 肘頭部骨端線障害

　投球動作による肘関節周辺の骨端線障害としては，内側障害すなわち上腕骨内側上顆の頻度が最も高い．肘頭部骨端線障害は通常診療において比較的まれな疾患であり，病態ならびに治療法における十分なコンセンサスは得られていない．肘頭骨端核が11歳頃出現し，その後，数年で急速に骨端線が閉鎖することから，投球時に肘関節骨端線に加わる投球時の繰り返される伸展・外反ストレスによる骨端線損傷すなわち骨端線周囲の脱灰や骨端線離開，あるいは骨端線閉鎖遅延・不全によるものと考えられている．

❷ 尺骨肘頭疲労骨折（図1）[3]

　骨折線の走行により主に，滑車切痕軸に対して垂直に走る横骨折型と斜めに走る斜骨折型の2つに分類されている．

　従来は上腕三頭筋による牽引ストレスや伸展ストレスによるものと考えられていたが，実際には肘頭疲労骨折のほとんどの症例で尺骨滑車切痕の関節面かつ内側（尺側）から生じており[3,4]，関節面を介して骨性の圧迫によるものと考えられており，疲労骨折の発生メカニズムは，投球動作中の肘の伸展・外反ストレスによるものと捉えられている．

図1 肘頭疲労骨折の分類

（文献3より引用）

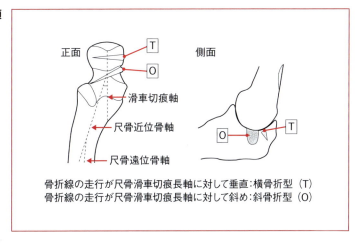

3 後方インピンジメント障害

　成人期における投球時の外反・伸展ストレスに伴う肘頭・肘頭窩の骨性インピンジメントは posterior impingement[5] または posteromedial olecranon impingement[6] と報告されており，本邦では広く後方インピンジメント障害と捉えられている．これらの骨性衝突を繰り返すことにより，反応性の骨増殖性変化をきたし，肘頭先端から後内側部および同部位に相対する肘頭窩に骨棘を形成するため，野球選手特有の変形性肘関節症の初期像として考えられている．

2 必要な評価と情報

1 問診

　医療面接に合わせて，疼痛部位や程度，疼痛が強く出現する動作（投球相など）を聴取し，あわせて圧痛部位を明確にしていくが，あくまでも対象者が子供であることを理解しなければならない．患者と自分自身の身体についての共通理解を深め，競技復帰までに何をするべきかを丁寧に説明し，過剰な不安を取り除いていくことが治療介入導入期に最も重要なことである．外的要因として，練習時間が長く投球機会の多い者（投手・捕手）に有意に障害の発生していることから，練習時間や頻度などを含め詳細に評価する必要がある．また，ポジション（投球頻度の高い投手・捕手）・投球，打撃が左右どちらなのかも評価する．

2 疼痛検査

　自動運動や疼痛誘発テストに加え圧痛部位や程度などについて継時的変化をNRS（numerical rating scale）などの主観的評価を用いて確認していく．圧痛では肘後方

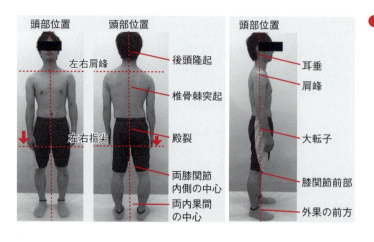

図2 立位姿勢アライメント

から内側にかけて肘頭（先端部も含む），肘頭窩，上腕骨滑車，内側上顆など骨組織から開始し，筋腱付着部から靱帯など自覚的疼痛部位にかかわらず丹念に確認する必要がある．段階的競技復帰の指標と考えている．

後方障害の疼痛誘発テストとして肘関節の強制伸展テストが有用であるが，肘関節伸展位ならびに屈曲位60〜80°での外反ストレステスト，milking test，moving valgus stress test[7]など肘外反方向へのストレスでも疼痛が再現されやすい．最終的には実際の投球動作での疼痛の有無を聴取していく．

> **ワンポイントアドバイス● 肘関節後方障害における評価のポイント**
> 肘関節後方障害は，肘内側障害も念頭に置きながら詳細な問診と疼痛検査を実施していくことが望ましい．肘外反不安定性や手部尺側の知覚障害・手内在筋の筋力低下はMCL損傷，尺骨神経障害の合併を示唆する所見となるため注意深い観察が必要である．

③ 姿勢観察（アライメントチェック）

姿勢の評価を行う際は立位，座位，背臥位など重力の影響を考慮しながら行っていく．はじめに安楽立位（または安楽座位）を指示し正常アライメントからどの程度逸脱しているかの観察を行う（図2）．この時点で不良姿勢が明らかに認められる場合は，はじめに口頭指示にて不良姿勢の修正が可能かどうかをチェックしていく．口頭指示により修正が不可能な場合は身体機能低下による不良姿勢と判断し，各関節機能の詳細を検査していく．また肘関節アライメント検査としてcarrying angleやヒューター線，ヒューター三角なども確認しておくことが望ましい（図3）．

④ 関節可動域（柔軟性テスト）

肘関節屈伸，前腕回内外の関節可動域の他にも上腕二頭筋・上腕三頭筋・広背筋

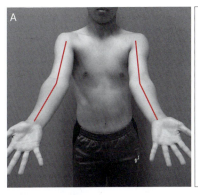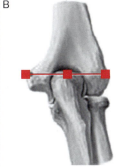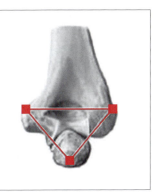

図3 肘関節アライメント
A：carrying angle（肘角・運搬角）．上腕骨長軸に対する前腕骨長軸のなす角度であり，正常な肘関節は生理的外反肘を示す．
B：ヒューター線．完全伸展位では内外側上顆と肘頭が一直線上に並ぶ．
ヒューター三角：屈曲位では内外側上顆と肘頭が二等辺三角形となる．

の柔軟性についても検査を実施する．投球障害肘を有した症例では，局所である肘関節や前腕に加えて肩内旋可動域が著明に減少したり，下肢の柔軟性が低下している傾向があるため，肩関節可動域・体幹・下肢を含めた可動域を確認することが望ましい．

❺ 筋力検査

肘関節における単関節運動としての筋力評価だけでなく，複数の関節による共同運動としての筋力，さらには筋持久力，筋協調性，筋出力特性を加味した筋機能評価が必要となる．肘関節屈曲／伸展，回内／回外については左右差を含め詳細に検査を実施する．

当然のことながら投球障害ということで腱板・肩甲骨周囲筋群や体幹・下肢筋群の筋出力は必要に応じて検査すべき項目である．

❻ 投球フォーム

野球選手に認められる身体各部位の機能低下は，最終的に投球フォームへ影響すると考えている．しかしながら，学童期には未熟な投球フォームが要因となり各部位の機能低下を引き起こしてしまう場合も少なくない．肘関節後方障害では，コッキング期からフォロースルー期にかけて過剰な肘関節外反ストレス・伸展ストレスの有無を推察しながら投球フォームを確認していく．身体各部位の機能低下が改善しているにもかかわらず投球時痛が消失しない場合は投球フォームに問題があると考えることができる．

3 リハビリテーションの実際

　当院における野球肘後方障害の治療は保存的治療すなわちリハビリテーションが原則となる．リハビリテーション開始から肘関節の局所症状が消失するまでの一定期間は投球禁止とし，その投球禁止期間から投球復帰に必要となる肘関節機能ならびに患部外機能改善のエクササイズを開始していく．各身体部位の機能改善に伴い，各関節機能がスムーズに連動するための連鎖的運動の強化を図っていく．肘関節局所の圧痛・運動時痛消失に伴い投球動作再開が許可され，可及的早期に投球フォームチェックを実施し疼痛出現の有無ならびに不適切な投球フォームの問題点を明確化していく．最終的には投球動作における肘外反・過伸展ストレスの軽減をはかり，段階的スローイングプログラムを用いてに競技完全復帰へと進めている．

> **ワンポイントアドバイス ◆ 野球肘後方障害の保存療法成績**
>
> 2007〜2013年までに当院で野球肘後方障害と診断された野球選手（肘頭疲労骨折15例，肘頭骨端線閉鎖不全24例）39例39肘のスポーツ復帰率を調査したところ，画像上の治癒にかかわらず完全復帰89.7％（35/39例），不完全復帰10.3％（4/39例：レベルダウン3例，復帰不可能1例）と高いスポーツ復帰率であった．

❶ 肘関節 ROM エクササイズ（図4）

　一般に肘関節可動域制限は疼痛や軟部組織の伸張性・滑走性低下に加え，肘頭ならびに肘頭窩の骨棘など関節構造変化が主因となる．肘関節伸展制限や前腕回外制限を呈する症例では，腕橈関節アライメント不良前腕橈側筋群ならびに前腕回内屈筋群の過剰な緊張に由来するものが多いため早期から改善が必要となる．腕橈骨筋など外側筋群の緊張作用により外反方向へ肘関節が偏位し，代償的に前腕回内筋群などの緊張を引き起こしていることもあるため十分なストレッチを実施していく．上腕三頭筋の伸張性低下では肩関節可動域制限の一要因となり，結果として「肘下がり」の投球動作となることが多いため注意を要する．

❷ 肘関節筋力エクササイズ（図5）

　肘関節は，投球動作において力学的な中継・伝達の役割を担っており，肘関節単独での運動というより肩甲帯や肩関節・末梢の手関節と連動した肘関節伸展運動により一連の投球動作が完成される．しかしながら投球障害肘を有する症例では肘関節伸展筋力低下を認める症例が多く，特に肘関節伸展位付近での筋力低下は代償運動などで見逃されやすいので注意が必要である．肘伸展エクササイズでは肩関節外旋運動に注意しながら，腹臥位での等尺性エクササイズ・チューブなどを利用して

3) 投球障害肘　⑥ 後方障害

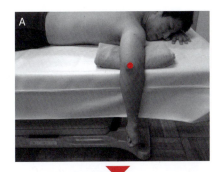

図4　肘可動域制限に対するアプローチ

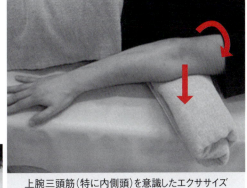

上腕三頭筋（特に内側頭）を意識したエクササイズ

図5　肩関節外旋を伴う肘関節伸展運動（A）と肘関節伸展エクササイズの実際（B）
A：投球障害では写真のように肘伸展運動時に肩関節外旋を伴うことで肘頭のマーキングが隠れてしまう．
B：肘関節伸展エクササイズでは肩関節外旋を制御しながら実施していくことが望ましい．

上肢下垂位や挙上位などで肘関節伸展運動を反復していく．

❸ 患部外（体幹・下肢）エクササイズ

　各身体機能の改善と並行して，個々に強化した機能を連結・連動させる必要があり，上肢リーチ機能・身体バランスの向上，投球動作をイメージした下肢トレーニングを取り入れながら運動に必要な身体機能の再構築を図っていく．特に並進運動・

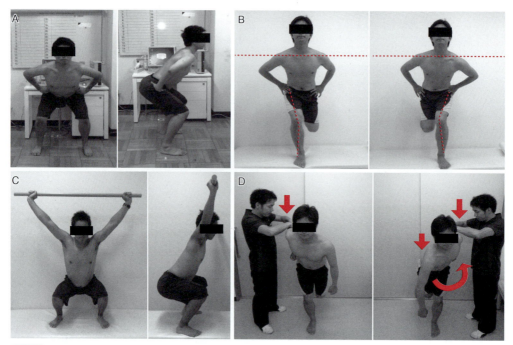

図6 投球動作を踏まえたパフォーマンステスト

A：スクワットテスト．スクワット動作を確認することで下肢・体幹の左右対称性や，骨盤前傾に伴う股関節屈曲や胸椎伸展などを総合的に観察していく．明らかな異常を認めた場合には，対象部位について詳細な検査測定を実施する．
B：片脚スクワットテスト．写真右（ステップ側）では軽度 knee-in, toe out を認め体幹の左側偏位が確認できる．
C：オーバーヘッドスクワットテスト．バーやシャフトなどを利用することで，肩関節・肩甲帯・体幹の安定性や左右非対称を確認することが可能．
D：片脚スクワットで上肢への抵抗テスト．片脚スクワットの姿勢にて，支持側下肢と同側の上肢（肘屈曲位）に上方から徒手抵抗を与える．体幹や下肢の安定性低下を認める症例では，顕著なふらつきや体幹回旋を伴う代償運動を認める．

　回転運動の根幹を担う股関節・体幹可動域は，投球動作全体に影響を及ぼし，局所である肘関節への過剰なストレスを惹起する可能性が高くなる．患部外における個々の関節機能がパフォーマンスに反映されているか否かを判断するため，一般的なスクワット動作から確認し，オーバーヘッドスクワット，片脚スクワット，抵抗を加えた片脚スクワットへと負荷量を変化させていくことで，動作のなかから問題点の抽出ならびに改善プログラムを実施していく（図6）．徐々にアスレティックリハビリテーションに向けた調整を実施していくことで，投球動作に必要とされる肩甲上腕関節・肩甲胸郭関節・体幹・骨盤帯・下肢と一連の動作として完成させていく．

❹ 肘関節伸展・外反ストレスの軽減

　ボールリリース時には肩甲上腕関節はわずかに水平内転位で上腕骨内旋，肘関節

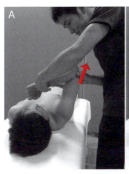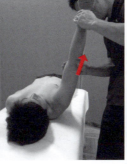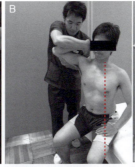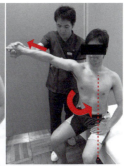
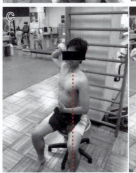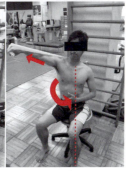

図7 肘関節外反・伸展ストレスの軽減

A：肩甲骨と上腕骨がニュートラルな関節位置（過剰な外旋を制御）した状態で肘関節運動（求心性・遠心性収縮）をコントロールしていく．
B：段階的に座位でも同様に肩甲骨・肩関節を制御しながら関節運動をコントロールしていく．徐々に実際の投球場面を想定して左股関節を軸に体幹・股関節回旋を連動させていく．
C：上記のポイントが十分と判断した時点でセルフエクササイズとして指導していく．最終的には立位で実際のボールリリースでの運動学習を促していく．

伸展，前腕回内にてボールリリースが遂行される．特にコッキング期からボールリリース期にかけて肩関節内旋筋活動が低下している症例では，肩関節を強制内旋運動によりボールリリースを行うことで肘関節外反ストレスの増大，または上腕骨外旋位のままボールリリースを行うことで肘関節過伸展ストレスを増大させてしまう場合が多い．実際には，肩甲骨軽度外転位で前腕回内位を保持したまま肩外旋を制御した状態での肘伸展動作をコントロールさせ，最終的には肩関節内旋と肘関節伸展運動を引き出していく（図7）．トレーニング肢位も仰臥位から座位・立位へと実際の投球場面を想定して実施していく．体幹との連動が意識しにくい症例にはプッシュアップ肢位で肩関節内旋運動を行うことで内旋筋群を介して下部体幹との筋連結を容易に意識することが可能となる．

⑤ 投球開始後のコンディショニング

投球開始後には疲労やオーバーユースに伴い順調に回復してきた肩関節を含めた全身の身体機能が一時的に低下を認める場合が少なくない．この変化は，運動負荷が増加することで生じる当然の反応であり，本人や指導者には対処法も含めて事前に指導しておくことが望ましい．投球開始後には特にウォーミングアップおよびクーリングダウンは十分に時間をかけて行うよう指導をしていく．

◆ 文献

1) Wilson FD, et al：Valgus extension overload in the pitching elbow. Am J Sports Med 11：83-88, 1983
2) Slocum DB：Classification of elbow injuries from baseball players. Am J Sports Med 6：62-67, 1978
3) 山崎哲也：投球障害肘：後内側障害の診断と治療. 臨スポーツ医 30：895-901, 2013
4) 古島弘三ほか：アスリートの疲労骨折―なぜ発症するのか―. 上肢の疲労骨折. 臨スポーツ医 27：397-404, 2010
5) Andrews JR, et al：Outcome of elbow surgery in professional baseball players. Am J Sports Med 23：407-413, 1995
6) Sabick MB, et al：Valgus torque in youth baseball pitchers：A biomechanical study. J Shoulder Elbow Surg 13：349-355, 2004
7) The "moving valgus stress test" for medial collateral ligament tears of the elbow. Am J Sports Med 33：231-239, 2005

3）投球障害肘
⑦変形性肘関節症

仲島佑紀

1 この疾患をリハビリテーションとしてどう捉えるか

　野球選手の肘障害は overuse によるものが多い．なかでも変形性肘関節症（肘 OA）は，競技歴が長く，ハイレベルな競技環境に置かれている選手に多くみられる．成長期の離断性骨軟骨炎（osteochondritis dissecans：OCD）後の遺残変形による二次的な肘 OA もみられるが，多くは投球動作位相の後期コッキング期から加速期における肘関節内側への valgus extension overload[1]に対する代償性変化や，ボールリリース以降における肘後方関節面の衝突の繰り返しに起因していると考えられている（図1）．骨棘形成は鉤状突起先端・内側や鉤状窩，肘頭先端・内側や肘頭窩に高頻度であり，また内側上顆の遊離骨片もみられる[2〜4]．

　臨床症状としては，投球動作位相の後期コッキング期から加速期での内側部痛，フォロースルー期での後方部痛である．可動域制限そのものは軽度であることが多いが，重度の関節可動域制限に伴う投球動作能力の低下を訴える場合もある．また尺骨神経障害による知覚異常や筋力低下を呈することがある．

　投球動作中の肘関節は，外反や伸展，前腕回内運動の繰り返しにより，腕尺関節の適合性不良や橈骨頭の位置偏位を生じやすい．肘 OA はこれら関節アライメント変化の結果として捉えると，リハビリテーション初期においては，まず肘関節局所の機能改善を優先的に行う必要がある．局所改善に努めながら，肩甲胸郭機能や下肢体幹機能のアプローチを行い，可及的早期復帰を目指す．機能改善が図られてもなお局所症状が残存する場合に限り手術が行われる[5]．

　野球選手の肘 OA のリハビリテーションでは，保存療法・術後後療法にかかわらず，肘関節の機能解剖学的特徴を念頭に置きアプローチすることが重要である．

2 必要な評価と情報

❶ 画像所見

　主に X 線画像や 3D-CT の画像所見（図2）において，どの部位に骨棘が形成され

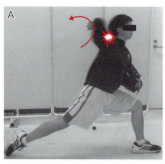
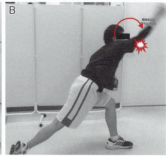

図1 肘関節ストレスの加わる動作位相

A：加速期における肘内側へのストレス
B：リリース〜フォロースルー期における肘後方へのストレス

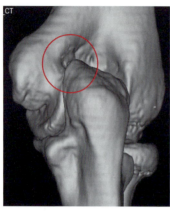
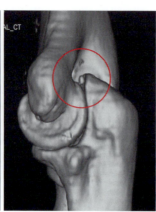

図2 3D-CT 画像

右肘頭後内側部に骨棘が形成されている症例．理学療法に抵抗する症例では不安定骨片が存在することが多い．

ているかを確認する．骨棘や遊離体による骨性可動域制限に対する非愛護的な関節可動域エクササイズを回避することや，骨棘と疼痛との関連性を把握するうえで重要な基礎情報となる．

❷ 疼痛

　局所疼痛検査として，炎症・腫脹・圧痛の有無，自動運動時の疼痛部位，ストレステストの確認を行う．骨棘形成のみられる腕尺関節では後外側に圧痛・腫脹を認めることが多い．後内側，内側も入念に圧痛を確認する（図3）．自動運動では疼痛部位を指で示してもらう．ストレステストは，伸展強制，屈曲強制，外反ストレステスト，回内・回外強制による疼痛部位を確認する（図4）．後内側・後外側症状では伸展強制テストにおいて疼痛を生じやすい．

❸ 尺骨神経障害の有無

　尺骨神経障害を呈している場合，肘の深屈曲や Struther's arcade を構成する内側上腕筋間中隔の押圧，肘伸展位での肩関節内旋[6]による放散痛やしびれが出現する（図5）．また尺骨神経領域の筋萎縮を確認する．客観的指標として尺側握りでの握力を測定することも有用である．

3) 投球障害肘　⑦ 変形性肘関節症

図3　肘内側・後外側の圧痛検査

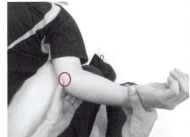
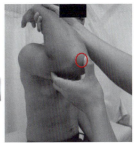

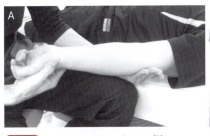
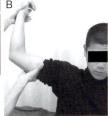
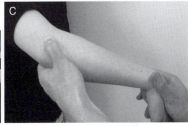

図4　ストレステストの一例
A：過伸展ストレステスト
B：外反ストレステスト
C：回内・伸展ストレステスト

図5　尺骨神経障害の誘発テスト
左図の肢位から上腕骨を内旋させ尺骨神経領域の放散痛を確認する．

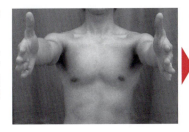
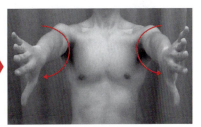

④ 関節機能（可動域・筋機能）

　可動域評価に先立ち，立位や背臥位で肘関節に加え肩甲帯・上肢帯のアライメントを中心に観察する．また自動運動での可動域や関節運動の特徴を捉える（図6）．

　他動運動において，骨棘や遊離体による可動域制限では硬いエンドフィールとなる．しかし，橈骨や尺骨のアライメントを徒手的に操作することで可動域を確認すると変化を生じる場合がある．これは単なる骨性制限ではなく，筋のタイトネスなどに起因する制限であると捉え，左右差を十分に確認する必要がある．また，可動域と同時に筋柔軟性や筋出力の確認を行う．重要なポイントは可動域の数値のみの評価ではなく，アライメント変化や関節の異常運動が疼痛とどのようにかかわっているかを評価することである．

　肘関節を構成する腕尺関節・腕橈関節・近位橈尺関節におけるマルアライメントや疼痛を惹起する異常な関節運動が，尺骨・橈骨のどのような動きに起因している

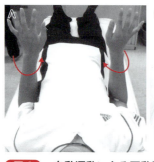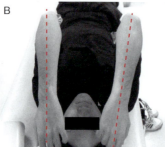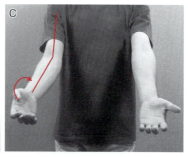

図6 自動運動による可動域制限や関節の異常運動の確認（患側はすべて右）
A：前腕回内制限
B：屈曲に伴う肘内反の違い
C：伸展に伴う肘外反増大と回外制限

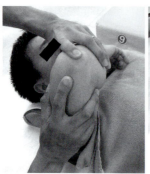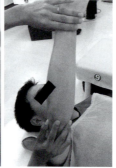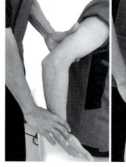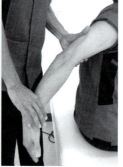

図7 肘頭の位置と動きの確認

前腕回外位での肘伸展自動運動による肘頭の動きを確認する．

図8 肩関節伸展位における肘伸展機能の確認

肩関節を伸展位にすることで上腕三頭筋内側頭の機能を選択的に評価する．

かを探ることも関節機能評価においては重要となる．当然のことながらそれらに伴う肩甲骨位置偏位なども同時に評価を実施しておくとよい．

(1) 尺骨の動き

野球選手の肘関節は先述の動作特性により，肘外反・前腕回内位のアライメントを呈していることが多い．尺骨の動きを確認する際にまず，肘頭窩に対する肘頭の位置や傾きを確認する．次に前腕回外に伴う肘頭の動きの確認と，前腕回外位での伸展に伴う尺骨外反の程度を確認し，左右差で評価する（図7）．

肘外反・前腕回内位のアライメントでの肘関節運動は，内側支持機構に対する牽引力の助長と，外反ストレスに対する動的制動力を担う上腕三頭筋内側頭の収縮不全を惹起する．また最終伸展域では腕尺関節適合性不良により，肘頭窩と肘頭における後方インピンジメントを惹起する．そのため，外反ストレステストによる内側支持機構のゆるみや，肩関節伸展位での肘伸展位にて上腕三頭筋内側頭の筋出力も確認する（図8）．

図9 肘屈伸に伴う橈骨頭の動きの確認

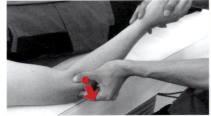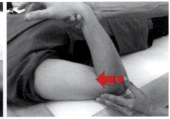

図10 近位橈尺関節における橈骨頭の可動性の確認

尺骨を固定し,橈骨頭を腹側・背側に動かすことで可動性を評価する.

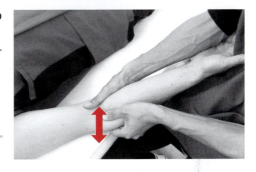

(2) 橈骨頭の動き

　腕橈関節においては,屈曲に伴う橈骨頭の前方移動,伸展に伴う上腕骨小頭に対する背側滑りを確認する(図9).また近位橈尺関節においては,尺骨に対する橈骨頭の腹側・背側方向の可動性と,前腕回内外運動時の橈骨頭の動きを確認する(図10).

　投球動作の加速期からボールリリース,フォロースルー期における前腕回内運動の反復や,肘伸展動作に対する肘屈筋群のブレーキング作用の繰り返しにより回内屈筋群のタイトネスを生じ,橈骨頭は腹側に偏位している例が多い.橈骨頭の腹側偏位は,伸展時の橈骨頭の背側への動きを制限し,結果として伸展可動域制限因子となる.また前腕回内・回外運動では,橈骨頭中央と尺骨茎状突起を結んだ運動軸で生じることを考えると,橈骨頭の腹側偏位は回外可動域制限の因子となり,さらに肘伸展時における回外運動を制限することで過度な肘外反アライメントの要因となる.肘外反アライメントでは外側側副靱帯,橈骨輪状靱帯,方形靱帯の拘縮や外側に付着する前腕伸筋群の短縮が生じる.

> **ワンポイントアドバイス　肘関節可動域制限に及ぼす影響**
>
> 肘関節の伸展制限や伸展時痛により,肩甲骨や肩関節のマルアライメントを引き起こすことが多い.特に上腕二頭筋のタイトネスにより上腕骨頭は前方位となり,肩甲骨も前方に傾斜する.結果として小胸筋のタイトネスなど上位胸郭の可動性低下を引き起こす.投球動作位相における後期コッキング期からアクセラレーション期にかけて,肩の疼痛を訴える例などでは,肘関節の機能低下を有していることも少なくない.そのため投球障害肩のアプローチにおいても,肘関節機能評価は重要であるといえる.

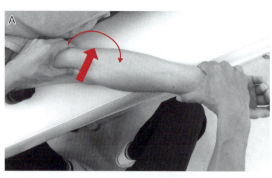
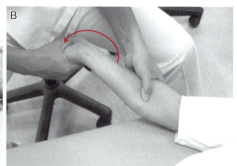

図11　肘伸展制限に対する軟部組織アプローチ
A：上腕筋を内側方向へ滑らせながら伸展させる．
B：円回内筋の圧迫と背屈・伸展

3 リハビリテーションの実際

❶ 肘関節機能へのアプローチ；可動域の拡大

　可動域改善や筋緊張コントロールが主となる．可動域に対するアプローチのポイントは，ただ「曲げる・伸ばす」ことを主目的としないことである．尺骨の生理的外反などは個人差があるため，非罹患側の屈曲に伴う内反と伸展に伴う外反を参考にしながら行うなど，左右差の確認を怠らないよう留意する．

　伸展運動制限に対する軟部組織アプローチとして肘関節運動軸の前方に位置する上腕筋，上腕二頭筋，腕橈骨筋などの肘屈筋群や，円回内筋，浅指屈筋などの前腕回内屈筋群を選択的にストレッチする．上腕部では伸展自動介助運動に伴う肘屈筋群の滑走を誘導する．例えば上腕筋は肘関節伸展にかけて外側より内側方向へ滑らせる．前腕部はターゲットとする筋の圧迫と手関節背屈や前腕回外ストレッチを組み合わせる（図11）．伸展制限に対する橈骨頭の運動は重要であり，橈骨頭を把持し，背側方向への運動誘導や長橈側手根伸筋の外後方への滑走を徒手的に促す．

　屈曲運動では，上腕三頭筋や後方関節包のタイトネスへアプローチする．前腕回内アライメントによる肘頭の偏位を補正しながら自動介助運動を実施する．その際，肘頭を肘頭窩から離開する方向へ牽引しながら行う．また内側上腕筋間中隔の滑走不全に伴う尺骨神経症状に対しては上腕三頭筋を後外側方向に滑走させながら屈曲運動を行う（図12）．

　前腕回内アライメントを呈する症例では，回外のみならず回内運動制限も伴っていることが多い．橈骨頭の運動制限に起因する回内外運動制限では回内に伴う前外側方向，回外に伴う後方への橈骨頭の動きを誘導する．また橈骨輪状靱帯に回外筋の起始部が存在することから回外筋のリラクゼーションは重要であり，他動的なストレッチを行い外側軟部組織の伸張性を改善する（図13）．

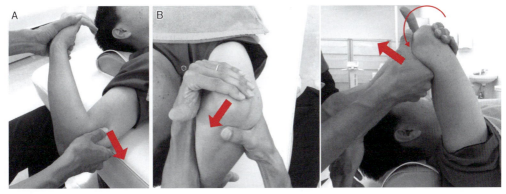

図12 肘屈曲制限に対するアプローチ
A：上腕三頭筋の滑走改善
B：尺骨の誘導を伴う屈曲可動域エクササイズ．腕尺関節を離開させるように実施する．

図13 回内可動域制限に対する外側軟部組織の滑走改善
橈骨頭を外側に軽く誘導しながら回内を行う．

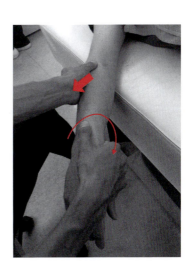

　上記は便宜上，運動方向に分け記述したが実際はそれぞれの運動が複雑に関与するため，運動制限と疼痛出現を確認しながら局所アプローチを進めていく．例えば，症例によくみられる肘外反・前腕回内アライメントでは，外側軟部組織の滑走性を引き出したのち，内反誘導と回内屈筋群のストレッチを実施することが多い．回内屈筋群の伸張性のみに固執すると，肘の外反アライメントが修正されず，マルアライメントを残存させる結果となることがよく見受けられる．

❷ 肘関節機能へのアプローチ；筋機能の賦活（図14）

　運動療法では主に関節の安定化を図るため，肘関節周囲筋群の筋機能を賦活する．肘外反制動に寄与する，上腕三頭筋・回内屈筋群のエクササイズを実施する．上腕三頭筋は特に内側頭を賦活するため，腹臥位・肩伸展位で実施する．この際，上腕

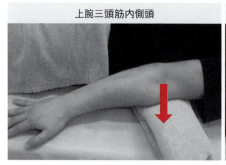 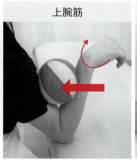 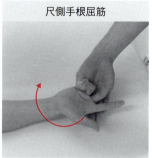

図14　関節周囲筋の賦活

骨の外旋などの代償動作に注意する．収縮は等尺性収縮，リズミカルな反復収縮や，開放的運動連鎖（open kinetic chain：OKC）を用いて筋力増強を行うなど多様性を持たせる．回内屈筋群のエクササイズでは前腕の尺側軸を安定させるため，尺側握りでのリストカールや回内運動を実施する．

　また関節安定化に加え円滑な関節運動獲得のために関節筋を賦活することも有用である．上記の上腕三頭筋内側頭の等尺性収縮では後方関節包を，上腕筋を賦活することで前方関節包の伸張性を向上させる．上腕筋の選択的なエクササイズでは，肩関節屈曲位，前腕回内位，手関節掌屈位において，ボールなどを挟むように肘関節屈曲運動を行う．

❸ 投球動作を考慮した運動療法の展開；ボールリリースからフォロースルー期（図15）

　肘OAにおける後方部痛にフォーカスし，動作特性とそれに対応した運動療法の展開を以下に述べる．

　肘関節では，加速期からボールリリースに向けて伸展運動を生じるが，伸展トルクは小さい．またボールリリースにおいて完全伸展することはない．ボールリリース以降，フォロースルー期にかけて肘屈筋群のブレーキング作用により伸展運動が緩衝される．

　肩甲胸郭関節・肩関節の可動性に関連する動作では，リリース期で胸郭は屈曲方向へ運動を転換し，肩甲骨外転，肩関節内旋と肘伸展により投球方向へボールを押し出す．筋機能の関連ではフォロースルー期は投球動作中の減速期であり，リリース直後から肩甲骨周囲の僧帽筋中部・下部，菱形筋などが，また小円筋や棘下筋といった肩関節後方筋群により減速作用を行う．

　これら肩甲胸郭・肩関節の可動性低下や収縮機能の低下は，過度な肘関節伸展運動を惹起し，door stop actionによる後方ストレスが増大する．そのためこの投球位相では肩甲胸郭関節・肩関節・肘関節との十分な協調性が要求される．機能改善

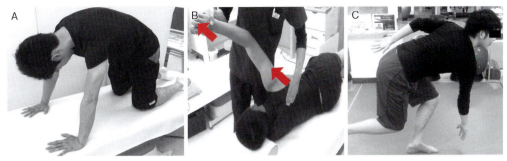

図15 ボールリリースからフォロースルー期を考慮した運動療法
A：四つ這い位での協調運動，B：矢印の運動に対する抵抗運動，C：フォロースルー期における下肢支持機能

アプローチとして，四つ這いにて肩甲骨外転と肩関節内旋を組み合わせたエクササイズを実施する．また投球フォームを模して，リリースポイントでの抵抗運動を実施する．

下肢ではステップ足の股関節を中心とした下肢柔軟性，支持機能低下による重心移動の不足なども多くみられる．ステップ足の股関節機能などでは可動性が十分でも動作においては不十分である例や足関節の不安定性を呈する例もみられる．そのため，荷重位での股関節運動を習得させるためのエクササイズなどを用いる．

> **ワンポイントアドバイス● コリジョンスポーツの肘OA**
>
> 競技特性においてオーバーヘッドアスリートと大きく異なる点は，末梢部からの外力が加わる点であり，体幹・肩甲帯筋力と肘関節・手関節との協調運動や緩衝作用の獲得が必要とされるため，運動療法ではCKCエクササイズを選択することが多い．また，素早い動作に対する筋の反応を高めるため，プライオメトリックエクササイズも導入する．

◆文献

1) Wilson FD, et al：Valgus extension overload in the pitching elbow. Am J Sports Med 11：83-88, 1983
2) 伊藤恵康：プロ野球選手の肘関節障害．MB Orthop 10：25-36, 1997
3) 加藤有紀ほか：プロ野球投手肘関節のX線学的検討．整スポ会誌 23：312-318, 2004
4) 星加昭太ほか：プロ野球選手肘関節のX線学的検討．日肘会誌 21：237-239, 2014
5) 菅谷啓之：アスリートの変形性肘関節症に対する鏡視下手術．臨スポーツ医 30：61-67, 2013
6) 尼子雅敏ほか：近位型尺骨神経絞扼性障害の疼痛誘発テスト．日肘会誌 18：48-50, 2011

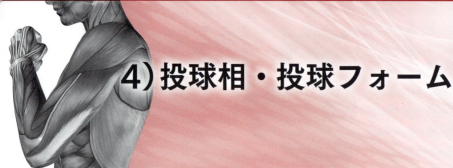

4）投球相・投球フォーム

藤井　周・高村　隆

1　投球相の定義

　投球障害の評価・治療を進めるうえで，投球相を理解することは重要なツールである．投球相は，諸家の分析方法や着眼点により分類が異なる．国外での報告では，Pappasらはコッキング相，加速相，フォロースルー相の角速度を分析するため三相に大別した[1]．コッキング相はワインドアップ～肩関節最大外旋位まで，加速相は肩関節外旋位～ボールリリースまで，フォロースルー相はボールリリースから投球終了までと分類している．Wightらは，骨盤の向きと肩関節外旋角度を分析するためにストライド相，アームコッキング相，アーム加速相，フォロースルー相の四相に大別している[2]．Glousmanらは，動的筋電図解析に着目したワインドアップ相，早期コッキング相，後期コッキング相，加速相，フォロースルー相の五相，に分類している[3]．Fleisigらは，運動学的パラメーターに着目し，ワインドアップ相，ストライド相，アームコッキング相，アーム加速相，アーム減速相，フォロースルー相の六相の分類[4]と多くの報告が散見される．

　国内の報告では，信原により，ワインドアップフェイズ，コッキングフェイズ，アクセレレーションフェイズ，フォロースルーフェイズの四相に分類されている[5]．宮下は，ワインドアップ期，早期コッキング期，後期コッキング期，加速期，フォロースルー期の五相に投球相を分類している[6]．つまり，上肢の動作について着目したいのか，下肢の動きや重心移動に着目したいのかによってそれぞれに区分けをしたに過ぎず，上肢の動きに着目するのであれば上記五層がよいと考える．

> **ワンポイントアドバイス　投球相の解釈**
>
> 国内外共通して，それぞれが分析したいポイントにより投球相を分類している．したがって，投球相の分類が大切なのではなく，投球相や用語を理解することが評価にとって重要であり，治療にかかわる者の共通言語として理解しておくことが重要である．

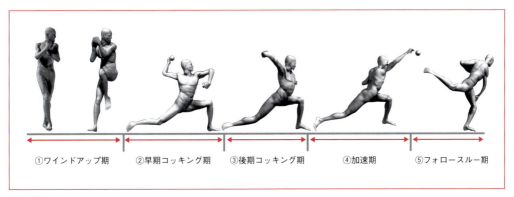

図1 投球相五相の分類

① ワインドアップ期：投球の始動からステップ脚（右投げの左脚）を最大挙上するまで．
② 早期コッキング期：最大挙上したステップ脚を投球方向に踏み出し，接地するまで．
③ 後期コッキング期：ステップ脚が接地してから，投球側の肩関節が最大外旋位を呈するまで．
④ 加速期：投球側の肩関節が最大外旋した位置から投球方向に加速し，ボールをリリースするまで．
⑤ フォロースルー期：ボールをリリースして以降，減速動作を行い，投球動作が終了するまで．
（文献7より引用）

表1 投球動作の分析と各相で起こりやすい肩・肘の障害

相		動作	障害
1. ワインドアップ期		上肢挙上	
2. 早期コッキング期		肩関節の過度な外転・外旋位 肩関節包前面の緊張 内旋筋，二頭筋，三角筋の緊張	肩関節亜脱臼・脱臼 インターナルインピンジメント 上腕二頭筋腱炎
3. 後期コッキング期		肩関節が内旋位から肩外旋位へ 肩関節が最大外旋へ	腱板炎，腱板断裂 腱板疎部損傷
4. 加速期	第一相	肩関節と肘関節が前方移動 前腕と手が後ろに残る 肘関節外反	MCL損傷
	第二相	肩が外旋位から内旋位へ 肘伸展・前腕回旋	肩峰下インピンジメント SLAP損傷
5. フォロースルー期		肩の内転・内旋 肘伸展	円回内筋症候群 烏口下インピンジメント 後方インピンジメント

（文献7より引用）

2 投球障害と投球相の関連

　投球障害はそれぞれ各投球相で加わる肩関節，肘関節への過剰なストレスにより生じるとされている．図1に示すように投球相を五相に分類したなかで，考えられる各相における投球障害の発生メカニズムを記載する（表1）．

❶ 早期コッキング期

① 肩の過剰な外転・外旋位により前方に不安定な姿勢を強いられるため，肩後方組織の硬さにより骨頭が前上方に偏位した状態でこの肢位を強いられることで，前方への亜脱臼，脱臼を呈する可能性がある．

② 肩関節後方組織の硬縮を呈する場合，肩関節外転・外旋時に骨頭が前上方へシフトし，大結節と臼蓋上後部が接触してインターナルインピンジメントを生じる可能性がある．

③ 外転・外旋位では上腕二頭筋腱が骨頭を押さえ込み，骨頭の安定性に寄与するため，腱板機能低下や不安定肩を持つ者は上腕二頭筋腱炎を引き起こす可能性がある．

❷ 後期コッキング期

① 肩関節が内旋位から外旋位に移行する際に，腱板が肩峰下でインピンジメントを起こし，腱板へ摩耗ストレスが生じる可能性がある．

② 肩関節最大外旋から内旋位に移行する際，棘上筋腱と肩甲下筋腱が互いに違う線維方向と作用により腱板疎部へ過剰なストレスが生じ損傷する．

❸ 加速期

① 肘関節外反運動の強制により内側側副靱帯（medial collateral ligament：MCL）へ過剰な伸張ストレスが生じ損傷が引き起こされる．

② 肩関節外旋位から内旋位に移行する際に，骨頭の前上方化により肩峰と大結節の間に腱板がインピンジメントを生じる．

③ 回旋の急激な変化に伴い，上腕二頭筋長頭腱に牽引ストレスが生じ，上方関節唇（superior labrum anterior to posterior：SLAP）損傷を引き起こす．

❹ フォロースルー期

① 肩関節内転・内旋が起こる相で内旋可動域の低下により前腕回内を代償的に過使用することで円回内筋の過用により円回内筋症候群を引き起こす．

② 肩関節内転・内旋時に肩甲骨外転，体幹回旋の制限などにより烏口突起下で肩甲下筋がインピンジメントを起こし腱炎，損傷を生じる．

ワンポイントアドバイス　投球障害の解釈

すべての疾患に共通していることとして，投球相におけるメカニカルストレスで受傷する疾患は少なく，肩関節後方組織の硬さなどの静的特徴に加え，投球による反復ストレスが投球障害を生じさせるきっかけとなっているため，疼痛の出る相における機能的問題点を理学所見から評価し，投球時に加わるメカニカルストレスの軽減を図ることが重要である．

3 投球障害の各疾病

　前述したように，投球相はさまざまな分類があり，それぞれ相の分類が異なる．投球障害の評価・治療は，投球相との関連を念頭に置いて実施していく必要がある．投球障害と投球相との関連については過去にさまざまな報告がされているが，以下にわれわれの考えも含め記述する．

① 投球障害肩

　投球障害肩とは，野球をはじめとするオーバーヘッドスポーツのアスリートに多く発症し，肩関節痛や不安感，脱力感により投球などのパフォーマンスが障害される病態の総称である．近年，画像診断・関節鏡検査の進歩により，投球障害肩に関する解剖学的な損傷部位が解明されてきた．しかし，病態に関していまだ不明な点も多くコンセンサスが得られていない．

　投球動作は非常に高度で複雑な動きであり，肩関節複合体にとって，大きなメカニカルストレスが生じやすい動作といえる．肩関節は，可動性と機能的安定性の精巧なバランスが要求され，このバランスの破綻が障害を引き起こす．過去の報告では，解剖学的な破綻（損傷），病態の要因に関するもののみではなく，投球動作，バイオメカニクスに関するものなども散見される．これは単に解剖学的な損傷に対する治療だけでは不十分であり，病態発生メカニズムに着目した治療が必要である．

② 投球相と投球障害肩

　投球相と投球障害は表1に示したようにそれぞれ発生するメカニズムが異なる．以下に投球相と代表的な疾患の病態を示す．

(1) little leaguer's shoulder

　little leaguer's shoulder の発生機序は投球動作のコッキング期で上腕が外旋し，加速期で急激に内旋するため上腕骨近位端に回旋トルクが繰り返しかかり生じる stress fracture であると報告されている[8]．

　little leaguer's shoulder を呈する選手は，肩関節周囲の柔軟性低下に加え，成長期特有の第二次成長であるピークハイトエイジにおける身長の急激な増大に伴う下半身（特に大腿四頭筋，ハムストリングス，腓腹筋などの2関節筋）の柔軟性低下が体幹・下肢の連動性を損ない肩関節に過剰なストレスをかけているケースが多い．

(2) インピンジメント症候群

　岩堀らによると，投球時のインピンジメント症候群は投球の連続により肩関節後方構成体の伸張性が低下し，投球時の加速期後半からボールリリースにおいて上腕骨頭の前上方へのシフトが生じ，肩峰下でのインピンジメントが発生するとしてい

る.また,前方不安定性が存在する選手の場合,後期コッキング相での肩関節外転・外旋時に水平過伸展位を取り,インターナルインピンジメントを惹起すると報告している[9]).

インピンジメント症候群においては,肩関節後方構成体(三角筋後部線維,棘下筋,小円筋など)の伸張性改善により症状改善が図れることを多く経験する.肩関節後方構成体の柔軟性低下の原因には肩甲骨の固定に作用する僧帽筋・前鋸筋の機能低下,体幹・股関節回旋可動域低下などによる下半身の運動連鎖破綻により肩関節の過剰な収縮により惹起されていることが多いため,肩関節のみではなく,体幹・下肢を含めた評価・治療が必要となる.

(3) 肩関節上方関節唇損傷(SLAP損傷)

緑川は,投球は上腕骨頭の回旋と回転がポイントであるテイクバック相にて上腕骨頭は内旋し,結節間溝とともに長頭腱は前下方へ牽引され,コッキング相に移行する時に骨頭は瞬時に外旋し,長頭腱も瞬時に後方へ引かれ,さらに加速期からボールリリースにかけて骨頭が再度瞬時に内旋し,長頭腱が前下方へ牽引され,フォロースルー期でさらに牽引が起こることでSLAP損傷を受傷すると報告している[10]).

臨床上,SLAP所見を呈する選手は,加速期からフォロースルー期にかけて痛みを訴えることを多く経験する.上記のことを考慮すると,肩関節へかかる回旋ストレスの軽減がSLAP損傷の予防・治療につながると考える.したがって,コッキング期から加速期における胸椎伸展,上位胸郭後方回旋,肩甲骨後傾の不足により肩関節に過外旋が強制されることで上腕二頭筋長頭腱に過剰な回旋ストレスが生じると考えられるため,これらの可動性は必要不可欠なものと考える.

❸ 投球障害肘

投球障害肘とは,投球により訴えられる肘関節の有痛性疾患の総称であり,多数の肘関節疾患が含まれる.投球により肘関節に内側過緊張,外側圧迫,後方衝突,後方過負荷が加わるが,その根底には骨成長に伴う筋短縮,柔軟性低下と技術的な未熟さから起こる投球フォームの乱れなどが原因となり,投球障害肘が引き起こされることが多い.内側型と外側型,それに後側型と混合型を含むものもある.

❹ 投球相と投球障害肘

(1) 内側型野球肘

内側型は① 内側側副靱帯損傷,② 尺骨神経障害,③ 内側上顆炎に分けられる.
① 内側側副靱帯損傷は,コッキング期から加速期における肘関節外反ストレスにより生じ,特に前部線維での損傷が最も多いとされている.
② 尺骨神経障害は,ワインドアップ期から加速期までの間で肘関節屈曲位にて尺

骨神経が繰り返し伸張されることにより引き起こされると考えられている．
③ 内側上顆炎は，コッキング期から加速期にかけての外反ストレスを制御するために尺側手根屈筋，浅指屈筋の使い過ぎが引き起こされ，結果的に内側上顆付着部の炎症を引き起こすとされている．

①～③ すべて投球動作における内側への伸張ストレスが原因である．

(2) 外側型野球肘

外側型野球肘である離断性骨軟骨炎（osteochondritis dissecans：OCD）は，投球時のコッキング期から加速期において橈骨頭と上腕骨小頭が接触することにより引き起こされる上腕骨小頭が離断する疾患である．肘関節内側の laxity を有し関節の緩い選手が投球時の肘関節外反ストレスを外側にて制動することで外側に症状を有すると考えられる．

(3) 後方型野球肘

後方型野球肘は加速期から減速期において，肘頭窩での肘頭の接触により肘頭後内側に骨棘形成や肘頭の疲労骨折を生じるとされている．臨床上，肘関節内側の不安定性を有し，3rd position での肩関節内旋制限を呈する選手はボールリリース時に肘関節内反＋伸展が強制されることで後方の痛みを訴える選手が多い．

> **ワンポイントアドバイス　投球障害の治療選択**
>
> 前述したように，投球相における各相での肩関節・肘関節にどのようなストレスが加わるかを理解し，疼痛が生じている部位を結果と解釈する．疼痛が生じる部位の解剖学的な破綻の有無を考慮したうえで，患部へのメカニカルストレスの原因となる部位（下肢・体幹・上肢の連動性低下が引き起こされる場所）を投球動作および理学所見から推定し，治療を進める必要がある．

4 投球障害に対する投球フォームの改善法

投球障害は，肩関節や肘関節の疼痛が主訴になるため，これらの関節の動きや症状だけにとらわれてしまうことが多いが，実際の投球動作は下肢・体幹・上肢からなる全身を用いて行う運動である．身体運動は各剛体の運動連鎖によって遂行され，十分な運動エネルギーをボールに伝達するために連動して投球動作が行われる．詳細には，非投球側の下肢の挙上による膝関節・股関節の屈曲から始まり，非投球側下肢への重心移動，股関節，骨盤や体幹の回旋，肩関節，肘関節，手指からのボールリリースで投球動作が終わる．つまり，投球動作において良好なパフォーマンスを発揮するためには，上肢のみではなく，体幹・下肢を含めた全身の効率的な運動遂行が必要となる．例えば，非投球側の下肢支持性低下によりステップ時に重心位置の低下が生じたとすると重心位置の低下に伴って無駄なエネルギーの消失が引き

① **柔軟性** 肩・肘　肩水平内転テスト
投げるほうの手で反対の肩の上を手の平で触る

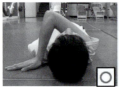

※手の平が地面に着けば ○

② **柔軟性** 肩・肘　広背筋テスト
肘同士をつけて鼻の高さまであげていく

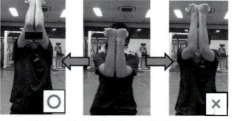

※肘をつけたまま鼻の前にあげられれば ○

③ **柔軟性** 肩・肘　肩内旋テスト
腕を真横に広げ手の平を地面に近づけていく
（肩が浮かないように注意）

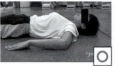

※投球側の指が床につけば ○

④ **柔軟性** 肩・肘　肘曲げテスト
腕を真っ直ぐ伸ばした状態から肘を曲げる

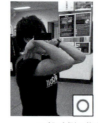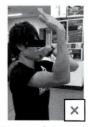

※投球側の指先が肩につけば ○

⑤ **柔軟性** 肩・肘　肘伸ばしテスト
腕を真っ直ぐ伸ばした状態から手の平を上に肘を伸ばす

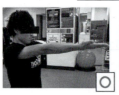

※左右差なく投球側の肘が完全に伸ばせれば ○

⑥ **柔軟性** 体幹　ウイングテスト
肩を固定した状態で股関節屈曲位（45°）から体を捻る

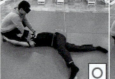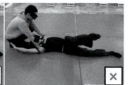

※足が床に着けば ○

図2 柔軟性チェック項目
　肩関節・肘関節で① 肩水平内転テスト，② 広背筋テスト，③ 肩内旋テスト，④ 肘曲げテスト，⑤ 肘伸ばしテスト，体幹で⑥ ウイングテストを行う．

起こされる．そのエネルギーを他部位において補わなければならなくなり，この現象が肩関節・肘関節で引き起こされればその部位に過剰なストレスが生じてしまう．この場合，結果は肩・肘関節，原因は下肢となる．また，コッキング期から加速期

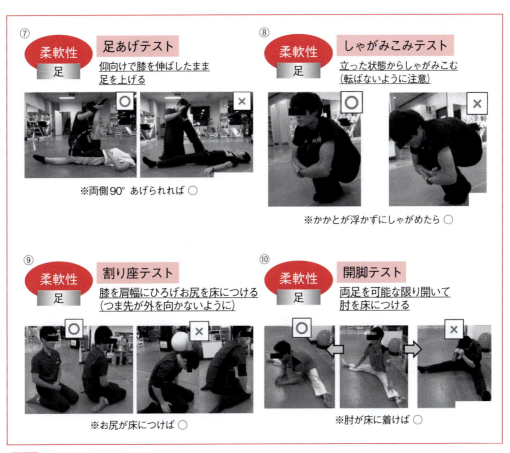

図2 柔軟性チェック項目

脚で⑦足あげテスト，⑧しゃがみ込みテスト，⑨割り座テスト，⑩開脚テストの順にチェックを行う．

にかけて体幹が早期に非投球側への回旋を生じた場合，肩関節との連動が破綻するため，肩関節は水平伸展位を余儀なくされ，この状況下で外旋運動が進むことで肩関節に過剰なストレスが生じてしまう．この場合，結果は肩関節，原因は体幹となる．したがって，投球障害の評価・治療は上肢のみでなく下肢・体幹との関連も考慮して実施していく必要がある．

われわれは，投球障害に対する投球フォームの改善には，まず，投球動作においていずれの相で連続性が損なわれているかを評価することが重要となる．連続性が損なわれる原因を機能評価により推察する．治療方針は，投球の理想的なフォーム（パフォーマンスにつながる）にしていくのではなく，体幹・下肢を含めた効率のよいフォーム（障害につながらない）にするための機能改善，リハビリテーションを実施していく．

① 筋力 肩・肘　僧帽筋テスト
抵抗に負けずに手をあげたまま保持できるか

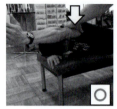

② 筋力 体幹　腹斜筋テスト
頭の後ろで手を組み片方の肘を反対の膝につける

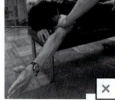

※抵抗に負けないで止められれば ○　　※足が浮かずに肘と反対の膝がつけば ○

③ 筋力 複合　片脚立位バランステスト
片足を90°あげて3秒間静止
＜ステップ側の足をあげる＞

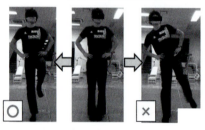

④ 筋力 複合　片脚立ち上がりテスト
腕の前で手を組み反動を使わずに立ち上がる（左右1回ずつ）

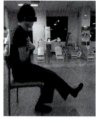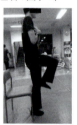

※3秒キープ 3回中2回以上成功で ○　　※足の位置を変えずに片脚で立てれば ○

⑤ 筋力 複合　片脚ジャンプテスト
片脚で約1m前にジャンプ
（軸足で踏み切り，ステップ足で着地）

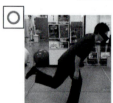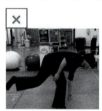

※片脚でジャンプして止まる 着地が安定しているか？
3回中2回以上で ○

図3　筋力チェック項目
　　肩関節・肘関節で① 僧帽筋テスト，体幹で② 腹斜筋テスト，複合的な測定で③ 片脚立位バランステスト，④ 片脚立ち上がりテスト，⑤ 片脚ジャンプテストの順にチェックを行う．

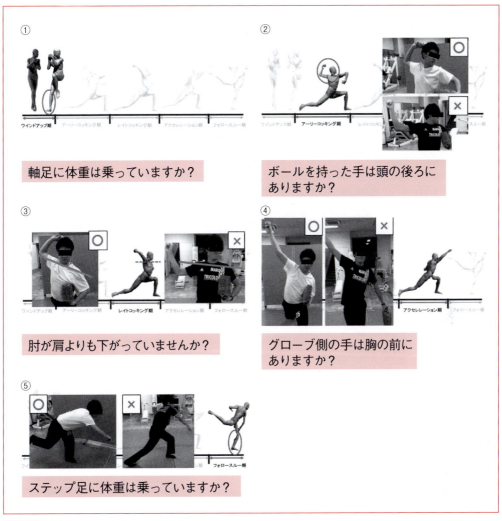

図4 投球フォームチェック項目

① ワインドアップ時に軸足に体重が乗っているか，② 早期コッキング期にボールを持った手が頭の後ろにあるか，③ 後期コッキング期に肘が肩よりも下がっていないか，④ 加速期にグローブ側の手が胸の前にあるか，⑤ ステップ足に体重が乗っているかの5項目を測定．

ワンポイントアドバイス　投球時痛の治療

投球時痛の治療には，局所の症状の改善が必要だが，必ずしも局所症状の改善が投球時痛改善にはつながらない．投球動作は全身運動であり，上肢・体幹・下肢における運動連鎖を考慮し，使い方，つまり動作の改善が必要である．

　当院の投球障害予防教室では，セルフチェックによる機能評価と，理学療法士により投球フォームの明らかに崩れやすいとされている相をチェックしている．

　機能評価は柔軟性と筋力の二つに大きく分類している．チェック項目は肩関節・

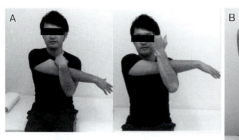
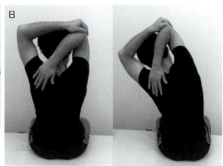
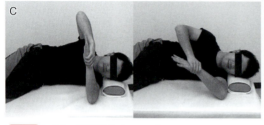
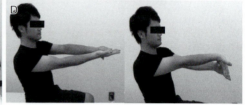

図5　肩・肘関節ストレッチ

それぞれのテスト陽性に対して図5のストレッチを指導している．
A：三角筋ストレッチ
B：広背筋ストレッチ
C：スリーパーストレッチ
D：肘ストレッチ

肘関節，体幹，脚とし，柔軟性の各項目は肩関節・肘関節で① 肩水平内転テスト，② 広背筋テスト，③ 肩内旋テスト，④ 肘曲げテスト，⑤ 肘伸ばしテスト，体幹で⑥ ウイングテスト，脚で⑦ 足あげテスト，⑧ しゃがみ込みテスト，⑨ 割り座テスト，⑩ 開脚テストの計10項目をセルフチェックの項目として実施している（図2）．また，筋力は柔軟性同様，肩関節・肘関節，体幹，脚に分類し，肩関節・肘関節では① 僧帽筋テスト，体幹は② 腹斜筋テスト，複合的な測定は③ 片脚立位バランステスト，④ 片脚立ち上がりテスト，⑤ 片脚ジャンプテストの5項目をチェック項目として計測している（図3）．

　投球フォームのチェック項目は，① ワインドアップ時に軸足に体重が乗っているか，② 早期コッキング期にボールを持った手が頭の後ろにあるか，③ 後期コッキング期に肘が肩よりも下がっていないか，④ 加速期にグローブ側の手が胸の前にあるか，⑤ ステップ足に体重が乗っているかの5項目をチェックしている（図4）．

　以上の機能評価の項目から，当教室では，投球フォームの崩れている部分との関連を選手に説明し，その対処法であるストレッチと筋力・バランストレーニングの方法を指導している（図5〜7）．

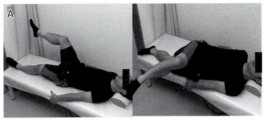
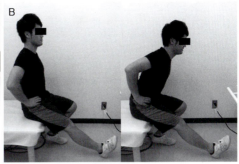
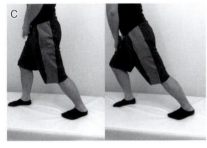
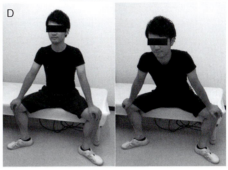

図6 体幹・下肢ストレッチ

それぞれのテスト陽性に対して図6のストレッチを指導している．
A：腰部回旋のストレッチ
B：ハムストリングスのストレッチ
C：アキレス腱のストレッチ
D：座位四股ストレッチ

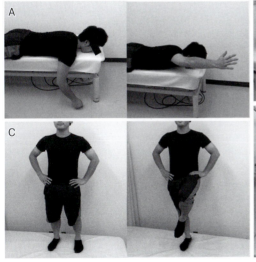
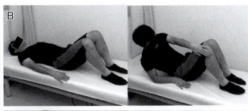
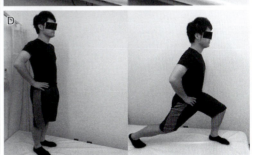

図7 筋力・バランストレーニング

それぞれの筋力テスト陽性に対して図7のトレーニングを指導している．
A：僧帽筋エクササイズ
B：ツイストクランチ
C：片脚バランスエクササイズ
D：フロントランジエクササイズ

おわりに

　投球障害を治療していくうえで，投球相の理解と障害の関係性を理解することは，さまざまな職種間での共通言語として重要である．投球動作は全身運動であり，下肢から体幹，上肢にスムーズな力の伝達が行われることでボールに力が加わる．しかし，動作のなかで連続性が断たれ，一部へのストレスが増大したとき，投球障害が生じる．投球障害の治療は運動連鎖の破綻した投球により身体の一部に加わるストレスを各機能改善によりスムーズに動作を遂行可能にし，動作を含めた評価・治療を行う必要がある．

◆文献

1) Pappas AM, et al：Biomechanics of baseball pitching. A preliminary report. Am J Sports Med 13：216-222, 1985
2) Wight J, et al：Influence of pelvic rotation styles on baseball pitching mechanics. Sports Biomech 3：67-83, 2004
3) Glousman R, et al：Dynamic electromyographic analysis of the throwing shoulder with glenohumeral instability. J Bone Joint Surg Am 12：220-226, 1988
4) Fleisig GS, et al：Kinematic and kinetic comparison between baseball pitching and foot ball passing. J Appl Biomech 12：207-224, 1996
5) 信原克哉：肩 その機能と臨床，第4版，医学書院，東京，2012
6) 宮下浩二：投球障害の発生メカニズム．Sportsmedicine 19：20-24, 2007
7) 高村　隆ほか：投球障害に対する医療施設でのリハビリテーションとリコンディショニングの実際．投球障害のリハビリテーションとリコンディショニング リスクマネジメントに基づいたアプローチ，山口光國編，文光堂，東京，165-186, 2010
8) 大沢敏久ほか：投球による肩の成長期障害－その治療と予防－．臨スポーツ医 18：197-200, 2001
9) 岩堀裕介ほか：投球障害とその治療・予防．痛みと臨床 7：364-383, 2007
10) 緑川孝二：投球障害肩に対する鏡視下手術（SLAP lesion を中心に）．骨・関節・靱帯 15：1257-1262, 2002
11) 福林　徹ほか：肩のリハビリテーションの科学的基礎，ナップ，東京，2009
12) 福林　徹ほか：スポーツにおける肘関節疾患のメカニズムとリハビリテーション，ナップ，東京，2011

5）投球障害予防のトレーニング

佐藤晋也

はじめに

投球障害にはさまざまな発症因子が報告されているが，ほとんどの投球障害肩・肘患者が機能改善を目的とした保存療法で良好な回復が得られることからも，競技現場でいかに，障害の予防教育とコンディショニング，マネジメントできるかが鍵となる．本項では，高校野球現場においてアスレティックトレーナーとしてサポートするなかで実践している投球障害予防のトレーニングの一部を紹介する．

1 競技現場における投球障害予防のトレーニングの考え方

投球障害の危険因子として，身体機能に着目すると肩関節後方のタイトネス，肩関節総回旋可動域の低下，肩甲骨周囲筋（前鋸筋・菱形筋・僧帽筋）の筋力低下，股関節の機能不全，投球フォーム不良などさまざま報告されている．筆者は，投球障害予防トレーニングの身体機能面でのポイントとして，肩甲帯・体幹・下肢（特に股関節）それぞれの可動性と安定性，そして投球動作が全身運動であることからも，ウエイトトレーニング時含めクローズキネティックチェーン（closed kinetic chain：CKC）でのトレーニング時の連動した動きであると考えている．一例ではあるが，高校3年間（2年生秋から先発）投手として肩・肘障害のなかった選手の特徴として，連戦連投の投球後の肩・肘の張りの訴えはあったものの，肩甲骨の可動性があり，股関節内旋・外旋の可動域が広く，年間を通して大きな低下を認めることはなかったことを経験した．

高校野球においては練習試合や公式戦を含め年間100試合ほど行われ，練習時間は1日4～5時間，1日練習だと8～10時間行う[1]こともある．投手に関しては，練習や大会になれば連戦連投が考えられる．また夏の大会に向け，走り込みや連携プレイなどの技術練習も実施される．さらに，投球時に肩関節には1,090Nの負荷が発生することも報告され[2]，疲労が重なることで投球フォームが崩れ肩・肘への影響も考えられる．当院の投球障害肩リハビリテーション後，実際に医療機関を離れグラウンドでの練習を再開することで，疲労やオーバーユースに伴いこれまで

順調に回復してきた肩関節を含めた全身の一時的な低下を認める場合が少なくない[3]．投球障害のアスレティックリハビリテーション・リコンディショニングにおいては再発予防を考えると，現場では投球時の不安が消失するだけでなく，練習に耐えうる体力向上とともに練習後のコンディショニングに関しても選手自身が実践できるようにしていかなければならない．

腕だけで投げた場合においては，全身を使って投げた場合の53.1％の速度しか出ないことや投球動作の発達につれて体幹部の回転が用いられる[4]ということからも投球に体幹・下肢のパワーを使うことの重要性がうかがえる．

投球動作が全身運動であることを考えると，各身体部位の機能を高め，疲労しても投球フォームが崩れず，肩肘に負担のない投球を継続できる総合的な体力の強化が求められる．そのため，投球障害にかかわる機能改善のみならず，全身の体力強化を目的に，有酸素能力向上トレーニング，筋肥大・筋力向上・パワー向上のトレーニングを，移行期（オフシーズン前半）・準備期（オフシーズン後半）・試合期（秋・春・夏の大会）と期分けし，年間トレーニング計画を立て実践している．

2 投球障害予防のトレーニングの実際

❶ 肩甲帯の機能向上のためのトレーニング

（1）肩甲帯の可動性向上のトレーニング

当院へ来院する投球障害肩・肘の選手の多くがcombined abduction test（CAT），horizontal flexion test（HFT）で陽性となり，特にHFTに関して，肩・肘痛で受診した高校野球選手では有意にHFTが高値を示す結果を得ている[5]．そのため，評価陽性要因となる肩関節後方軟部組織，広背筋，三角筋後部，肩関節外旋筋群のセルフストレッチを実践している．また，円背姿勢や前胸部のタイトネスは肩甲骨可動性の阻害になることから，小胸筋・大胸筋・前鋸筋などのセルフストレッチを実践し，ロウイングやラットプルダウンなど肩甲骨内転筋群のトレーニング中において，可動範囲内で最大限の筋収縮を行わせることで筋機能改善のみならず，相反抑制を利用した肩甲骨の可動性の向上につながると考え，肩甲骨を最大内転させるように指導している．

（2）肩甲帯の安定性向上のトレーニング

投球障害肩・肘の一つの要因として僧帽筋下部の筋力低下が関与していると報告[6]されており，プロ野球選手においても投球障害肩を訴える多くの選手に僧帽筋下部の機能が落ちているデータがあるとされている[7]．当院で投球障害肩・肘でリハビリテーションを実施している野球選手も僧帽筋下部の機能低下が多い印象がある．そのため，僧帽筋下部をターゲットとし図1のようなトレーニングを実践している．

5) 投球障害予防のトレーニング

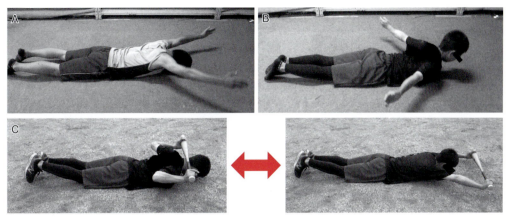

図1　僧帽筋下部に対するトレーニング
A：「Y」エクササイズ，B：「A」エクササイズ，C：うつ伏せバックプレス

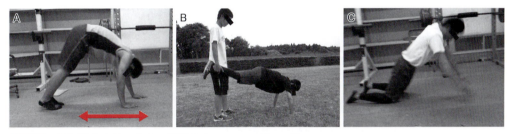

図2　肩甲帯安定性のための段階的トレーニングの一例
A：ハンドウォーク，B：手押し車，C：腕立てジャンプ（膝立ちから行うとより安全）
強度に注意しながら段階的に実施（肩甲帯に対する強度はA＜B＜C）．

　肩甲骨の下制筋力は翼状肩甲を抑える[8]ため肩甲骨の下制を意識させながら行っている．

　上肢において投球動作を考えると，上肢挙上90°以上のオーバーヘッドポジションでの肩甲帯の安定性がより必要である．また，リリースする瞬間から減速期にかけては肩関節に大きな負荷がかかることから，肩甲骨周囲筋や体幹筋をコンセントリックからエキセントリックへの素早い筋収縮で肩甲帯・体幹を安定させるトレーニングの必要がある．そのため，多くの筋群が動員できるCKCでのエクササイズや，挙上90°以上で素早い筋収縮を行わせるプライオメトリック的要素を含んだトレーニング（図2）を段階的に行っている．腕立て伏せも手の位置を挙上90°以上に置き投球のリリース時に近似した筋力発揮ができるよう工夫している（図3）．ウエイトトレーニングに関してもショルダープレス，プルオーバーなど上肢挙上90°以上で実施する種目をバランスよく取り入れ，上肢各部位の強化とともに安定性を向

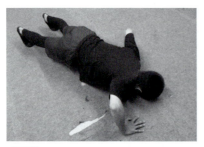

図3 挙上90°以上での腕立て伏せ

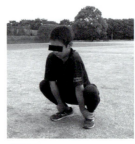
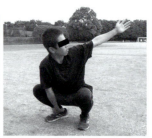

図4 フルスクワットポジションでの胸椎回旋トレーニング

上させている．ある程度の重量で回数を実施できることで，全力投球を重ねても際立った肩関節まわりの張りや疲労が起きにくい肩甲帯機能が獲得できると考えている．また，上肢のトレーニングではあるが，体幹部をしっかりと安定させ，上肢−体幹を連動させたトレーニングをしている．

　肩甲上腕関節の安定化を図るため，チューブ抵抗など低負荷で腱板トレーニングを実践している．下垂位でのトレーニングだけでなく，挙上位でも腱板機能が働くよう，肩関節外転90°やゼロポジションなどさまざまな肢位で実践している．

❷ 体幹の機能向上のためのトレーニング

（1）体幹の可動性向上のためのトレーニング

　胸椎の回旋動作の低下はコッキング期の肩甲骨の内転制限・肩甲上腕関節の過剰な水平伸展が起こることで肩関節の痛みへつながる．可動性トレーニング時は肩甲上腕関節のみの動きにならないよう，脊柱のニュートラルポジションを保持し，胸部を回旋方向へ動かすことを意識させている（図4）．このトレーニングは下肢の可動性の向上にもつながるため，投手のみならず深くしゃがみこむ動作から投動作を行うキャッチャーには有効である．また，図5は肩甲骨・体幹の筋収縮を伴いながら肩甲骨・胸椎の可動性向上を目的に実施している．肩甲上腕関節の代償運動が少ないトレーニングである．

（2）体幹の安定性向上のためのトレーニング

　体幹に関して，下肢からのエネルギーを効率的に上肢へとつなぐため全身運動では重要な部位と考える．投球では捻転動作があるため，特に腹斜筋群の強化は重要である．捻転動作を伴いながらさまざまな筋収縮様式の腹筋トレーニングを実施している（図6）．また，ウエイトトレーニング時には，腰部の過伸展・屈曲などの代償動作に注意し，脊柱のニュートラルポジションを保持したまま行えているか確認している．正確に実施されていれば，ローカルマッスル，グローバルマッスルを含め体幹筋の強化・安定性の向上につながる．

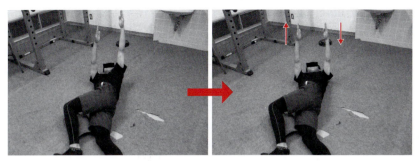

図5 胸椎回旋,肩甲骨可動性向上トレーニング

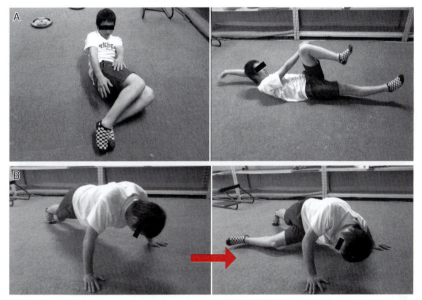

図6 捻りを伴う腹筋トレーニング
A:ツイスト腹筋,B:腕立て伏せ姿勢保持し下肢捻転

❸ 下肢の機能向上のためのトレーニング

(1) 股関節の機能向上のためのトレーニング

　投球における下肢はワインドアップ期では片脚で身体を支持し,大きく脚を踏み出し,股関節の捻転動作を伴うことから,股関節の内旋・外旋筋,腸腰筋,内転筋群,ハムストリングスの柔軟性が重要である.そのため,股関節周囲筋の柔軟性を改善・向上させることを目的とし,静的・動的ストレッチをさまざま実践している.

　ワインドアップからコッキングの投球フェイズにおける股関節の動きづくり・軸足の殿筋の強化,動作脚の内転筋群の伸張性向上になると考え,廊下もしくはスライドボードを用い,足を滑りやすくさせた状態で深くしゃがんでいくトレーニングを実施している(図7).また,股関節の内旋・外旋動作に着目し,逆シングルを意

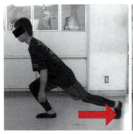
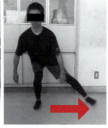

図7　スライドボードもしくは廊下を利用した股関節機能向上トレーニング

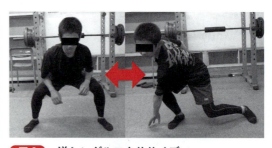

図8　逆シングルエクササイズ
ワイドスクワットポジションから股関節の高さは変えずに上半身を捻りながら股関節を回旋させる．

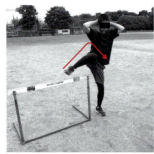
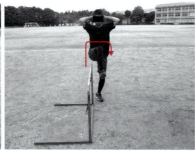

図9　ハードルを使用したダイナミックストレッチ

識させたトレーニング(図8)，股関節の全方向の可動性向上目的に，ハードルを使用したトレーニングを実施している(図9)．

(2) 下肢の安定性向上のためのトレーニング

　ワインドアップ期には脚を高く上げ，片脚支持の安定性が求められるため，下肢のバランス能力の向上・臀筋の強化は重要と考え，図10のようなトレーニングを実施している．

　投球の土台となると考えられる下肢のトレーニングに関してはスクワット，デッドリフト，フロント・サイドランジといったベーシックな負荷をかけたウエイトトレーニングを正しいフォームで実施することを重要視している．以前，上肢機能に際立った問題がなく，投球回数が増えると肘下がりが起きていたサイドスローの投手が，ウエイトを持ったフロントランジが安定したところ，足部接地時の膝割れがなくなり，投球回数が増えてもフォームが安定してきたということがあった．平山ら[9]の研究でもランジ系種目の重要性が示されている．投球フォームの崩れは肩・肘への負担が考えられることからも，特に，ウエイトを持った状態でのランジ動作

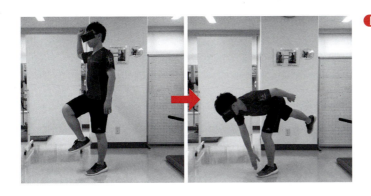

図10 トゥータッチ

は臀筋・大腿部の強化としてだけではなく，投球動作時の下肢の安定性へとつながるため重要である．

3 トレーニング指導時の注意点

　選手が過負荷（オーバートレーニング）にならないよう，トレーニング変数（強度・回数・頻度など）を調整しながら，段階的な負荷をかけていくことを注意している．サポートしているチームでは1年生と3年生では，ベンチプレス最大挙上重量の平均で10kg以上の筋力差がみられる．学年やトレーニング経験・練習強度を考慮しながらの見極め，荷重負荷・筋収縮様式などを考慮した段階的なトレーニング処方が重要である．

　投球フォーム・打撃フォームなど技術的な要素はコーチ・監督が指導をするため，現場でトレーナーは，極端な野球に関する動作介入はせず「肘が下がらないためには○○を強化しよう」などと指導者の意向に沿いながら，あくまでも競技関連体力要素・機能を強化することとしている．また，本項で紹介したような器具を用いないトレーニングは，ウォーミングアップなどで回数を少なめに行うことで，神経－筋系への刺激・筋温の上昇へつながり，傷害を予防するだけでなくパフォーマンスの向上へとつながると考える．

まとめ

　現場での活動において，傷害の予防を実践することはもちろんのこと，自分の身体の状態を理解してもらい，自己管理できるような情報提供・教育することを意識し，トレーニング指導している．よりよいトレーニングやケアを施しても選手自身の行動や考えが変化しなければ同じことの繰り返しであるため，どのように行動変容させるかが課題である．

◆**文献**

1) 笠原政志ほか：野球．競技種目特性からみたリハビリテーションとリコンディショニング リスクマネジメントに基づいたアプローチ，山本利春編，文光堂，東京，117-133, 2014
2) Fleisig, GS et al：Kinetic of baseball pitching with implications about injury mechanisms. Am J Sports Med 23：233-239, 1995
3) 鈴木　智ほか：投球障害肩および肘に対する理学療法 船橋整形方式．臨スポーツ医 32（臨増）：52-57, 2015
4) 石田和之ほか：投球スピードを高める．Jpn J Sports Sci 15：297-300, 1996
5) Takamura T, et al：Abduction, Horizontal Flexion, and Internal Rotation in Symptomatic and Asymptomatic Throwing Athletes. 4th International Congress of Shoulder and Elbow Therapist, 234, 2013
6) 浜田純一郎ほか：高校野球選手にみられる肩肘障害とコンディショニング．臨スポーツ医 25：657-663, 2008
7) 内藤重人：野球選手のコンディショニングと障害予防 プロ野球選手における取り組み．臨スポーツ医 29：1209-1214, 2012
8) 高村　隆：理学療法士から見た投球障害の対応　運動連鎖を取り入れた投球障害の対応．臨スポーツ医 29：87-94, 2012
9) 平山大作ほか：野球投球における投球数と動作キネティクスとの関係．バイオメカニズム 19：91-102, 2008

付録

付録

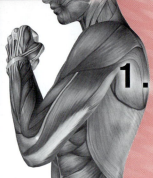

1. 肩・肘疾患 ホームエクササイズ

平田大地・髙村　隆

はじめに

　ホームエクササイズは障害の予防・治療において効果的であり，その内容は患者個々の状態に合わせてオーダーメイドする必要があり，疾患別に統一されたエクササイズは存在しない．われわれセラピストは患者の問題点を正確に評価し，個々に適応するエクササイズを指導する必要がある．本項ではホームエクササイズ指導におけるポイントを解説したうえで実際のホームエクササイズを紹介する．

1 上肢の特性

　上肢は物を取る・投げるなど主に手を使う機能だけでなく，体重支持や身体バランス保持など非常に多くの機能を有している．その上肢の土台である肩甲骨は胸郭上に浮遊し，脊柱や骨盤帯と筋肉を介して連結していることから，上肢機能の遂行には脊柱や骨盤帯など他部位の機能も補助的に必要であり，他部位の機能が低下すると代償的に上肢の負担が大きくなる．すなわち上肢機能を評価・治療するうえで他部位の評価は必要不可欠であり，結果的にホームエクササイズも他部位の影響を考慮した内容となる．

2 エクササイズの内容

　エクササイズの内容は患者個々の状態に合わせてオーダーメイドする必要がある．例えば，肩関節周囲炎と診断された患者のエクササイズ内容を検討する場合，その患者は急性期か慢性期か，外傷性か非外傷性か，スポーツの有無や内科既往の有無など，同じ肩関節周囲炎の患者でも状態や目標レベルが異なるため，個々の状態に合わせたエクササイズの指導が望ましい．また，エクササイズのレベルは簡単なものから難しいものへと移行することが原則であるが，その内容はできる限りシンプルで，患者が理解しやすくセラピストの監視がなくても1人で実施できるものがよい．また，職業がデスクワークの患者には座位で実施できるエクササイズを指導

するなど，患者のライフスタイルを考慮したエクササイズ内容を検討する．

▶3 エクササイズの指導

❶ 目的の共有

セラピストはエクササイズの目的を患者に説明し，なぜこのエクササイズを実施する必要があるのか理解させる．患者が理解していないにもかかわらず運動を指導することはセラピストの自己満足であり十分なエクササイズ効果は得られない．

❷ 指導の工夫

ホームエクササイズの本質は患者が正しい形でエクササイズを実施できることであり，誤った形のエクササイズは，誤った運動学習を促すこととなるため適宜修正が必要である．運動学習においては内在的フィードバックと外在的フィードバックが不可欠であり，前者は体性感覚や視覚情報すなわち運動の標準的な生産の結果として単に種々の感覚系を通して個別に行われるフィードバックであり，後者は患者の動作に対して「肩をすくめないように」「指を伸ばして」などと指示を与えるフィードバック形式であり，内在的フィードバックを補足する役割がある．このように運動学習にはフィードバックが不可欠であり，正しい動作獲得のために何を用いてフィードバックするべきか評価する必要がある．目的とする動作が自律して正確に実施可能となった段階でホームエクササイズとして指導する．なお，当院ではエクササイズの方法・注意点を写真付きで患者に配布しており，正しい動作でエクササイズが行えるよう工夫している．

▶4 エクササイズの修正（再診時）

セラピストは患者が再診したら症状の変化を聴取し，症状が改善傾向であればそのエクササイズは正しいと判断し継続あるいは追加を検討する．症状が悪化した場合は再評価のうえで必要に応じて変更する．ただし，これらは患者がホームエクササイズを継続してやった場合に限るため，どれだけ継続して実施できたか聴取が必要である．患者が継続できていない場合はその原因を追究し，場合によってはエクササイズの内容を再検討する．

> **ワンポイントアドバイス**
> トレーニングを実施する際，トレーニングの七原則に則って行うと効果的である（表1）．逆にこれらを無視すると効果的でないどころかトレーニングによる障害を招く危険があるため注意が必要である．

表1 トレーニングの七原則

1	過負荷（オーバーロード）	日常動作以上の強い運動刺激を与える
2	漸進性	状態に応じて段階的に負荷強度や負荷量を高めていく
3	継続性	長期間継続する
4	特異性	目的に応じた運動条件を選択する（負荷強度，速度，角度など）
5	全面性	全身の筋をバランスよく強化する
6	個別性	個人差を考慮したトレーニング内容を選択する
7	意識性	トレーニングの目的，方法，効果を理解し，意識させる

5 ストレッチの概要

　ストレッチは筋柔軟性向上だけでなく，運動パフォーマンスの向上や疲労回復など幅広く行われており，その種類には静的（static）ストレッチ，バリスティックストレッチ，固有受容性神経筋促通法（proprioceptive neuromuscular facilitation：PNF）ストレッチ，動的（dynamic）ストレッチがある．なかでも静的ストレッチは一般的に広く普及しており，反動や弾みをつけずにゆっくりと筋・腱を伸張し，その状態を保持する方法で比較的安全であることからスポーツ現場のみならず高齢者の健康維持などにも広く用いられている．この静的ストレッチを長期間継続することは関節可動域の拡大において非常に効果的であり，正常可動域に満たない患者への実施のみならず，スポーツ選手などで正常可動域を超えたより大きな可動範囲を求める場合に非常に効果的な方法である．しかしながら，静的ストレッチの即時効果については筋の柔軟性向上の反面，伸張された筋はリラックス状態となり，その後のパフォーマンス能力は低下することが数多く報告されている．

　そこで近年，スポーツ現場においては静的ストレッチに代わり動的ストレッチが推奨されている．動的ストレッチは関節運動により筋の伸張・短縮を繰り返す方法であり，反動を用いずに可動域の最終域まで大きく動かすことで目的の筋を動的にストレッチする方法であり，拮抗筋の収縮による相反抑制作用を促すことで目的の筋の伸張効果を狙う方法である．この動的ストレッチは静的ストレッチと違い，ストレッチ後のパフォーマンスは向上することが多く報告されていることからスポーツ現場でのウォーミングアップとして広く普及している．逆に静的ストレッチはスポーツ後のクーリングダウンとして用いられており，筋の疲労回復および障害予防において非常に効果的である．

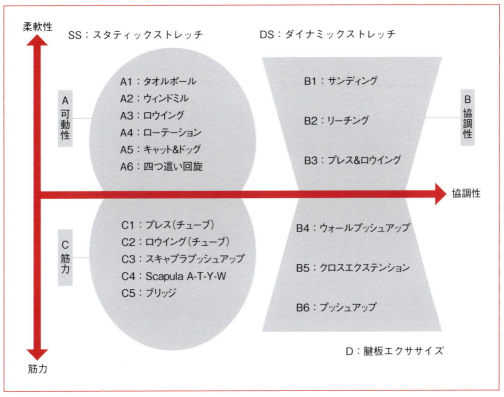

図1 各エクササイズの区分け

6 ストレッチの回数・時間

　ストレッチの効果的な時間について一定の見解は得られていないが，『STRETHING』の著者ボブ・アンダーソンは10〜30秒を提唱している．当院では筋の伸張感が得られた段階で10秒間保持することを基本としており，患者には「痛気持ちいい」程度になるまで伸ばすよう指導している．10秒以上の保持が可能であれば筋の抵抗感が減少するのを感じるまで伸張することも効果的であるが，筋疲労やフォームの崩れなどに注意する必要があり，フォームが崩れる場合は目的と異なる筋肉が伸張される可能性が高いため，セラピストは適宜修正を行い，修正が困難な場合はストレッチ方法や時間を検討する必要がある．

7 ホームエクササイズの実際

　本項では，以下のエクササイズを紹介する（図1）．
・SS：スタティックストレッチ

《本章の見方》

エクササイズ名称と区分け（図1）　　　　　　　術後時期や運動難易度によるレベル分け

C1：プレス（チューブ）
方法：上肢を前方へ突き出す

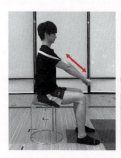 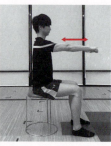 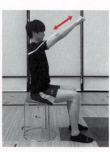

| 肩甲帯・胸郭 |  上肢・体幹 | 前鋸筋 |

それぞれの目的を持つエクササイズの場合に記載

■ エクササイズのレベル分け

1　単関節・除重力・低負荷・非荷重（OKC）
　　適応：急性期・術直後〜1ヵ月

2　複合関節・抗重力・中等度負荷
　　適応：回復期・術後1〜3ヵ月

3　複合関節・高負荷・荷重（CKC）・道具使用
　　適応：術後3ヵ月以降

■ マークの見方

 可動性　　協調性　　筋力

- DS：ダイナミックストレッチ
- A：可動性改善に向けたエクササイズ
- B：協調性改善に向けたエクササイズ
- C：筋力増強に向けたエクササイズ〜肩甲帯周囲筋〜
- D：筋力増強に向けたエクササイズ〜腱板〜
- E：肘関節に対するエクササイズ

SS. スタティックストレッチ

SS1：僧帽筋上部
方法：肩甲骨を下方回旋させ伸張する筋肉と反対の手で首を側屈

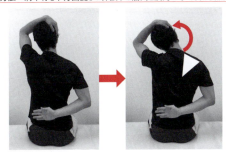

SS2：肩甲挙筋
方法：肩甲骨を上方回旋させ伸張する筋肉と反対の手で首を前方側屈

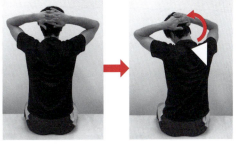

SS3a：三角筋後部①
方法：上肢内旋位とし反対の手で水平屈曲

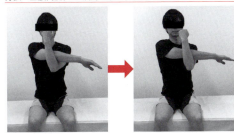

SS3b：三角筋後部②
方法：上肢内旋位で固定した状態から体幹を床に近づける

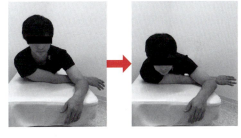

SS4a：大胸筋①
方法：上肢外転外旋位で体幹回旋

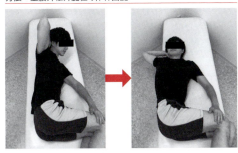

SS4b：大胸筋②
方法：上肢外転外旋位で固定して体幹回旋

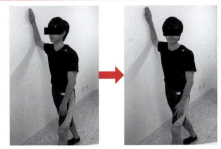

SS. スタティックストレッチ

SS5a：広背筋①
方法：上肢屈曲外旋位で体幹側屈

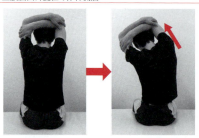

SS5b：広背筋②
方法：上肢屈曲外旋位で固定して体幹側屈

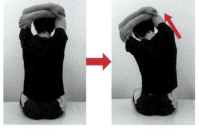

SS6a：上腕二頭筋①
方法：上腕外旋保持した状態で前腕回内

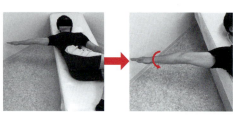

SS6b：上腕二頭筋②
方法：上腕外旋保持した状態で前腕回内

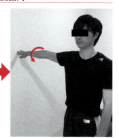

SS7a：上腕三頭筋①
方法：肘屈曲位とし反対の手で肩屈曲

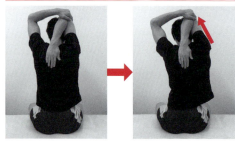

SS7b：上腕三頭筋②
方法：肘屈曲位で上体を壁に近づけることで肩屈曲

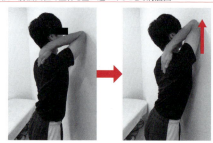

1. 肩・肘疾患ホームエクササイズ

SS8a：手関節伸筋群①
方法：肘伸展位で手関節掌屈

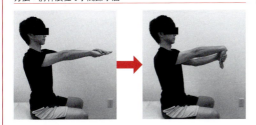

SS8b：手関節伸筋群②
方法：肘伸展位で手関節掌屈

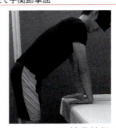

※橈骨神経ストレッチも適応

SS9a：手関節屈筋群①
方法：肘伸展位で手関節背屈

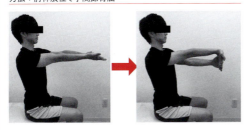

SS9b：手関節屈筋群②
方法：肘伸展位で手関節背屈

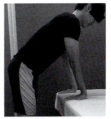

※正中神経ストレッチも適応

SS10：神経モビライゼーション
方法：神経の走行に沿って伸張

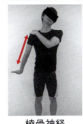
橈骨神経
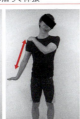
正中神経
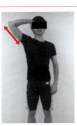
尺骨神経

413

DS. ダイナミックストレッチ

DS1：肩甲帯
方法：一側上肢を屈曲外転外旋, 反対側を伸展内転内旋方向に伸張

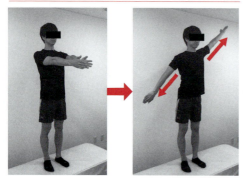

DS2：肩甲帯・胸郭
方法：肩甲帯の前額面・矢状面・水平面上の動きを意識しながら実施

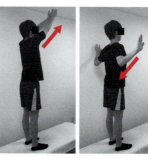
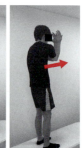

DS3：肩甲帯・胸郭・脊柱
方法：一側上肢を屈曲内転外旋方向へ伸張

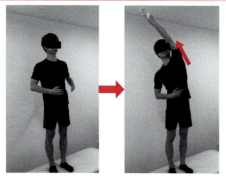

1. 肩・肘疾患ホームエクササイズ

A. 可動性改善に向けたエクササイズ

A1：タオルポール
方法：胸郭部に丸めたタオルを入れて背臥位保持

A2：ウィンドミル
方法：側臥位で体幹回旋

A3：ロウイング
方法：肩甲帯・胸郭・骨盤帯の矢状面上の動きを促す

A4：ローテーション
方法：肩甲帯・胸郭・骨盤帯の水平面上の動きを促す

A5：キャット＆ドッグ
方法：四つ這いで脊柱の前後屈

A6：四つ這い回旋
方法：四つ這いで体幹回旋

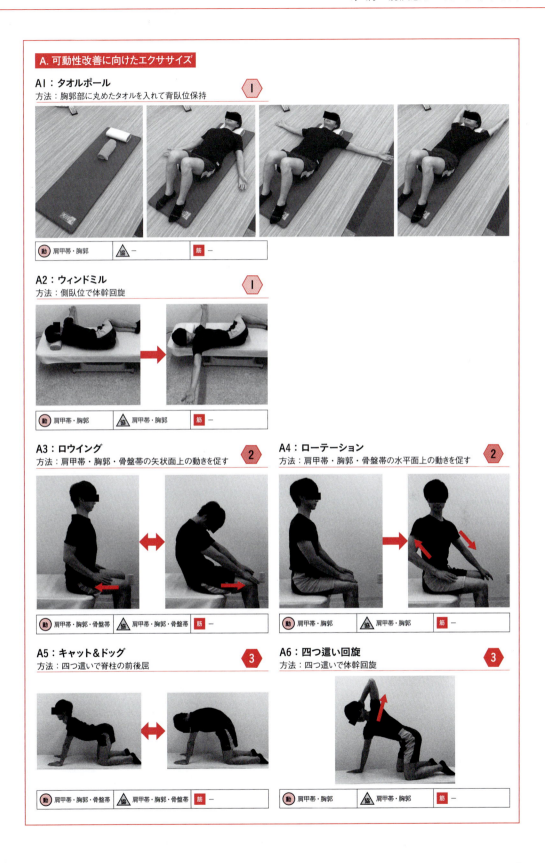

付録

B. 協調性改善に向けたエクササイズ

B1：サンディング
方法：前腕を接地した状態で前方・上方に伸ばす

B2：リーチング
方法：座位で上肢を遠方に伸ばす

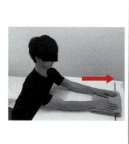 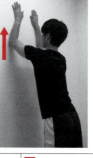 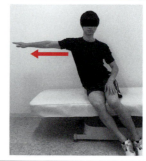

動 肩甲帯・胸郭	協 肩甲帯・胸郭	筋 —

動 胸郭・骨盤帯	協 胸郭・骨盤帯	筋 —

B1：肘より遠位を接地した状態で体幹を移動することで結果的に上肢の動きを出す
B2：上肢を動かす際に力んでしまう症例に最適

B3：プレス＆ロウイング
方法：肩甲骨を意識して上下に動かす

B4：ウォールプッシュアップ
方法：壁に対して腕立て伏せ，肩甲骨と上腕骨のアライメントを意識

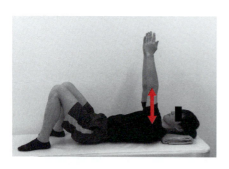 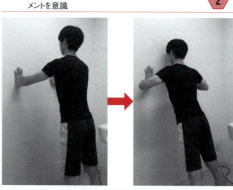

動 —	協 肩甲帯・胸郭	筋 肩甲帯

動 —	協 上肢・体幹	筋 —

B3：両側同時に実施することで体幹回旋要素を遮断，肘より遠位は固定
B4：頭部から足までのストレートラインを意識

B5：クロスエクステンション
方法：四つ這いの姿勢を保持した状態で上下肢をあげる

B5-2：クロスエクステンション
方法：ボールなどを腹部に入れた状態で上下肢挙上を保持

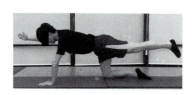

  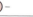

動 —	協 上肢・体幹・下肢	筋 —

動 —	協 上肢・体幹・下肢	筋 —

B5, B5-2：頭部から足までのストレートラインを意識

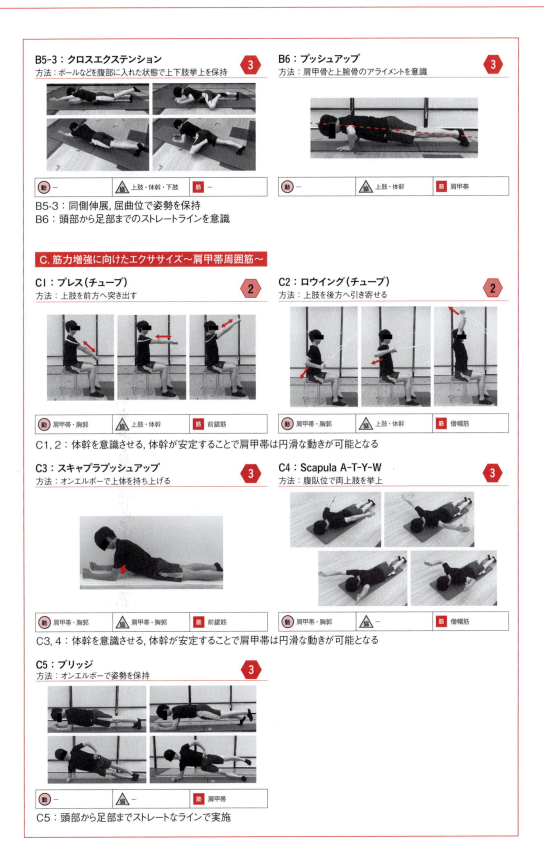

D. 筋力増強に向けたエクササイズ 〜腱板〜

D1：タオル内転運動
方法：腋窩にタオルを挟んで上肢を内転，そこから脱力することで外転運動を促す

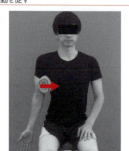

| 動 | － | 協 | － | 筋 | 棘上筋 |

D1：外転で過剰な収縮や肩甲帯の代償が入る場合は内転を意識させ，そこから戻すことで初期の外転を促通できる

D2：ボールまわし
方法：下垂位でボールを用いて上肢回旋運動

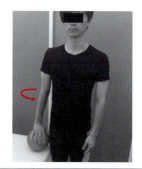

| 動 | － | 協 | 内旋・外旋 | 筋 | 棘下筋・肩甲下筋 |

D3：腕ひねり
方法：手関節を固定した状態で上肢回旋運動

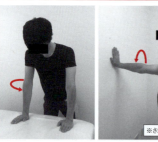

※さまざまな肢位で実施

| 動 | － | 協 | 内旋・外旋 | 筋 | 棘下筋・肩甲下筋 |

D4：ペットボトル運動
方法：机上に肘をついてペットボトルを転がす

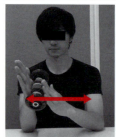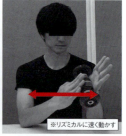

※リズミカルに速く動かす

| 動 | － | 協 | 内旋・外旋 | 筋 | 棘下筋・肩甲下筋 |

D4：肩の内外旋で力む患者に最適，意識を手に向けることで結果的に肩の内外旋を促通できる

D5：外旋運動
方法：輪ゴムを用いて外旋運動

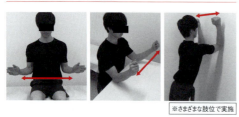

※さまざまな肢位で実施

| 動 | － | 協 | 内旋・外旋 | 筋 | 棘下筋 |

D6：内旋運動
方法：タオルやボールを用いて内旋運動

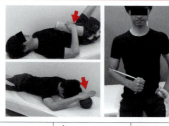

| 動 | － | 協 | － | 筋 | 肩甲下筋 |

1. 肩・肘疾患ホームエクササイズ

D7：外転運動
方法：上肢下垂位から外転運動

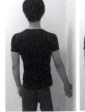 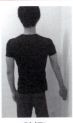 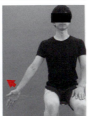

壁押し　　　　壁押し　　　　輪ゴム開き
（上肢外旋位）（上肢内旋位）

動 －　　協 －　　筋 棘上筋

D8：内外旋運動（抗重力）
方法：重力に抗して内外旋運動

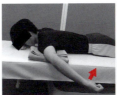 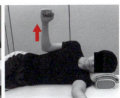

内旋　　　　　外旋

動 －　　協 －　　筋 棘下筋

D9：外転運動（抗重力）
方法：側臥位で外転運動（抗重力位）

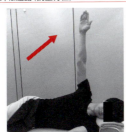

動 －　　協 －　　筋 棘上筋

D10：内旋運動（荷重位）
方法：腹臥位オンエルボーで輪ゴムを用いて外旋運動

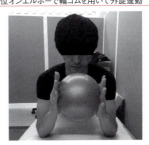

動 －　　協 －　　筋 肩甲下筋

D11：外旋運動（荷重位）
方法：腹臥位オンエルボーで輪ゴムを用いて外旋運動

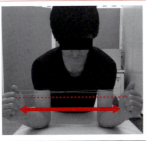

動 －　　協 内旋・外旋　　筋 棘下筋

E. 肘関節に対するエクササイズ

E1：肘屈曲運動
方法：肘をついて肘屈曲（前腕の位置を変える）

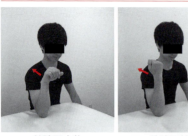

前腕回内位　　　　前腕回外位

| 動 肘関節屈曲 | 協 － | 筋 － |

E2：肘伸展運動
方法：腹臥位でタオルを押すように伸展運動

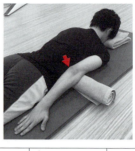

| 動 肘関節伸展 | 協 － | 筋 上腕三頭筋 |

E3：前腕回内外運動
方法：肘から遠位をつけて前腕回内・回外（大きく）

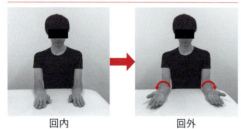

回内　　　　　　　回外

| 動 前腕回内・回外 | 協 前腕回内・回外 | 筋 － |

E4：前腕回内運動
方法：橈骨頭を押さえた状態で回内運動

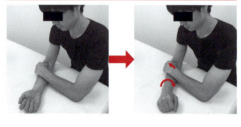

| 動 前腕回内 | 協 － | 筋 － |

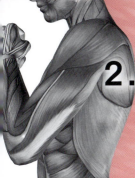

2. 機能解剖ミニレクチャー

那須久代・二村昭元・秋田恵一

本項目の活用の仕方

　本項目は，肩・肘関節の周囲構造の形態を理解するためのものである．形態を理解することの目的は，日々経験する患者さんの訴えを確固たる根拠をもって解釈することにあると思われる．なぜ痛みがそこに生じているのか，なぜそこで骨や組織が動きにくいのかなどの病態を理解するために，また，筋の走行角度から関節運動のための肢位を考慮するために，本項目が活用されることを期待する．

　ただし，本項目における図の写真はすべてご遺体によるものである．当然のことであるが，筋活動が生じず，関節を正しい位置に保持することが難しいということは念頭に置いておいていただきたい．

肩峰下滑液包はどこにあるんだろう？

三角筋と肩峰の深層に位置し，その大部分は三角筋の深層に位置している．

　三角筋と棘下筋の間にはしっかりとした筋膜があり，その深層に三角筋下包がある（図1A）．

　一般に，肩峰下滑液包とは，三角筋下包と肩峰下に位置する滑液包を合わせたものである（図1B）．両者は連続していることもあれば，分かれていることもある[1]．

　肩峰下滑液包は，外側は棘上筋腱および棘下筋腱の表層まで伸び，内側は肩峰中央のやや内側まで伸びる．前縁は烏口腕筋の外側端に，後縁は棘下筋の筋腱移行部に位置する．上面は肩峰および烏口肩峰靱帯（coracoacromial ligament：CAL）にしっかりと付着しており，下端は肩峰外側端から4cm程度遠位に位置する．肩峰下に位置する滑液包に比べて，三角筋下包はかなり広い．

　肩峰下滑液包は上腕骨頭の動きに伴って，CALの深層にスムーズに滑り込まなければならない（図1C）．

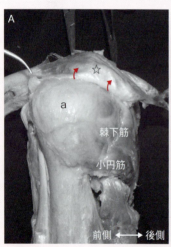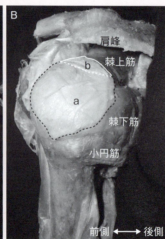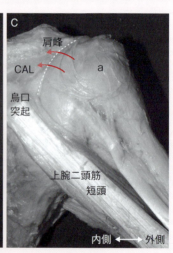

図1　肩峰下滑液包

A：左肩を外側からみている．三角筋と棘下筋の間に位置する筋膜（☆）を上方に反転すると，三角筋下包（a）を観察することができる．
B：三角筋下包（a）の周囲の脂肪組織を除去し，その境界を明らかにした（黒点線）．CALを肩峰からはずし，肩甲棘を切離して肩峰を内上方に持ち上げている．CALの外側端が位置していたところが白点線で示されており，白点線よりも内側は肩峰下に位置する滑液包（b）である．肩峰下に位置する滑液包（b）の内側端を白実線で示している．
C：A，Bとは異なる標本である．肩関節外転30°とし，前外方からみている．上腕骨頭の動きに伴って，三角筋下包（a）はCALの深層に滑り込む（→）．

◆文献
1）Braus H, et al：Anatomie des Menschen. Band I. Spezielle Bewegungsapparate der oberen Extremität, 3rd ed, Springer, Berlin, 257-258, 1954

烏口肩峰靱帯の構成は？

複数のバンドで構成されることが多い．

烏口肩峰靱帯（CAL）は，通常，烏口突起上外側面の付着をベースにし，肩峰先端への付着を頂点とした三角形の構造であるといわれている[1]．Pieper[2]は，CALは一つのバンドで構成されるよりも複数のバンドで構成されることが多いと報告している（一つの場合：約25％，二つの場合：約60％，三つの場合：約15％）．

図2では，CALは三つのバンドで構成されている．この例のように，CALが烏口突起の内側部まで位置する場合，CAL下のスペースが広くなることで，腱板とのインピンジメントが起こりやすくなる可能性が推察されている[2]．

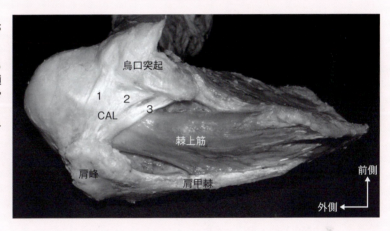

図2　烏口肩峰靱帯（CAL）
左肩を上方からみている．肩鎖靱帯，烏口鎖骨靱帯を切離し，鎖骨が除去されている．

◆文献
1) Edelson JG, et al：Aspects of coracoacromial ligament anatomy of interest to the arthroscopic surgeon. Arthroscopy 11：715-719, 1995
2) Pieper HG, et al：Anatomic variation of the coracoacromial ligament：a macroscopic and microscopic cadaveric study. J Shoulder Elbow Surg 6：291-296, 1997

棘上筋はどのように走行しているんだろう？

棘上窩ならびに肩甲棘の上面に起始する筋線維の多くは，棘上筋の前方に向かって走行し，その最前縁の腱に合している．

　棘上筋は，棘上窩と棘上窩筋膜の内面から起始する（図3A）．棘上筋の最前縁には強い腱性部が存在し，棘上窩ならびに肩甲棘の上面に起始する筋線維の多くはこの腱に合する．この腱に集まる筋束は，三角筋中部と同様に，肩関節を内転させたときに伸張が求められる部分であると思われる．

　停止腱は大結節の上部に停止するとされていたが，Mochizukiら[1]は，棘上筋の停止腱が停止部付近で方向を前方へ転じて，大結節の前内側に停止していることを明らかにした（図3B）．

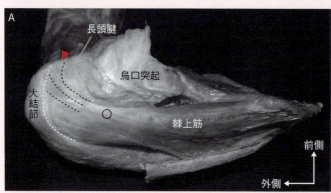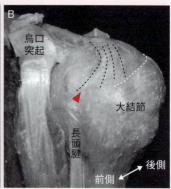

図3　棘上筋の起始・走行・停止

A：左肩を上方からみている．肩甲棘を外側1/3で切離し，肩峰とともに除去している．棘上筋腱の走行を黒点線で，棘下筋腱の前縁を白点線で示している．棘上筋の最前縁には強い腱性部が存在する（〇）．棘上筋の停止腱は停止部付近で方向を前方へ転じて，大結節の前内側（▶）に停止している．
B：Aとは異なる標本である．左肩を前外側からみている．黒点線：棘上筋腱の走行，白点線：棘下筋腱の前縁，▶：大結節の前内側に停止する棘上筋腱

◆文献
1) Mochizuki T, et al：Humeral insertion of the supraspinatus and infraspinatus. New anatomical findings regarding the footprint of the rotator cuff. J Bone Joint Surg Am 90：962-969, 2008

棘下筋はどのように走行しているんだろう？

横走部は斜走部の背側を横走し薄い腱膜となって斜走部の停止腱に停止し，斜走部は横走部の腹側を上外側に向かって走行し大結節の前端に停止する．

棘下筋は，肩甲棘，棘下窩，棘下筋膜の内面から起始する（図4A）．肩甲棘から起始する筋線維（横走部：黒点線）は，棘下窩および棘下筋膜の内面から起始する筋線維（斜走部：白点線）の背側を横走し，薄い腱膜となって斜走部の停止腱に停止する．一方，斜走部は，横走部の腹側を上外側に向かって走行する．

棘下筋の停止は，上腕骨大結節の後縁と記述されてきたが，Mochizukiら[1]は，棘下筋（斜走部）の停止が大結節の前端にまで達していることを明らかにした（図4B）．

肩関節屈曲0°，屈曲90°，外転90°，伸展位で肩関節外旋に対して徒手抵抗を加えたとき，いずれの肢位においても斜走部は横走部よりも顕著な筋活動を呈し，なかでも，斜走部が作用しやすい肢位は肩関節屈曲90°での外旋であったと報告されている[2]．

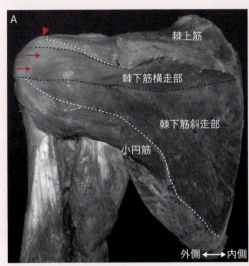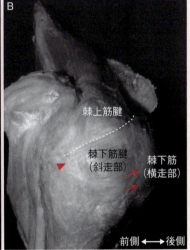

図4 棘下筋の起始・走行・停止

A：左肩を後方からみている．肩甲棘外側1/3と肩峰は除去している．横走部を黒点線で，斜走部を白点線で示している．また，横走部（黒点線）の停止を⟶で，斜走部（白点線）の停止の前縁を▶で示している．
B：左肩を上外側からみている．白点線：斜走部の前縁，⟶：横走部の停止，▶：斜走部の停止

◆文献
1) Mochizuki T, et al：Humeral insertion of the supraspinatus and infraspinatus. New anatomical findings regarding the footprint of the rotator cuff. J Bone Joint Surg Am 90：962-969, 2008
2) Hughes PC, et al：Isolation of infraspinatus in clinical test positions. J Sci Med Sport 17：256-260, 2014

小円筋はどのように走行しているんだろう？

上部は，肩甲骨後面の外側縁部から起始し大結節の後縁に腱性に停止し，下部は，上部深層かつ外側から起始し上腕骨大結節稜の上端に筋性に停止する．

　小円筋は，上部と下部の筋線維で構成される（図5）．上部は肩甲骨後面の外側縁部から起始し，大結節の後縁の骨の高まりに腱性に停止する．下部は上部の深層かつ外側から起始し，上腕骨大結節稜の上端に筋性に停止する．

　上部は，肩関節外旋力を発揮するために作用し，下部は上腕骨頭の安定性に寄与すると推測されている[1]．

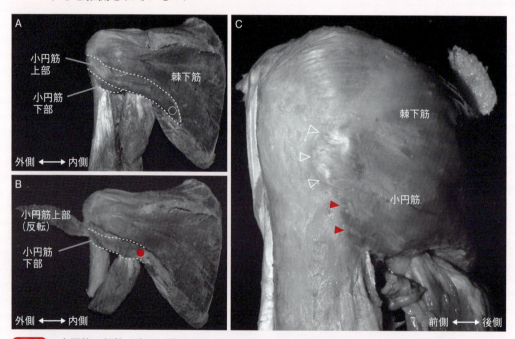

図5　小円筋の起始・走行・停止
A：左肩を後方からみている．肩甲棘外側1/3と肩峰は除去している．上部の起始を○で示している．
B：下部の筋線維を観察するために，上部の筋線維を外側に反転している．下部の起始を●で示している．
C：左肩を外側からみている．上部は大結節の後縁の骨の高まりに腱性に停止し（▷），下部は上腕骨大結節稜の上端に筋性に停止する（▶）．

◆文献
1) Hamada J, et al：Anatomic study and electromyographic analysis of the teres minor muscle. J Shoulder Elbow Surg 26：870-877, 2017

下関節上腕靱帯はどんな形をしているんだろう？

関節窩の前下部から後下部にかけて伸びているハンモック構造である．

　下関節上腕靱帯は，関節窩の前下部から後下部にかけて伸びているハンモック構造であり，腋窩嚢を形成する（図6A, 6B）．前下関節上腕靱帯は，肩関節外転90°，外旋位で伸張され，上腕骨頭の前下方への偏位に抵抗する．後下関節上腕靱帯は，内旋時や屈曲時のスタビライザーとして重要である[1]．

　上関節上腕靱帯は上腕二頭筋長頭腱の起始のちょうど前方で関節上結節に付着する（図6A）．中関節上腕靱帯は，上関節上腕靱帯の付着部もしくはその近くの関節唇に付着し[2]，肩甲下筋腱にも合流する（図6A）[3]．

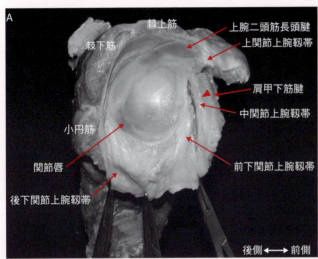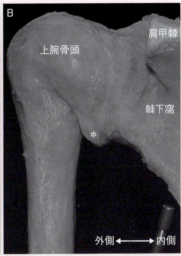

図6 関節包靱帯

A：右肩甲骨を外側からみている．関節包，関節包靱帯，腱板を肩甲骨外側角の約2cm外側で切離した．上腕骨は関節窩からはずされている．▶は中関節上腕靱帯と肩甲下筋腱との合流部を示す．
B：左肩甲上腕関節を後方からみている．腱板および肩峰を除去した状態である．下関節包靱帯にたるみ（腋窩嚢：＊）が認められる．

◆文献
1) Itoigawa Y, et al：Anatomy of the capsulolabral complex and rotator interval related to glenohumeral instability. Knee Surg Sports Traumatol Arthrosc 24：343-349, 2016
2) Ide J, et al：Normal variations of the glenohumeral ligament complex：an anatomic study for arthroscopic Bankart repair. Arthroscopy 20：164-168, 2004
3) Burkart AC, et al：Anatomy and function of the glenohumeral ligaments in anterior shoulder instability. Clin Orthop Relat Res 400：32-39, 2002

付録

上腕三頭筋長頭の起始はどこだろう？

関節下結節に加えて，肩甲骨外側縁の背側面，後下方肩関節包に起始を有する．

　上腕三頭筋長頭の起始は，肩甲骨の関節下結節とされている．しかし，上腕三頭筋長頭は関節下結節だけではなく，肩甲骨外側縁の背側面からも起始しているという報告もある[1]．また，上腕三頭筋長頭は後下方肩関節包にも起始を有し（図7A），上腕骨頭の下方への偏位を防ぎ，上腕骨頭を支える役割を果たしていると考えられている[2]．

　関節下結節の周囲から起始した上腕三頭筋長頭は，大円筋の背側を乗り越えるような走行を呈して，上腕三頭筋外側頭と合する（図7B）．

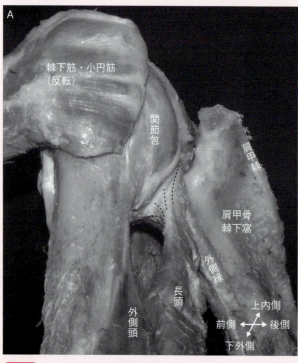 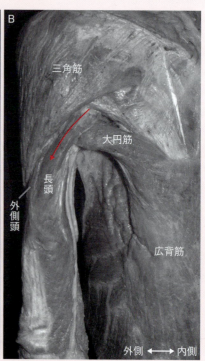

図7　上腕三頭筋長頭の起始

A：左肩を後下方からみている．肩甲棘1/3および肩峰は除去されている．棘下筋および小円筋の起始をはずし，両筋を外側に反転している．点線は，長頭の起始が肩甲骨下関節窩を中心に背腹に末広がりになっていることを示している．
B：左上肢および体幹を後外側からみている．上腕三頭筋長頭は，大円筋の背側を乗り越えるように走行する（→）．

◆文献
1) Handling MA, et al：The origin of the long head of the triceps：a cadaveric study. J Shoulder Elbow Surg 19：69-72, 2010
2) Kapandji IA：The physiology of the joints. Volume 1 Upper limb. The Shoulder, 5th ed, Churchill Livingstone, New York, 2-70, 1982

筋膜はどのように動くんだろう？

三角筋と棘下筋の間にある筋膜は，肩関節の内旋・外旋に伴って，縮んだり伸びたりしている．

Cooper[1]は，三角筋と棘下筋の間には筋膜（Clavipectoral and posterior scapular fascia）が存在し（図8A），この筋膜は前方では上腕二頭筋短頭および小胸筋を囲んでいる（図8B）ことを示している．

肩関節を内旋するときにはこの膜は烏口腕筋の深層で折りたたまれ（図8C），肩関節を外旋するときにはこの膜は伸張している（図8D）．

この筋膜の柔軟性の低下は，肩関節可動域制限の一つの要因となるかもしれない．

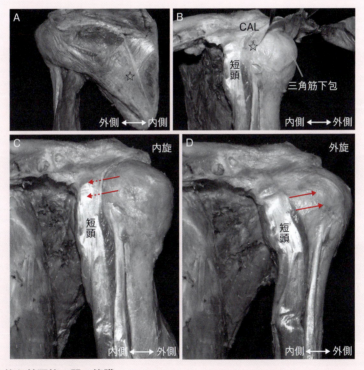

図8 三角筋と棘下筋の間の筋膜

A：左肩を後方からみている．三角筋を除去したあと，棘下筋の表層で光沢のある筋膜（☆）が観察される．
B：左肩を前外側からみている．後方から少しずつ筋膜をはがしている．上外側では烏口肩峰靱帯（CAL）と同じ層であり，一緒に持ち上げることができる．前方では三角筋下包を覆う非常に薄い膜となり上腕二頭筋短頭に連続している．
C：肩関節内旋位では，筋膜は烏口腕筋の深層で折りたたまれる（→）．
D：肩関節外旋位では，筋膜は伸張する（→）．

◆文献
1) Cooper DE, et al：Supporting layers of the glenohumeral joint. An anatomic study. Clin Orthop Relat Res 289：144-155, 1993

円回内筋の起始形態はどのようになっているのだろう？

上腕頭は上腕骨内側上顆と内側筋間中隔から，尺骨頭は尺骨粗面の内側縁から起始する．ときに，尺骨頭は上腕骨内側上顆にも付着する．

　円回内筋は，通常，上腕頭と尺骨頭の二頭からなる（図9A〜D）．上腕頭は，上腕骨内側上顆と内側筋間中隔から起始し，尺骨頭は尺骨粗面の内側縁から起始する．両頭が合して，橈側手根屈筋と腱膜を介して接しながら下外方へ走行し，橈骨の中央部の少し上で側面と後面にかけて停止する．尺骨頭の欠損率は14％と報告されている[1]．

　時に，円回内筋の尺骨頭の一部が，内側上顆に付着すると報告されている[2]．この部分は，内側側副靱帯前斜走部のすぐ前方にあり，肘関節包の表層を走行している（図9E）．Otoshiら[2]は，late coking phaseやacceleration phaseにおいて，この部分は内側の肘関節包をピンと張り（図9F），外反力に対して肘を安定化させる機能を有すると述べている．一方で，Vymazalováら[3]は，尺骨頭の一部が上腕骨に伸びる例は4.6％であったと報告している．

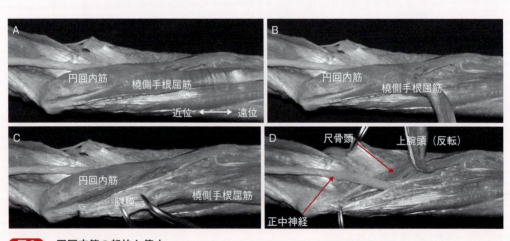

図9　円回内筋の起始と停止

A：左肘関節を内側からみている．肘関節屈曲30°．
B：円回内筋と橈側手根屈筋は起始側では密着している．橈側手根屈筋の停止腱を切離し，内側にずらしている．
C：円回内筋と橈側手根屈筋は両者に介在する腱膜によって境される．
D：円回内筋の上腕頭を起始側で外している．正中神経の深層に円回内筋の尺骨頭が観察される．

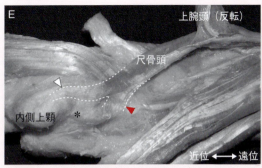
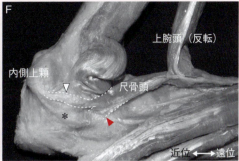

図9 円回内筋の起始と停止

E：尺骨頭の起始部分を拡大している．尺骨頭は，尺骨からの起始に加えて（▶），上腕骨内側上顆からの起始を有する場合がある（▷）．上腕骨内側上顆から起始する部分は，内側側副靱帯前斜走部（＊）のすぐ前方に位置する．
F：肘関節屈曲120°．尺骨頭の上腕骨内側上顆からの起始部が伸張されている．
▶：尺骨頭の尺骨起始，▷：尺骨頭の上腕骨内側上顆起始，＊：内側側副靱帯前斜走部

◆文献

1) Caetano EB, et al：Anatomical variations of pronator teres muscle：predispositional role for nerve entrapment. Rev Bras Ortop 52：169-175, 2017
2) Otoshi K, et al：The proximal origins of the flexor-pronator muscles and their role in the dynamic stabilization of the elbow joint：an anatomical study. Surg Radiol Anat 36：289-294, 2014
3) Vymazalová K, et al：Variability of the pronator teres muscle and its clinical significance. Rom J Morphol Embryol 56：1127-1135, 2015

肘関節内側側副靱帯は，肘関節屈曲角度によってどのように変わるんだろう？

前斜走部後束と後斜走部は，肘関節の屈曲に伴い，伸張性が増していく．

内側側副靱帯は，上腕骨内側上顆の下面から前面と後面にかけて付着し，尺骨の鉤状突起基部内側面および肘頭突起基部内側面に至る．内側側副靱帯は，3つの部位に分けられ，前斜走部（a），後斜走部（b），横走部（c）が存在する（図10B）．

前斜走部（a）は肘関節屈曲角度によって伸張性にほとんど変化がないという報告がなされている[1]．しかしながら，前斜走部はさらに前束と後束が区別され，Ochiら[2]は，前斜走部後束は肘関節屈曲角度が増すにつれて伸張していく（図10B, C）ことを明らかにしている．後斜走部（b）もまた肘関節の屈曲に伴い，伸張性が増していく（図10C）．

内側側副靱帯の形態に関する最新の知見については，Hoshikaら[3]の論文を参照していただきたい．

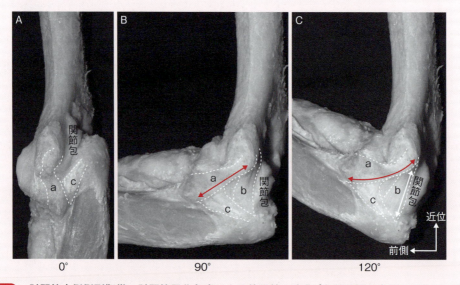

図10 肘関節内側側副靱帯の肘関節屈曲角度による伸張性の変化（右肘関節を内側からみている）
A：肘関節0°のとき，前斜走部（a）は緩んでいる．
B：肘関節屈曲90°のとき，前斜走部（a）のなかでも後方に位置する部分（後束）は伸張する（赤矢印）．
C：肘関節屈曲120°のとき，前斜走部（a）の後束（赤矢印）に加え，後斜走部（b）も伸張性が増す（白矢印）．

◆文献
1) Jackson TJ, et al：Biomechanical differences of the anterior and posterior bands of the ulnar collateral ligament of the elbow. Knee Surg Sports Traumatol Arthrosc 24：2319-2323, 2016
2) Ochi N, et al：Anatomic relation between the medial collateral ligament of the elbow and the humero-ulnar joint axis. J Shoulder Elbow Surg 8：6-10, 1999
3) Hoshika S, et al：Medial elbow anatomy：A paradigm shift for UCL injury prevention and management. Clin Anat 32：379-389, 2019

尺骨神経は肘関節のどの辺を通るんだろう？

骨の狭い通路を通り，かつ筋膜や筋や中隔とも接している．

　尺骨神経は，上腕骨内側上顆と肘頭突起との間を走行する．そして，内側側副靱帯の表層を通り，尺側手根屈筋の2頭の間を走行する．多くの例で，尺骨神経は肘部管レベルで絞厄される．尺側手根屈筋の表層の筋膜（図11A），内側筋間中隔（図11A），尺側手根屈筋の2頭（図11B），などが原因と考えられている[1]．

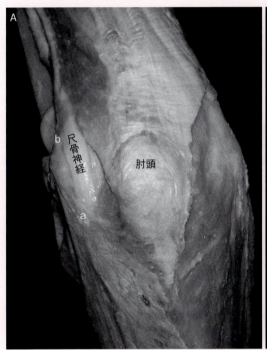 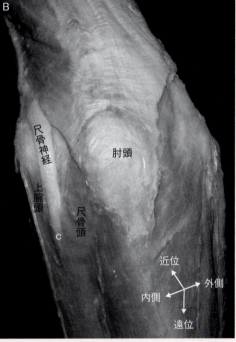

図11　上腕骨内側上顆後方を走行する尺骨神経

A：右肘関節屈曲90°とし，後方からみている．尺骨神経の走行を観察するために，上腕筋膜は除去してある．尺側手根屈筋の表層の筋膜（a）が尺骨神経を覆っている．内側筋間中隔（b）は尺骨神経のすぐ前方に位置しており，内側上顆に付着している．
B：尺側手根屈筋の表層の筋膜を除去し，尺側手根屈筋の上腕頭と尺骨頭を剖出した．両頭の間（c）を尺骨神経が進入していく．

◆文献
1) Rossy WH, et al：Pitcher's elbow：medial elbow pain in the overhead-throwing athlete. Curr Rev Musculoskelet Med 9：207-214, 2016

肘筋ってどんな形態をしているんだろう？

上腕骨外側上顆を頂点，尺骨後縁を底辺とした三角形である．

　肘筋は，上腕骨外側上顆の後面と肘関節包から起始し，扇状に広がって尺骨後縁と後面の上部に停止する．肘筋は，上腕三頭筋内側頭の一部が独立した筋と考えられており，その支配神経は，上腕三頭筋内側頭に分布していた橈骨神経が同筋下縁を下行したものである．

　肘筋は，横に走行する筋線維と縦に走行する筋線維を有し，前者は尺骨の外側偏位に，後者は尺骨の外転に寄与することが報告されている[1]．また，前腕の回内・回外，肘関節の伸展・屈曲で，それぞれの筋活動が異なることが報告されている[1]．肘筋は，上腕三頭筋内側頭と同様に筋活動を得やすい肢位を考慮しなければならない筋といえる．

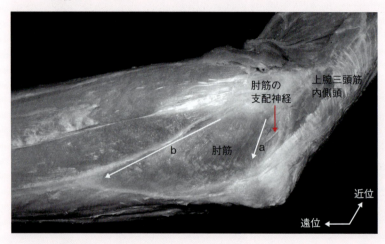

図12　上腕三頭筋内側頭と肘筋

左肘関節を下外側からみている．上腕三頭筋内側頭に分布していた橈骨神経（→）が，肘筋を支配する．肘筋は，横に走行する筋線維（a）と縦に走行する筋線維（b）で構成される．

◆文献
1) Bergin MJ, et al：Functional differences between anatomical regions of the anconeus muscle in humans. J Electromyogr Kinesiol 23：1391-1397, 2013

僧帽筋は背中のどの範囲に広がっているんだろう？

外後頭隆起から第12胸椎まで伸びる．起始の範囲は長い．

　僧帽筋は，後頭骨上項線，外後頭隆起，項靱帯，第7頸椎と全胸椎の棘突起および棘上靱帯から起始し，上部は外下方に，中部はほとんど水平に，下部は外上方に走行する．筋束は集中して，鎖骨外側1/2，肩峰，肩甲棘に停止する．

　一般に，第3胸椎レベルに肩甲棘，第7胸椎レベルに肩甲骨下角が位置すると言われている[1]．写真からわかるように，第12胸椎まで伸びる下部の筋線維は意外と長い．僧帽筋の下部は，肩甲骨の後傾に作用する．下部に対するアプローチの際には，体幹が安定するような肢位を工夫しなければならないだろう．

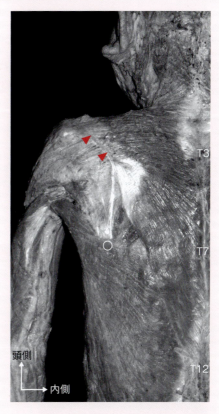

図13　僧帽筋の起始・走行・停止
左上肢および頸部・背部を後方からみている．肩甲棘を▶で，肩甲骨下角の位置を○で示している．
T3：第3胸椎，T7：第7胸椎，T12：第12胸椎

◆文献
1) Huang TS, et al：Scapular dyskinesis: Patterns, functional disability and associated factors in people with shoulder disorders. Man Ther 26：165-171, 2016

広背筋の形態の特徴ってなんだろう？

骨盤と上肢をつなぐ唯一の筋であり，腸骨稜や肋骨から起始を持ち，体幹にも作用する．

　広背筋は，第6〜8胸椎以下の棘突起，腰背腱膜浅葉，腸骨稜，3〜4の下位肋骨から起始する．肩甲骨下角を覆い，さらに大円筋とともに腋窩に沿って走行し，上腕骨小結節稜に停止する．肋骨から起始する部分は，中腋窩線のあたりに位置し，意外と前方に伸びている．

　広背筋は，肩甲骨下角からも起始をもつ．ここから起始する筋束は2mm程度の貧弱なものから30mm程度の良く発達したものまであり，非常にバリエーションに富む．この筋束の欠如率は8％と報告されている[1]．

　広背筋は，骨盤と上肢をつなぐ唯一の筋である．上肢の機能がうまく発揮できない場合には，土台となる骨盤が安定しているかどうかを評価する必要がある．

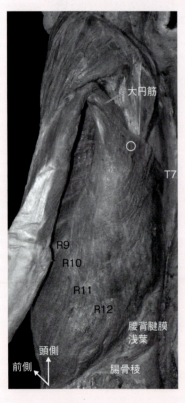

図14　広背筋の起始・走行・停止
左上肢および背部を後外側からみている．肩甲骨下角の位置を○で示している．
R9：第9肋骨，R10：第10肋骨，R11：第11肋骨，R12：第12肋骨，T7：第7胸椎

◆文献
1) 西　成甫：日本人ノ筋學知見背筋ノ統計的研究其一．東北医誌 4：249-263, 1919

前鋸筋は肩甲骨下角にどのように停止しているんだろう？

前鋸筋下部は肩甲骨下角の頂点を越えて肩甲骨内側縁の方にも停止し，大菱形筋の起始と隣接している．

　肩甲骨下角の周囲には脂肪組織が観察される（図15A）．この脂肪組織は，下角の動きに対してクッションのような役割を果たしているものと思われる．

　前鋸筋下部は肩甲骨下角の頂点に停止するだけではなく，その頂点を越えて肩甲骨内側縁の方にも停止している（図15B）．ここで，前鋸筋下部は大菱形筋と隣接しており，時々，前鋸筋下部の一部の筋束が下角に停止せずに大菱形筋に伸びていくことがある[1]．あたかも肋骨から脊柱に向かう一続きの筋線維が存在するかのようである．このような形態は，呼吸や姿勢制御に影響を与えると考えられている[2]．また，肩甲骨が上方回旋するときにも両筋が協調して作用していることが推察される．

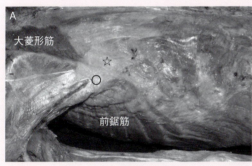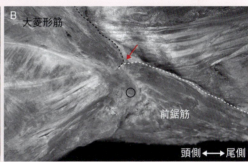

図15 肩甲骨下角で前鋸筋下部と隣接する菱形筋

A：広背筋を切離すると，肩甲骨下角（○）の周囲に脂肪組織（☆）が観察される．
B：この脂肪組織を取り除くと，前鋸筋下部および大菱形筋の停止をみることができる．前鋸筋下部は肩甲骨下角（○）を越えて肩甲骨内側縁の方にも停止している．ここで，前鋸筋下部は大菱形筋と隣接する（→）．

◆文献
1) Nasu H, et al：An anatomic study of structure and innervation of the serratus anterior muscle. Surg Radiol Anat 34：921-928, 2012
2) Braus H, et al：Anatomie des Menschen. Band I. Spezielle Bewegungsapparate der oberen Extremität, 3rd ed, Springer, Berlin, 202-417, 1954

和文索引

3ヵ月ルール 147, 148
3D-CT 375

あ

アイシング 118
アスレティックリハビリテーション 236, 242, 249, 251, 282
アプローチ 247
アームタックル 246
アライメント偏位 333
安静時痛 47
安定化機構 82
安楽肢位 118, 254

い

インピンジメント 329
症候群 135, 387
テスト 132
徴候 48

う

ウエイトトレーニング 250
受け身 252, 258, 259
動作 258
烏口肩峰靱帯 423
烏口鎖骨靱帯 213
再建術 210
打ち込み練習 260
運動機能エクササイズ 340
運動パターン 162
運動連鎖 256, 389

え

エクササイズ 406
エビデンス 43
円回内筋 361, 430
炎症期 118
遠心性収縮 87
円錐靱帯 213
エンドフィール 333

お

横走線維 356
オーバーヘッドアスリート 62
オーバーヘッドスクワット 372
温熱療法 81

か

外傷性肩関節前方脱臼 25
外傷性肩関節前方不安定症 274
外傷性肩関節不安定症 191, 253
外傷性腱板断裂 130
回旋可動域 166
外旋可動域 165
外旋制限 74
外側型野球肘 389
外転制限 76
回転中心 167
外腹斜筋 202
下関節上腕靱帯 186, 227, 427
角度別の線維走行 81
下肢機能検査 337
荷重動作 184

下垂位外旋 157
画像所見 375
加速期 385, 386
肩関節外旋エクササイズ 65
肩関節外転装具 58
肩関節周囲炎 106, 113, 117
肩関節伸展位 195
肩関節脱臼機転 253
肩関節不安定症 15, 66, 317
肩関節複合体 71
肩腱板断裂 130
肩後方組織 72
肩こり 90
肩前方組織 72
肩・肘関節ストレッチ 394
肩肘骨化過程 10
滑液胞炎 49
可動性改善に向けたエクササイズ 415
下方回旋運動 120
下方関節包 72
寛解期 117, 122
感覚受容器 162
関節位置 160
関節窩コンポーネント 151
関節窩骨病変 25
関節可動域 243, 341
関節鏡視下関節包全周切離術 114
関節症 66
関節唇損傷 15, 66
関節内圧 114, 195
関節内注射 117
関節包 165, 199
病変 227
関節リウマチ 26
関節技 253
感染 174

患部の保護　118

既往歴　33
機能的関節窩　287
逆ヘッド　247
臼蓋上腕リズム　121
求心位　161
　――保持機能　265
求心性収縮　79
胸郭　75
鏡視下腱板修復術　131
鏡視下 Bankart 修復術　262, 272, 274
協調性改善に向けたエクササイズ　416
胸椎・胸郭可動性　87
恐怖心　116, 251
棘下筋　62, 64, 74, 425
　――萎縮　275
　――斜走線維　78
棘上筋　73, 424
　――エクササイズ　64
近位橈尺関節　377
筋原性疼痛　121
筋持久力トレーニング　268
筋のタイトネス　334
筋力増強に向けたエクササイズ～肩甲帯周囲筋～　417
筋力増強に向けたエクササイズ～腱板～　418
筋力チェック項目　392
筋力・バランストレーニング　395

崩し動作　258, 259
屈曲　157
　――可動域　165
　――制限　75

組み手　252
クライオキネティクス　361
クライオストレッチ　361
グレノスフィア　167

け

結帯動作　77, 180, 181
牽引ストレス　296
肩甲下筋　65, 74, 75, 76, 156
　――機能　87
　――腱　161, 177
肩甲胸郭関節　75, 76, 77, 122, 158, 180, 184, 253, 256, 258, 259, 260, 334
　――・肩関節の可動性　382
　――機能　291
　――固定筋　197
肩甲骨　71, 75
　――Y 撮影　2, 3, 6
　――アライメント　85
　――固定　86
　――――バンド　85
　――他動固定　204
　――内転　88
　――の上方回旋　120
　――の追従性　196
　――リトラクション　67
肩甲上神経エントラップメント　62
肩甲上腕関節　75, 77, 82
肩甲上腕リズム　86, 176, 256
肩甲帯機能異常　258
肩甲帯機能不全　66, 231
肩鎖関節　213
　――脱臼　208, 220
肩鎖靱帯　213
　――再建　210
腱板　192
　――疎部縫合　227, 230, 264
　――エクササイズ　66, 160
　――関節面断裂　294

　――機能　156, 256, 258, 260
　――筋群　254, 256
　――訓練　223
　――修復　156
　――断裂　15, 18, 47, 52, 62, 108, 116, 125, 140, 306, 307
　――――性肩関節症　167, 174
　――――の分類　131
　――付着部症　49
現病歴　33
肩峰下インピンジメント　62
　――症候群　49
肩峰下滑液包　78, 422
　――炎　135
肩峰下除圧　127
肩峰骨折　174
肩峰の疲労骨折　183

後期コッキング期　385, 386
後斜走線維（POL）　356
拘縮　113
後捻角　179
広背筋　75, 436
　――テスト　335
高分解能 MR 画像　357
後方インピンジメント障害　367
後方型野球肘　389
五十肩　113
骨化核　10
骨棘形成　375
骨性 Bankart　227
骨端線　10
骨頭コンポーネント　151
固有受容性神経筋促通法　68
コリジョンスポーツ　227, 242, 383
コンタクト　238, 242
　――プレー　251
　――練習　251

440

索　引

さ

最大外旋位　263, 291
サイドジャンプ　336
サイドブリッジ　69
再発予防　122
サーキュラー　278
鎖骨　71
三角筋　64, 85, 175
　——エクササイズ　182
　——下包　422
　——後部　184
　——前部線維　77
　——の厚み　185
残存腱板　175

し

試合復帰　251
視覚的フィードバック　162
軸圧　201
姿勢　114
視線　246
自動運動　116
脂肪組織　79
脂肪変性　185
尺骨神経　433
　——障害　376
シャドーピッチング　270
ジャンパー　244
収縮様式　193
柔道　252
柔軟性チェック項目　390
揉捏　78
　——治療　79, 121
術後腱板断裂　156
術後長期成績　185
術前可動域　158
術創部　158, 176
シュラッグ　216, 246
　——エクササイズ　219

小円筋　62, 74, 79, 175, 426
消炎鎮痛薬（NSAIDs）　114
上関節上腕靱帯　427
小胸筋　74
症候性肩こり　91
上肢挙上位での協調性エクササイズ　269
上方関節唇　11, 227, 317
　——損傷　284, 295, 388
上方関節包　72
上腕骨　71
　——コンポーネントの設置角度　175, 179
　——小頭　9, 331
　——　——離断性骨軟骨炎　327
　——　——離断性骨軟骨炎の病期分類　332
　——内側上顆　9
上腕三頭筋長頭　428
上腕三頭筋内側頭　378
上腕二頭筋長頭腱　126
心因性肩こり　91
神経筋協調性トレーニング　268
神経生理学的フィードバック機構　83
神経麻痺　174
人工肩関節全置換術　151
靱帯の輝度変化　358
靱帯縫合　227
伸展可動域制限因子　379
伸展制限　77
侵入方法　158

す

スイングフォーム　276, 278
スクエア　245, 246
スクラム　243
スタティックストレッチ　411
スーチャーアンカー　188
スーチャーブリッジ法　128

スティック　247
ストレス超音波撮影　329
ストレッチ　78, 79, 121, 408
ストレートアームスイング　278
スパイク動作　273
スポーツ肩　53
スポーツ傷害用基礎調査票　35, 37
スローイング　266
　——エクササイズ　268
　——動作獲得　262
スローワー　244

せ

石灰（沈着）性腱板炎　28, 49, 50, 109
セラピスト　406
ゼロポジション　282
前額面　72
前鋸筋　163, 183, 202, 437
浅指屈筋　361
前斜走線維（AOL）　356
全身関節弛緩性　274
前方不安定性　177

そ

早期コッキング期　385, 386
相対的位置関係　73
相の因子　81
僧帽筋　163, 183, 435
　——下部線維のエクササイズ　219

た

大円筋　75
体幹エクササイズ　233
体幹・下肢ストレッチ　395
体幹機能評価　336
大胸筋　74

代償動作　122, 162
ダイナミックストレッチ　414
ダイビングキャッチ　262
ダイレクトヒットメカニズム　249
脱臼　174, 181
──姿位　84
──不安感テスト　186
──リスク　180
タックラー　248
タックル　229, 233, 239
──スキル　244, 248, 251
──練習　248
脱転　163
他動運動　116
他動可動域　159
段階的スローイングプログラム　360
段階的投球復帰プログラム　270

ち

チーム体制　44
中関節上腕靱帯　427
肘筋　434
肘頭疲労骨折　366
──の分類　367
超音波　18
──療法　81
治療歴　33
陳旧性肩鎖関節脱臼　211

つ

追従性　86, 193
釣り手　260
──動作　252

て

電気刺激療法　81

と

投球側上腕骨近位骨端線障害　296
投球側脱臼　264
投球相　384
投球障害　291, 384, 389
──肩　291, 296, 306, 387
──肘　327, 388
投球動作5相分類　264
投球動作を考慮した運動療法　382
投球動作を踏まえたパフォーマンステスト　372
投球フォームチェック　360
──項目　393
投球復帰　339
凍結肩　47, 51, 113
等尺性収縮　79
疼痛誘発テスト　301, 359
動的評価　22
頭部前方姿勢　93
徒手筋力テスト　97, 243
トレーニング　257, 258

な

内旋制限　74
内側型野球肘　388
内側側副靱帯　349, 432
──損傷　16
内転制限　73, 161, 195, 221
投げ技　252, 260
──動作　258

に

ニュートラルな関節位置　373

ね

寝技　253

の

信原の分類　113
ノンバーバル　45

は

バインディング　243
バインド動作　236
パーキングファンクション　58
パック　246, 247
バックス（BK）　238, 240
バルーンフロントブリッジ　70
バレーボール　272
パワーフット　245, 246
バンパー効果　317
反復した運動学習　122
反復収縮　78
反復性肩関節脱臼　186, 225, 229

ひ

非外傷性肩関節不安定症　199
非外傷性腱板断裂　130
肘X線45°屈曲位正面像　9, 327
肘X線正面像　9
肘X線側面像　9
肘外反アライメント　379
肘外反ストレス　349, 357
肘外反制動　338
肘関節可動域制限　337
肘関節周囲筋群の筋機能　381
肘関節に対するエクササイズ　420
肘関節の強制伸展テスト　368

索　引

肘下がり　357
肘尺側側副靱帯　349
肘伸展エクササイズ　370
肘内側側副靱帯　349, 356
――再建術　352
肘内側部障害　18
ピッチング　266
ヒットポイント　249
ヒューター三角　368
ヒューター線　368
病歴聴取　33

ふ

不安感　116
不安定肩　256
フィードバック機構　193
――制御　83
フォロースルー期　385, 386
フォワード（FW）　238, 240
複合動作　77
フットプラント　362
物理療法　81
プライオメトリックトレーニング　233, 250
プログラム　42
プロトラクション　67
フロントブリッジ　69

へ

閉鎖性運動連鎖　196, 203, 257, 258, 259, 260, 321, 345, 397
ヘッドスライディング　262
片脚スクワット　372
変形性関節症　26
変形性肘関節症　375

ほ

ボウ・アンド・アロー・アームスイング　278

防御性収縮　121
防御反応　116
縫合腱板　165
補強処置　192
ポジショニング　57
ボディイメージ　246
ボディコントロール　248, 249
ホームエクササイズ　177, 406
ボールキャリア　248, 249
本態性肩こり　91

ま

マルアライメント　381

め

メカノレセプター　83, 165, 199
メディカルリハビリテーション　236, 279, 280, 281

も

問診　33
――票　35

や

夜間痛　47, 106, 118, 195
野球肩　296
野球選手の術後リハビリテーションプロトコル　267
野球における肩関節脱臼　262
薬物療法　117

ゆ

有痛弧徴候　125, 132
遊離体　327

ら

ラインアウト　244
ラグビー　229, 242
乱取り　253, 258, 261

り

理学療法　40
離断性骨軟骨炎　12, 15, 30, 327, 331, 341
リーチ動作　86, 193, 205
リトルリーグ肩（ショルダー）　5, 294, 296, 387
リバース型人工肩関節　151
――置換術　167
リハビリテーション　40
――プログラム　41, 45
リフター　244
菱形靱帯　213
良肢位保持　56

る

ルーズニング　163

れ

レバーアーム　167
練習参加　251

わ

ワインドアップ期　385
腕尺関節　377
――後内側インピンジメント　366
腕橈関節　337, 377

欧文索引

A

antero-superior impingement 325

B

Bankart 損傷 12
Bankart 病変 186, 225
bear-hug テスト 62
belly-press テスト 62
Bennett 病変 7
Bristow 法 227
Bristow-Latarjet 法 189

C

carrying angle 368
clavipectoral and posterior scapular fascia 429
closed kinetic chain (CKC) 196, 203, 257, 258, 259, 260, 321, 345, 397
——エクササイズ 65
combined abduction test (CAT) 125, 133, 264, 287, 310, 398
COR 167
crank test 319
CT 25
cuff tear arthropathy (CTA) 167, 174

D

deltopectoral/superior 158
drop arm sign 132

E

elbow push test 345
empty can テスト 62
empty can position (EC) 144

F

full can テスト 62
full can position (FC) 144

H

HERT 319
high arc sign 215
Hill-Sachs 病変 5, 25, 188, 225
Hill-Sachs remplissage 法 187
horizontal adduction test 215
horizontal flexion test (HFT) 125, 133, 264, 287, 310, 398
Hornblower's sign 175

I

IGHL 186, 227, 427
inner muscle 250

K

K スポット 91

L

Latarjet 法 227
L'Episcopo 変法 176
lift-off テスト 62
little leaguer's shoulder 5, 294, 296, 387

M

maximum external rotation (MER) 263, 291
mechanical door stop action 366
milking test 359
MMT 97, 243
moving valgus stress test 359
MPQ 97

N

numerical rating scale (NRS) 96, 192

O

OCD 12, 15, 30, 327, 331, 341
on elbow 206
on hands 206
open kinetic chain (OKC) 256
outer muscle 250
O'Brien test 318

P

painfull arc 125, 132
peak height velocity (PHV) 297

444

R

Rockwood 分類　208, 215
RSA　167

S

scapula notching　174, 179
scapula push up　69, 345
scapular assistance test　66
scapular retraction test　67
semi closed kinetic chain (SKC)　164
single plane　292
SLAP　11, 227, 317
──損傷　284, 295, 388
──病変　264
slipping　200
spino humeral angle (S-H angle)　133

T

Thomsen-test　345
Tinel 徴候　358
Tommy-John 手術　352
TSA　151
T sign（関節包側部分断裂）　358

U

ulner collateral ligament (UCL)　349
──損傷　356
────後リハビリテーション　360
unstable painful shoulder (UPS)　186, 225

V

valgus extension over road　366
VDT 作業　95
visual analogue scale (VAS)　96

W

wall push up　69
wind mill　70
winging　254, 258

X

X 線　2
──正面撮影　2
────（上腕骨外旋）　3, 5
────（上腕骨内旋）　3, 5
────（バンザイ位）　7
──の新法　6

Z

Zanca view　4

検印省略

**機能でみる
船橋整形外科方式
肩と肘のリハビリテーション**

定価（本体 7,000円＋税）

2019年10月29日　第1版　第1刷発行

編　者　菅谷　啓之・高村　隆
　　　　（すがや ひろゆき）（たかむら たかし）
発行者　浅井　麻紀
発行所　株式会社 文光堂
　　　　〒113-0033　東京都文京区本郷7-2-7
　　　　TEL（03）3813-5478（営業）
　　　　　　（03）3813-5411（編集）

©菅谷啓之・高村　隆，2019　　　　　印刷・製本：広研印刷

ISBN978-4-8306-2741-5　　　　　　　　Printed in Japan

- 本書の複製権，翻訳権・翻案権，上映権，譲渡権，公衆送信権（送信可能化権を含む），二次的著作物の利用に関する原著作者の権利は，株式会社文光堂が保有します．
- 本書を無断で複製する行為（コピー，スキャン，デジタルデータ化など）は，私的使用のための複製など著作権法上の限られた例外を除き禁じられています．大学，病院，企業などにおいて，業務上使用する目的で上記の行為を行うことは，使用範囲が内部に限られるものであっても私的使用には該当せず，違法です．また私的使用に該当する場合であっても，代行業者等の第三者に依頼して上記の行為を行うことは違法となります．
- JCOPY〈出版者著作権管理機構 委託出版物〉
本書を複製される場合は，そのつど事前に出版者著作権管理機構（電話03-5244-5088，FAX 03-5244-5089，e-mail：info@jcopy.or.jp）の許諾を得てください．